Liebsch
Intensivkurs:
Neurologie

R. Liebsch
Intensivkurs: Neurologie

Zum GK 3

mit 40 Abbildungen in
61 Einzeldarstellungen
und 19 Tabellen

Urban & Schwarzenberg München – Wien – Baltimore

Anschrift des Verfassers:
Dr. med. Roland Liebsch
Rennweg 32
94034 Passau

Lektorat: Dr. med. Dorothea Hennessen
Redaktion: Dr. med. Christine Ritzer
Herstellung: Christine Zschorn und Constance Lämmle
Umschlaggestaltung: Dieter Vollendorf

Abbildungsquellen:
Frau Rintelen zeichnete die Abbildungen nach Vorlagen des Autors.
Bei Abbildungen, die aus anderen Werken übernommen wurden, ist die Quelle in der Abbildungslegende und im Verzeichnis der weiterführenden Literatur (im Anhang) angegeben.
Die radiologischen Abbildungen wurden freundlicherweise von Frau Prof. Dr. med. Helga Gräfin von Einsiedel, Leiterin der Sektion Neuroradiologie, Institut für Röntgendiagnostik, Klinikum rechts der Isar der TU München zur Verfügung gestellt.

Die Deutsche Bibliothek – CIP-Einheitsaufnahme

Liebsch, Roland:
Intensivkurs: Neurologie : zum GK 3 ; mit 19 Tabellen / Liebsch. – München ; Wien ; Baltimore : Urban und Schwarzenberg, 1996
ISBN 3-541-16601-0

Satz: Kösel, Kempten
Druck: Appl, Wemding
Printed in Germany
© Urban & Schwarzenberg
München – Wien – Baltimore 1996

ISBN 3-541-16601-0

Gebrauchsnamen, Handelsnamen, Warenbezeichnungen und dergleichen, die in diesem Buch ohne besondere Kennzeichnung aufgeführt sind, berechtigen nicht zu der Annahme, daß solche Namen ohne weiteres von jedem benützt werden dürfen. Vielmehr kann es sich auch dann um gesetzlich geschützte Warenzeichen handeln.
Hinsichtlich der in diesem Buch angegebenen Dosierungen von Medikamenten usw. wurde von seiten der Autoren, der Herausgeber und des Verlages mit größtmöglicher Sorgfalt vorgegangen. Dennoch wird der Leser aufgefordert, die entsprechenden Dosierungshinweise der Hersteller zu beachten.
Alle Rechte, auch die des Nachdruckes, der Wiedergabe in jeder Form und der Übersetzung in andere Sprachen behalten sich Urheber und Verleger vor. Es ist ohne schriftliche Genehmigung des Verlages nicht erlaubt, das Buch oder Teile daraus auf fotomechanischem Weg (Fotokopie, Mikrokopie) zu vervielfältigen oder unter Verwendung elektronischer bzw. mechanischer Systeme zu speichern, systematisch auszuwerten oder zu verbreiten (mit Ausnahme der in den §§ 53, 54 URG ausdrücklich genannten Sonderfälle).

Geleitwort

Was braucht ein Student, um ein guter Arzt zu werden? Manches, das man nicht lernen kann, vieles, das man lernen kann. Die Fülle des rasant wachsenden Einzelwissens in der gesamten Medizin ist so groß geworden, daß ein angehender Arzt es nicht mehr konsequent erlernen und darüber jederzeit kompetent verfügen kann. Es haben sich daher Fachdisziplinen entwickelt, die sich jedoch wegen des stetig wachsenden Wissenszuwachses wieder in Subspezialitäten auffächern.

Um rasch die richtigen diagnostischen und therapeutischen Entscheidungen treffen zu können, ist es außerordentlich wichtig, sich einen umfassenden Überblick zu beschaffen und zu behalten ohne sich in extreme Details zu verlieren.

Auch ein Student der Medizin kann nicht in allen Fächern alle Details lernen und für immer behalten. Er muß sich während des Studiums beim Lernen schwerpunktmäßig auf die zentralen Fächer und vielleicht auf einige wenige Fächer seiner besonderen Neigung und eventuell später geplanten beruflichen Fachrichtung konzentrieren. Die Erfahrung zeigt, daß nur ein geringer Prozentsatz der Medizinstudenten sich während des Studiums in die Neurologie und die ihr verwandten Fächer vertieft. Diese Studenten machen sich schon während des Studiums mit den einschlägigen Lehrbüchern vertraut. Für die überwiegende Mehrzahl der Studenten ist es trotzdem wünschenswert, daß ein Buch zur Verfügung steht, das das Wesentliche enthält, um sowohl gut für die Studien-Examina vorbereitet zu sein als auch um sich einen guten Grundstock für eine nicht-fachneurologische ärztliche Tätigkeit zu erarbeiten. Dies ist eine wesentliche Intention des vorliegenden Buches in der Reihe „Intensivkurs".

Das Gehirn des Menschen ist ein hochdifferenziertes Organ mit präzise verschalteten Funktionssystemen. Eine gute Kenntnis der Lage und Verschaltung neuronaler Schaltkreise ermöglicht es, mit großer Präzision und hoher Zuverlässigkeit aus wenigen Symptomen eine Läsion genau zu lokalisieren.

Die Neurologie ist daher eines der wenigen und vielleicht eines der letzten übrig gebliebenen Fächer der Medizin, wo die Diagnostik primär nicht an aufwendige apparatetechnische Untersuchungen gebunden ist. Diagnosen können meist bei einem fundierten Grundwissen insbesondere der funktionellen Neuroanatomie durch Anamnese und körperliche Untersuchung gestellt werden und bedürfen nicht selten nur ergänzend zur Bestätigung und Absicherung zusätzlicher apparativer Untersuchungen. Darin liegt vielleicht auch ein gewisser intellektueller Ansporn des Fachs Neurologie, den zu fördern auch ein „Intensivkurs" beitragen möge.

München, im Juni 1996   *Prof. Dr. A. Weindl*

Dank

Dipl.-Biol. Gudrun Liebsch war mir stets eine geduldige Hilfe bei der Überarbeitung des Manuskripts.

Bei der fachlichen Überarbeitung hat mich mit vielen wertvollen Anregungen und Tips insbesondere Dr. med. Malte Erich Kornhuber beraten.

Prof. Dr. med. Adolf Weindl hat mir stets mit Rat zur Seite gestanden.

Die radiologischen Abbildungen stellte mir Prof. Dr. med. Helga Gräfin von Einsiedel zur Verfügung. Kooperativ und fruchtbar war die redaktionelle Zusammenarbeit mit Dr. med. Dorothea Hennessen sowie mit Dr. med. Christine Ritzer. Besonders schätze ich die hervorragenden Zeichnungen von Henriette Rintelen.

Bei Prof. Dr. med. Bastian Conrad bedanke ich mich für die wohlwollende Förderung und die Möglichkeit an der Neurologischen Klinik der Technischen Universität München tätig sein zu können.

Anregungen, Unterstützung oder Hilfestellung erfuhr ich von:

Georg Bieber
Dr. med. Annette Konstanzer
Dr. med. Dieter Liebsch
Dr. med. Ingeborg Liebsch
Therese Schrottenbaum
Renate Sommer
Dr. med. Thomas Wilhelm

Vorwort

Schon das gesunde menschliche Nervensystem ist äußerst kompliziert, das funktionelle Zusammenspiel seiner einzelnen Teile wird noch nicht sehr gut verstanden. Ebenso spannend und interessant sind die Störungen des Nervensystems, die zum Teil erst eine Erkenntnis der normalen Funktion ermöglicht haben. Mit den Störungen des Nervensystems beschäftigt sich v. a. die Neurologie. Dieses Fach soll kurz definiert und gegen die Psychiatrie abgegrenzt werden. Neurologie ist ein Fachgebiet der Humanmedizin, das sich mit der Diagnostik, der nichtoperativen Therapie, Prävention, Rehabilitation und Begutachtung von Erkrankungen des zentralen, peripheren und vegetativen Nervensystems und der Muskulatur beschäftigt, während die Psychiatrie („Seelenkunde") sich mit der Erkennung, Behandlung, Prävention, Rehabilitation und Begutachtung psychischer Krankheiten und Störungen sowie psychischer und sozialer Verhaltensauffälligkeiten befaßt, (Roche Lexikon Medizin, 2. Auflage, 1987).

Was soll mit diesem neuen Kurzlehrbuch Neurologie erreicht werden? Es wird versucht, einen Kompromiß zwischen ultra-kurzer, kommentierter Fragensammlung und einem ausführlichen Lehrbuch zu finden. Damit soll dem Studenten ein Leitfaden für die Neurologie an die Hand gegeben und dem Anfänger ein Einstieg in dieses spannende Fach ermöglicht werden. Dabei habe ich mich bemüht, den neuesten wissenschaftlichen Stand zu berücksichtigen, ohne jedoch ausgefallene Themen und sehr seltene Syndrome zu sehr zu betonen. Denn eine Hauptanforderung an einen „Intensivkurs Neurologie" besteht darin, daß er das Wesentliche in angemessener Kürze vermittelt. Aufgrund der Knappheit ist sicher manche wissenschaftliche Tatsache etwas vereinfacht dargestellt, insbesondere in den ersten beiden Kapiteln. Im ersten Kapitel sollen kurz der neurologische Untersuchungsgang rekapituliert sowie die neurologisch relevante Zusatzdiagnostik vorgestellt werden. Im zweiten Kapitel wird auf neurologische Syndrome und deren pathophysiologische Grundlagen eingegangen. Wer sich hierfür weitergehend interessiert, dem sei ein Buch über funktionelle Neuroanatomie bzw. über neurologisch-topische Diagnostik empfohlen. Ausführlicher werden in den übrigen Kapiteln neurologische Erkrankungen beschrieben, wobei der Schwerpunkt auf der Verdeutlichung neurologischer Besonderheiten liegt. Ausführlich wird auf verschiedene Schmerzsyndrome eingegangen, da auf diesem Gebiet zunehmend diagnostische und therapeutische Fortschritte erzielt werden. Die Therapie neurologischer Erkrankungen ist bis heute oft umstritten, ein offensichtlicher und dramatischer Therapieerfolg eher selten. Auf die Behandlung neurologischer Erkrankungen wird daher nur kurz eingegangen. Hoffnungsvolle Therapieansätze und bessere Behandlungsergebnisse schlagen sich jedoch in einigen relativ neuen Büchern über neurologische Therapiemöglichkeiten nieder.

Über Kritik und Anregungen aus dem Leserkreis würde ich mich sehr freuen!

München, im Juni 1996   *Roland Liebsch*

Inhaltsverzeichnis

1 Neurologische Diagnostik

1.1	**Klinische Untersuchung** 1	1.1.9	Psychischer (psychiatrischer) Befund 6
1.1.1	Untersuchung des Kopfes 1	1.1.10	Neuropsychologische Untersuchung 6
1.1.2	Untersuchung der Hirnnerven 1	1.1.11	Untersuchung Bewußtloser 6
1.1.3	Reflexe 3		
1.1.4	Inspektion des Körpers und Untersuchung der Motorik 3	**1.2**	**Apparative Diagnostik und Labor** 6
1.1.5	Koordination 4	1.2.1	Elektrophysiologie 6
1.1.6	Sensibilität 5	1.2.2	Liquor 9
1.1.7	Vegetativum 6	1.2.3	Neuroradiologische Verfahren 11
1.1.8	Orientierende internistische Untersuchung . 6	1.2.4	Doppler-Sonographie und Duplex 12
		1.2.5	Biopsien 13

2 Allgemeinneurologische Syndrome

2.1	**Periphere und zentrale Lähmung** 15	2.8.2	Störungen der Pupillomotorik 25
		2.8.3	Störungen der Augen- und Blickmotorik .. 25
2.2	**Sensibilitätsstörungen und Schmerz** 16		
		2.9	**Neurootologische Syndrome** 26
2.3	**Thalamussyndrom** 19	2.9.1	Schwindel 26
		2.9.2	Nystagmus 26
2.4	**Störungen des extrapyramidal-motorischen Systems** 19	2.9.3	Hörstörungen 27
		2.10	**Neuropsychologische Syndrome** 27
2.5	**Kleinhirnsymptome (zerebelläre Störungen)** 21	2.10.1	Aphasie 28
		2.10.2	Apraxie 28
2.6	**Hirnstammsyndrome und Hirnstammreflexe** 22	2.10.3	Anosognosie 29
		2.11	**Spinale Syndrome** 29
2.7	**Erhöhter Hirndruck und Hirnödem** 22	2.11.1	Querschnittssyndrom 29
		2.11.2	Brown-Séquard-Syndrom 29
2.8	**Neuroophthalmologische Syndrome** 24	2.11.3	Zentromedulläres Syndrom 30
2.8.1	Gesichtsfeldausfälle und Visusminderung ... 24		

3 Zerebrovaskuläre Erkrankungen

3.1	**Zerebrale Zirkulationsstörungen** 31	3.1.4	Sinus- und Hirnvenenthrombose 43
3.1.1	Zerebrale Ischämien 31	**3.2**	**Zerebrale Gefäßfehlbildungen** 44
3.1.2	Hirnblutung 39		
3.1.3	Hirngefäßaneurysmen und Subarachnoidalblutung 41	**3.3**	**Spinale Zirkulationsstörungen und Gefäßfehlbildungen** 45

3.3.1 Ischämien des Rückenmarks 46
3.3.2 Spinale Blutungen 46
3.3.3 Spinales arteriovenöses Angiom 47

3.4 Zusammenfassung 47

4
Zerebrale Anfallsleiden (Epilepsien)

4.1 **Generalisierte Anfälle** 51
4.1.1 Generalisierte tonisch-klonische Anfälle (Grand-mal) 52
4.1.2 Primär generalisierte kleine Anfälle 53

4.2 **Fokale Anfälle (Herdanfälle)** 56
4.2.1 Einfache fokale Anfälle 56
4.2.2 Komplexe fokale Anfälle 58

4.3 **Psychische Veränderungen bei Anfallsleiden** 59
4.4 **Häufige Differentialdiagnosen** 59
4.5 **Therapie** 59
4.6 **Prognose und sozialmedizinische Aspekte** . 60
4.7 **Zusammenfassung** 61

5
Zerebrale und spinale Tumoren

5.1 **Zerebrale Tumoren** 63
5.1.1 Astrozytom und Glioblastom 65
5.1.2 Oligodendrogliom 67
5.1.3 Ependymom 67
5.1.4 Plexuspapillom 67
5.1.5 Pinealistumoren 68
5.1.6 Medulloblastom 68
5.1.7 Neurinom 68
5.1.8 Meningeom 69
5.1.9 Hypophysenadenom 70

5.1.10 Kraniopharyngeom 71
5.1.11 Hämangioblastom 72
5.1.12 Hirnmetastasen 72

5.2 **Spinale Tumoren** 72
5.2.1 Extramedulläre Tumoren 74
5.2.2 Intramedulläre Tumoren 74

5.3 **Zusammenfassung** 75

6
Entzündliche Erkrankungen des ZNS

6.1 **Meningitis** 77
6.1.1 Akute lymphozytäre Meningitis 77
6.1.2 Akute eitrige Meningitis 78
6.1.3 Tuberkulöse Meningitis 79

6.2 **Enzephalitis** 81
6.2.1 Herpes-simplex-Enzephalitis 83

6.3 **Meningoenzephalitis bei verschiedenen Infektionskrankheiten** 84
6.3.1 Herpes zoster 84
6.3.2 Infektiöse Mononukleose 85
6.3.3 Zytomegalievirus-Erkrankungen 85
6.3.4 Frühsommermeningoenzephalitis 85
6.3.5 Masern 86
6.3.6 Mumps 87
6.3.7 Tollwut 87
6.3.8 Poliomyelitis 87
6.3.9 HIV-Erkrankung 88

6.3.10 Fleckfieber 89
6.3.11 Lyme-Borreliose 89
6.3.12 Neurolues 90
6.3.13 Tropische Erkrankungen 90

6.4 **Toxoplasmose** 91

6.5 **Tetanus** 92

6.6 **Langsame Viruserkrankungen** 93
6.6.1 Jakob-Creutzfeldt-Krankheit 93
6.6.2 Progressive multifokale Leukenzephalopathie 93
6.6.3 Subakute sklerosierende Panenzephalitis . . . 93

6.7 **Hirnabszeß** 94

6.8 **Metastatische Herdenzephalitis** 94

6.9 **Zusammenfassung** 96

7
Encephalomyelitis disseminata

7 Encephalomyelitis disseminata (Multiple Sklerose) 97

8
Degenerative Erkrankungen des ZNS

8.1 Extrapyramidale Erkrankungen 103
8.1.1 Parkinson-Krankheit 103
8.1.2 Huntington-Krankheit 106
8.1.3 Dystonien 107
8.1.4 Athetose und Ballismus 108

8.2 Systemdegenerationen des ZNS mit bevorzugtem Befall des 1. und/oder 2. Motoneurons und spino-ponto-zerebelläre Atrophien 108
8.2.1 Spinale Muskelatrophien 108
8.2.2 Spastische Spinalparalyse 109
8.2.3 Amyotrophe Lateralsklerose 110
8.2.4 Spino-ponto-zerebelläre Atrophien ... 111

8.3 Demenzen 112
8.3.1 Alzheimer-Krankheit 112
8.3.2 Pick-Krankheit 112
8.3.3 Vaskuläre Demenz 113
8.3.4 Differentialdiagnose der Demenzsyndrome . 114

8.4 Zusammenfassung 115

9
Traumatische ZNS-Schädigungen

9.1 Schädelverletzungen 117
9.1.1 Schädelprellung 117
9.1.2 Schädelbruch 117

9.2 Geschlossene Schädel-Hirn-Traumen ... 118
9.2.1 Commotio cerebri 118
9.2.2 Contusio cerebri 119

9.3 Traumatische intrakranielle Hämatome . 119
9.3.1 Epidurales Hämatom 120
9.3.2 Subdurales Hämatom 120
9.3.3 Traumatisches intrazerebrales Hämatom 121

9.4 Dauerfolgen und Komplikationen von Hirntraumen 122
9.4.1 Psychische Dauerfolgen 122

9.4.2 (Spät-)Komplikationen 122
9.4.3 Dezerebration und dissoziierter Hirntod 123
9.4.4 Probleme bei der Begutachtung von Hirntraumafolgen 123

9.5 Rückenmarks- und Wirbelsäulenverletzungen 123
9.5.1 Commotio, Contusio und Compressio spinalis 124
9.5.2 Schleudertrauma der Halswirbelsäule 124
9.5.3 Diagnostisches und therapeutisches Vorgehen bei Wirbelsäulenverletzung 124

9.6 Zusammenfassung 125

10
Nicht-epileptische anfallsartige Erkrankungen

10.1 Synkope 127

10.2 Tetanie 128

10.3 Narkolepsie 129

10.4 Schwindelsyndrome 129

10.4.1 Benigner paroxysmaler Lagerungsschwindel 130
10.4.2 Neuritis vestibularis 130
10.4.3 Phobischer Attacken-Schwankschwindel .. 131
10.4.4 Morbus Menière 131

10.5 Zusammenfassung 132

11 Schmerzsyndrome

11.1	**Allgemeines zum Schmerz**	133	11.2.6	Costen-Syndrom	141
11.1.1	Definitionen	133	11.2.7	Atypischer Gesichtsschmerz	141
11.1.2	Physiologie und Pathophysiologie des Schmezes	133	11.2.8	Differentialdiagnose des Kopf- und Gesichtsschmerzes	141
11.1.3	Diagnostische Möglichkeiten	135			
11.1.4	Therapiemöglichkeiten	135	**11.3**	**Ausgewählte Schmerzsyndrome**	142
			11.3.1	Schmerzen nach peripherer Nervenläsion	142
11.2	**Kopf- und Gesichtsschmerzen**	138	11.3.2	Sympathische Reflexdystrophie	142
11.2.1	Migräne	138	11.3.3	Zentraler Schmerz und Thalamusschmerz	143
11.2.2	Cluster-Kopfschmerz (Bing-Horton-Syndrom)	139	11.3.4	Stumpf- und Phantomschmerz	144
11.2.3	Spannungskopfschmerz	140	11.3.5	Malignomschmerzen	144
11.2.4	Analgetika-induzierter Kopfschmerz	140	**11.4**	**Zusammenfassung**	145
11.2.5	Trigeminusneuralgie	140			

12 Allgemeinerkrankungen und Vergiftungen mit Beteiligung des ZNS

12.1	**Paraneoplastische Syndrome**	147	**12.7**	**Niereninsuffizienz**	151
12.2	**Funikuläre Spinalerkrankung**	148	**12.8**	**Alkoholerkrankung**	152
12.3	**Morbus Whipple**	149	**12.9**	**Vergiftungen mit Metallen und Erstickungsgasen**	154
12.4	**Akute intermittierende Porphyrie**	149	**12.10**	**Medikamenten- und Drogenüberdosierungen**	155
12.5	**Hepatolentikuläre Degeneration (Morbus Wilson)**	150	**12.11**	**Zusammenfassung**	157
12.6	**Leberinsuffizienz**	150			

13 Erkrankungen des peripheren Nervensystems

13.1	**Radikuläre Syndrome**	159		N. thoracodorsalis, Nn. pectorales mediales et laterales, N. suprascapularis	169
13.1.1	Zervikaler Bandscheibenvorfall	160			
13.1.2	Lumbaler Bandscheibenvorfall	161	13.3.6	N. axillaris	169
			13.3.7	N. musculocutaneus	169
13.2	**Plexuserkrankungen**	164	13.3.8	N. radialis	169
13.2.1	Plexus brachialis	164	13.3.9	N. medianus	170
13.2.2	Plexus lumbosacralis	165	13.3.10	N. ulnaris	172
			13.3.11	N. cutaneus femoris lateralis	173
13.3	**Erkrankungen einzelner peripherer Nerven**	165	13.3.12	N. femoralis	174
			13.3.13	N. obturatorius	174
13.3.1	Periphere Fazialisparese	166	13.3.14	N. gluteus superior und N. gluteus inferior	174
13.3.2	N. accessorius	168			
13.3.3	N. hypoglossus	168	13.3.15	N. tibialis	174
13.3.4	N. thoracicus longus	169	13.3.16	N. peroneus	174
13.3.5	N. dorsalis scapulae, Nn. subscapulares,		13.3.17	N. ischiadicus	175

13.4	**Polyneuropathien**	175	13.4.4 Hereditäre Polyneuropathien	178
13.4.1	Diabetische Polyneuropathie	176		
13.4.2	Alkoholische Polyneuropathie	177	**13.5** **Zusammenfassung**	179
13.4.3	Landry-Guillain-Barré-Syndrom	177		

14
Myopathien

14.1	**Progressive Muskeldystrophien**	181	**14.6**	**Entzündliche Myopathien**	185
			14.6.1	Erregerbedingte Myositiden	185
14.2	**Hereditäre Myotonien**	181	14.6.2	Polymyositis und Dermatomyositis	185
			14.6.3	Polymyalgia rheumatica und	
14.3	**Hereditäre episodische Lähmungen**	183		Arteriitis temporalis	186
14.4	**Hereditäre metabolische Myopathien** . . .	184	**14.7**	**Myasthenia gravis**	186
14.5	**Endokrine Myopathien**	184	**14.8**	**Zusammenfassung**	188

15
Fehlbildungen des ZNS und seiner Hüllen

15.1	**Fehlbildungen des Gehirns und**		15.1.5 Phakomatosen	191
	seiner Hüllen	189	**15.2** **Fehlbildungen des Rückenmarks**	192
15.1.1	Intrauterin erworbene Schädigungen des Gehirns	189	15.2.1 Wichtige angeborene Fehlbildungen der Wirbelsäule und des Rückenmarks	192
15.1.2	Infantile Zerebralparesen und zerebrale Bewegungsstörungen	189	15.2.2 Syringomyelie	192
15.1.3	Wichtige angeborene Fehlbildungen	190	**15.3** **Zusammenfassung**	193
15.1.4	Hydrozephalus	190		

1 Neurologische Diagnostik

1.1 Klinische Untersuchung

Vor der klinischen Untersuchung ist in einer ausführlichen Anamnese besonderes Augenmerk auf die psychische Verfassung des Patienten zu richten. Die neurologisch-klinische Untersuchung setzt eine gute Beobachtungsgabe voraus, da es u. a. gilt, neurologische Defizite (z. B. eine Lähmung, eine Anisokorie usw.) aufzudecken. Die Untersuchung wird grundsätzlich am entkleideten Patienten durchgeführt. Anamnese und klinischer Befund führen zu einer Verdachtsdiagnose und lassen meist die Lokalisation einer Schädigung im Nervensystem schon vermuten. Daraus ergibt sich, welche apparativen Untersuchungen notwendig sind. Sie sollen einerseits die Prozeßlokalisation bestätigen und andererseits die Ursache klären.

1.1.1 Untersuchung des Kopfes

Bei der Inspektion des Kopfes achtet man auf unwillkürliche Bewegungen, Lähmungen und Mimik (z. B. schmerzverzerrtes Gesicht). Untersucht werden folgende Punkte.
- **Beweglichkeit.** Pathologisch ist z. B. eine Nackensteife (schmerzreflektorische Muskelanspannung) bei Meningismus oder Rigor.
- **Klopfschmerz.** Ein umschriebener Klopfschmerz findet sich bei lokalen Prozessen im Großhirn mit Meningenreizung oder lokalen Knochenprozessen. Ein diffuser Klopfschmerz tritt bei einer Meningitis auf.
- **Druckschmerzhaftigkeit** der Austrittspunkte des N. trigeminus. Sie kann vorliegen bei einer intrakraniellen Drucksteigerung, einer Meningitis, einer Trigeminusneuralgie oder einer Nebenhöhlen- bzw. Kieferaffektion.
- **Gefäßgeräusche.** Arteriovenöse Aneurysmen oder Gefäßstenosen können pathologische Gefäßgeräusche hervorrufen. Die Auskultation z. B. über der A. carotis oder dem Augapfel kann eine Karotisstenose oder ein retroorbitales Hämangiom aufdecken.

1.1.2 Untersuchung der Hirnnerven

Die Untersuchung der Hirnnerven erfolgt in numerischer Reihenfolge.
- **I. Hirnnerv (N. olfactorius)**
  - Der Geruchssinn wird einseitig mit einem aromatischen Geruchsstoff (z. B. Kaffeepulver, Zimt, Anis) geprüft.
  - Die Abgrenzung von einer psychogenen Geruchsstörung ist durch die Reizung sensibler Rezeptoren des N. trigeminus der Nasenschleimhaut mit Ammoniak möglich. Bei einer psychogenen Geruchsstörung wird keine Wahrnehmung angegeben, Patienten mit Affektion des N. olfactorius können den Ammoniak wahrnehmen.
- **II. Hirnnerv (N. opticus)**
  - Visus (Sehschärfe). Die Prüfung erfolgt einseitig, z. B. mit Sehprobentafeln, gegebenenfalls durch Fingerzählen bzw. Lokalisation einer Lichtquelle.
  - Gesichtsfeld. Die Untersuchung kann orientierend, z. B. durch die Fingerperimetrie und den Vergleich mit dem eigenen Gesichtsfeld, oder differenziert mittels eines Perimeters erfolgen.
  - Augenhintergrund. Bei der Beurteilung mit dem Ophthalmoskop sucht man nach pathologischen Veränderungen im Bereich der Papille (v. a. Beurteilung von Vitalität und Randschärfe der Papille) oder der Makula (z. B. weiche oder harte Drusen). Außerdem wird auf pathologische Gefäßzeichen geachtet (z. B. Mikroaneurysma).
- **III., IV., VI. Hirnnerv (N. oculomotorius, N. trochlearis, N. abducens) und Halssympathikus**
  - Die Folgebewegungen der Augen in horizontaler, vertikaler und schräger Richtung (sind die Bewegungen glatt oder sakkadiert?) und die Stellung der Augäpfel beim Blick geradeaus (treten spontan oder bei der Prüfung der Folgebewegungen Doppelbilder auf?) werden geprüft.
  - Nystagmus. Diese unwillkürlichen Augenbewegungen haben eine schnelle und eine langsame Phase. Sie treten spontan oder nach dem Ausschalten der Fixation durch die Frenzel-Brille auf.
  - Pupillengröße. Die Pupillen können weit (Mydriasis), eng (Miosis) oder ungleich weit (Anisokorie) sein.
  - Das Horner-Syndrom ist gekennzeichnet durch die Trias Ptosis, Miosis und Enophthalmus. Ursache ist eine Schädigung des Sympathikus, die präganglionär in seinem Verlauf vom Hypothalamus zum Ganglion cervicale superius (C8–Th2) oder postganglionär im

Ganglion cervicale superius bzw. im weiteren Verlauf liegen kann. Die Unterscheidung zwischen einer prä- und einer postganglionären Schädigung ermöglichen folgende Tests: 4%ige Kokain-Augentropfen blockieren die Wiederaufnahme von Noradrenalin und rufen dadurch bei einem präganglionären Horner-Syndrom eine Mydriasis hervor. Beim postganglionären Horner-Syndrom hingegen verursachen 0,1%ige Adrenalin-Augentropfen aufgrund der Überempfindlichkeit denervierter Synapsen eine Mydriasis.
- Pupillenreaktion. Geprüft werden die direkte und die indirekte Pupillenreaktion auf Licht sowie die Reaktion bei der Konvergenzbewegung.
- Lider. Ein herabhängendes Oberlid (Ptosis) ist die Folge einer Lähmung des M. levator palpebrae (N. oculomotorius) oder einer Lähmung des sympathisch innervierten M. tarsalis (z. B. beim Horner-Syndrom).
- Eine isolierte Trochlearisparese kann kompensiert werden, indem der Kopf von der betroffenen Seite weggeneigt und gedreht wird. In dieser Kopfstellung können Doppelbilder vermieden werden. Wird der Kopf geradegehalten oder in Richtung der gelähmten Seite geneigt, so werden unangenehme vertikale Doppelbilder hervorgerufen (Bielschowsky-Test). Wird der Kopf zur Seite der Parese geneigt, weicht das betroffene Auge nach oben ab (Bielschowsky-Phänomen). Dies ist in der Regel bei leichtgradigen Trochlearisparesen nicht der Fall.

- **V. Hirnnerv (N. trigeminus)**
  - Die motorischen Fasern des N. tigeminus werden v. a. durch die Bestimmung der Kraft der Mm. masseter und temporalis geprüft.
  - Zur Prüfung des Masseter-Eigenreflexes wird ein Finger des Untersuchers auf den Unterkiefer des Patienten gelegt, dessen Mund halb geöffnet ist. Ein leichter Schlag mit dem Reflexhammer auf den Finger führt zum Mundschluß.
  - Die Sensibilitätsprüfung erfolgt in den Versorgungsgebieten der Nn. supraorbitalis, infraorbitalis und mentalis (s. Abb. 1-1).
  - Der Kornealreflex wird durch Berührung der Kornea ausgelöst und führt zum Lidschluß durch Kontraktion des M. orbicularis oculi. (Der afferente Schenkel dieses Reflexes läuft über trigeminale Fasern, der efferente Schenkel über den N. facialis).

- **VII. Hirnnerv (N. facialis).** Auf die Fazialislähmungen wird im Kap. 13.3.1 und in Abb. 13-2 näher eingegangen.
  - Die mimische Muskulatur wird z. B. dadurch geprüft, daß man den Patienten pfeifen, lächeln, die Backen aufblasen, die Zähne zeigen, die Stirne runzeln und die Augen zukneifen läßt. Bei Lähmung des M. orbicularis oculi bleibt das Auge beim Versuch des Lidschlusses offen (Lagophthalmus). Unter dem Bell-Phänomen versteht man die sichtbare Hebung der Bulbi beim Versuch des Augenlidschlusses.
  - Eine Hyperakusis tritt bei einer Lähmung des M. stapedius auf.
  - Die Überprüfung des Geschmacks (N. intermedius) erfolgt auf den vorderen zwei Dritteln der Zunge. Die Qualitäten süß, sauer, bitter und salzig sollen unterschieden werden.
  - Die Prüfung der Sensibilität wird in einem Hautareal an der Ohrmuschel, das sehr variabel sein kann, durchgeführt.
  - Die Abnahme der Speichel- und der Tränensekretion weist auf eine Fazialisschädigung hin, da viszerale Fasern zu den Glandulae submandibularis und submaxillaris sowie zur Glandula lacrimalis (Schirmer-Test, s. Kap. 13.3.1) ziehen.

- **VIII. Hirnnerv (N. vestibulocochlearis)**
  - Zur Beurteilung des N. cochlearis dient eine orientierende Hörprüfung mittels Flüstersprache. Im Rinne-Versuch ist ein Stimmgabelton über die Luftleitung länger hörbar als über die Knochenleitung (Rinne positiv = nicht pathologisch!). Beim Weber-Versuch wird eine schwingende Stimmgabel auf dem Vertex plaziert. Bei Lateralisation des Tones zur schlechter hörenden Seite liegt eine Schalleitungsstörung vor, bei Lateralisation zur gesunden Seite eine Schallempfindungsstörung (Innenohrschwerhörigkeit). Eine evtl. Spiegeluntersuchung des Trommelfells kann andere Ursachen einer Hörstörung ausschließen.
  - Den N. vestibularis betreffend wird die Bewegungskoordination (s. Kap. 1.1.5) geprüft und ein Nystagmus – auch durch Verwendung der Frenzel-Brille – ausgeschlossen.

- **IX. Hirnnerv (N. glossopharyngeus)**
  - Die Geschmacksprüfung erfolgt auf dem hinteren Drittel der Zunge.
  - Die Sensibilität des Gaumens und des Rachens kann mit einem Wattestäbchen geprüft werden. (Der N. glossopharyngeus bildet den afferenten Schenkel des Würgereflexes.)
  - Motorisch versorgt der N. glossopharyngeus – zusammen mit dem N. vagus – die Muskulatur des Pharynx. Bei einer Lähmung hängt das Gaumensegel auf der betroffenen Seite etwas herab.

- **X. Hirnnerv (N. vagus)**
  - Motorisch versorgt der N. vagus u. a. das Gaumensegel. (Er ist ein wichtiger Teil des efferenten Schenkels des Würgereflexes). Bei einer einseitigen Lähmung steht das Zäpfchen schief und zeigt zur gesunden Seite.
  - Heiserkeit bzw. Aphonie treten bei einer Lähmung des N. recurrens auf.

Klinische Untersuchung

- Glottis- und Epiglottisparese werden vom HNO-Arzt festgestellt.
- **XI. Hirnnerv (N. accessorius)**
  - Zur Funktionsprüfung des N. accessorius wird die Kraft der Mm. sternocleidomastoideus und trapezius untersucht.
- **XII. Hirnnerv (N. hypoglossus)**
  - Bei einer einseitigen Lähmung des N. hypoglossus weicht die Zunge beim Herausstrecken aus dem Mund zur kranken Seite hin ab.
  - Bei einer längerbestehenden Parese entwickelt sich eine Atrophie der betroffenen Zungenhälfte.

1.1.3 Reflexe

Muskeleigenreflexe

Bei den Muskeleigenreflexen führt die Reizung einer Muskelspindel (z.B. durch Dehnung des Muskels mittels eines Schlages mit dem Hämmerchen auf die Ansatzsehne) zur Kontraktion desselben Muskels. Die Umschaltung im Rückenmark erfolgt ohne Interneurone (monosynaptisch). Es tritt keine Habituation ein, d.h. bei wiederholter Auslösung des Reflexes schwächt sich die Reflexantwort nicht ab. Eine Verstärkung der Reflexzuckung ist durch Mitinnervation des untersuchten Muskels oder durch den Jendrassik-Handgriff (Kontraktion eines nicht untersuchten Muskels, z.B. Händedruck) möglich.

Pathologisch sind ausgefallene, einseitig abgeschwächte, einzeln gesteigerte Reflexe und unerschöpfliche Kloni. Kloni sind eine Folge von Eigenreflexen, die sich im monosynaptischen Reflexbogen selbst unterhalten, wie der Patellarklonus oder der Fußklonus.

Wichtige Muskeleigenreflexe mit der Segmenthöhe, auf der die Umschaltung des Reflexbogens erfolgt, sind in Tab. 1-1 aufgeführt.

Ist der Trömner-Reflex einseitig und sehr stark ausgeprägt, gilt er als Pyramidenbahnzeichen (s.u.).

> **Merke:**
> Die Segmenthöhen von ASR, PSR, BSR und TSR kann man „von unten nach oben" paarweise von 1–8 durchzählen: S1/S2 (ASR), L3/L4 (PSR), C5/C6 (BSR) und C7/C8 (TSR).

Fremdreflexe

Bei den Fremdreflexen sind die Rezeptoren und das Erfolgsorgan räumlich getrennt. Die Umschaltung erfolgt polysynaptisch über mindestens ein Interneuron. Bei der wiederholten Auslösung tritt eine Ermüdung der Reflexantwort auf **(Habituation)**.

Die wichtigsten Fremdreflexe sind:

- **Bauchhautreflex** (BHR, Th5–Th12). Beim Bestreichen der Haut über einem Quadranten des Abdomens kontrahiert sich die zugehörige Bauchmuskulatur.
- **Analreflex** (S5). Der Anus kontrahiert sich beim Bestreichen der perianalen Haut.
- **Cremasterreflex** (L1/L2). Das Bestreichen der Haut an der Oberschenkelinnenseite führt zum Hodenhochzug.

Pathologische Reflexe

Pathologische Reflexe sind Fremdreflexe, die bei Läsionen absteigender motorischer Bahnen auftreten (Pyramidenbahnzeichen).

Die wichtigsten Fremdreflexe sind:

- **Babinski-Reflex.** Das Bestreichen der Fußsohle von unten lateral nach oben medial führt zur Dorsalextension der Großzehe und zur Spreizung der anderen Zehen.
- **Oppenheim- und Gordon-Reflex.** Das kräftige Bestreichen der Tibiavorderkante von oben nach unten bzw. die Kompression der Wadenmuskulatur zeigen jeweils denselben Reflexerfolg wie der Babinski-Reflex.

1.1.4 Inspektion des Körpers und Untersuchung der Motorik

Bei der Inspektion des Körpers ist v.a. auf spontane, unwillkürliche Bewegungen, Faszikulationen, die Muskeltrophik sowie Hautveränderungen zu achten. Der Muskeltonus wird durch passives Beugen der Extremitäten in den Gelenken festgestellt.

Zur Untersuchung der Motorik gehört die Prüfung der Kraft, die in 5 Kraftgrade eingeteilt ist (Tab. 1-2).

Die Feinmotorik wird geprüft, indem man den Patienten z.B. Klavierspielen imitieren läßt oder

Tab. 1-1 Wichtige Muskeleigenreflexe mit Segmenthöhe der Umschaltung		
Reflex	**Abkürzung**	**Umschaltung auf Segmenthöhe**
Achillessehnenreflex	ASR	S1/S2
Patellarsehnenreflex	PSR	L3/L4
Bizepssehnenreflex	BSR	C5/C6
Trizepssehnenreflex	TSR	C7/C8
Tibialis-posterior-Reflex	TPR	L5
Adduktorenreflex	ADR	L2/L3
Brachioradialisreflex bzw. Radiusperiostreflex	BRR bzw. RPR	C5/C6
Fingerbeugereflex, z.B. Trömner-Reflex		C7/C8

Tab. 1-2 Kraftgrade	
Kraftgrad	Definition des Kraftgrades
0	keine Muskelkontraktion
1	sichtbare Muskelkontraktion ohne Bewegung
2	Bewegung unter Ausschaltung der Schwerkraft
3	Bewegung gegen die Schwerkraft
4	Bewegung gegen Widerstand
5	normale Kraft

1.1.5 Koordination

Bei der Beurteilung der Koordination ist v. a. auf die Flüssigkeit der Bewegung zu achten:
- Das **Stand-** und **Gangbild** (Seiltänzergang, Einbeinhüpfen etc.) wird einschließlich der Armbewegung beurteilt.
- **Unterberger-Tretversuch.** Beim Treten auf der Stelle mit geschlossenen Augen dreht sich der Patient bei einer vestibulären oder zerebellären Störung zur kranken Seite.
- **Romberg-Versuch.** Die Füße berühren sich parallel und die Arme werden jeweils bei offenen und geschlossenen Augen horizontal nach vorne gehalten. Mit diesem Test kann unterschieden werden, ob eine auftretende Ataxie (Störung der Bewegungs- und Haltungskoordination, die sich z. B. in einer Gang- und/oder

ihn bittet, mit der Daumenspitze in flüssiger Bewegung nacheinander die übrigen Fingerspitzen zu berühren oder abwechselnd bei vorgehaltenen Armen die Pro- und Supinationsstellung (Diadochokinese, s. u.) einzunehmen.

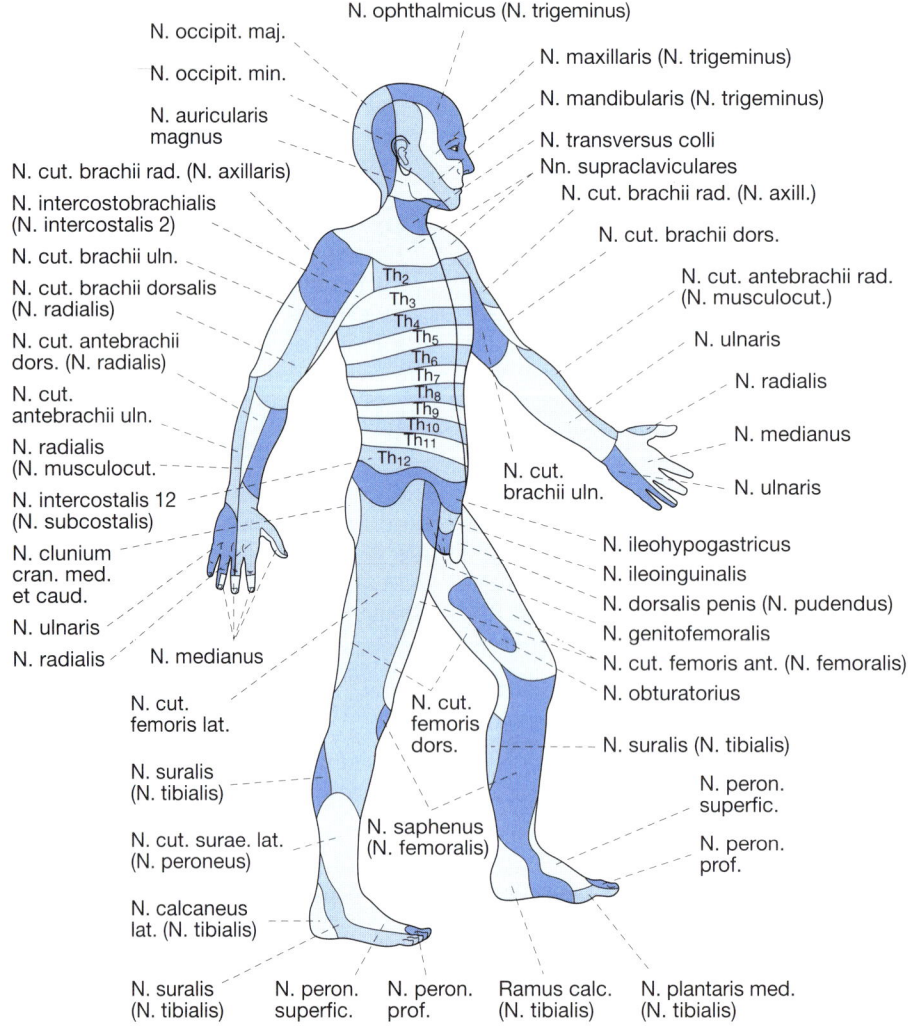

Abb. 1-1 Sensible Versorgungsgebiete der Haut.
a: Innervationsgebiete peripherer Nerven. Im Bereich des Rumpfes sind die sensiblen Versorgungsgebiete der Nn. intercostales mit den Dermatomen Th2–TH12 identisch. Der N. intercostalis 1 ist an der Bildung des Plexus brachialis beteiligt, nur ein kleiner Ast zieht zum Zwischenrippenraum. (modifiziert nach Poeck [23]).

Klinische Untersuchung

Standunsicherheit äußern kann) spinalen oder zerebellären Ursprungs ist: Die spinale Ataxie kann durch die visuelle Kontrolle lange kompensiert werden und tritt vor allem beim Augenschluß in Erscheinung bzw. verstärkt sich dann erheblich. Bei der zerebellären Ataxie hat der Augenschluß keinen Effekt (s. Kap. 2.5 Kleinhirnsymptome).

- **Diadochokinese.** Dabei folgen Bewegungen rasch aufeinander, z.B. ein schneller Wechsel zwischen der Pronations- und Supinationsstellung der Unterarme und Hände.
- **Zeigeversuche** sind der Finger-Nase-Versuch, der Finger-Finger-Versuch und der Knie-Hacken-Versuch.
- **Weitere Koordinationstests** sind das Rückstoß-Phänomen, der Barany-Zeigeversuch, der Imitationsversuch und Sprach- und Schriftproben.

1.1.6 Sensibilität

Schmerzen und Parästhesien (Mißempfindungen) müssen erfragt werden. Bei der Sensibilitätsprüfung ist auf die Zuordnung zu den Nervenversorgungsgebieten bzw. zu den segmentalen Dermatomen zu achten (Abb. 1-1). Untersucht werden:
- Berührungsempfinden
- Lokalisationsempfinden
- Diskriminationsvermögen (spitz/stumpf)
- Zweipunktdiskrimination
- Schmerzempfinden
- Temperaturempfinden
- Lagesinn
- Erkennen auf die Haut geschriebener Buchstaben (Graphästhesie)
- Vibrationsempfinden (Pallästhesie, die Prüfung erfolgt mit der Vibrationsstimmgabel)
- Nervendehnungszeichen
  - **Lasègue-Zeichen.** Der Patient liegt auf dem Rücken und sein gestrecktes Bein wird im Hüftgelenk passiv gebeugt. Das Lasègue-Zeichen ist bei einer tiefer gelegenen Wurzelirritation, in der Regel bei einer Wurzelreizung L5/S1, oder bei einer Meningitis positiv (schmerzhaft).
  - **Umgekehrtes Lasègue-Zeichen.** Der Patient liegt auf dem Bauch und sein Bein wird im Kniegelenk passiv gebeugt und im Hüftgelenk überstreckt. Ein positives umgekehrtes Lasègue-Zeichen findet sich bei einer höher gelegenen Wurzelirritation, in der Regel bei einer Wurzelreizung L3/L4.
  - **Kernig-Zeichen.** Die Streckung des im Knie und in der Hüfte gebeugten Beines ist schmerzhaft.
  - **Brudzinski-Zeichen.** Bei passiver Beugung des Kopfes beugt der Patient die Beine. Kernig-

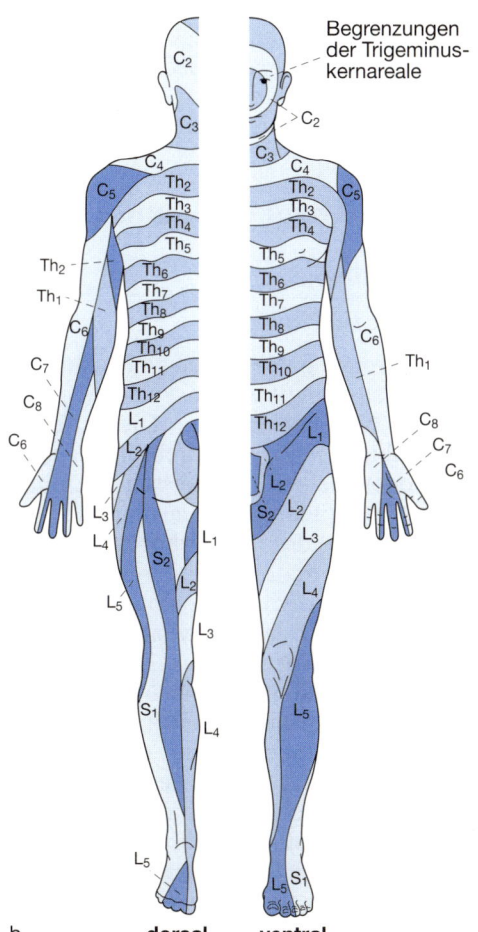

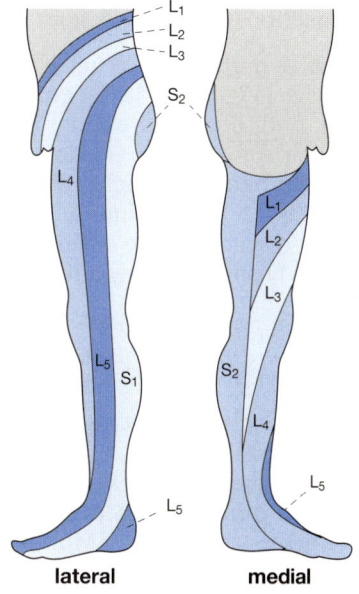

Abb. 1-1
b: Dermatome der Haut (segmentale Innervation der Haut). Die zwiebelschalenartige zentrale Repräsentation des N. trigeminus (Begrenzung der Trigeminuskernareale) ist kein Dermatom im engeren Sinne, wird aber hier der Übersicht halber mit dargestellt (modifiziert nach Benninghoff-Goertler [2]).

und Brudzinski-Zeichen sind bei meningealer Reizung positiv.
- **Nackenbeugezeichen nach Lhermitte.** Bei der Beugung des Kopfes entstehen kribbelnde Mißempfindungen in den Händen oder entlang der Wirbelsäule. Das Nackenbeugezeichen ist gelegentlich bei der Encephalomyelitis disseminata (MS) positiv.

1.1.7 Vegetativum

Die objektive Untersuchung des vegetativen Nervensystems ist schwierig. Bei speziellen Fragestellungen stehen Schweißversuche (z. B. Ninhydrintest und Minor-Schweißversuch) sowie EMG-Untersuchungen des Analsphinkters zur Verfügung. Hinweise auf ein gestörtes Vegetativum können u. a. eine abnorme Pupillenweite und -reaktion, ein abnormes Schwitzen, ein Dermographismus, unangepaßte Herzfrequenz- und Blutdruckveränderungen bei Orthostase (Schellong-Test!), Potenz-, Verdauungs- und Blasenstörungen geben.

1.1.8 Orientierende internistische Untersuchung

Viele internistische Erkrankungen (vor allem Stoffwechselstörungen wie der Diabetes mellitus und kardiovaskuläre Erkrankungen wie die Arteriosklerose) gehen mit neurologischen Störungen einher. Daher sollte bei neurologischen Patienten immer eine orientierende, im Einzelfall sogar eine genaue internistische Untersuchung erfolgen. Besonders auf Herzgeräusche (Emboliequelle) und den Pulsstatus (Arteriosklerose) ist zu achten.

1.1.9 Psychischer (psychiatrischer) Befund

In der Anamnese muß man sich vor allem über die Bewußtseinslage (Vigilanz), die Orientiertheit (örtlich, zeitlich und über die eigene Person), die Affektivität, den Antrieb, das Gedächtnis, gegebenenfalls formale bzw. inhaltliche Denkstörungen und die Intelligenz einen Eindruck verschaffen. Hiermit sollen psychiatrische Störungen (die in der Regel keine Hirnschädigung aufweisen!) erfaßt werden.

1.1.10 Neuropsychologische Untersuchung

Die neuropsychologische Untersuchung soll echte neurologische Defizite (s. Kap. 2.10 Neuropsychologische Syndrome) aufdecken. Orientierend macht man sich ein Bild von der Merkfähigkeit und dem Kurzzeitgedächtnis (Mini-mental-Test, Merken von 3–4 Begriffen). Außerdem erfolgt eine kurze Aphasieprüfung (z. B. Benennen von Gegenständen, Nachsprechen). Weiterhin prüft man u. a. die Fähigkeit zum Lesen, Schreiben, Zeichnen, Rechnen, die verbale Ausdrucksfähigkeit sowie das abstrakte Denken. Genaue Befunde werden durch spezielle Tests (z. B. Intelligenztests) erhoben.

1.1.11 Untersuchung Bewußtloser

Nach der Sicherung der Vitalparameter wie Herz-, Kreislauffunktion und Atmung wird zunächst die Tiefe der Bewußtlosigkeit festgestellt:
- **Somnolenz.** Der Patient zeigt eine verstärkte Schlafneigung, ist aber stets erweckbar.
- **Sopor.** Der Patient kann nur noch durch starke Reize, z. B. Schmerz, erweckt werden.
- **Koma.** Der Patient befindet sich in einer unerweckbaren Bewußtlosigkeit.

Sodann sind wichtig:
- **Augensymptome.** Stellung der Bulbi, Pupillenweite (eine Anisokorie kann z. B. auf einen einseitigen raumfordernden Prozeß hindeuten).
- Hirnstammreflexe (s. Kap. 2.6)
- Reflexe
- Reaktion auf Schmerzreize

Neben einem internistischen Vorgehen (z. B. diagnostische, evtl. therapeutische Magenspülung bei dem Verdacht auf eine Intoxikation) werden als neurologische Zusatzuntersuchungen immer eine Gefäßdoppleruntersuchung, ein EEG, ein konventionelles Röntgen des Schädels in 2 Ebenen und eine CCT/MRT durchzuführen sein.

1.2 Apparative Diagnostik und Labor

1.2.1 Elektrophysiologie

Elektromyographie (EMG)

Unter der Elektromyographie versteht man die elektrische Untersuchung von Muskeln mit meist konzentrischen Nadelelektroden. Diese leiten Potentialschwankungen ab, die durch die Depolarisation einer oder mehrerer motorischer Einheiten erzeugt werden (alle Muskelfasern, die von einem α-Motoneuron des Vorderhorns versorgt werden, bilden eine motorische Einheit). Man beurteilt die Spontanaktivität, die Potentiale motorischer Einheiten und das Aktivitätsmuster bei mäßiger und maximaler Muskelkontraktion. Anhand des EMGs läßt sich eine Muskel- von einer Nervenschädigung unterscheiden (Abb. 1-2): Bei einer Muskelerkrankung sind die Muskelfasern regellos geschädigt (myogene Muskelatrophie). Bei einer Nervenschädigung atrophieren die Muskelfasern einer motorischen Einheit, während Muskelfasern nicht geschädigter motorischer Einheiten hypertrophieren (neurogene Muskelatrophie).
- **Myogene Muskelatrophie.** Es ist kaum Spontanaktivität nachweisbar. Die polyphasischen Potentiale motorischer Einheiten mit früher Rekrutierung sind klein. Schon bei geringer

Muskelkontraktion zeigen sich ein volles Interferenzmuster und kleine Amplituden.
- **Neurogene Muskelatrophie.** Pathologische Spontanaktivität mit Fibrillationen und positiven scharfen Wellen ist ebenso nachweisbar wie vergrößerte und verbreiterte polyphasisch aufgesplittete Potentiale motorischer Einheiten. Bei maximaler Muskelkontraktion zeigt sich ein gelichtetes Interferenzmuster mit vereinzelten großen Amplituden.

Nervenleitgeschwindigkeit (NLG)
Die Nervenleitgeschwindigkeit sowohl motorischer als auch sensibler Nerven kann gemessen werden. Sie ist sehr temperatur- und auch altersabhängig, deshalb müssen die Werte mit Vorsicht

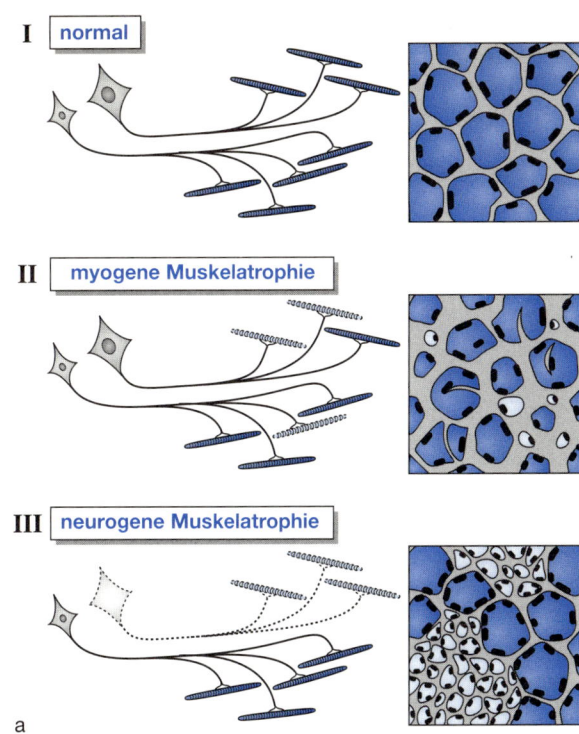

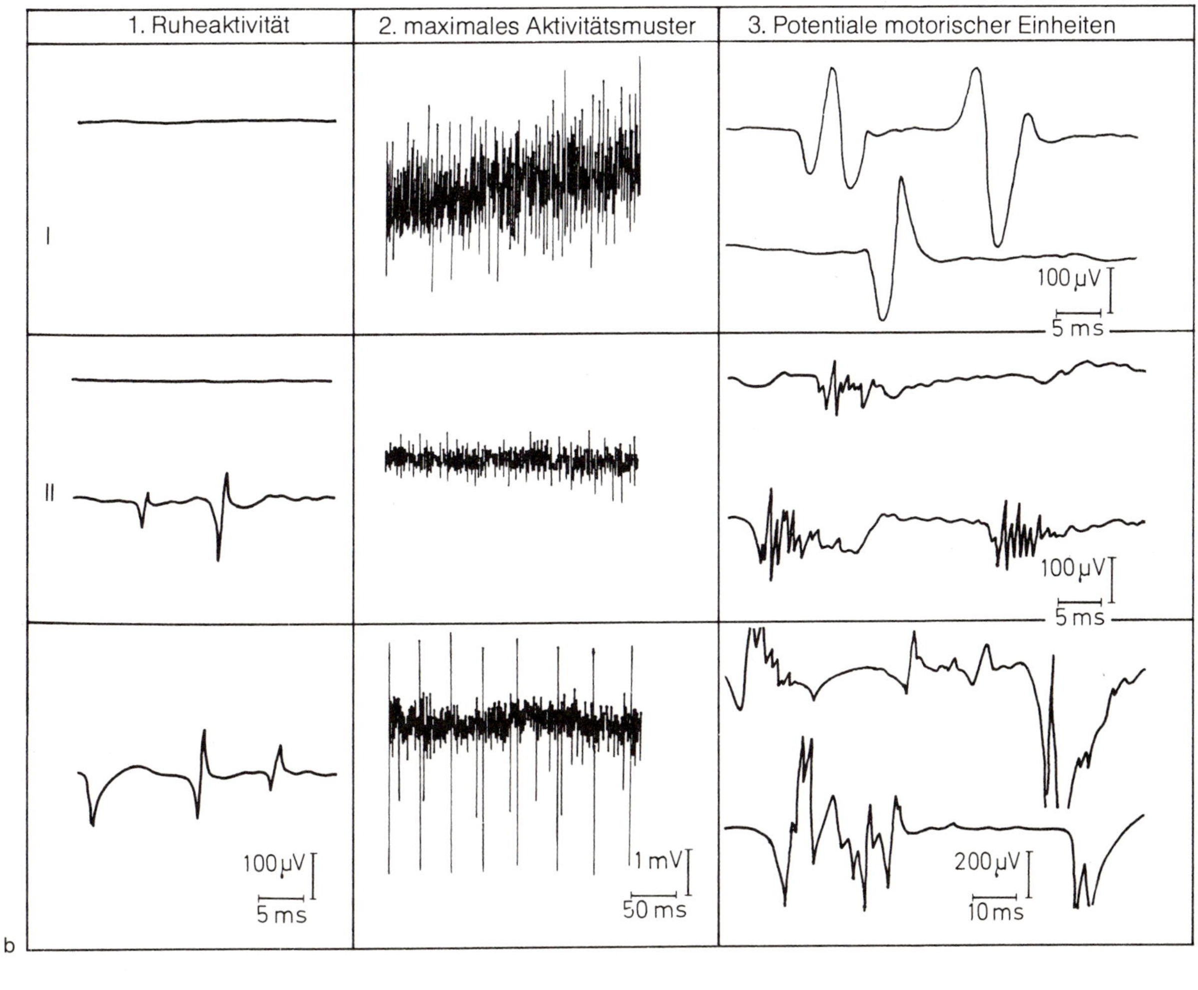

Abb. 1-2 EMG.
a: Schematische Darstellung von motorischen Einheiten und schematisch-histologische Darstellung der entsprechenden Muskelquerschnitte. Bei einer Myopathie gehen die Muskelfasern regellos zugrunde und führen zu einer myogenen Muskelatrophie (II), bei einer neurogenen Muskelatrophie liegen die geschädigten Fasern in Gruppen zusammen (III).
b: Typische EMG-Merkmale zur Unterscheidung von myogener und neurogener Muskelatrophie. I = Normalbefund, II = myogene Muskelatrophie, III = neurogene Muskelatrophie (aus Poeck [23]).

interpretiert werden. Gemessen werden die Nervenleitgeschwindigkeit und die Amplitude des fortgeleiteten Aktionspotentials. Dadurch kann einerseits die Nervenschädigung lokalisiert, andererseits zwischen demyelinisierenden und axonalen Nervenläsionen unterschieden werden.

- **Läsionen der Markscheiden (Demyelinisierung).** Die NLG ist reduziert, die Amplituden sind normal oder fast normal.
- **Axonale Nervenschädigung.** Die NLG ist normal oder fast normal, die Amplituden sind entsprechend dem Ausmaß der Axonuntergänge verkleinert.

Motorisch evozierte Potentiale (MEP)

Mit einer stromdurchflossenen Spule wird ein Magnetfeld generiert, das in leitfähigem Gewebe (z. B. Gehirn) einen Stromfluß erzeugt. Wird die Spule über dem Schädel angelegt, reizt der erzeugte Stromfluß auf bisher unbekannte Weise u. a. den Gyrus praecentralis. Dadurch kommt es in den entsprechenden Muskeln zu unwillkürlichen Zuckungen, den motorisch evozierten Potentialen. Wichtigster Anwendungsbereich ist daher die Untersuchung von Läsionen der absteigenden motorischen Bahnen (Pyramidenbahn). Hauptindikationen sind zur Zeit der Verdacht auf eine MS (Encephalomyelitis disseminata) oder eine zervikale Myelopathie, weitere Indikationen werden erarbeitet.

Elektrophysiologische Methoden zur Reflexuntersuchung

- **Orbicularis-oculi-Reflex (Blinkreflex).** Ein Schlag auf die Glabella führt bei locker geschlossenen Augen zur Kontraktion der Mm. orbiculares oculi (s. a. Tab. 2-4). Diesen Reflex kann man auch elektrisch auslösen und elektromyographisch registrieren. Der Reflexbogen verläuft im Hirnstamm in Höhe der Kerne der V. und VII. Hirnnerven. Einerseits gibt es eine frühe ipsilaterale monosynaptische, andererseits eine späte bilaterale polysynaptische Reflexantwort.
- **H-Reflex.** Dieser elektrisch ausgelöste Eigenreflex ist nach dem Physiologen Hoffmann benannt. Die afferenten Fasern werden elektrisch gereizt, wobei der Reiz für die efferenten Fasern unterschwellig ist. Dadurch kommt die Muskelantwort über die monosynaptische Umschaltung im Rückenmark zustande. Beim Erwachsenen ist der H-Reflex nur am M. triceps surae sicher auszulösen. Dies entspricht dem mechanisch ausgelösten ASR.
- **F-Welle** (engl. foot-wave). Efferente Fasern werden überschwellig elektrisch gereizt. Nach antidromer Leitung (entgegen der physiologischen Richtung) wird das Aktionspotential an der motorischen Vorderhornzelle „gespiegelt", d.h. das ankommende Aktionspotential löst ein efferentes Aktionspotential aus. Die Latenz der F-Welle ist etwas länger als die des H-Reflexes. Die Reizantwort kann von verschiedenen Extremitätenmuskeln abgeleitet werden.

Elektronystagmographie (ENG)

Bei der Elektronystagmographie wird zur Objektivierung eines Nystagmus die Bipol-Eigenschaft des Auges ausgenutzt. Bewegt sich der Bipol, können elektrische Spannungsänderungen aufgezeichnet werden. Es werden die okulomotorischen Teilleistungen (Fixation, Blickfolge, Sakkaden, Optokinetik und vestibulookulärer Reflex) untersucht. Man erhält Aufschlüsse über Kleinhirn- und Hirnstammprozesse (z. B. Kleinhirnbrückenwinkeltumor), peripher vestibuläre Läsionen (z. B. Vestibularisausfall) und seltener über Großhirnprozesse (z. B. Läsionen im parietookzipitalen und frontalen Kortex).

Elektroenzephalographie (EEG)

Im Elektroenzephalogramm (Abb. 1-3) leitet man – ähnlich wie beim EKG – Potentialschwankungen der Hirnrinde im Bereich der Schädeldecke von der Kopfhaut ab. Die Makropotentiale (oder besser Graphoelemente) entstehen durch synchrone Entladungen großer Neuronenverbände. Wie das EKG wird auch das EEG durch die Einnahme von Medikamenten – insbesondere von Psychopharmaka – verändert. Die physiologische Einteilung der EEG-Wellen richtet sich nach dem Wachheitszustand:

- **α-Wellen.** Beim wachen Erwachsenen mit geschlossenen Augen treten Wellen mit einer Frequenz von 8–13 Hz auf.
- **β-Wellen.** Beim wachen Erwachsenen mit geöffneten Augen haben die Wellen eine Frequenz von 14–30 Hz.
- **ϑ-Wellen.** In nicht tiefen Schlafstadien (Einschlafstadien) finden sich Wellen mit einer Frequenz von 4–7 Hz.
- **δ-Wellen.** In tieferen Schlafstadien erkennt man Wellen mit einer Frequenz von 0,5–3 Hz.

Beurteilt werden außerdem:

- **Allgemeinveränderung.** Man achtet auf die Ausprägung und die Regelmäßigkeit des vorherrschenden Rhythmus. Es kann eine leichte, mittelgradige oder schwere Allgemeinveränderung vorliegen bzw. ein sog. Burst-suppression-Muster (komplexe EEG-Abläufe werden von kurzen isoelektrischen Strecken unterbrochen), das mit einer besonders ungünstigen Prognose einhergeht.
- **Fokale Veränderung.** Fokal kann die Aktivität verlangsamt oder gesteigert oder die Amplitude vermindert sein.
- **Zeichen erhöhter Erregbarkeit.** Spezifisch für die Epilepsie sind fokale oder generalisierte Spike-waves-Komplexe. Unspezifische Zeichen sind steile Wellen (sharp-waves), auch in Kombination mit langsamen Nachschwankungen (slow-

Apparative Diagnostik und Labor

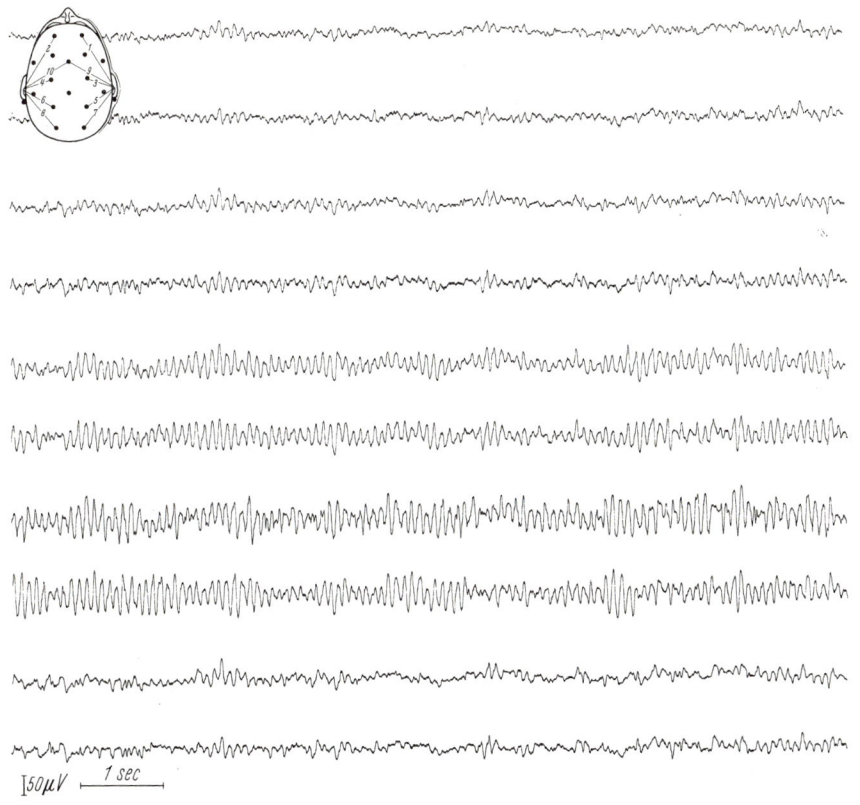

Abb. 1-3 Normales EEG eines 30jährigen Mannes. Der seitengleich ausgeprägte, regelmäßige α-Grundrhythmus weist okzipital eine Frequenz von 11 Hz und Amplitudenmaxima bis 100 µV auf. Im Kopfschema sind die Elektrodenpositionen (1–10) dargestellt, die entsprechenden EEG-Ableitungen sind von oben (1) nach unten (10) abgebildet. Es erfolgte eine unipolare Ableitung gegen die jeweilige Ohrelektrode (aus Christian [7]).

waves) oder triphasische Wellen (z. B. bei Hypoxie oder Enzephalitis).
Hauptindikationen für eine EEG sind:
- **Anfallsleiden.** Dabei muß im Verdachtsfall an ein normales EEG immer ein Provokations-EEG angeschlossen werden.
- Hirnschädigung bei **Enzephalitis, metabolischen Erkrankungen** oder **Intoxikation**
- Verdacht auf **Hirntod** (Nullinie).

Evozierte Potentiale
Während einer EEG-Ableitung setzt man repetitive sensible, visuelle oder akustische Reize. Die EEG-Kurven werden synchron zur Reizdarbietung gemittelt. Nach einer bestimmten Latenzzeit läßt sich eine Spannungsänderung darstellen, die sich von der gemittelten Grundlinie abhebt und reizabhängig ist.
- **Somatosensibel evozierte Potentiale (SSEP).** Diese Potentiale werden durch elektrische Reize an peripheren Nerven ausgelöst und über dem Gyrus postcentralis der kontralateralen Hemisphäre abgeleitet. Sie dienen der Beurteilung der sensiblen Bahnen.
- **Visuell evozierte Potentiale (VEP).** Sie werden durch ein wechselndes Schachbrettmuster oder durch Lichtblitze ausgelöst und über dem okzipitalen Schädel (Sehrinde) abgeleitet. Visuell evozierte Potentiale dienen der Beurteilung der Sehbahn. Eine häufige Indikation ist der Verdacht auf MS.
- **Akustisch evozierte Potentiale (AEP).** Sie werden durch repetitive Klicklaute ausgelöst und mit Elektroden über Vertex und Mastoid abgeleitet. Sie spiegeln die Hörbahn wider und zeigen vor allem bei Hirnstammläsionen pathologische Formen.

1.2.2 Liquor
Kontraindikationen
Vor jeder Liquorpunktion muß ausgeschlossen werden, daß ein **erhöhter Hirndruck** besteht, da sonst durch den Druckverlust eine Einklemmung, z. B. des Hirnstamms im Foramen magnum, droht (s. Kap. 2.6 und 2.7)! Bei dringendem klinischem Verdacht auf einen erhöhten Hirndruck ist eine Augenspiegelung zum Ausschluß einer Stauungspapille nicht ausreichend, da sie erst Stunden bis Tage nach Erhöhung des Hirndrucks entsteht. In diesen Fällen muß vor der Punktion ein CCT angefertigt werden. Besteht klinisch kein Hinweis auf eine Hirndrucksteigerung, genügt der Ausschluß einer Stauungspapille vor der Lumbalpunktion. Weitere Kontraindikationen sind **Blutgerinnungsstörungen**, eine **Vollheparinisierung** bzw. **Markumarisierung** oder eine **Infektion** im Bereich der Punktionsstelle.

Indikationen
Die Indikation für eine Liquorpunktion besteht bei Verdacht auf:

- **Entzündliche Prozesse.** Eventuell lassen sich spezifische Antikörper nachweisen.
  - Meningitis, Myelitis
  - Enzephalitis
  - HIV-Enzephalopathie
  - Neurolues
  - Lyme-Borreliose
  - Polyradikulitis, Polyneuritis, Guillain-Barré-Syndrom (GBS)
  - MS
  - para-, postinfektiöse Polyneuritis
  - Immunvaskulitiden
- **Subarachnoidalblutung.** Dabei lassen sich massenhaft Erythrozyten nachweisen, außerdem kommen Erythrophagen und Siderophagen vor.
- **Malignes Geschehen.** Im Liquor können maligne Zellen gefunden werden.
  - Meningiosis carcinomatosa
  - Tumoren mit Zugang zum Liquorraum

Technik

Zur Punktion krümmt sich der sitzende oder seitlich liegende Patient so weit wie möglich nach vorne („einen Katzenbuckel machen"). Die Punktion erfolgt zwischen dem 4. und 5., gelegentlich auch zwischen dem 3. und 4. Lendenwirbelkörper. Nach sorgfältiger Desinfektion wird die Haut mit einer scharfen Führungsnadel, die Dura mit einer atraumatischen (relativ stumpfen) Liquornadel durchstochen. Das Vorgehen mit einer scharfen Führungsnadel und einer atraumatischen Liquornadel gewährleistet eine Selbsttamponade der Dura nach Entfernen der Nadeln. Anschließend muß der Patient noch ca. 4 Stunden flach liegen und darf dann – bei Beschwerdefreiheit – wieder aufstehen. Ein **postpunktionelles Syndrom** (Kopfschmerzen, Übelkeit und Ohrensausen) kommt bei diesem Vorgehen äußerst selten vor.

Normwerte

- **Zellzahl.** 0–4 Zellen (Lymphozyten)/µl
- **Eiweiß.** 0,15–0,45 g Gesamteiweiß/l
- **Liquorzucker.** 48–70 mg Glukose/dl (2,7 bis 4,1 mmol/l)
  Pathologisch **erniedrigt** ist der Liquorzucker bei Infektionen mit Bakterien und Pilzen (beide „verbrauchen Glukose").
- **Liquorlaktat.** 1,2–1,8 mmol Laktat/l
  Pathologisch **erhöht** ist die Liquorlaktatkonzentration bei Myoenzephalopathien und entzündlichen Prozessen, die nicht durch Bakterien oder Pilze verursacht werden.
- **Delpech-Lichtblau-Eiweißquotient.**

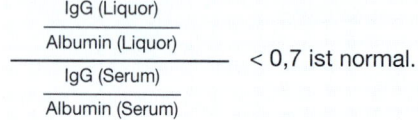

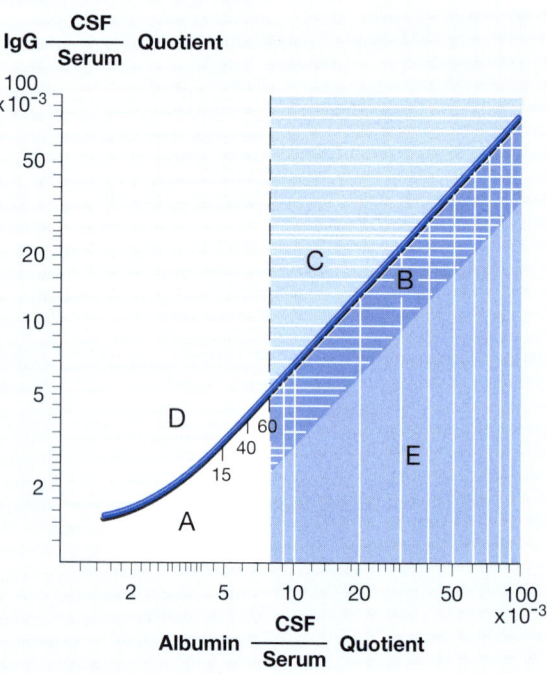

Abb. 1-4 Liquor-Serum-Quotientenschema nach Reiber und Felgenhauer.
A Normalbereich
B Blut-Liquor-Schrankenstörung ohne autochthone Immunglobulin-(IgG-)Synthese
C Schrankenfunktionsstörung mit zusätzlicher Immunglobulin-(IgG-)Synthese im ZNS
D Reine Immunglobulin-(IgG-)Synthese im ZNS ohne Schrankenfunktionsstörung
E Erfahrungsgemäß finden sich keine Werte in diesem Bereich, bzw. sie sind auf Fehler bei der Blutentnahme oder der Analyse zurückzuführen.
CSF = cerebrospinal fluid (Liquor).

Pathologisch **erhöht** ist dieser Quotient bei intrathekaler IgG-Produktion.
- **Liquor-Serum-Quotientenschema nach Reiber und Felgenhauer.** Es ist in der Praxis weit verbreitet und dient v. a. der Ermittlung einer Blut-Liquor-Schrankenstörung und/oder einer autochthonen (intrathekalen) IgG-Synthese (Abb. 1-4).
- **Oligoklonale Banden.** Sie sind in hochauflösenden Elektrophoreseverfahren normalerweise nicht vorhanden. Bei intrathekaler IgG-Produktion lassen sie sich nachweisen, müssen aber im Vergleich zum entsprechenden Serum analysiert werden, um sicherzustellen, daß die Produktion liquorspezifisch ist.

> **Merke:**
> Die Glukosekonzentration im Liquor beträgt etwa die Hälfte der Blutglukosekonzentration.

Blut-Liquor-Schranke

Die Blut-Liquor-Schranke ist die Gesamtheit der anatomischen Grenzflächen, an denen Liquor aus Blutplasma entsteht. Man nimmt an, daß der

Liquor überwiegend im Epithel des Plexus choroideus sezerniert wird. Die Blut-Liquor-Schranke schützt das ZNS durch ihre geringe Permeabilität und die hohe Selektivität des Stofftransportes vor toxischen Einflüssen. Vor allem für hochmolekulare und polare Substanzen ist sie schwer durchlässig.

Durch ZNS-Erkrankungen kann sich die Permeabilität ändern. Dadurch steigt insbesondere die Konzentration von Proteinen und proteingebundenen Substanzen (z. B. Bilirubin) im Liquor. Einerseits können akute Entzündungen oder seltener Gefäßschäden eine erhöhte Permeabilität verursachen, andererseits führen raumfordernde Prozesse (z. B. Tumoren, Diskusprolaps) oder eine Erweiterung der Liquorräume (z. B. degenerative ZNS-Erkrankungen) zu Zirkulationsstörungen und einer verlängerten Austauschzeit zwischen Plasma- und Liquorkompartiment und damit zum Anstieg des Liquoreiweißes.

1.2.3 Neuroradiologische Verfahren

Röntgenuntersuchung
- **Röntgenuntersuchung des Schädels.** Sie erfolgt üblicherweise in zwei Ebenen. Beurteilt werden Knochenveränderungen, Frakturlinien, luftgefüllte Räume und Abweichung des Pinealis-Kalkes von der Mittellinie.
  Für besondere Fragestellungen gibt es **Spezialaufnahmen:**
  - Aufnahme der Nasennebenhöhlen
  - Aufnahme nach Rhese zur Darstellung der Foramina Nn. optici
  - Aufnahme nach Stenvers zur Darstellung des Innenohres, des Felsenbeins und v. a. des Meatus acusticus internus (z. B. bei Verdacht auf einen Kleinhirnbrückenwinkeltumor)
  - Aufnahme nach Schüller zur Darstellung des Felsenbeins und zur Aufdeckung entzündlicher Knochenprozesse (diese lassen sich jedoch heute mit dem CCT besser nachweisen)
- **Röntgenuntersuchung der Wirbelsäule.** Die Wirbelsäule wird entweder im Ganzen oder in ihren drei Abschnitten (HWS, BWS, LWS) in zwei Ebenen geröntgt. Im Bereich der HWS können die Foramina intervertebralia durch Schrägaufnahmen dargestellt werden. Bei Verdacht auf eine Dens-Fraktur müssen Spezialaufnahmen zur Beurteilung von Atlas und Axis durchgeführt werden.

Computertomographie (CT)
Mit der Computertomographie werden unter Verwendung von Röntgenstrahlen horizontale Schnittbilder erzeugt.
- **CT der Wirbelsäule.** Sie wird hauptsächlich bei Verdacht auf einen Bandscheibenvorfall im lumbalen, aber auch im zervikalen Abschnitt, bei engem Spinalkanal, bei Fehlbildungen und bei Tumoren durchgeführt. Zur exakten Differenzierung eines Bandscheibenvorfalls kann eine CT-Diskographie durchgeführt werden, bei der die Bandscheibe mit einem Kontrastmittel dargestellt wird (dies ist jedoch sehr selten erforderlich).
- **Craniale Computertomographie (CCT).** In der CCT werden Liquor schwarz (dunkelgrau), Hirngewebe grau und knöcherne Strukturen weiß abgebildet. **Hyperdens** (heller als Hirngewebe) stellen sich frische Blutungen (nicht älter als 3 Wochen) und Verkalkungen (z. B. verkalktes Meningeom) dar. **Hypodens** (dunkler als Hirngewebe) erscheinen Infarkte (nach einer Latenz von mindestens 12 Stunden), demyelinisierende und entzündliche Herde, Fett, Luft und ein Hirnödem.
  Die Auflösung ist gegenüber der MRT (s. u.) geringer, dafür werden in der CCT Blutungen besser und eher abgebildet. Auch bei der Differenzierung von Knochenveränderungen ist die CCT der MRT überlegen. Kontrastmittel werden von frischen Hirninfarkten, Angiomen und Aneurysmen, aber auch von Entzündungsherden und Tumoren aufgenommen. Eine ringförmige Kontrastaufnahme findet sich fast ausschließlich beim Hirnabszeß (glatter Ring) und beim Gliom bzw. bei Metastasen (girlandenförmige Umrandung).

Magnetresonanztomographie (MRT)
Ein wesentlicher Vorteil der MRT ist die fehlende Strahlenbelastung. Unter Verwendung starker Magnetfelder werden die Protonen der Wasser- und Fettbestandteile des Organismus zur Kernspinresonanz angeregt und dadurch Schnittbilder mit einer Auflösung erzeugt, die fast an diejenige anatomischer Schnittbilder reicht. Damit lassen sich abnorme Gewebsveränderungen sowohl im Gehirn, als auch in der Wirbelsäule bzw. im Rückenmark gut erkennen. Im Gegensatz zum CT kann man die Schnittebene beliebig wählen: sagittal, koronar oder horizontal. Knochen, Verkalkungen und fließendes Blut werden signallos dargestellt. Deshalb treten – im Gegensatz zur CT – keine knochenbedingten Artefakte auf. Infarkte bzw. das sie umgebende Ödem können schon sehr früh (oft innerhalb der ersten 5 Stunden nach dem Ereignis) dargestellt werden. Modernste Bestrebungen zielen dahin, sogar funktionelle Bilder mit der MRT zu erzeugen.

Nuklearmedizinische Verfahren
- **Positronen-Emissions-Tomographie (PET) und Single-Photon-Emissions-Computertomographie (SPECT).** Bei diesen Untersuchungen werden dem Körper markierte Substanzen (z. B. ^{15}O-Sauerstoff), die entweder Positronen bzw. Gammastrahlen emittieren, zugeführt. Dort, wo sich die Substanzen anreichern oder wo sie metabo-

lisiert werden, läßt sich mit entsprechenden Detektoren eine Anreicherung feststellen. Diese Methoden eignen sich am besten für Funktionsaufnahmen. Die PET wird in der Forschung, aber auch zunehmend in der klinischen Routineuntersuchung bei der Epilepsie, Hirntumoren, zerebrovaskulären und degenerativen Erkrankungen angewandt.
- **Liquorszintigraphie.** Durch eine Subokzipitalpunktion wird eine radioaktive Substanz in den Liquorraum eingebracht. Nach definierten Zeitintervallen wird die Strahlung statisch mittels eines Scanners aufgezeichnet. Den Liquorraum einengende Raumforderungen stellen sich als Aussparungen dar. Besteht eine Liquorfistel (z. B. bei einer Rhinoliquorrhö nach einer Schädelbasisfraktur), kann der pathologische Abfluß gefunden werden.

Kontrastmitteluntersuchungen
- **Ventrikulographie.** Die Kontrastdarstellung der Hirnventrikel wird – seit der Einführung von CCT und MRT – praktisch nicht mehr durchgeführt.
- **Angiographie** der Hirngefäße und der hirnversorgenden Gefäße. Ein Katheter wird meist transfemoral in der Seldinger-Technik retrograd zu den Abzweigungen der hirnversorgenden Gefäße aus der Aorta vorgeschoben. Es können die Karotiden, die Vertebralarterien, aber auch selektiv kleinere intrakranielle Gefäßäste dargestellt werden. Man unterscheidet eine arterielle und eine venöse Phase der Kontrastmitteluntersuchung.
  Indikationen sind stenosierende Gefäßprozesse, Gefäßmißbildungen, eine Sinusvenenthrombose und andere entzündliche Gefäßprozesse. Seltener dient die Untersuchung der Artdiagnose von Hirntumoren oder zur Diagnose des Hirntodes.
  Die **Hauptkomplikation** ist das Auslösen eines Infarktes durch die Ablösung von Emboli von arteriosklerotischen Plaques.
- **Myelographie.** Durch intrathekale Gabe von wasserlöslichem Kontrastmittel nach lumbaler, selten lateraler zervikaler Punktion stellt sich im Röntgenbild der spinale Subarachnoidalraum dar. Im Anschluß kann ein Myelo-CT (CT bei kontrastmittelgefülltem Subarachnoidalraum) angefertigt werden.
  Die **Indikation** ist der Nachweis von raumfordernden Prozessen im Bereich des gesamten Spinalkanals (z. B. Bandscheibenvorfall) und von Fehlbildungen (z. B. Meningozele). Heute wird diese Methode meist erst nach einer CT oder MRT angewandt.

1.2.4 Doppler-Sonographie und Duplex

Die **Doppler-Sonographie** (Abb. 1-5 und 1-6) ist ein auf dem Doppler-Effekt beruhendes ultraschallsonographisches Verfahren, das die semiquantitative Messung von Blutflußgeschwindigkeiten in Gefäßen erlaubt. Bei einer Gefäßverengung resultiert eine umschriebene Geschwindigkeitszunahme. Bei Gefäßverschlüssen kann sich der Blutstrom in anderen Gefäßgebieten umkehren (z. B. kehrt sich der Blutfluß in der A. ophthalmica und der A. cerebri anterior nach einem ipsilateralen Karotisverschluß um, das Blut fließt in die Orbita hinein). In der Routinediagnostik werden die extrakraniellen Gefäße dargestellt.

Im **Duplex** wird gleichzeitig ein B-Bild des Gewebes und der Arterie registriert, so daß neben der Darstellung des Blutflusses auch Gefäßverengungen bzw. Plaques lokalisiert werden können.

In der transkraniellen Doppler-Sonographie können die großen intrakraniellen Gefäße bilateral gut dargestellt und ihre Autoregulation überprüft werden. Durch Abatmen von Kohlendioxid kommt es z. B. beim Hyperventilieren zu einer Gefäßerweiterung und somit zur Abnahme der Blutflußgeschwindigkeit.

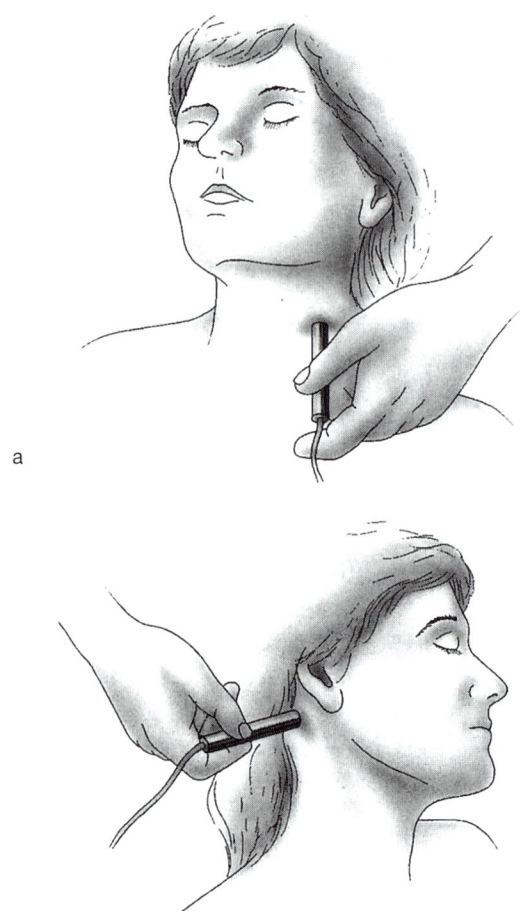

Abb. 1-5 Untersuchungstechnik der Doppler-Sonographie. Zwischen die Ultraschallsonde und die Haut wird ein Kontaktgel gebracht. Durch Verschieben der Sonde kann das Ultraschallsignal im Verlauf eines Gefäßes dargestellt werden. Die Sondenhaltung bei der Untersuchung der A. carotis communis (a) und der A. vertebralis (b) ist abgebildet (aus Pongratz [24]).

Apparative Diagnostik und Labor

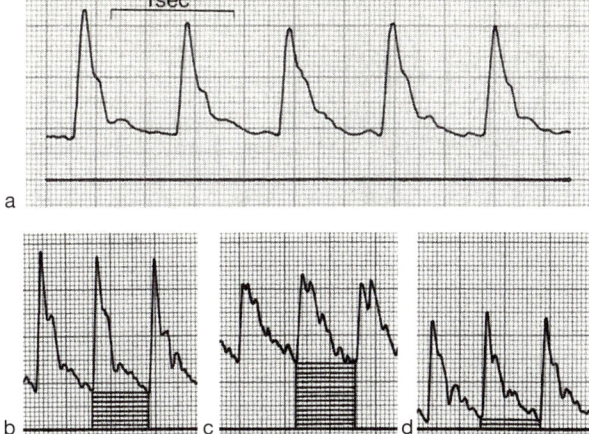

Abb. 1-6 Normalbefunde bei der Doppler-Sonographie. Eine zusätzliche akustische Darstellung des Dopplerimpulses ermöglicht die Unterscheidung der extrakraniellen hirnzuführenden Gefäße anhand typischer Geräuschmuster (aus Widder [37]).

- **a:** Normale Doppler-Hüllkurve der A. carotis communis. Der „Peak" gibt die systolische Spitzengeschwindigkeit des Blutflusses an, das „Tal" (Höhe des Rechteckes in b–d) die diastolische Endgeschwindigkeit.
- **b:** Pulskurve der A. carotis communis. Sie stellt eine Mischung der Signale der A. carotis interna und der A. carotis externa dar.
- **c:** Pulskurve der A. carotis interna. Die hohe Strömungsgeschwindigkeit am Ende der Diastole wird durch den geringen intrakraniellen Strömungswiderstand erklärt.
- **d:** Pulskurve der A. carotis externa. Die relativ hohe systolische und die geringe diastolische Strömungsgeschwindigkeit werden durch den hohen Strömungswiderstand dieser die Haut und Muskulatur versorgenden Arterie erklärt.

1.2.5 Biopsien

- **Muskelbiopsie.** Zur Abklärung von Myopathien oder bei Verdacht auf eine maligne Hyperthermie werden Biopsien aus den betroffenen Muskeln – wenn möglich aus dem M. quadriceps femoris oder dem M. biceps brachii – entnommen.
- **Nervenbiopsie.** Bei unklaren Erkrankungen des peripheren Nervensystems wird meist der N. suralis biopsiert.
- **Arterienbiopsie.** Bei Verdacht auf unklare Gefäßerkrankungen, meist bei der Arteriitis temporalis (Morbus Horton bzw. Polymyalgia rheumatica), wird ein Stück der A. temporalis entnommen und auf das Vorkommen von pathologischen Zellen (z. B. entzündliche Riesenzellen) hin untersucht.
- **Gehirnbiopsie.** Bei unklaren Raumforderungen im Gehirn ist zur histologischen Abklärung eine Gewebsentnahme in Erwägung zu ziehen.

2 Allgemeinneurologische Syndrome

2.1 Periphere und zentrale Lähmung

Die Unterscheidung zwischen einer peripheren (z. B. nach einer Nervenverletzung) und einer zentralen Lähmung (z. B. nach einem Infarkt) ist für das diagnostische Vorgehen wichtig. Die wesentlichen Unterscheidungsmerkmale sind in Tab. 2-1 dargestellt.

Bei der **peripheren Lähmung** unterscheidet man je nach dem Verteilungsmuster der Lähmungen:

- **Polyneuropathie.** Mehrere benachbarte Nerven der Extremitäten sind befallen.
- **Polyneuroradikulopathie.** Mehrere benachbarte Nerven der Extremitäten und Nervenwurzeln am Rumpf sind befallen.
- **Mononeuritis multiplex.** Mehrere einzelne, nicht benachbarte Nerven sind befallen.

Entsprechend der Lokalisation der zentralen Läsion kommen unterschiedliche Verteilungsmuster von **zentralen Lähmungen** vor (Tab. 2-2, Abb. 2-1).

Tab. 2-1 Unterscheidung zwischen peripherer und zentraler Lähmung

	Periphere Lähmung (schlaffe Lähmung)	Zentrale Lähmung („Pyramidenbahnlähmung")
Lokalisation der Läsion	Vorderhornzelle Nervenwurzel Plexus peripherer motorischer Nerv neuromuskuläre Synapse Muskel	ZNS v.a. im Verlauf der Pyramidenbahn (Tractus corticospinalis, Abb. 2-1)
Muskeltonus	hypoton	nach initial schlaffer Lähmung stellt sich in der Regel ein erhöhter Muskeltonus (Spastik) ein
Muskelatrophien	deutliche Muskelatrophien	fehlende oder nur leichte (Inaktivitäts-) Muskelatrophie
Kraftminderung	leichte, unvollständige Lähmung (**Parese**) bei geringer Nervenschädigung; vollständige, schlaffe Lähmung (**Paralyse** oder **Plegie**) bei kompletter Nervendurchtrennung	meist nur Paresen, die grobe Kraft kann auch normal sein
Verteilung der Lähmung	entsprechend dem Innervationsgebiet des bzw. der befallenen Nerven	entsprechend der Lokalisation der zentralen Läsion (Tab. 2-2)
Muskeleigenreflexe	abgeschwächt bis erloschen	bis hin zum Klonus gesteigert
Fremdreflexe	nur dann abgeschwächt, wenn der Zielmuskel von der Lähmung betroffen ist	abgeschwächt
pathologische Reflexe	keine	Babinski-Gruppe positiv
sonstiges	Faszikulationen	Verlust der Feinmotorik, Masseninnervationen (Mitbewegungen nicht gelähmter Muskeln bei Aktivierung gelähmter Muskeln) diskrete zentrale Paresen können durch den Arm- oder Beinhalteversuch aufgedeckt werden (bei geschlossenen Augen werden die Arme mit den Handinnenflächen nach oben vorgestreckt. Dabei kommt es auf der betroffenen Seite zum Absinken des Arms und/oder einer Pronation. Entsprechendes gilt für den Beinvorhalteversuch in Rückenlage.)

Tab. 2-2 Symptomatik kortikaler Paresen je nach Höhe der Läsion im ZNS				
Symptom	kortikale Monoparese	Hemiparese	Tetraparese	Paraparese
Definition	Lähmung einer Extremität	Lähmung einer Körperhälfte	Lähmung aller vier Gliedmaßen	Lähmung benachbarter Extremitäten, meist der Beine
Lokalisation der Läsion	Gyrus praecentralis	Capsula interna	Hirnstamm oder oberes Halsmark (bei einseitiger Läsion im Mittelhirn, in der Brücke oder der Medulla oblongata entwickeln sich gekreuzte Hirnstammsyndrome, s. Tab. 2-3)	Rückenmark unterhalb des Halsmarkes DD: Mantelkantensyndrom bei bilateraler Läsion des motorischen Kortex des Beinareals (z.B. Tumor im Interhemisphärenspalt)
Klinik	Lähmung einer Gliedmaße (Bein, Arm, Hand) oder der Gesichts- bzw. Sprechmuskulatur	spastische Hemiparese, Lähmungstyp Wernicke-Mann (Arm adduziert, im Ellenbogen gebeugt, Streckspastik des Beines mit Spitzfußstellung, das Bein wird in einem nach auswärts gerichteten Bogen nach vorne geführt)	spastische Lähmung aller vier Gliedmaßen	spastische Lähmung beider Beine, meist querschnittsförmige Sensibilitätsstörung und Blasen-, Mastdarmstörung, Auftreten von spinalen Automatismen (äußere Reize lösen z.B. Beugesynergien oder gekreuzte Beuge- und Strecksynergien aus)

Die dabei auftretende Spastik weist folgende Merkmale auf: In Ruhe besteht kein erhöhter Muskeltonus. Bei aktiver oder passiver beschleunigender Bewegung nimmt der Muskeltonus als Zeichen einer Schädigung kortikospinaler Systeme zunächst zu (Spastizität). Bei weiterer beschleunigender passiver Bewegung werden die Golgi-Rezeptoren aktiviert und führen zum plötzlichen Nachlassen der Spastik, dem sog. **Klappmesserphänomen**. Weitere Kennzeichen der Spastik sind gesteigerte Muskeleigenreflexe und Kloni. Durch den erhöhten Muskeltonus entwickeln sich bei der Spastik häufig neurogene Kontrakturen.

2.2 Sensibilitätsstörungen und Schmerz

Die **protopathische Sensibilität** umfaßt Schmerz- und Temperaturempfindung (Tractus spinothalamicus lateralis), sowie grobe Druck- und Tastempfindung (Tractus spinothalamicus ventralis). Die **epikritische Sensibilität** umfaßt Neurone für exterozeptive (Lokalisationssinn, Tastsinn) und propriozeptive (Tiefensensibilität mit Vibrations- und Lageempfinden) Impulse, die von den Hinterstrangbahnen über den Thalamus zum Kortex geleitet werden (Abb. 2-2). Wichtige Unterscheidungsmerkmale beider Bahnensysteme sind die unterschiedliche Höhe der Umschaltung des 1. sensiblen Neurons (Zellkern im Spinalganglion) auf das 2. sensible Neuron und die Höhe der Kreuzung der Fasern auf die kontralaterale Seite.

Während die Tractus spinothalamici schon im Hinterhorn auf das 2. sensible Neuron umschalten und auf segmentaler Höhe kreuzen, bleiben die Hinterstrangbahnen zunächst ipsilateral, schalten erst in den Nuclei gracilis und cuneatus um und kreuzen im Verlauf des Lemniscus medialis in der Medulla oblongata die Mittellinie.

Verschiedene Ausprägungen von Sensibilitätsstörungen
- **Parästhesie.** Mißempfindung wie Kribbeln („Ameisenlaufen"), Brennen etc.
- **Dysästhesie.** Qualitativ veränderte Wahrnehmung sensibler Reize (z. B. Kälte als Schmerz).
- **Hyper-, Hyp- und Anästhesie.** Gesteigerte, abgeschwächte bzw. fehlende Wahrnehmung von Berührungsreizen.
- **Hyper, Hyp- und Analgesie.** Gesteigerte, abgeschwächte bzw. fehlende Schmerzempfindung.
- **Thermhyper-, Thermhyp- und Thermanästhesie.** Gesteigerte, abgeschwächte bzw. fehlende Wahrnehmung von Temperatur.
- **Hyperpathie.** Durch leichte sensible Stimulation wird ein reizüberdauernder, unangenehmer Schmerz ausgelöst. Die Hyperpathie tritt bei einer partiellen Nervenläsion, Hinterstrang- und Thalamusläsionen auf.

Höhenlokalisation von Sensibilitätsstörungen
Je nach Höhenlokalisation einer Läsion treten unterschiedliche Sensibilitätsstörungen auf:
- **Peripherer Nerv.** Ausfall- und Reizerscheinungen können sich überlagern und sind auf das

Sensibilitätsstörungen und Schmerz

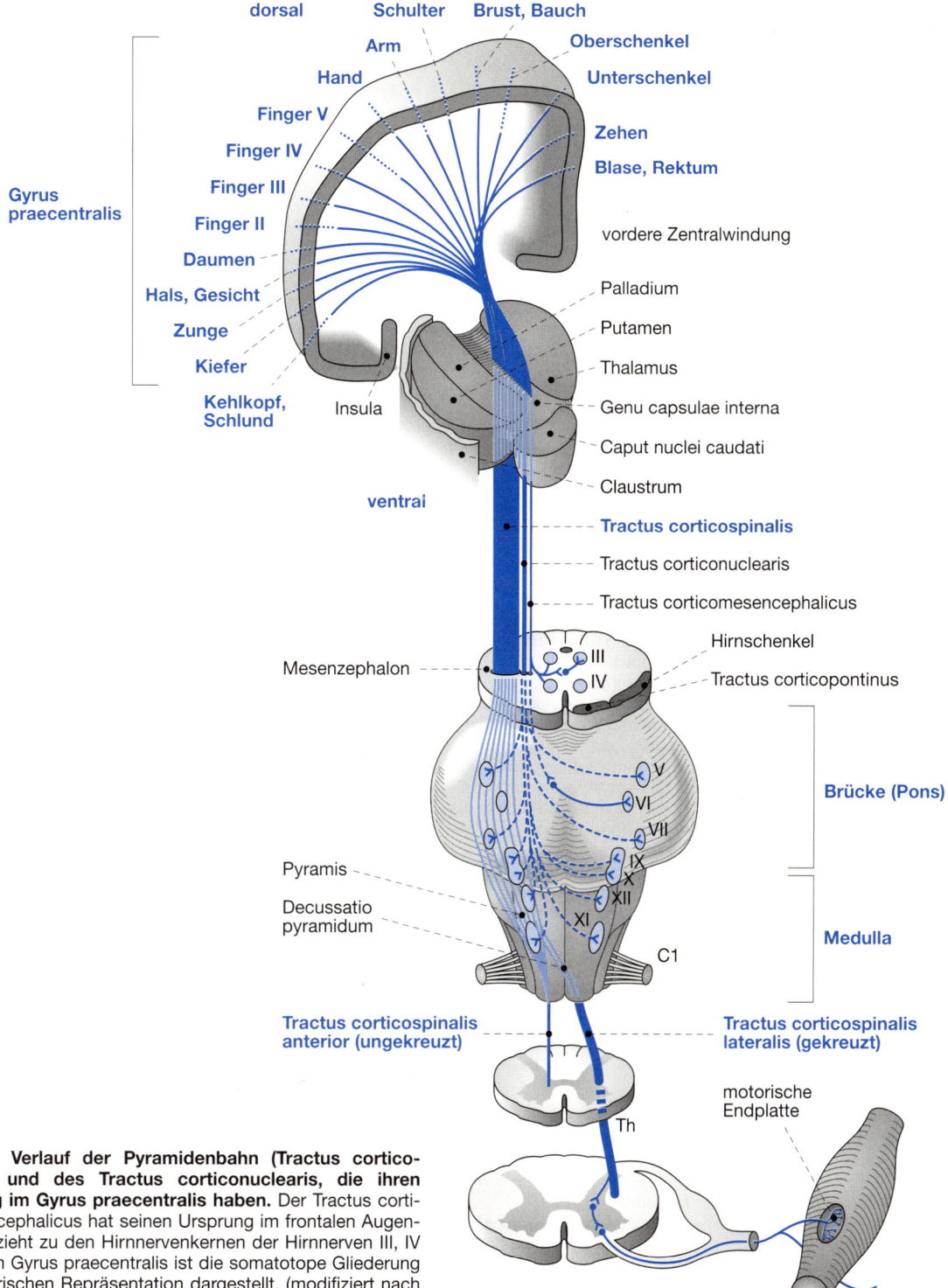

Abb. 2-1 Verlauf der Pyramidenbahn (Tractus corticospinalis) und des Tractus corticonuclearis, die ihren Ursprung im Gyrus praecentralis haben. Der Tractus corticomesencephalicus hat seinen Ursprung im frontalen Augenfeld und zieht zu den Hirnnervenkernen der Hirnnerven III, IV und VI. Im Gyrus praecentralis ist die somatotope Gliederung der motorischen Repräsentation dargestellt. (modifiziert nach Pongratz [24] und Duus [11]).

Versorgungsgebiet des Nerven beschränkt. Meist ist der betroffene Nerv auf Druck oder Dehnung schmerzempfindlich. Auf zusätzliche motorische Ausfälle ist zu achten.
- **Plexus.** Die charakteristischen sensiblen und motorischen Ausfälle (s. Kap. 13.2) entsprechen weder dem Versorgungsgebiet peripherer Nerven noch Dermatomen.
- **Hinterwurzel.** Die Sensibilitätsstörungen, meist Schmerzen bei einer Wurzelkompression, erstrecken sich auf das zugehörige Dermatom, d.h. sie sind streifenförmig an den Extremitäten und gürtelförmig am Rumpf (s. Abb. 1-1). Motorische Ausfälle können auftreten.
- **Hinterstränge des Rückenmarks.** Die Störungen der epikritischen Sensibilität führen zu Par-

Allgemeinneurologische Syndrome

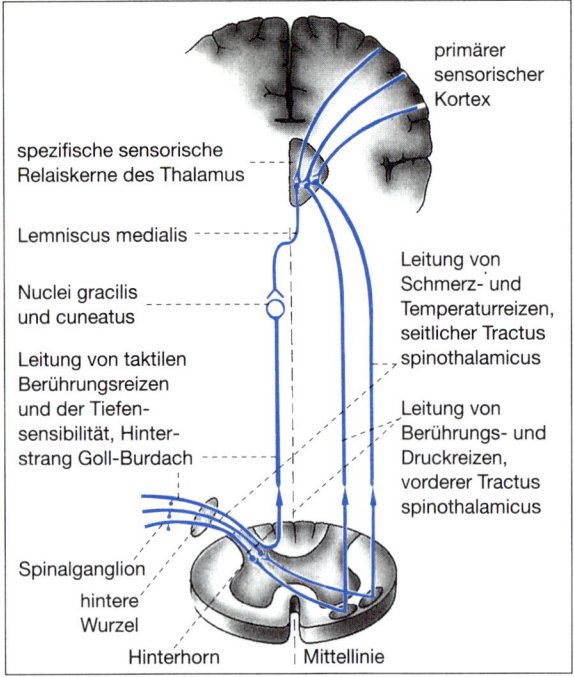

Abb. 2-2 Sensible Leitungsbahnen. Die protopathische Sensibilität umfaßt Schmerz- und Temperaturempfindung (seitlicher Tractus spinothalamicus), sowie grobe Druck- und Tastempfindung (vorderer Tractus spinothalamicus). Die epikritische Sensibilität umfaßt exterozeptive (Lokalisationssinn, Tastsinn) und propriozeptive (Wahrnehmung der Stellung von Extremitäten, Körperhaltung) Impulse, die in den Hinterstrangbahnen, nach Umschaltung in den Nuclei gracilis und cuneatus im Lemniscus medialis und nach erneuter Umschaltung im Thalamus, zum Kortex geleitet werden. Während die Tractus spinothalamici schon im Hinterhorn auf das 2. sensible Neuron umschalten und auf segmentaler Höhe kreuzen, bleiben die Hinterstrangbahnen zunächst ipsilateral, schalten erst in den Nuclei gracilis und cuneatus um und kreuzen im Verlauf des Lemniscus medialis in der Medulla oblongata die Mittellinie (aus Pongratz [24]).

ästhesien und Hypästhesien sowie einem Ausfall der Tiefensensibilität, die sich als spinale Ataxie äußert (s. Kap. 1.1.5).
- **Tractus spinothalamicus.** Auf der kontralateralen Seite kommt es zu einer **dissoziierten Sensibilitätsstörung.** Dabei sind das Schmerz- und Temperaturempfinden aufgehoben bzw. abgeschwächt, da die Bahnen für Schmerz und Temperatur auf der Eintrittshöhe in das Rückenmark auf die Gegenseite kreuzen. Das Berührungsempfinden hingegen ist normal, da die zugehörigen Bahnen erst im Bereich der Medulla oblongata kreuzen (s. Abb. 2-2).
- **Hirnstamm.** Hier liegen so viele wichtige Strukturen sehr dicht beieinander, daß es selten zu ausschließlich sensiblen Symptomen kommt. Einseitige Läsionen äußern sich in gekreuzten Hirnstammsyndromen (Tab. 2-3 und Kap. 2.6).
- **Thalamus und Capsula interna.** Eine Unterbrechung der Afferenz führt zur Störung der kontralateralen Oberflächensensibilität. Es kann aber auch ein komplettes Thalamussyndrom auftreten (s. Kap. 2.3).
- **Kortex (Gyrus postcentralis).** Entsprechend der motorischen Repräsentation im Gyrus praecentralis ist die sensible Repräsentation in Form eines Homunculus im Gyrus postcentralis angeordnet. Umschriebene Läsionen in diesem Kortexareal führen zu umschriebenen kontralateralen Sensibilitätsstörungen in der entsprechenden Körperregion, z. B. als sensible Jackson-Anfälle.

Schmerzformen
- **Rezeptorschmerz.** Diese Schmerzform entsteht peripher durch das Einwirken von Noxen. Beispiele sind wirbelsäulen- oder gefäßabhängige Schmerzen (Metastasenwirbel bzw. Arteriitis temporalis) und meningeale Reizzustände.

Tab. 2-3 Gekreuzte Hirnstammsyndrome			
Hirnstamm-syndrome	Lokalisation	ipsilaterale Symptome	kontralaterale Symptome
Weber-Syndrom	**Mittelhirn,** ventrales Mesenzephalon	Okulomotoriusläsion (III. Hirnnerv)	Hemiparese einschließlich Fazialisbeteiligung
Millard-Gubler-Syndrom	**Brücke,** kaudale Pons	nukleäre Fazialisparese (VII. Hirnnerv)	Hemiparese
Wallenberg-Syndrom	**Medulla oblongata,** dorsolaterale Medulla	Horner-Syndrom (V. Hirnnerv [sensibel], X. und XI. Hirnnerv) Nystagmus, Ataxie, Singultus und Sprechstörung	dissoziierte Sensibilitätsstörung (aufgehobenes Schmerz- und Temperaturempfinden bei kaum gestörtem Berührungsempfinden)
Jackson-Syndrom	**Medulla oblongata,** mediale Medulla	Hypoglossuslähmung (XII. Hirnnerv)	Hemiparese
Hemiplegia cruciata	**Medulla oblongata,** Pyramidenkreuzung	Armparese	Beinparese

- **Neuralgischer Schmerz (Projektionsschmerz).** Diese Schmerzen werden nach Läsionen eines peripheren Nerven, eines Plexus oder einer Wurzel in deren Versorgungsareal projiziert. Der Schmerz ist einschießend mit hellem, stechend brennendem Charakter und tritt meist undulierend bzw. in Attacken (z. B. Trigeminusneuralgie) auf, selten ist er dauernd vorhanden.
- **Vegetativer Schmerz (Übertragungsschmerz).** Signale über Afferenzen aus sensiblen Versorgungsarealen der Haut und aus inneren Organen oder anderen tiefergelegenen Geweben werden über dieselben Hinterhornneurone weitergeleitet. Bei Erkrankungen innerer Organe wird der Schmerz in die entsprechenden Hautareale **(Head-Zonen)** übertragen (Abb. 2-3). Dieser Schmerz ist schlecht lokalisierbar, wird in der Tiefe empfunden, hat einen dumpfen Charakter und ist dauernd vorhanden.

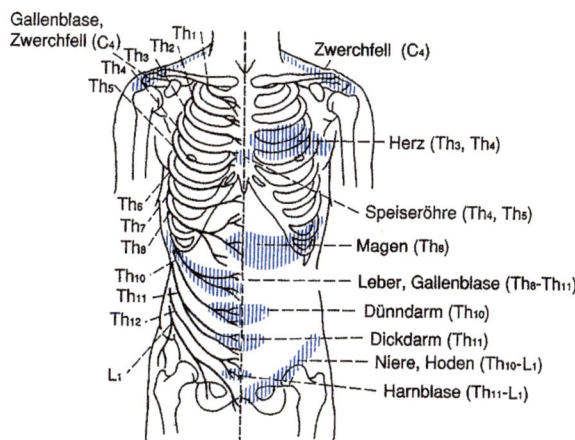

Abb. 2-3 Head-Zonen. Die Innervationsgebiete der Interkostalnerven (rechts) und die Head-Zonen verschiedener Organe (längsgestreifte Flächen) sind einander gegenübergestellt (aus Trepel [36]).

- **Kausalgie und sympathische Reflexdystrophie.** Eine unvollständige Schädigung peripherer Nerven mit vielen vegetativen (sympathischen) Fasern führt zu einem quälenden, dumpf brennenden, schlecht abgrenzbaren Schmerz. Er tritt anfallsweise auf und kann durch Bewegung, sensible oder sensorische Reize oder affektive Erregung verstärkt werden. Zusätzlich kommt es zu trophischen Veränderungen des Gewebes, Durchblutungsstörungen und einer Hyperhidrosis. Die Versorgungsgebiete der Nn. tibialis und medianus sind häufig betroffen (s. Kap. 11.3.2).
- **Quadrantenschmerz.** Die Schmerzen eines ganzen Körperviertels entstehen im Rahmen eines vegetativen (Reiz-)Syndroms durch die Irritation entsprechender Segmente des sympathischen Nervensystems.
- **Deafferenzierungsschmerz (Phantomschmerz).** Der quälende, anhaltende Schmerz nach einer vollständigen Unterbrechung eines Nerven entsteht vermutlich durch die Enthemmung zentraler Strukturen, vor allem auf der Ebene des Hinterhorns im Rückenmark bzw. der analogen Trigeminuskerne (s. Kap. 11.3.4).
- **Zentrale Schmerzsyndrome und Thalamusschmerz.** Läsionen der schmerzleitenden Strukturen des ZNS (Hinterhorn, Tractus spinothalamicus, Trigeminuskerne, Thalamus, s. a. Kap. 11.3.3) verursachen stumpfe, brennende oder stechende, schlecht abgrenzbare Schmerzen, die oft mit einer Hyperpathie einhergehen. Sie werden meist auf einer gesamten Körperhälfte empfunden (Halbseitenschmerz).

2.3 Thalamussyndrom

Das Thalamussyndrom wird klassischerweise durch eine Thrombose der A. thalamostriata oder der A. thalamogeniculata verursacht. Die Symtome treten alle kontralateral auf:
- Schmerzen und Hyperpathie (s.o.)
- temporäre Hemiparese
- herabgesetzte Empfindung, besonders herabgesetzte Tiefensensibilität (Hemiataxie)
- Bewegungsunruhe
- im Grundgelenk gebeugte Finger bei überstreckten Interphalangealgelenken (Thalamushand)
- homonyme Hemianopsie (nicht obligat).

2.4 Störungen des extrapyramidal-motorischen Systems

Das extrapyramidal-motorische System wird auch nichtpyramidal-motorisches System genannt. Im engeren Sinne umfaßt die oft als Basalganglien bzw. Stammganglien bezeichnete Kerngruppe Striatum (Putamen und Nucleus caudatus), lateralen und medialen Globus pallidus, Nucleus subthalamicus, Nucleus ruber und Substantia nigra (Abb. 2-4). Im weiteren Sinne werden die für die Motorik wichtigen Integrationszentren Kleinhirn, Thalamuskerne, Formatio reticularis, Vestibulariskerne und einige Großhirnrindenfelder mit eingeschlossen. Die motorische Hauptfunktion dieses Systems besteht in der Koordination der die Willkürmotorik begleitenden Muskelaktionen (z. B. Mitschwingen der Arme beim Gehen). Die für das Verständnis von Bewegungsstörungen wichtigen Bahnen sind in Abb. 2-5 vereinfacht dargestellt. Im Striatum herrscht normalerweise ein Gleichgewicht zwischen dopaminergem und cholinergem System. Ferner spielen in diesen Neuronenkreisen vor allem auch die Transmitter Glutamat (exzitatorisch) und γ-Aminobuttersäure (GABA, inhibitorisch) entscheidende Rollen.

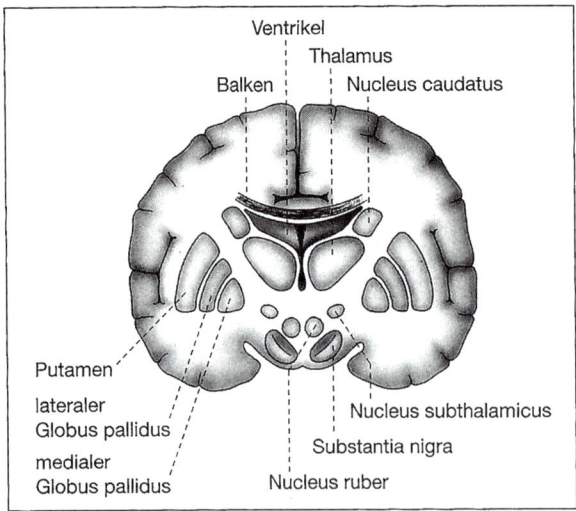

Abb. 2-4 Frontalschnitt eines menschlichen Hirns mit schematischer Darstellung der Stammganglien (aus Pongratz [24]).

Definition und Pathophysiologie von Bewegungsstörungen

Die genauen pathophysiologischen Mechanismen der folgenden Bewegungsstörungen sind weitgehend unbekannt.

- **Choreatische Hyperkinesen** sind unwillkürliche, unphysiologisch-arrhythmische, schnelle Kontraktionen von Muskelgruppen/Muskeln. Sie treten in fast allen Körperregionen auf und können mit Grimassieren, evtl. auch mit einer Beeinträchtigung des Sprechens einhergehen. Oft ist die Muskulatur hypoton (die choreatische Hyperkinese ist das Gegenstück zur Akinese beim Parkinson-Syndrom). Zur Entstehung gibt es verschiedene Hypothesen: Entweder führt der Ausfall GABAerger Zellen im Striatum, die das Pallidum und die Substantia nigra hemmen, zu einer Enthemmung des Thalamus oder die „Förderung" der hemmenden Wirkung des Pallidums auf den Thalamus fällt durch den Ausfall des Nucleus subthalamicus weg.
- **Ballistische Hyperkinesen** sind blitzartig schnelle, wuchtig-schleudernde, spontane Extremitätenbewegungen. Sie treten meist nur einseitig

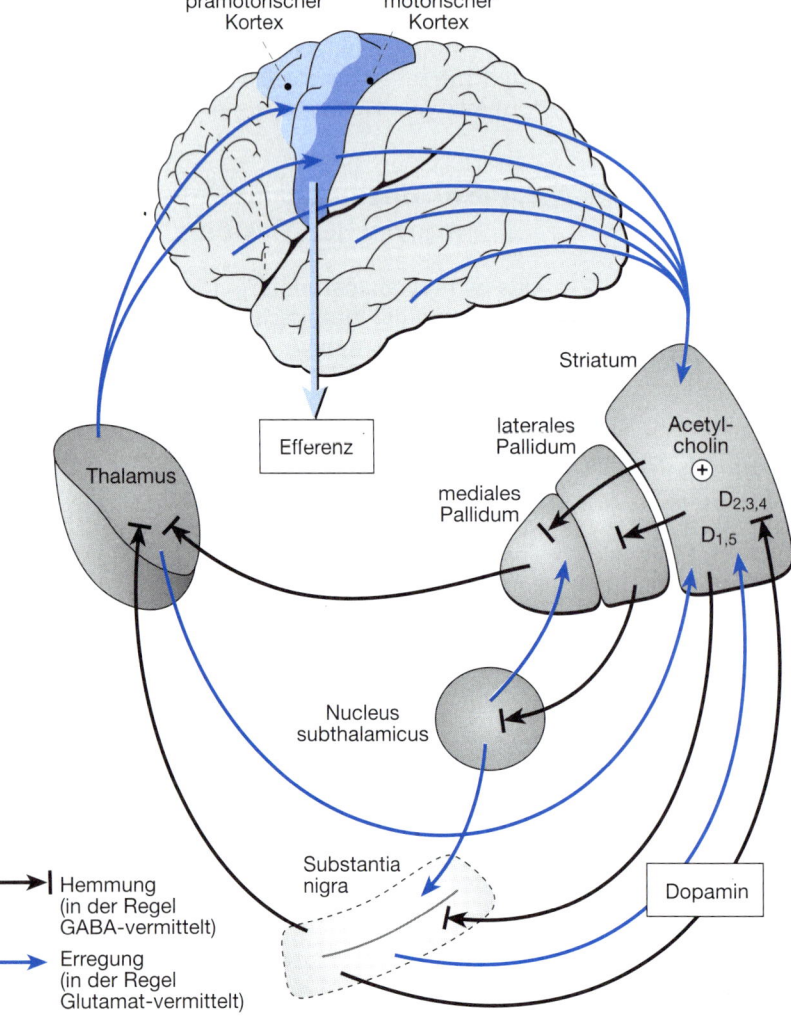

Abb. 2-5 Schematische Darstellung von Kerngruppen des extrapyramidal-motorischen Systems (Stammganglien) und deren funktionellen Bahnenverbindungen. Aus einem Regelkreis aus erregenden (blaue Pfeile) und hemmenden (schwarze Pfeile) Einflüssen resultieren efferente Signale (blauschwarzer Pfeil) aus dem motorischen Kortex an die Muskulatur. Die erregenden kortikostriatalen Verbindungen sollen durch den Transmitter Glutamat übertragen werden. Die Hemmung wird in der Regel über GABA (γ-Aminobuttersäure) vermittelt. Dopamin kann im Striatum sowohl aktivierend als auch hemmend wirken, je nachdem, welchen der 5 Subtypen des Dopaminrezeptors es besetzt (über die Rezeptoren D_1 und D_5 soll aktiviert, über D_2, D_3 und D_4 gehemmt werden, jeweils cAMP-vermittelt). Das Acetylcholin soll im Striatum aktivierend wirken.

(Hemiballismus) bzw. an einer Extremität (Monoballismus) auf. Ursache ist eine akute – meist ischämisch bedingte – Läsion im Nucleus subthalamicus oder in der Bahnenverbindung vom Nucleus subthalamicus zum Pallidum. In beiden Fällen bildet sich die Symptomatik im weiteren Verlauf in der Regel zurück (s. Kap. 8.1.4).
- **Athetotische Hyperkinesen** sind unwillkürliche, langsame, geschraubt-wurmförmige Spreiz-, Streck- und Beugebewegungen vor allem der Hände, Finger und Füße. Ursache ist eine Degeneration im Striatum und lateralen Pallidum, was zu einer Störung des Erregungszuflusses über den Thalamus zum präfrontalen motorischen Kortex führt (s. Kap. 8.1.4).
- **Myoklonien** sind unwillkürliche, blitzartige, arrhythmische Einzelzuckungen von Muskeln, Muskelgruppen oder ganzen Körperteilen mit oder ohne Bewegungseffekt. Die Basalganglien spielen bei der Entstehung des Myoklonus eine eher untergeordnete Rolle. Myoklonien kommen bei den verschiedensten neurologischen Erkrankungen (z. B. zerebrale Anfallsleiden, Enzephalitis) vor, die Ursachen sind daher sehr heterogen.
- Bei **Dystonien** setzt die Tonussteigerung in einzelnen Muskelgruppen/Muskeln langsam ein, hält Sekunden an und läßt nur träge wieder nach. Dabei kommt es zu meist langsamen, unwillkürlichen Bewegungen.
- **Tics** sind schnelle, kurze Hyperkinesen, die am häufigsten den Kopf und das Gesicht betreffen. Als Ursache wird eine Störung im dopaminergen Regelkreis vermutet.
- **Hypokinese** und **Akinese** bedeuten eine hochgradige Bewegungsarmut bzw. Bewegungslosigkeit. Diese defizitären Symptome äußern sich zuerst in **Hypomimie** bzw. **Amimie,** dann wird das Schriftbild klein **(Mikrographie).** Ursächlich wird eine gesteigerte Aktivität im Nucleus subthalamicus angenommen. Sie ist die Folge einer verminderten Hemmung durch das laterale Pallidum, die wiederum auf einer verminderten Hemmung durch das Striatum beruht. Diese wird auf eine Verminderung der dopaminergen Erregung aus der Substantia nigra zurückgeführt (Abb. 2-5). Die Akinese wird ebenso wie der Rigor und der Tremor (Parkinson-Syndrom), durch cholinerg wirkende Medikamente (z. B. Neostigmin) verstärkt.
- Beim **Rigor** ist der Muskeltonus erhöht und weist – im Gegensatz zur Spastik (Klappmesserphänomen) – einen wächsernen Widerstand auf. Er ist in jeder Gelenkstellung und in jedem Bewegungsmoment gleich. Durch die Überlagerung mit einem Ruhetremor (s. u.) kommt es zum sogenannten **Zahnradphänomen.** Die frühere Annahme, daß der Rigor ähnlich wie die Akinese entsteht, wird neuerdings wieder angezweifelt.
- Der **Tremor** setzt sich aus fortgesetzten unwillkürlichen, rhythmischen Bewegungen antagonistisch wirkender Muskeln zusammen. Sie haben eine Frequenz von 4–6 Schlägen pro Sekunde. Typische Vertreter sind das vertikale oder horizontale Kopfschütteln oder das Pillendrehen der Finger. Bei Zielbewegungen bzw. einer Bewegungsintention wird dieser Tremor meist deutlich geringer. Unterdrückt man ihn in einem Körperbereich, so verstärkt er sich in einem anderen. Für die Entstehung eines Tremors werden eine verstärkte Rückkopplung durch pathologisch enthemmte Reflexe sowie Einflüsse pathologischer zentraler rhythmischer Oszillationen, die im Bereich der unteren Olive und im Thalamus vermutet werden, verantwortlich gemacht. Die genaue Entstehung verschiedener Tremorformen ist noch unklar. Der Ruhetremor muß vom **Intentionstremor** (Tremor bei zielgerichteten Bewegungen) abgegrenzt werden (s. u. zerebelläre Störungen).

2.5 Kleinhirnsymptome (zerebelläre Störungen)

Das Kleinhirn wird in das Archizerebellum, das Paläozerebellum und das Neozerebellum unterteilt. Das Archizerebellum setzt sich aus Nodulus und Flocculus (Lobus flocculonodularis) zusammen. Es wird auch Vestibulozerebellum genannt, weil es eine enge funktionelle Beziehung zum Vestibularorgan hat und von dort die meisten Afferenzen erhält. Das Paläozerebellum setzt sich überwiegend aus Wurmanteilen des Vorderlappens und aus unteren Wurmanteilen zusammen. Da es vorwiegend Afferenzen aus dem Rückenmark erhält, wird es auch Spinozerebellum genannt. Das Neozerebellum besteht aus den beiden Hemisphären und wird auch als Pontozerebellum bezeichnet, da es seine Afferenzen hauptsächlich aus den Brückenkernen erhält.

Die Kleinhirnsymptome **Hypotonie** (Abschwächung des Muskeltonus) und **Ataxie** (Störung der Koordination von Bewegungsabläufen) treten stets ipsilateral auf. Sie können durch eine Schädigung des Kleinhirns oder seiner afferenten bzw. efferenten Bahnen verursacht werden. Es ist schwierig, von der klinischen Symptomatik auf das betroffene Kleinhirngebiet zu schließen.

Die zerebelläre Ataxie (vgl. spinale Ataxie, Kap. 1.1.5) macht sich als **Rumpf-, Stand-** und **Gangataxie** bemerkbar. Dabei besteht eine Fallneigung im Sitzen, beim Stehen (Romberg-Versuch) und beim Gehen (breitbasiger Gang, Seiltänzergang in der Regel nicht möglich). Der Intentionstremor mit einer Frequenz von 2–3/Sekunde, die skandierende Sprache (langsam, jede Silbe betonend, oft auch verwaschen) und der Nystagmus (v. a. Blickrichtungsnystagmus) werden als **Charcot-**

Trias zusammengefaßt. Die Zielbewegungen sind inadäquat kurz oder überschießend (**Dysmetrie**). Der Bewegungsablauf erfolgt nicht mehr flüssig (**Dyssynergie**). Die Folgebewegungen der Augen sind sakkadiert (ruckartig). Das **Reboundphänomen** verschwindet. (Drückt ein Gesunder bei geschlossenen Augen den gestreckten Arm gegen den Widerstand des Untersuchers nach oben und läßt der Widerstand plötzlich nach, so wird die nach oben gerichtete Bewegung sofort abgebremst, evtl. erfolgt eine Gegenbewegung. Beim Kranken erfolgt keine Abbremsung oder Gegenbewegung.) Das Schriftbild wird groß und unsicher (**Makrographie**). Es kommt zur **Dysdiadochokinese** (s. Kap. 1.1.5)

2.6 Hirnstammsyndrome und Hirnstammreflexe

Im Hirnstamm liegen viele, auch lebenswichtige Strukturen auf engstem Raum zusammen. Bei Läsionen im Hirnstamm kommt es oft zu Bewußtseinsstörungen bis hin zum Koma. Bei einer progredienten Hirnstammschädigung treten zunächst Mittelhirnsyndrome, dann Bulbärhirnsyndrome auf und schließlich kommt es zum dissoziierten Hirntod. Die Syndrome unterscheiden sich in der Tiefe der Bewußtlosigkeit, durch ihre unterschiedliche vegetative Symptomatik und durch die Auslösbarkeit bzw. das Fehlen von Hirnstammreflexen. Isolierte Läsionen im Hirnstamm verursachen verschiedene Hirnstammsyndrome. Die wichtigsten sind in Tab. 2-3 aufgeführt. Zum Erfassen der Bedrohlichkeit einer Bewußtlosigkeit ist die Prüfung der Hirnstammreflexe unerläßlich (Tab. 2-4).

Dezerebrationssyndrom
Dezerebration ist die funktionelle Abkoppelung des Hirnstamms (mit seinen lebenswichtigen Funktionszentren) von der Hirnrinde. Bei einer Hirndruckerhöhung (Trauma, Tumor) werden Großhirnteile durch den Tentoriumschlitz gedrückt und komprimieren das Mittelhirn. Zusätzlich werden die Medulla oblongata und die Kleinhirntonsillen im Foramen magnum eingeklemmt. Beides führt zum Ausfall von Hirnstammfunktionen und -reflexen in kraniokaudaler Richtung. Erstes Symptom einer einseitigen (asymmetrischen) Einklemmung ist eine Kompression des N. oculomotorius mit ipsilateral weiter, träge reagierender Pupille. Bei Progredienz einer symmetrischen Einklemmung werden dienzephales, mesenzephales, pontines, bulbäres und schließlich apallisches Syndrom durchlaufen, bis es am Ende zum dissoziierten Hirntod kommt (s. Kap. 9.4.3). Atmung, Herzfrequenz, Temperatur und Blutdruck steigen zunächst leicht an, schließlich fallen sie ab. Die Pupillen werden zunächst eng, bei zunehmendem Hirndruck wieder weit.

Apallisches Syndrom und Locked-in-Syndrom
Unter **apallischem Syndrom** versteht man das Fehlen jeglicher kognitiver Funktionen, jeglicher zielgerichteter Handlung und jeglicher Kommunikationsfähigkeit (die Augen sind geöffnet und blicken in die Ferne) bei relativ stabilem Kreislauf, Spontanatmung und weitgehend erhaltenen Hirnstammfunktionen.

Davon ist das **Locked-in-Syndrom** zu unterscheiden: Durch bilaterale Läsionen der kortikospinalen Bahnen im Brückenfuß ist die gesamte Motorik (komplettes Locked-in-Syndrom) bzw. die gesamte Motorik bis auf vertikale Augenbewegungen, Lidschluß und -öffnen (inkomplettes Locked-in-Syndrom) ausgefallen, wobei der Patient bei vollem Bewußtsein ist.

2.7 Erhöhter Hirndruck und Hirnödem

Da der Schädel keine Volumenvermehrung zuläßt, führt jede Raumforderung (einschließlich einer Raumforderung durch eine Liquorvermehrung) zu einer Kompression des Gehirns, die sich klinisch durch die Zeichen eines erhöhten Hirndruckes bemerkbar macht. Bei lokalisierten Prozessen kommt es zusätzlich zu Gewebsverschiebungen bis hin zu Einklemmungserscheinungen (s.o.). Die **klassische Trias** des Hirndruckes (Kopfschmerzen, Erbrechen und Stauungspapille) entwickelt sich erst bei deutlichen Druckerhöhungen.

- Früheste Zeichen erhöhten Hirndruckes sind **Greifreflexe**. Vor allem taktile Reize der Hand (z. B. Berühren der Hohlhand) führen zum tonischen Faustschluß. Physiologisch tritt dieser Reflex bis zum 3. Monat nach der Geburt auf.
- Die Patienten können psychisch auffällig, die **Bewußtseinslage** kann getrübt bis komatös sein.
- Vor allem lokalisierte, neu auftretende **Kopfschmerzen** sind verdächtig.
- Von der Nahrungsaufnahme unabhängiges, starkes **Erbrechen** wird oft durch das Aufrichten des Körpers oder Kopfbewegungen ausgelöst. Ursache ist der Druck auf die Pons bzw. Medulla oblongata. Eine Kopfschiefhaltung und eine Nackensteifigkeit können resultieren.
- **Singultus** (Schluckauf) kann ein bedrohliches Zeichen einer Hirnstammschädigung sein.
- In 75% der Fälle tritt eine **Stauungspapille** auf. Da sie verzögert in Erscheinung tritt, kann aus ihrem Fehlen nicht auf einen normalen Hirndruck geschlossen werden.
- Die **Nervenaustrittspunkte** der oberen beiden Trigeminusäste können – meist beidseits – sehr **druckschmerzhaft** sein.
- Um den zerebralen Perfusionsdruck (mittlerer arterieller Blutdruck minus mittlerer Hirndruck) zu gewährleisten, steigt der systemische Blutdruck an (**Cushing-Antwort**).

Erhöhter Hirndruck und Hirnödem

Tab. 2-4 Wichtige Hirnstammreflexe

Reflex	Beschreibung	Afferenz	Umschaltung	Efferenz
Pupillenreflex	Durch direkten Lichteinfall in ein Auge (direkte Lichtreaktion) bzw. durch Belichtung des anderen Auges (konsensuelle Lichtreaktion) verengt sich die Pupille (s. Kap. 2.8.2).	N. opticus	Mittelhirn	N. oculomotorius
Kornealreflex	Die Berührung der Kornea führt durch eine Kontraktion des M. orbicularis oculi zum Lidschluß (s. Kap. 1.1.2)	N. trigeminus (N. ophthalmicus)	Pons (Brücke)	N. facialis
Orbicularis-oculi-Reflex (Glabella-Reflex)	Ein Schlag auf die Glabella führt bei locker geschlossenen Augen zur Kontraktion der Mm. orbiculares oculi.	N. trigeminus (N. ophthalmicus)	Pons Medulla oblongata	N. facialis
okulokardialer Reflex	Ein Druck auf den Augapfel (obsolet!) oder eine operative Manipulation an den Augenmuskeln löst eine Verlangsamung der Herzfrequenz aus.	N. trigeminus (N. ophthalmicus)	Medulla oblongata	N. vagus
okulozephaler Reflex	Beim Drehen des Kopfes bewegen sich die Augen in die Gegenrichtung. Beim Ausfall dieses Reflexes kommt es zum sog. **Puppenkopf-Phänomen**, d.h. die Augen schauen starr in die Ferne und drehen sich mit dem Kopf.	N. vestibulocochlearis	Pons Mesenzephalon	N. oculomotorius N. abducens, N. trochlearis
vestibulookulärer Reflex	Eine Vestibularisreizung durch Wärme oder Kälte verursacht einen Nystagmus bzw. eine Augenbewegung.	N. vestibulocochlearis	Pons Mesenzephalon	N. oculomotorius N. abducens, N. trochlearis
Würgereflex	Das Berühren der Rachenhinterwand, z.B. mit einem Spatel, führt zum Hochziehen des Gaumens und zur Kontraktion der Pharynxmuskulatur.	N. glossopharyngeus	Medulla oblongata	motorische Anteile der Nn. glossopharyngeus und vagus
Zungen-Kiefer-Reflex	Beim Bestreichen der Zunge, z.B. mit einem Spatel, öffnet sich der Kiefer.	Nn. glossopharyngeus und vagus	Medulla oblongata	motorische Anteile des N. trigeminus
spinoziliarer Reflex	Kneift man im Bereich des oberen Trapeziusrandes in die Haut, erweitert sich die Pupille (Mydriasis).	Rückenmark	Rückenmarkssegment Th1/TH2	zervikaler Sympathikus

Unter einem **Hirnödem** versteht man eine allgemeine oder örtlich begrenzte Schwellung des Gehirns. Es werden zwei Arten unterschieden, die klinisch nicht voneinander abgrenzbar sind und auch nebeneinander vorkommen können:
- **Zytotoxisches Hirnödem.** Diese intrazelluläre Wasseransammlung ist v. a. in der grauen Substanz lokalisiert und wird durch eine Störung des Zellstoffwechsels mit Hemmung der Ionenpumpe hervorgerufen.
- **Vasogenes Hirnödem.** Diese Flüssigkeitsanreicherung im Extrazellulärraum kommt v. a. in der weißen Substanz vor und wird durch eine erhöhte Gefäßdurchlässigkeit infolge einer geschädigten Blut-Hirn-Schranke hervorgerufen.

2.8 Neuroophthalmologische Syndrome

2.8.1 Gesichtsfeldausfälle und Visusminderung

Die temporalen Gesichtsfeldhälften werden auf die nasalen Nezthauthälften, die nasalen Gesichtsfeldhälften auf die temporalen Netzhauthälften abgebildet. Die Nervenfasern der 3. Neurone der Sehbahn, die wie das 1. und 2. Neuron in der Retina liegen, vereinen sich in der Papille und ziehen als **N. opticus** zum **Chiasma opticum**. In dieser Sehnervenkreuzung an der Basis des Zwischenhirns kreuzen die nasalen Nervenfasern zur Gegenseite, während die temporalen ipsilateral verbleiben. Nach der Kreuzung wird der Faserzug als **Tractus opticus** bezeichnet. Er zieht zum **Corpus geniculatum laterale** – hier liegt das primäre Sehzentrum. Vorher zweigen noch einige Fasern der optischen Reflexbahnen zu den oberen Zweihügeln ab. Im Corpus geniculatum erfolgt die Umschaltung auf die 4. Neurone der Sehbahn, deren Axone als Sehstrahlung (Radiatio optica) zur Sehrinde projizieren. Die Sehrinde ist im Okzipitallappen in der **Regio calcarina – Area 17** nach Brodmann – lokalisiert. Die Projektionen der Retina bzw. der Gesichtsfelder sind in der Area 17 anatomisch definiert. Dabei ist die Makula, die in der Retina einen Durchmesser von ca. 1 mm aufweist, in der Sehrinde in einem Bereich mit einem Durchmesser von ca. 6 mm deutlich ausgedehnt repräsentiert.

Gesichtsfeldausfälle (evtl. mit einer Visusminderung) lassen sich bestimmten Abschnitten der Sehbahn zuordnen (Abb. 2-6):
- Schädigungen eines Auges oder eines N. opticus führen zu einer einseitigen Visusminderung oder **einseitigen Gesichtsfeldausfällen.** Häufige Ursachen einer plötzlichen Sehschärfenminderung sind: Verschluß der A. centralis retinae, Apoplexia pupillae, Arteriitis temporalis, Sehnervenverletzung, akutes Glaukom, Retrobulbärneuritis und Glaskörper- oder Netzhautblutung.
- Gesichtsfeldausfälle durch eine Schädigung im Bereich des Chiasma opticum verursachen eine **bitemporale (heteronyme) Hemianopsie.** Die kreuzenden Fasern können z. B. durch einen Hypophysentumor lädiert werden. Sind beide lateralen Anteile des Chiasmas, z. B. durch eine arteriosklerotische Elongation beider Karotiden, geschädigt, resultiert die sehr seltene **binasale Hemianopsie.**

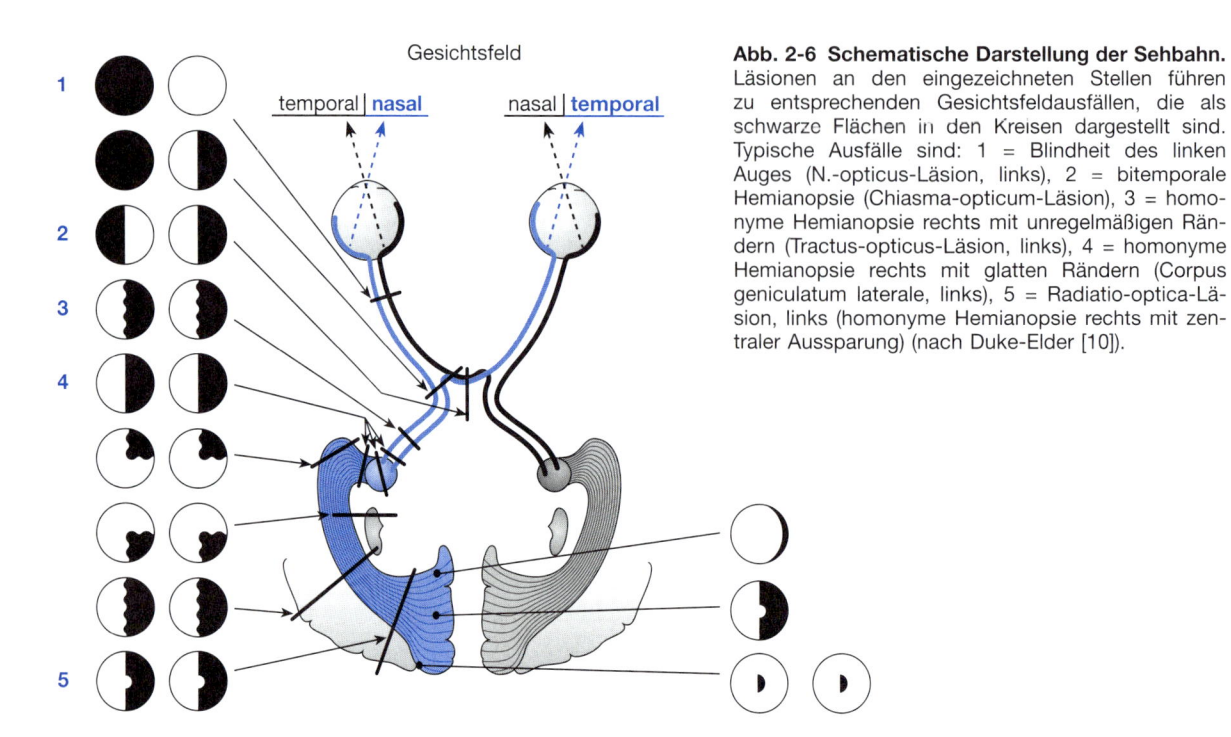

Abb. 2-6 Schematische Darstellung der Sehbahn. Läsionen an den eingezeichneten Stellen führen zu entsprechenden Gesichtsfeldausfällen, die als schwarze Flächen in den Kreisen dargestellt sind. Typische Ausfälle sind: 1 = Blindheit des linken Auges (N.-opticus-Läsion, links), 2 = bitemporale Hemianopsie (Chiasma-opticum-Läsion), 3 = homonyme Hemianopsie rechts mit unregelmäßigen Rändern (Tractus-opticus-Läsion, links), 4 = homonyme Hemianopsie rechts mit glatten Rändern (Corpus geniculatum laterale, links), 5 = Radiatio-optica-Läsion, links (homonyme Hemianopsie rechts mit zentraler Aussparung) (nach Duke-Elder [10]).

Neuroophthalmologische Syndrome

- Eine Schädigung nach der Sehnervenkreuzung (z. B im Tractus opticus) erklärt eine **homonyme Hemianopsie**. Läsionen im Bereich der Sehstrahlung führen überwiegend zu einem korrespondierenden **Quadrantenausfall**.

2.8.2 Störungen der Pupillomotorik

Die Pupillenreflexbahnen bestehen aus einer parasympathischen und einer sympathischen Bahn und folgen komplizierten Umschaltungen. Die parasympathische Bahn wird in den Edinger-Westphal-Kernen umgeschaltet, die efferenten Fasern ziehen mit dem N. oculomotorius zum M. sphincter pupillae. Die sympathische Bahn verläuft vom zentralen Neuron im Hypothalamus über das präganglionäre Neuron im Centrum ciliospinale im Halsmark (C8 und Th1/2) und das postganglionäre Neuron im Ganglion cervicale superius zum M. dilatator pupillae. Der Reflex reguliert – gleich der automatischen Blende einer Fotokamera – die Pupillenweite und somit die Menge des einfallenden Lichtes. Man unterscheidet folgende Störungen der Pupillomotorik:

- **Amaurotische Pupillenstarre (amblyopische Reaktion).** Eine Unterbrechung der afferenten Fasern (z. B. blindes Auge) führt zum Ausfall der Pupillenreaktion bei der Belichtung dieses Auges. Die Konvergenzreaktion und die indirekte bzw. konsensuelle Reaktion (Belichtung des gesunden Auges) sind erhalten. Die Pupille des amaurotischen Auges verharrt durch die konsensuelle Reaktion in einer Mittelstellung.
- **Absolute Pupillenstarre.** Durch eine Läsion im efferenten Schenkel (N. oculomotorius oder Edinger-Westphal-Kerne) fallen die direkte und indirekte Lichtreaktion und die Konvergenzreaktion aus. Dabei ist die Pupille mydriatisch. Ursachen können Tumoren, Aneurysmen, entzündliche Herde, Schädelbrüche und Hämatome sein.
- **Reflektorische Pupillenstarre.** Die direkte und indirekte Lichtreaktion sind erloschen, während die konsensuelle Reaktion erhalten ist. Ursächlich wird eine Unterbrechung des pupillomotorischen Reflexbogens zwischen der prätektalen Region und den Edinger-Westphal-Kernen angenommen. Bei der Neurolues tritt sie in 90% der Fälle auf. Tritt zur reflektorischen Pupillenstarre eine Miosis (**Robertson-Phänomen**), so ist dies pathognomonisch für die Neurolues.
- **Pupillotonie.** Die direkte und indirekte Lichtreaktion sind nicht oder nur verzögert (tonisch) auszulösen, die Konvergenzreaktion tritt ebenfalls nur langsam und tonisch ein. Die Wiedererweiterung der Pupille ist sehr langsam. Es handelt sich um eine harmlose Störung der Pupillenbewegung, die bei jüngeren Erwachsenen auftritt. Ist zusätzlich der ASR bzw. PSR ausgefallen, so spricht man vom **Adie-Syndrom**.

2.8.3 Störungen der Augen- und Blickmotorik

Die äußeren Augenmuskeln werden vom III., IV. und VI. Hirnnerv innerviert: Der **N. oculomotorius** versorgt die Mm. rectus internus, superior und inferior sowie den M. obliquus inferior, der **N. trochlearis** den M. obliquus superior und der **N. abducens** den M. rectus externus.

Die raschen konjugierten Augenbewegungen werden zentral von einem neuronalen System gesteuert, das die Augenmuskelkerne im Hirnstamm miteinander verbindet. Horizontale Augenbewegungen werden von der paramedianen pontinen Formatio reticularis (PPRF) in der Brückenhaube und vom benachbarten medialen Längsbündel (Fasciculus longitudinalis medialis, MLF) gesteuert. Vertikale Augenbewegungen werden ebenfalls von der PPRF und von der Formatio reticularis des Mittelhirns (MRF) gesteuert.

Grundsätzlich lassen sich vier **Schielformen** unterscheiden:
- Begleitschielen (Strabismus concomitans)
- latentes Schielen (Heterophorie)
- scheinbares Schielen (Pseudostrabismus)
- Lähmungsschielen (Strabismus paralyticus)

Hier soll nur auf das für den Neurologen wichtige Lähmungsschielen eingegangen werden.

Lähmungsschielen (Strabismus paralyticus)
Das Lähmungsschielen ist durch eine Beweglichkeitsstörung des Augapfels in Wirkungsrichtung des gelähmten Muskels gekennzeichnet. Beim Blick in diese Richtung treten maximale Doppelbilder auf (Diplopie). Oft kommt es zu einer kompensatorischen Kopfhaltung, um die Doppelbilder zu vermeiden. Dabei dreht sich der Kopf in die Wirkungsrichtung des gelähmten Muskels.

- **Lähmungen des N. oculomotorius** werden in 3 Typen eingeteilt:
  - Bei der **Ophthalmoplegia interna** sind nur die autonomen Fasern gelähmt, wobei die Beweglichkeit der Augäpfel erhalten bleibt. Die Pupillen sind weit und lichtstarr, reagieren jedoch auf medikamentöse Miotika. Zusätzlich kann die Akkommodation gelähmt sein. Ursache ist fast immer eine Schädigung im peripheren Verlauf des III. Hirnnerven, da die autonomen Fasern auf periphere Schädigung empfindlicher reagieren als die somatischen.
  - Bei der seltenen **Ophthalmoplegia externa** ist die Pupillen- und Ziliarmuskelinnervation (Akkommodation) erhalten. Oft sind nur einzelne Augenmuskeln betroffen. Ursache ist fast immer eine Schädigung im Kerngebiet des Nerven.
  - Bei der **kompletten Okulomotoriuslähmung** kommt es neben dem Ausfall der autonomen Innervation zu einer Ptosis (Lähmung des M. levator palpebrae) und zu einem Abweichen des Augapfels nach außen und unten, da

nur noch der M. rectus externus (N. abducens) und der M. obliquus superior (N. trochlearis) innerviert sind. Die Ursache ist fast immer eine periphere Schädigung, z. B. ein Trauma, ein basales Aneurysma, ein Tumor der Schädelbasis oder eine basale Menigitis.
- Bei der seltenen **Lähmung des N. trochlearis** steht das betroffene Auge etwas höher und bleibt beim Blick nach innen unten zurück. Beim Blick in diese Richtung treten maximale Doppelbilder auf. Der Kopf ist kompensatorisch gesenkt, zur gesunden Seite gewendet und zur gesunden Schulter geneigt. Wird der Kopf geradegehalten und fixiert das gesunde Auge, so weicht das paretische Auge nach oben innen ab (**Bielschowsky-Phänomen**).
- Die **Lähmung des N. abducens** ist die häufigste Augenmuskelparese, da der Nerv lange ungeschützt an der Schädelbasis entlangläuft. Das gelähmte Auge weist oft eine leichte Innenschielstellung auf, eine Abduktion über die Mittellinie ist nicht möglich. Beim Abduktionsversuch treten horizontale Doppelbilder mit großem Abstand auf. Da das Fazialisknie in unmittelbarer topographischer Nachbarschaft zum Abduzenskern liegt, sind Läsionen dieses Kernes oft von einer peripheren Fazialisparese begleitet.

Störungen der Blickmotorik bei zentralen Prozessen
- Die **internukleäre Ophthalmoplegie** entsteht durch ein- oder doppelseitige Läsionen im medialen Längsbündel (Fasciculus longitudinalis medialis). Das betroffene Auge kann beim Seitwärtsblick nicht adduziert werden, so daß dann Doppelbilder auftreten. Gleichzeitig findet man einen dissoziierten Nystagmus, der auf dem abduzierten Auge stärker schlägt als auf dem adduzierten. Häufigste Ursachen sind entzündliche (z. B. Encephalitis disseminata) und vaskuläre Erkrankungen (z. B. Wernicke-Enzephalopathie).
- **Horizontale Blickparesen** werden z. B. durch Schädigungen der PPRF oder des frontalen Blickzentrums in der Stirnhirnkonvexität verursacht.
- **Vertikale Blickparesen** entstehen durch bilaterale Läsionen in der Mittelhirnhaube.
- Das **Parinaud-Syndrom** wird durch eine Schädigung der vertikalen Blickzentren im mesenzephalen Tegmentum hervorgerufen. Eine vertikale Blickparese nach oben ist mit einer Konvergenzlähmung vergesellschaftet. Zusätzlich können ein vertikaler Blickrichtungsnystagmus, ein Konvergenznystagmus und ein Nystagmus retractorius auftreten.

2.9 Neurootologische Syndrome

2.9.1 Schwindel

Schwindel ist kein fest definierter medizinischer Begriff. Patienten verstehen darunter oft ein subjektives Unwohlsein, das bis hin zu Übelkeit und Erbrechen reichen kann.
- **Systematischer Schwindel.** Es besteht ein eindeutig gerichteter Bewegungseindruck (z. B. Drehschwindel, Schwankschwindel oder das Gefühl, mit einem Aufzug zu fahren). Die Ursache ist fast immer vestibulär, meist periphervestibulär, seltener zentral-vestibulär.
- **Unsystematischer Schwindel.** Hierunter werden vieldeutige Wahrnehmungen (z. B. Unwohlsein, Schwarzwerden vor Augen, Ohnmachtsgefühl etc.) zusammengefaßt, die nicht mit einem echten Bewegungseindruck einhergehen. Dieser Schwindel kann sowohl vestibulär als auch extravestibulär verursacht sein.

2.9.2 Nystagmus

Der Nystagmus setzt sich aus einer schnellen und einer langsamen Augenbewegung zusammen, wobei die Richtungsbezeichnung (z. B. Nystagmus nach links bzw. rechts) nach der schnellen Phase erfolgt. Man unterschiedet den physiologischen vom pathologischen Nystagmus.

Physiologischer Nystagmus
- **Optokinetischer Nystagmus.** Blickt man orthograd auf ein sich bewegendes Objekt wie einen fahrenden Zug und fixiert dabei einen Waggon, so folgt man diesem mit einer langsamen Augenbewegung. Mit einer schnellen Rückstellbewegung fixiert man schließlich wieder einen anderen Waggon weiter hinten.
- **Vestibulärer Nystagmus.** Diese Nystagmusform ist durch Erregungsasymmetrien innerhalb des peripheren oder des zentralen vestibulären Systems verursacht. Bei der Winkelbeschleunigung oder -abbremsung (z. B. beim Drehen auf einem Stuhl und plötzlichem Abbremsen) kann man – unter Ausschaltung der Fixation mit der Frenzel-Brille – einen Nystagmus gegen die Drehrichtung beobachten.

Auch ein **feiner, seitengleicher, erschöpflicher Endstellungsnystagmus** und der **angeborene Nystagmus**, bei dem die Augen meist pendelnde Bewegungen ausführen und der sich bei Fixation verstärkt, gelten als nichtpathologisch.

Pathologischer Nystagmus
Das Fehlen der physiologischen Nystagmusformen und jeder Spontannystagmus müssen als pathologisch angesehen werden.
- **Horizontaler Spontannystagmus (vestibulärer Spontannystagmus).** Er tritt als Folge einer ein-

seitigen akuten Vestibular- bzw. Labyrinthläsion auf und schlägt in allen Blickrichtungen zur selben, meist gesunden Seite. Die Schlagrichtung kann selten auch rotierend oder vertikal sein. Der vestibuläre Spontannystagmus geht häufig mit Schwindel einher und wird ebenfalls durch ein Ungleichgewicht der vestibulären Ansteuerung des langsamen Blickfolgesystems erklärt. Vom physiologischen vestibulären Nystagmus unterscheidet er sich nur dadurch, daß er spontan auftritt. Infolge zentraler Kompensationsvorgänge verschwindet der Nystagmus meist innerhalb weniger Wochen.

- **Lagerungsnystagmus.** Dieser periphere Nystagmus hat eine horizontale Schlagrichtung und tritt bei raschem Lagewechsel auf.
- **Zentraler Lagenystagmus.** Er tritt im Liegen auf, bei Seitenlage ist die Schlagrichtung horizontal, bei Kopfhängelage vertikal. Verursacht wird der zentrale Lagenystagmus durch kleine Hirnläsionen, Tumoren der hinteren Schädelgrube oder Intoxikationen.
- **Unerschöpflicher, seitendifferenter Blickrichtungsnystagmus.** Weicht das Auge von der Mittellinie ab, schlägt die rasche Phase in Blickrichtung. Dieser Nystagmus wird durch eine Schädigung bzw. Funktionsstörung der Formatio reticularis des Hirnstamms (z. B. Encephalomyelitis disseminata) verursacht. Er muß vom nichtpathologischen Endstellungsnystagmus unterschieden werden.
- **Vertikaler Spontannystagmus.** Er ist beim Blick geradeaus meist nach unten gerichtet **(Downbeat-Nystagmus)** und tritt bei verschiedenen Läsionen im Übergangsbereich zwischen der Medulla oblongata und dem Halsmark auf. Häufig hat dieser seltene Nystagmus eine rotierende Komponente.
- **Rotierender Spontannystagmus.** Er wird durch Läsionen in der Medulla oblongata (z. B. Wallenberg-Syndrom, Tumor) verursacht.
- **Schaukelnystagmus („See-saw-Nystagmus").** Bei diesem vertikalen Pendelnystagmus rotiert das eine Auge nach oben innen, das andere nach unten außen. Er zeigt Schädigungen im rostralen Hirnstammbereich bzw. im hinteren Dienzephalon an.
- **Nystagmus retractorius.** Bei Mittelhirnschädigungen (z. B. oberes Aquäduktsyndrom) bewegen sich beide Augen ruckartig rückwärts in die Orbita.
- **Paretischer Nystagmus.** Einseitige Augenmuskelparesen führen beim Blick in Richtung des gelähmten Muskels zu einem Nystagmus.
- **Dissoziierter Nystagmus.** Er tritt bei einer internukleären Ophthalmoplegie auf und schlägt auf dem abduzierten Auge stärker als auf dem adduzierten.
- **Periodisch alternierender Nystagmus.** Pontomedulläre Läsionen unter Einschluß der Vestibulariskerne und Läsionen des Vestibulozerebellums können einen horizontalen Spontannystagmus hervorrufen. Dieser Nystagmus schwillt mit einer Periodendauer von Sekunden bis Minuten an und ab und wechselt regelmäßig die Richtung.

2.9.3 Hörstörungen

Schwerhörigkeit oder Taubheit beeinflussen oft die Psyche von Patienten schwer. Zur Unterscheidung der Art der Hörstörung werden die Schwellenaudiometrie (Luft- und Knochenleitung) sowie der Weber- und Rinne-Versuch herangezogen.

- **Schalleitungsstörungen.** Bei einer Schädigung des Schalleitungsapparates im Mittelohr (z. B. Entzündung) wird die Schallenergie nicht im üblichen Umfang auf das Innenohr übertragen. Bei einer guten Knochenleitung besteht ein Hörverlust bei der Luftleitung. Dies entspricht einem negativen Rinne-Versuch. Im Weber-Versuch wird der Ton zur kranken Seite lateralisiert.
- **Schallempfindungsstörung.** Aus einer Schädigung der Haarzellen des Corti-Organes resultiert eine Störung der Informationsübertragung von der Cochlea an das ZNS. Das Hörvermögen ist bei der Luft- und Knochenleitung verschlechtert. Bei noch erhaltenem Resthörvermögen ist der Rinne-Versuch positiv. Beim Weber-Versuch wird der gegebene Ton zur gesunden Seite hin lateralisiert.
- **Retrokochleäre Schäden** können als Läsion der primär afferenten Nervenfasern (N. vestibulocochlearis) oder im Verlauf der Hörbahn (z. B. Tumor) vorliegen. Auch hier besteht ein Hörverlust für die Luft- und Knochenleitung. Bei einer retrokochleären Schädigung besteht – im Gegensatz zur Schallempfindungsstörung – ein positives Recruitment, d.h. die Lautstärkeempfindung ist bei Erhöhung des Schalldruckes empfindlicher als bei einem gesunden Ohr. Dies kann im **SISI**-(**s**hort-**i**ncrement-**s**ensitivity-**i**ndex-)**Test** nachgewiesen werden. Zur Lokalisation der Schädigung können akustisch evozierte Potentiale hilfreich sein.
- **Presbyakusis.** Bei der Altersschwerhörigkeit kommt es zunächst zum Hörverlust für hohe Frequenzen. Ein großer Teil dieses Verlustes läßt sich heutzutage auf zivilisationsbedingte Hörschäden durch Lärm zurückführen.

2.10 Neuropsychologische Syndrome

Unter neuropsychologischen Störungen werden hirnorganisch bedingte Veränderungen höherer, vor allem kognitiver Leistungen des Gehirns zusammengefaßt. (Wer sich diesem spannenden Gebiet auf literarische Weise nähern möchte, dem sei „The man who mistook his wife for a hat" von Oliver Sacks, einem führenden angloamerikanischen Neuropsychologen, empfohlen.)

Durch die **Spezialisierung der Hemisphären** werden bestimmte Leistungen überwiegend in einer Hemisphäre des Gehirns vermittelt, die dann als für diese Leistung dominant bezeichnet wird. Bei ca. 90% der Menschen ist die linke Hemisphäre dominant für die Sprache, die rechte für die räumliche Orientierung. Beim Verständnis von Emotionen soll ebenfalls die rechte Hemisphäre eine führende Rolle spielen. Die Sprachdominanz weist einen Zusammenhang mit der Händigkeit auf. Bei 95% aller Rechtshänder liegt die Sprachdominanz in der linken Hemisphäre. Nicht so deutlich sind die Verhältnisse bei Linkshändern (ca. 9% der Menschen). Mehr als die Hälfte weisen ebenfalls eine Sprachdominanz in der linken Hemisphäre auf, bei den übrigen ist die Sprache in der rechten bzw. in beiden Hemisphären gleich stark repräsentiert. Ein Modell der Hemisphärenspezialisierung besagt, daß die linke Hemisphäre überwiegend analytisch vorgeht, die rechte Hemisphäre dagegen in der ganzheitlichen Arbeitsweise überlegen ist.

2.10.1 Aphasie

Aphasien sind zentrale Sprachstörungen, die den kommunikativen Gebrauch der Sprache betreffen. Normalerweise gehen Aphasien mit Störungen des Lesens **(Alexie)** und des Schreibens **(Agraphie)** einher. Davon abzugrenzen sind Dysarthrien **(Dysarthrophonie)**, die auf einer Störung der Sprechmotorik beruhen und lediglich die akustische Verständlichkeit beeinträchtigen. Die Sprechmotorik kann gestört sein bei kortikalen oder subkortikalen Läsionen, bei Läsionen in den Stammganglien, im Hirnstamm, im Kleinhirn, in der Sprechmuskulatur oder den sie versorgenden Nerven.

Aphasien werden überwiegend durch eine Durchblutungsstörung im Versorgungsgebiet der linken A. cerebri media verursacht. Je nach Lokalisation der umschriebenen Läsion in der sprachdominanten Hemisphäre werden vier verschiedene aphasische Syndrome unterschieden:

- **Amnestische Aphasie** (<10% der Aphasieformen). Bei guter Kommunikationsfähigkeit (gut erhaltener Sprachfluß, überwiegend intakter Satzbau) kommt es zu Wortfindungsstörungen. Dem Patienten fallen manche Begriffe nicht mehr ein, die er dann umschreibt oder durch Füllwörter (z. B. „Ding") ersetzt. Diese Aphasieform kommt durch temporoparietale Läsionen (z. B. Tumor) zustande.
- **Broca-Aphasie (motorische oder expressive Aphasie,** ca. 15% der Aphasieformen). Der Patient spricht langsam, gebraucht vorwiegend undeklinierte Substantive und unkonjugierte Verben (Agrammatismus). Phonematische Paraphasien (Veränderung einzelner Laute wie „Hiten" statt „Hirten", „Nelte" statt „Nelke" etc.) sind häufig. Das Sprachverständnis ist leicht beeinträchtigt. Durch die Störung des sprachlichen Ausdrucks ist die Kommunikation deutlich eingeschränkt. Diese Aphasie tritt vor allem bei einer Schädigung der dritten Frontalwindung (Area 43 und 44) im frontalen Anteil der Sprachregion auf. Dies entspricht dem Versorgungsgebiet der A. praecentralis.
- **Wernicke-Aphasie (sensorische oder rezeptive Aphasie,** ca. 20% der akuten Aphasieformen). Der Patient spricht flüssig und akustisch gut verständlich, jedoch bestehen reichlich phonematische Paraphasien, semantische Paraphasien (Wörter werden in leichten Fällen durch Begriffe aus dem sinnlichen Umfeld des Wortes, „Motor" für „Auto", oder aber durch Begriffe, die nicht mit dem Wort zusammenhängen, ersetzt) und Jargon-Paraphasien (sie vermitteln keine zusammenhängenden Informationen mehr). Die Paraphasien, eine Umstellung der Wörter und Störungen des Satzbaus werden als Paragrammatismus bezeichnet. Das Sprachverständnis ist deutlich eingeschränkt, die Kommunikationsfähigkeit erheblich gemindert. Diese Aphasie findet sich bei Läsionen der ersten Temporalwindung (Area 41 und 42), die im Versorgungsgebiet der A. temporalis posterior liegt.
- **Globale Aphasie** (über 50% der akuten Aphasien). Sowohl das Sprechen als auch das Sprachverständnis sind gestört. In gewisser Weise ist die globale Aphasie eine Kombination von Broca- und Wernicke-Aphasie. Oft werden sinnlose Lautfolgen oder -wiederholungen wie „nononono" geäußert oder Floskeln wie „Hosenträger-Hosenhalter" repetiert (Sprachautomatismen oder „recurring utterances"). Die sprachliche Kommunikationsfähigkeit ist nahezu erloschen. Ursache ist eine Schädigung im gesamten Versorgungsgebiet der A. cerebri media.

2.10.2 Apraxie

Bei der Apraxie können trotz erhaltener Beweglichkeit Bewegungen nicht zu Bewegungs- bzw. Handlungsfolgen zusammengesetzt werden. Dabei darf keine neurologische Erkrankung (z. B. Beeinträchtigung der Koordination, des Verständnisses etc.) vorliegen, die diese Störung hervorrufen könnte.

- **Ideomotorische Apraxie.** Gesten (z. B. „den Vogel zeigen") oder Alltagshandlungen bzw. deren Imitation (z. B. Trinken) können nicht mehr ausgeführt werden. Entscheidend ist das Auftreten von Parapraxien (fehlerhaften Bewegungselementen) oder in sich richtigen, aber nicht verlangten Handlungen. Ursachen sind Hirnläsionen des motorischen Assoziationskortex der sprachdominanten Hemisphäre,

Läsionen der Fasern, die von der Sprachregion oder dem visuellen Kortex zum motorischen Assoziationskortex oder vom motorischen Assoziationskortex der sprachdominanten Hemisphäre über das Corpus callosum zum kontralateralen motorischen Kortex ziehen. Diese häufige Apraxieform ist meist mit einer Aphasie vergesellschaftet.

- **Ideatorische Apraxie.** Komplexere zielgerichtete Handlungen bzw. deren Imitation (z. B. „Brot schneiden, das anschließend gegessen werden soll") werden fehlerhaft durchgeführt, so daß der Handlungserfolg ausbleibt. Diese seltene Form der Apraxie geht oft mit der ideomotorischen Form einher und wird auf subkortikale Läsionen im hinteren linken Temporallappen zurückgeführt.
- **Konstruktive Apraxie.** Nur gestaltende Handlungen (Zeichnen, Modellieren etc.), die eine räumliche Orientierung voraussetzen, können nicht ausgeführt werden. Oft ist auch das Erkennen räumlicher Beziehungen verschiedener Objekte gestört. Verursacht werden diese Syndrome durch Läsionen im Parietallappen (Gyrus supramarginalis, teilweise auch Gyrus angularis) und in Teilen der ersten hinteren Temporalwindung. Nach einer Schädigung in der rechten Hemisphäre tritt die konstruktive Apraxie etwa doppelt so häufig auf wie nach einer Schädigung in der linken Hemisphäre.

2.10.3 Anosognosie

Die Anosognosie ist ein neuropsychologisches Phänomen, bei dem der Patient eine Funktionseinbuße, eine Leistungsminderung (z. B. Hemiparese, heteronyme Hemianopsie) oder seine Krankheit als Ganzes ignoriert bzw. nicht wahrhaben will. Das neurologische Defizit wird durch eine umschriebene zerebrale Läsion hervorgerufen. Liegt gleichzeitig eine diffuse Hirnschädigung vor, kann eine Anosognosie auftreten. Jedoch verursacht auch dann nicht jede diffuse Hirnschädigung eine Anosognosie.

2.11 Spinale Syndrome

Wichtige auf- und absteigende Bahnensysteme sind in Abb. 2-7 im Rückenmarksquerschnitt vereinfacht dargestellt. Tab. 2-5 gibt einen Überblick über ihre funktionelle Bedeutung.
Je nach Lokalisation und Ausmaß einer Schädigung im Rückenmark können verschiedene spinale Syndrome hervorgerufen werden.

2.11.1 Querschnittssyndrom

Das akute Querschnittssyndrom kann traumatisch oder ischämisch bedingt sein. Initial entsteht ein spinales Schocksyndrom mit einer schlaffen Lähmung und dem kompletten Ausfall aller sensiblen und vegetativen Funktionen. Später wird die Lähmung spastisch, der Muskeltonus und die Reflexe sind gesteigert.
Tab. 2-6 gibt die verschiedenen Syndrome abhängig von der Höhe des Querschnitts an.

2.11.2 Brown-Séquard-Syndrom

Das Brown-Séquard-Syndrom ist ein halbseitiges Rückenmarkssyndrom. **Ipsilateral** treten eine zen-

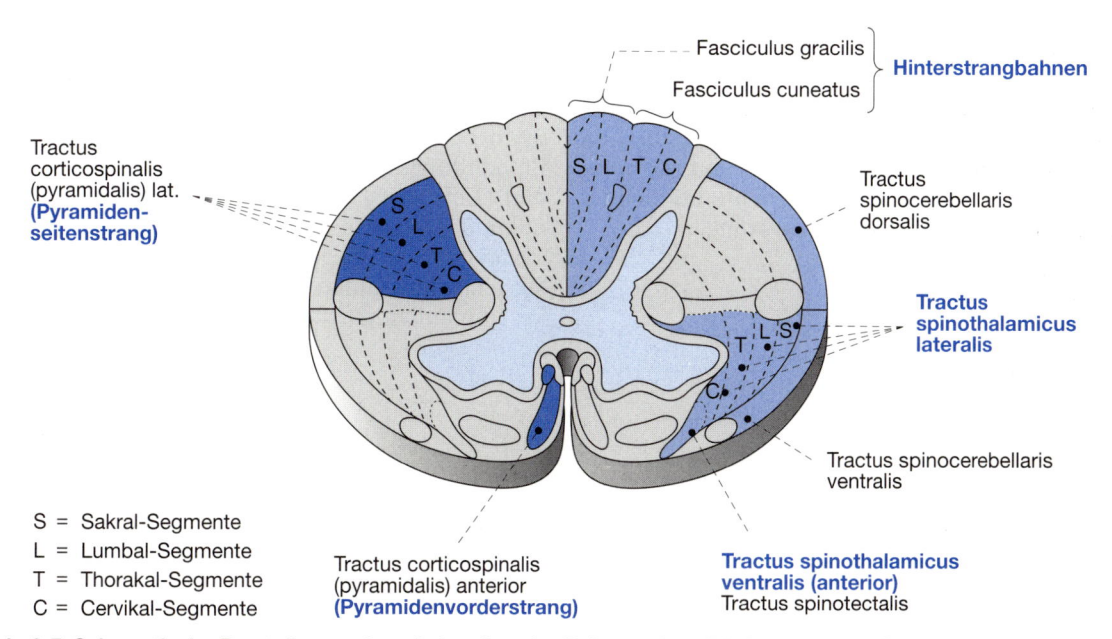

Abb. 2-7 Schematische Darstellung auf- und absteigender Bahnen eines Rückenmarks im Querschnitt (modifiziert nach Sobotta [30]).

Tab. 2-5 Funktion wichtiger auf- und absteigender Bahnen im Rückenmark

Bahn	Funktion
Tractus spinothalamicus	grobe Berührungs- und Tastempfindung, Schmerz- und Temperaturempfindung
Hinterstränge	Lage-, Vibrations-, Druckempfindung, Diskriminationsvermögen, Tastsinn
Tractus corticospinalis (Pyramidenbahn)	Willkürmotorik

Tab. 2-6 Querschnittssyndrome

	Höhe der Schädigung	klinische Symptomatik
zervikales Querschnittssyndrom	C4 und höher höher als C8	spastische Tetraparese Ausfall der gesamten Atemmuskulatur evtl. zentrales Horner-Syndrom Sensibilitätsausfall unterhalb der entsprechenden Höhe der Schädigung (vgl. Abb. 1-1) Blasen-Mastdarm-Störungen
thorakales Querschnittssyndrom	C8–Th1/2 je nach Höhe	spastische Paraparese bis -plegie der Beine beidseitiges präganglionäres Horner-Syndrom Lähmungen der Rücken- und Bauchmuskulatur Sensibilitätsausfall unterhalb der entsprechenden Höhe der Schädigung (vgl. Abb. 1-1) Blasen-Mastdarm-Störungen
Epikonussyndrom	L4–S2	schlaffe Paraparese bis -plegie (fehlende Muskeleigenreflexe), Blasen-Mastdarm-Störung (autonome Blase) Sensibilitätsausfall unterhalb der entsprechenden Höhe der Schädigung (vgl. Abb. 1-1)
Läsion des Conus medullaris	S3–S5	Stuhl- und Urininkontinenz, fehlender Analreflex, Impotenz, „Reithosenanästhesie"
komplettes Kaudasyndrom		schlaffe (periphere) Paraparese bis -plegie, „Reithosen"-Parästhesie im Bereich der Lumbosakralsegmente mit Schmerzen, Blasen- und Mastdarmentleerungsstörung (Retention), Impotenz

trale Parese, eine Störung der Tiefensensibilität (Hinterstrangfasern) und eine Steigerung der Schmerzempfindung (Enthemmung des Tractus spinothalamicus) auf. **Kontralateral** sind die Schmerz- und Temperaturempfindung gestört, da der Tractus spinothalamicus schon auf segmentaler Ebene kreuzt. Diese Symptomatik bezeichnet man als **dissoziierte Sensibilitätsstörung.**

2.11.3 Zentromedulläres Syndrom

Das zentromedulläre Syndrom ist eine Rückenmarksschädigung um den Zentralkanal (z. B. Syringomyelie). Initial kommt es zu dissoziierten Empfindungsstörungen bei erhaltener Motorik und Tiefensensibilität, später tritt eine schlaffe Lähmung hinzu, die sich in absteigender Richtung ausbreitet. (Im Gegensatz dazu ist die Lähmung bei einer langsamen Schädigung des Rückenmarkes von außen aufsteigend.)

3
Zerebrovaskuläre Erkrankungen

3.1 Zerebrale Zirkulationsstörungen

Verschiedene zerebrale Zirkulationsstörungen können dieselbe klinische Symptomatik hervorrufen (z. B. ein Infarkt oder eine Blutung eine Hemiparese). Eine überzeugende Einteilung gibt es nicht und die Ätiologie der Gefäßerkrankungen ist auch sehr unterschiedlich.

Definition
Der Begriff **Schlaganfall** (Synonyma: Apoplex, stroke, cerebrovascular accident) ist unzureichend definiert und wird daher im klinischen Alltag von vielen Neurologen nicht mehr gebraucht. Im allgemeinen versteht man unter Schlaganfall eine akut oder subakut auftretende neurologische Herdsymptomatik, die durch eine Zirkulationsstörung verursacht ist. Diese Definition umfaßt lokalisierte zerebrale ischämische Läsionen, intrazerebrale Blutungen, Subarachnoidalblutungen und zerebrale venöse Thrombosen. Einem ischämischen **Infarkt** liegt eine morphologisch faßbare Läsion zugrunde. Der ischämische **Insult** hingegen beruht auf einem Blutmangel ohne Substanzschaden, er kann reversibel sein.

Epidemiologie
Die Inzidenz von Schlaganfällen mit bleibenden Defiziten beträgt in Europa 150–300/100 000 Personen. In den alten Bundesländern beträgt die Mortalität 110/100 000 Menschen. Damit steht der Apoplex hinter den kardiovaskulären und malignen Erkrankungen an dritter Stelle der Mortalitätsstatistik. Circa ein Drittel der Schlaganfall-Patienten erleidet erhebliche dauerhafte Funktionseinbußen (Invalidität, Pflegebedürftigkeit), nur ca. ein Drittel der Patienten kann nach einem Apoplex wieder voll beruflich und sozial integriert werden.
Schlaganfälle sind zu ca. 80–85% auf zerebrale Ischämien, zu ca. 15–20% auf Hirnblutungen und zu 6–8% auf Aneurysmablutungen zurückzuführen.

3.1.1 Zerebrale Ischämien

Einteilung
Zerebrale Ischämien werden nach der **zeitlichen Rückbildung der Symptomatik** folgendermaßen eingeteilt:

- **Stadium I.** Entsprechend der KHK gibt es eine symptomlose (höhergradige) Arterienstenose, welche die Systematiker als ersten von vier Schweregraden der zerebrovaskulären Insuffizienz festlegen.
- **Transitorische ischämische Attacke (TIA).** Die neurologischen Defizite wie z. B. eine Amaurosis fugax (vorübergehende Visuseinschränkung bzw. -verlust) oder eine Hemiparese bilden sich innerhalb von 24 Stunden komplett zurück (Stadium II).
- **Prolongiertes reversibles ischämisches neurologisches Defizit (PRIND).** Die neurologischen Ausfälle bilden sich innerhalb von 7 Tagen funktionell vollständig zurück (Stadium III).
- **Progredienter Infarkt (progressive stroke).** Die neurologischen Ausfälle nehmen über Stunden hinweg langsam, gelegentlich schubförmig zu (manche Autoren bezeichnen TIA und PRIND als Stadium II und den progredienten Infarkt als Stadium III).
- **Zerebraler Infarkt (complete stroke).** Die Symptomatik bleibt über 2–3 Wochen stabil, meist ist eine ischämische Gewebsnekrose nachweisbar (Stadium IV).

Auch **nach dem betroffenen Gefäß bzw. Gefäßgebiet** kann die Einteilung erfolgen. Der vordere und der hintere Hirnkreislauf stehen über den Circulus arteriosus Willisii (v. a. die A. communicans posterior) miteinander in Verbindung (s. Abb. 3-7). Durchblutungsstörungen des **vorderen Hirnkreislaufs** betreffen die Versorgungsgebiete der aus der A. carotis interna kommenden Gefäße: A. ophthalmica (die Netzhaut ist eine „Ausstülpung" des Gehirns), A. chorioidea anterior, A. cerebri anterior und A. cerebri media.
Durchblutungsstörungen des **hinteren Hirnkreislaufs** führen zu Ischämien des vertebrobasilären Versorgungsgebietes (Medulla oblongata, Pons, Cerebellum) und im weiteren Sinne auch des Versorgungsgebietes der A. cerebri posterior (u. a. medialer und posteriorer Thalamus, gesamter Okzipitallappen einschließlich der Sehrinde).
Die Versorgungsgebiete der hirnversorgenden Blutgefäße sind schematisch in Abb. 3-1a dargestellt.

Nach der **radiologisch-morphologischen Verteilung** unterscheidet man eine Makro- und eine Mikroangiopathie (s. Abb. 3-1).

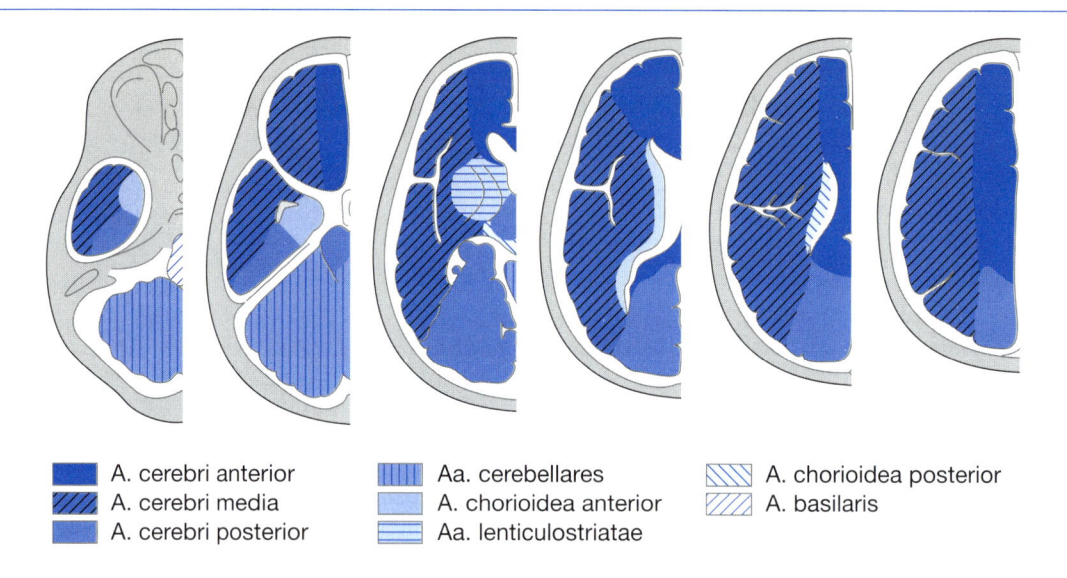

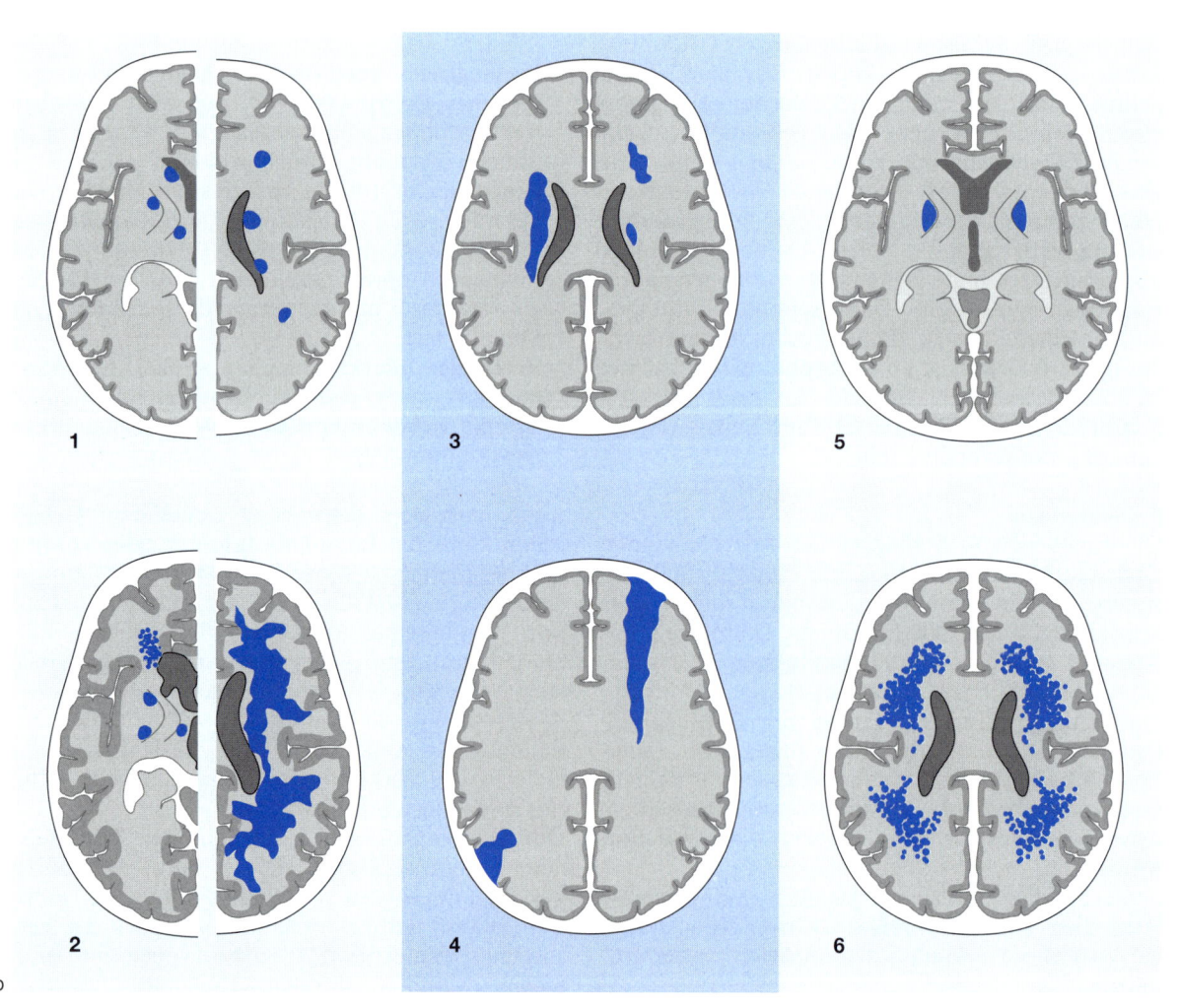

Abb. 3-1 Schematische Darstellung von CCT-Befunden ischämischer Hirnschäden unterschiedlicher Genese und unterschiedlicher Gefäßterritorien.
a: Versorgungsgebiete der hirnversorgenden Blutgefäße (modifiziert nach Poeck [23]). Beim Verschluß eines dieser Gefäße entwickelt sich in der Regel ein Territorialinfarkt.
b: 1,2: typische Läsionen bei Mikroangiopathie. 3: hämodynamisch verursachter subkortikaler Hirninfarkt. 4: Grenzlinieninfarkte. 5: bilaterale Stammgangliennekrose nach globaler Hypoxämie (z.B. Herzstillstand, CO-Vergiftung). 6: diffuse Marklagerschädigung (Marklagernekrosen, z.B. bei progressiver multifokaler Leukenzephalopathie) (modifiziert nach Hopf [13]).

Zerebrale Zirkulationsstörungen

Zu den **Makroangiopathien** (Infarkte mit Beteiligung der großen Hirnoberflächenarterien) zählen:
- **Territorialinfarkt.** Infarkte im Versorgungsgebiet von Arterien können durch einen embolischen oder thrombotischen Verschluß verursacht sein (s. a. Abb. 3-3).
- **Endstrominfarkt.** Bei einem Blutdruckabfall oder anderen hämodynamischen Störungen kommt es zu einer Ischämie der „letzten Wiese" der entsprechenden Versorgungsareale.
- **Grenzzoneninfarkt.** Diese Infarkte liegen subkortikal im Bereich der Grenzzonen arterieller Versorgungsbereiche (s. a. Abb. 3-4).

Mikroangiopathien (Infarkte mit Beteiligung kleiner, nicht kollateralisierter intrazerebraler Arterien) sind:
- **Lakunärer Infarkt.** Diese subkortikalen ischämischen Läsionen haben einen Durchmesser bis zu 1,5 cm und liegen v. a. in Putamen, Thalamus, innerer Kapsel, Pons, aber auch in der weißen Substanz des Marklagers. Betroffene Gefäße sind die Aa. lenticulostriatae (Aa. cerebri anterior und media), Aa. thalamoperforantes (A. cerebri posterior), A. recurrens Heubner (A. cerebri anterior) und A. chorioidea anterior (distaler Karotissiphon). Diese kleinen, dünnen, tief in das Hirngewebe penetrierenden Arterien sind funktionell Endarterien, d.h. bei ihrem Verschluß können Kollateralen keine ausreichende Sauerstoffversorgung gewährleisten.
- **Subkortikale arteriosklerotische Enzephalopathie (SAE, Morbus Binswanger).** Die lakunären Hirninfarkte sind mit einer ischämischen Marklagerschädigung (periventrikuläre Dichteminderung) kombiniert.

Ätiologie

Arterio-, Arteriolosklerose, Embolien und Dissekate sind häufige Ursachen einer zerebralen Ischämie, die übrigen Ursachen kommen selten vor.
- **Arteriosklerose.** Arteriosklerotische Plaques der hirnversorgenden Halsgefäße und der großen Hirnarterien können Stenosen hervorrufen (s. a. Abb. 3-7). Oft pfropft sich – wie beim Myokardinfarkt – noch ein thrombotischer Verschluß des Restlumens auf. Ein Blutdruckabfall kann bei einer vorbestehenden Stenose einen hämodynamischen Infarkt auslösen.
- **Arteriolosklerose.** Durch eine Hyalinose und mikroatheromatöse Veränderungen werden bei einer chronischen arteriellen Hypertonie und/oder einem Diabetes mellitus Mikroinfarkte überwiegend der Aa. lenticulostriatae und der Aa. thalamoperforantes hervorgerufen.
- **Embolien.** Sie werden oft durch die körpereigene Lyse wieder aufgelöst, können aber vorher schon einen Infarkt/Insult verursacht haben. Man unterscheidet:
  - **Arterioarterielle Embolie.** Sie entsteht durch die Verschleppung thrombotischen Materials aus ulzerierenden Plaques der hirnzuführenden Gefäße.
  - **Kardiogene Embolie.** Quellen können Herzrhythmusstörungen (z. B. Vorhofflimmern), Herzvitien (z. B. Mitralstenose), eine Endokarditis, eine Herzinfarktnarbe, ein Aneurysma oder eine Kardiomyopathie sein.
  - **Paradoxe Embolie.** Thrombotisches Material aus Beinvenenthrombosen wird über ein offenes Foramen ovale ins Gehirn verschleppt.
  - **Fettembolie.** Sie resultiert aus der Verschleppung von Knochenmark aus Trümmerbrüchen. Die Folge sind multiple flohstichartige Blutungen im Gehirn (Purpura cerebri).
  - **Luftembolie.** Sie kann im Rahmen von Operationen oder Abtreibungsversuchen auftreten. Ein Sonderfall ist die Caisson-Krankheit (Taucher- oder Dekompressionskrankheit).
- **Dissekate.** Intimaeinrisse mit dissezierendem Aneurysma der A. carotis interna oder der A. vertebralis können auch bei relativ jungen Patienten (unter 50 Jahren) auftreten. Dissekate entstehen spontan oder posttraumatisch (die Symptomatik tritt mit einer Latenz von bis zu 20 Tagen auf, ein Trauma wird häufig nur auf gezielte Nachfrage hin angegeben). Sie gehen typischerweise mit Hals- bzw. Kopfschmerzen einher und werden oft von embolischen Komplikationen begleitet.
- **Vaskulitiden.** Entzündliche Gefäßerkrankungen treten meist im Rahmen von Kollagenosen auf (Ausnahmen sind ein Gefäßbefall bei der Neurolues im Tertiärstadium, bei einer bakteriellen Meningitis, bei einer Meningoenzephalitis tuberculosa und bei einer infektiösen Endokarditis):
  - Riesenzellarteriitiden bei der Polymyalgia rheumatica, der Arteriitis temporalis (Morbus Horton) oder dem Takayasu-Syndrom
  - Granulomatosen (Morbus Wegener, Morbus Churg-Strauss, lymphomatoide Granulomatose Liebow-Carrington)
  - Lupus erythematodes
  - rheumatoide Arthritis
  - systemische Sklerodermie
  - Panarteriitis nodosa
  - nicht-klassifizierte Vaskulitiden wie die Thrombangitis obliterans (von Winiwarter-Buerger), das Sneddon-Syndrom, das Cogan-Syndrom, das Behçet-Syndrom, die thrombotische thrombozytopenische Purpura Moschkowitz (TTP) oder das Moya-Moya-Syndrom
  - medikamenteninduzierte Vaskulitis
- **Migräne.** Bei der Migraine accompagnée kommt es zu neurologischen Ausfällen (häufig im Versorgungsgebiet der A. cerebri posterior), die persistieren können.
- **Fibromuskuläre Dysplasie.** Diese Strukturanomalie der Gefäßwand kann sowohl zu einer Dissektion als auch zu einem Aneurysma führen.

- **Gerinnungsstörungen.** Mögliche Ursachen sind z. B. ein Antithrombin-III-Mangel, ein Protein-S/C-Mangel oder das Vorkommen von Lupusantikoagulans und Antiphospholipidantikörpern (Lupusantikoagulans und Antiphospholipidantikörper wurden im Serum einiger Patienten mit unklarer Schlaganfall-Genese gefunden, ihre Bedeutung ist aber noch nicht abschließend geklärt).
- **Bluterkrankungen** mit **Hyperviskosität** wie z. B. die Polyzythämie oder die Sichelzellanämie.

Risikofaktoren
Folgende Begleiterkrankungen und Risikofaktoren haben ein erhöhtes Hirninfarktrisiko.
Begleiterkrankungen:
- koronare Herzkrankheit (KHK) und Herzinfarkt
- arterielle Verschlußkrankheit der Beine (AVK)
- Migräne (s.o.)
- Adipositas

Risikofaktoren:
- Hypertonus (6fach erhöhtes Risiko)
- Diabetes mellitus (3fach erhöhtes Risiko)
- Rauchen (bei Zigaretten 3fach erhöhtes Risiko)
- Hyperlipidämie (Serumlipide, Serumtriglyzeride) und Hypercholesterinämie, vermindertes Serum-HDL (2fach erhöhtes Risiko bei Patienten unter 50 Jahren)
- hormonale Kontrazeptiva mit hohem Östrogenanteil (2–3fach erhöhtes Risiko)
- Alkoholismus (2fach erhöhtes Risiko, v. a. bei jungen Patienten)
- erhöhter Hämatokrit
- Übergewicht
- Thrombozytenfunktionsstörung
- Hyperurikämie
- familiäre Belastung
- erhöhtes Serumfibrinogen.

Pathophysiologie und Pathobiochemie der Hirndurchblutung
Das Gehirn eines erwachsenen Menschen wiegt ca. 1,5 kg und wird pro Minute von etwa 0,75 l Blut durchflossen, dies entspricht ca. 13% des Herzzeitvolumens. Die zellreichere graue Substanz ist besser durchblutet als die weiße Substanz, wobei auch innerhalb der Hirnrinde – je nach Aktivitätszustand bestimmter Hirnareale – regionale Unterschiede bestehen. Bei einem Anteil von nur 2,5% am Gesamtkörpergewicht verbraucht das Gehirn rund 20% des Gesamtsauerstoffbedarfs eines ruhenden Menschen. Das Gehirn ist – ausgenommen während langer Hungerperioden – auf Glukose als einzigen Brennstoff angewiesen. So verbraucht es täglich ca. 120 g Glukose, also rund 60% des Gesamtglukoseumsatzes des ruhenden Organismus. Es hat also einen großen Energieverbrauch aber nur einen geringen Vorrat, d.h. es ist auf eine kontinuierliche Zufuhr von Nährstoffen mit dem Blut angewiesen.

Die Hirnrinde und der Hirnstamm weisen eine geringe Ischämietoleranz auf. Die Zeitspanne, innerhalb derer die Hirnrinde bzw. der Hirnstamm eine Ischämie überleben können, beträgt nur 3–8 bzw. 7–10 min (Wiederbelebungs- oder Strukturerhaltungszeit).

Unter physiologischen Bedingungen wird die **zerebrale Durchblutung** von folgenden Faktoren beeinflußt:
- **Autoregulation.** Sie wirkt im Bereich von etwa 70–140 mmHg Perfusionsdruck (bei einer langjährigen Hypertonie ist dieser Bereich nach oben hin verschoben). Ein konstanter Hirndruck wird bei einem verändertem Perfusionsdruck durch die Regulation der Gefäßweite (Konstriktion bei Blutdruckanstieg, Dilatation bei Blutdruckabfall) erreicht (Bayliss-Effekt). Unter 70 mmHg Perfusionsdruck fällt die Durchblutung druckpassiv ab, oberhalb von etwa 170 mmHg werden die Widerstandsgefäße geöffnet, es kommt zu einer überproportionalen Durchblutung.
- **Autonomes Nervensystem.** Sympathikus und Parasympathikus haben unter physiologischen Bedingungen einen verschwindend geringen Einfluß auf die Weite intrazerebraler Gefäße. Jedoch soll das autonome Nervensystem die Gefäße bei raschen intravasalen Druckänderungen schützen. Bei einem plötzlichen Druckanstieg kommt es z. B. zur sympathisch vermittelten Konstriktion proximaler Arterien.
- **Metabolische Einflußfaktoren**
    - Eine pCO_2-Erhöhung und eine pO_2-Erniedrigung dilatieren die Hirngefäße. (Eine pCO_2-Erhöhung, z. B. beim „Luftanhalten", verursacht eine pH-Abnahme. Ein Sauerstoffmangel führt zu einem vermehrten Anfall von Laktat, was auch eine pH-Abnahme hervorruft.)
    - Eine pCO_2-Erniedrigung und eine pO_2-Erhöhung konstringieren die Hirngefäße. (Bei einer Hyperventilation kommt es durch das Abatmen von Kohlendioxid zur pH-Zunahme.)

Bei langsamen Verschlüssen proximaler Arterien können sich **Kollateralen** ausbilden. Die A. carotis interna kann sich z. B. langsam verschließen, ohne Symptome zu verursachen, wenn die gegenseitige A. carotis interna die Versorgung des gesamten Gehirns über Kollateralen übernimmt. Es bestehen folgende Verbindungen zwischen den Hirngefäßen:
- Die A. carotis interna und die A. carotis externa sind über die A. ophthalmica verbunden.
- Den vorderen Hirnkreislauf und den hinteren Hirnkreislauf verbinden folgende Gefäße:
    - A. communicans posterior (Circulus arteriosus Willisii)

- A. chorioidea (Karotissiphon – A. cerebri posterior)
- A. occipitalis (A. carotis externa – A. vertebralis)
- Balkenanastomosen (A. cerebri anterior – A. cerebri posterior)
- leptomeningeale Anastomosen (A. cerebri anterior – A. cerebri posterior, A. cerebri media – A. cerebri posterior).
* Die rechte und linke Hemisphäre sind über die A. communicans anterior (A. cerebri anterior links – A. cerebri anterior rechts) verbunden.

Die **Entstehung eines Hirninfarktes** läuft pathophysiologisch und pathobiochemisch folgendermaßen ab: Der Rückgang der Hirndurchblutung in einem umschriebenen Gefäßgebiet unter 30% der Norm führt zu neurologischen Ausfällen, ohne daß ein Infarkt (mit morphologischer Veränderung) vorliegen muß. Ein weiteres Absinken der Durchblutung unter 15% der Norm verursacht anämische Infarkte. Im Kernbereich des Infarktes sind die Nervenzellen irreversibel geschädigt. Im Randbereich hingegen können Neurone in ihrer Funktion gestört sein, aber durch eine Residualdurchblutung am Leben erhalten werden. Dieser Bereich wird **Penumbra** genannt und ist das Ziel therapeutischer Ansätze. Das Ausmaß der Zellschädigung wird durch den Schweregrad und die Dauer der Durchblutungsstörung bestimmt. Folgende Mechanismen spielen dabei eine Rolle:

* Ein Substratmangel (Glukose, Sauerstoff) führt zum Verlust von ATP. Der ATP-Verlust ruft eine Depolarisation der Zellmembran mit einem vermehrten Na^+-Einstrom und einer Störung der Na^+-Pumpe hervor. Die daraus resultierende Aufnahme von Wasser bewirkt eine rasche Osmolyse der Zelle.
* Die Energiegewinnung wird auf anaerobe Glykolyse umgestellt. Durch die Laktatbildung steigt die intrazelluläre H^+-Konzentration an. Dadurch wird der H^+-Na^+-Austausch angeregt. Folge ist eine Ödembildung.
* Durch die Membrandepolarisation (s. o.) werden Transmitter (v. a. exzitatorische Aminosäuren) freigesetzt. Sie führen zum Einstrom von H^+- und Na^+-Ionen und zur Aktivierung spannungsabhängiger Ca^{++}-Kanäle.
* Durch die Öffnung spannungsabhängiger Ca^{++}-Kanäle strömen Ca^{++}-Ionen in die Zelle ein und aktivieren Phospholipasen in der Zellmembran. Dadurch werden freie Fettsäuren einschließlich Arachidonsäure freigesetzt und die Mitochondrienfunktion blockiert.
* Durch den Zutritt von Sauerstoff bei der Reperfusion können toxische Verbindungen, Leukotriene, Endoperoxide, Prostaglandine, sowie freie Sauerstoffradikale entstehen, welche die Mikrozirkulation, die Blut-Hirn-Schranke und den Zellstoffwechsel schädigen.

K Klinik

Die neurologische Symptomatik richtet sich nach dem betroffenen Gebiet im Gehirn. Dieses läßt sich dem Versorgungsgebiet eines Gefäßes zuordnen. In der Praxis ist die Symptomatik jedoch meist nicht so eindeutig.

* **A. carotis interna**
  - kontralaterale Hemiparese oder Monoparese
  - ipsilaterale (einseitige!) Amaurosis fugax
  - Aphasie oder andere neuropsychologische Symptome.
* **A. cerebri anterior** (seltene Infarktlokalisation)
  - kontralaterale Monoparese des Beines mit Reflexsteigerung
  - akuter Verwirrtheitszustand oder schwere Antriebsstörung mit depressiver Verstimmung
  - Sprachantriebsstörung
  - einseitige Apraxie.
* **A. cerebri media**
  - kontralaterale Monoparese oder armbetonte Hemiparese
  - Hemihypästhesie
  - Aphasie
  - Akalkulie, Agraphie, Alexie, Apraxie
  - homonyme Hemianopsie zur Gegenseite (bei großen Infarkten)
  - Déviation conjugée zur Gegenseite (konjugierte Bewegungen der Bulbi bei großen Infarzierungen).
* **A. chorioidea anterior**
  - motorische Hemiparese
  - Dysarthrie
  - Hemihypästhesie
  - homonyme Hemianopsie (selten, bei Mitinfarzierung des Corpus geniculatum laterale).
* **A. cerebri posterior** (die Schädigung liegt in ca. 85% der Fälle im vertebrobasilären Stromgebiet)
  - homonyme Hemianopsie oder Quadrantenanopsie zur Gegenseite
  - kortikale Blindheit bei doppelseitigem Verschluß, Lichtreaktion der Pupillen erhalten
  - kontralaterale Sensibilitätsstörung
  - oft Bewußtseins- oder Gedächtnisstörung (bei linksseitigen Infarkten gehen sprachliche, bei rechtsseitigen nichtsprachliche Inhalte verloren)
  - kontralaterale Thalamussymptome.
* **A. basilaris und A. vertebralis.** Je nach Schwere und Lokalisation kann es zu unterschiedlichen Symptomen und Syndromen von Hirnstamm und Kleinhirn kommen.

Bei der **vertebrobasilären Insuffizienz** (TIA im vertebrobasilären Stromgebiet) kommt es oft zu fluktuierenden Prodromi:
  - unsystematischer, selten systematischer Schwindel
  - Kopfschmerz, meist als Nacken-Hinterkopf-Schmerz. Ursache ist eine meningeale Minderdurchblutung in der hinteren Schädelgrube (DD: Vertebralisdissektion).

- Hemiparese, Hemihypästhesie
- Doppelbilder, Hemianopsie
- Dysarthrie
- Tinnitus, Hörverlust
- drop attacks (plötzlicher Tonusverlust in der Streckmuskulatur der Beine mit Sturz ohne Bewußtseinsstörung)
- Verwirrung
- transient global amnesia oder amnestische Episoden. Diese Sonderform kurzfristiger vertebrobasilärer Durchblutungsstörungen – neuerdings wird diese Genese wieder angezweifelt – ist durch eine Amnesie gekennzeichnet, die häufig nach einer Kreislaufbelastung akut einsetzt, retrograd Tage bis Wochen zurückreicht und für die Dauer des krankhaften Zustandes (in der Regel Stunden bis zu einem Tag) anhält.

Die progrediente **vertebrobasiläre Insuffizienz**, die bis hin zum Infarkt geht, hat folgende Symptome:
- Kopf- und Nackenschmerzen
- initiale Hemiparese, meist Tetraparese, auch Tetraplegie, Locked-in-Syndrom (bei beidseitigem Infarkt des Brückenfußes)
- Paresen der Augenmuskeln (Doppelbilder) und der vom N. facialis (mimische Muskulatur), N. accessorius (Mm. sternocleidomastoideus und trapezius) und N. hypoglossus (Zunge) versorgten Muskulatur
- Horner-Syndrom
- Gesichtsfeldausfälle
- Blickparesen (horizontal, vertikal), internukleäre Ophthalmoplegie
- Hemihypästhesie
- Das Bewußtsein kann normal sein oder alle Grade einer Störung von leichtem Eintrüben bis hin zum Koma aufweisen (letzteres bei Störungen der Formatio reticularis in der Haube der oberen Brücke und des unteren Mittelhirns).
- Ataxie, Dysdiadochokinese, Dysarthrie
- Schwindel, Übelkeit
- Blickrichtungsnystagmus, vestibulärer Nystagmus, Down-beat-Nystagmus
- Ausfall des okulozephalen Reflexes.

Die einseitigen **Infarkte** der **Medulla oblongata** (Wallenberg-Syndrom), der **Brücke** (Millard-Gubler-Syndrom) und des **Mittelhirns** (Weber-Syndrom) wurden bereits bei den gekreuzten Hirnstammsyndromen (s. Tab. 2-3) besprochen. Die Differentialdiagnose von einem Infarkt der Medulla oblongata zu einem großen raumfordernden Kleinhirninfarkt ist schwierig (MRT!). Bei **Thalamusinfarkten** können entsprechend der Lokalisation der Läsion verschiedene Symptome des Thalamussyndroms (s. Kap. 2.3) auftreten.

Kleinhirninfarkte bieten in der Regel folgende klinische Symptomatik:

- Schwindel
- lageabhängiger Nystagmus, Blickrichtungsnystagmus
- Gang- und Standataxie
- Intentionstremor
- Dysarthrie.

- **A. subclavia.** Beim Subclavian-steal-Syndrom führt eine Stenose oder ein Verschluß der A. subclavia proximal des Abgangs der A. vertebralis zu einer Stromumkehr in der A. vertebralis auf der Seite der Stenose und somit zu einem „Anzapfen" der Blutversorgung des Hirnstamms (Abb. 3-2). Häufig ist das Subclavian-steal-Syndrom asymptomatisch oder manifestiert sich in nur leichten Zeichen einer Armischämie. Diese äußert sich durch eine vorzeitige Ermüdbarkeit, Schmerzen bei Muskelbelastung, Krämpfe, Parästhesien, ein Kältegefühl oder eine Schwäche. Neurologische Symptome wie bei der vertebrobasilären Insuffizienz sind fast immer transient und werden – eher selten – durch die Belastung des betroffenen Armes ausgelöst.

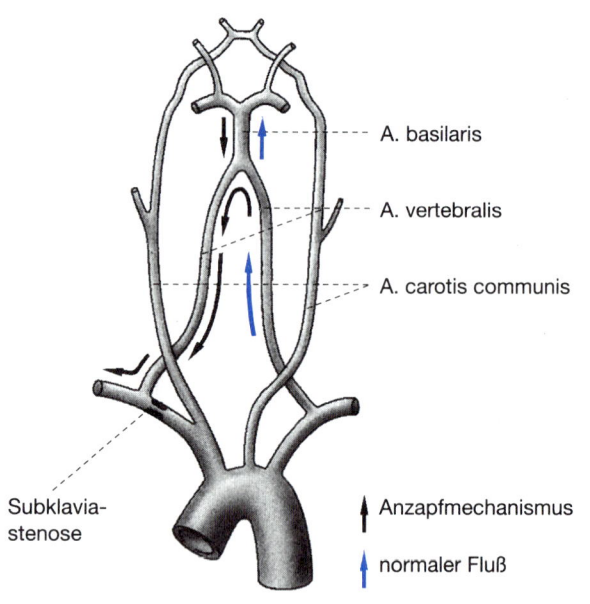

Abb. 3-2 Pathophysiologie des Subclavian-steal-Syndroms (aus Pongratz [24]).

- **Lakunäre Infarkte** (Tab. 3-1).

D Diagnostik

Durch die Anamnese (Risikofaktoren!) und die klinische Untersuchung (wichtig sind u. a. der kardiologische Befund und der Gefäßstatus) wird die Verdachtsdiagnose Apoplex gestellt. Anhand der klinischen Symptomatik können evtl. schon die betroffene Hirnregion und somit das Gefäßgebiet eingegrenzt werden. Eine **CCT** oder **MRT** soll eine Blutung ausschließen, den Infarkt lokalisieren (Abb. 3-3 und 3-4) und das weitere Vorgehen weisen:

Zerebrale Zirkulationsstörungen

Tab. 3-1 Syndrome lakunärer Infarkte

Lokalisation der Lakunen	Syndrom
Capsula interna Hirnstamm	pure motor stroke (motorische Hemiparese)
Thalamus Hirnstamm hinterer Schenkel der Capsula interna	pure sensory stroke (sensible Hemisymptomatik)
Stammganglien vorderer Schenkel der Capsula interna Basis der Pons	Dysarthria-clumsy-hand-Syndrom (Dysarthrie und Dysdiadochokinese einer Hand)
Stratium Thalamus Nucleus subthalamicus	Hemichorea Hemiballismus
hinterer Schenkel der Capsula interna zugehörige Corona radiata Basis der Pons	ataktische Hemiparese (beinbetonte Hemiparese, ipsilaterale Hemiataxie)

- Die **Doppler-** und/oder **Duplexsonographie** der Halsgefäße soll Stenosen oder Verschlüsse der A. carotis interna (Abb. 3-5) aufdecken bzw. Plaques als Emboliequelle nachweisen. Die **transkranielle Dopplersonographie** soll v. a. Hinweise auf Stenosen der A. cerebri media erbringen.
- Da die zerebrale **Angiographie** eine invasive diagnostische Maßnahme ist, sollte sie nur bei einer genauen Fragestellung mit daraus abzuleitender therapeutischer Konsequenz, wie einer Operation, durchgeführt werden. Eine notfallmäßige Angiographie ist z. B. beim Verdacht auf eine SAB aus einem Aneurysma oder eine Sinusvenenthrombose indiziert (wenn die Diagnose nicht durch eine MRT geklärt werden kann und weiterhin der dringende klinische Verdacht auf eine Sinusvenenthrombose besteht).
- **Labor.** Neben der Bestimmung der Entzündungszeichen, der Nieren- und Leberwerte sind folgende Laborwerte besonders wichtig:
  - Glukose. Eine Hyperglykämie kann die Nervenzellen in der Penumbra schädigen. Die Hypoglykämie muß als Differentialdiagnose zum Infarkt ausgeschlossen werden.
  - Hämatokrit. Ein erhöhter Hämatokrit verschlechtert die Fließeigenschaften des Blutes.
  - Gerinnung. Sie wird anhand von Quick, PTT und Thrombozyten beurteilt.

  Später wird das Vorliegen von Risikofaktoren wie Hyperlipidämie oder Hypercholesterinämie abgeklärt.
  Spezielle Laborparameter werden je nach Verdacht abgeklärt, z. B. die Gerinnungsfaktoren bei Gerinnungstörungen (Antithrombin-III-Mangel etc.) oder Autoantikörper bei Gefäßerkrankungen.

Differentialdiagnose
- **Intrazerebrale Blutung.** Das CCT ist für die Differentialdiagnose entscheidend, da man klinisch nicht sicher zwischen einem Infarkt – insbesondere im vertebrobasilären Gefäßgebiet – und einer Blutung unterscheiden kann.
- **Hypoglykämie.** Die klinische Symptomatik umfaßt sowohl parasympathische (z. B. Heißhunger) als auch sympathische (z. B. Tachykardie, Schwitzen) Reaktionen. Eine zerebrale Störung macht sich in psychischen Veränderungen und Somnolenz bis zum Koma, gelegentlich auch in zerebralen Krampfanfällen oder neurologischen Defiziten bemerkbar. Die Diagnosesicherung erfolgt durch die Messung des Blutzuckers! Therapeutisch werden 50–100 ml 40%ige Glukoselösung i.v. und anschließend 5%ige Glukoselösung i.v. verabreicht.
- **Hypertensive Enzephalopathie.** Durch eine massive Blutdruckerhöhung (über 120 mmHg diastolisch, systolisch häufig über 240 mmHg) können akut bis subakut folgende Symptome auftreten: Kopfschmerzen, zerebrale Herdsymptome (auch mit Bewußtseinsstörung) und nicht selten zerebrale Anfälle. Ursächlich kommt es bei exzessiven Blutdruckerhöhungen zu fibrinoiden Nekrosen der Gefäße und zu einem Hirnödem. Der Blutdruck muß sofort, z. B. durch die Gabe von 5 oder 10 mg Nifedipin (Adalat®), gesenkt werden.

▽ **Therapie**
Die Behandlung des Hirninfarktes richtet sich nach der Krankheitsursache (meist Arteriosklerose, Embolie, Gerinnungsstörung), dem Schweregrad und dem betroffenen Gefäßgebiet. Seltene Ursachen (Vaskulitiden, Sichelzellanämie etc.) müssen nach den Regeln der Inneren Medizin behandelt werden (z. B. mit Immunsuppresiva).

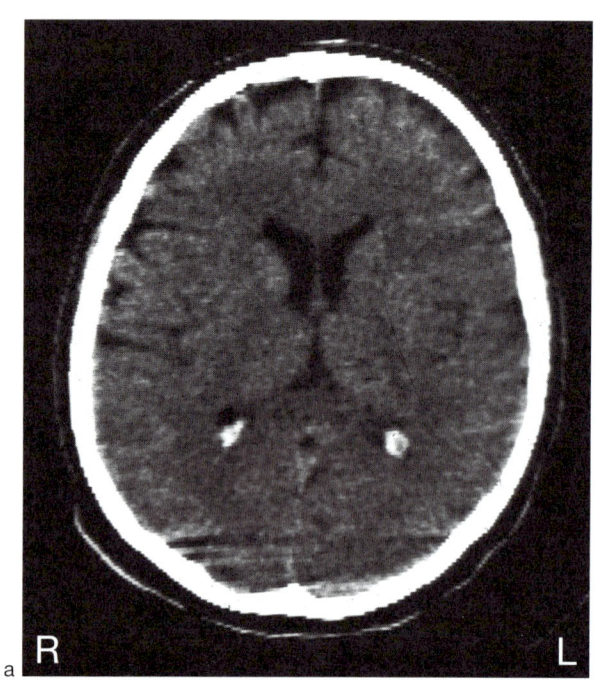

Abb. 3-3 CCT eines linksseitigen Mediateilinfarktes im Verlauf.
a: 5 Stunden nach dem akuten Ereignis ist der Infarkt noch nicht sichtbar.
b: Nach 24 Stunden ist der Infarkt als hypodenses Areal demarkiert und lokal raumfordernd. Er engt den gleichseitigen Seitenventrikel und die Inselzisterne ein.
c: Nach 47 Tagen ist der Infarkt teilweise abgeräumt und hat keine raumfordernde Wirkung mehr.

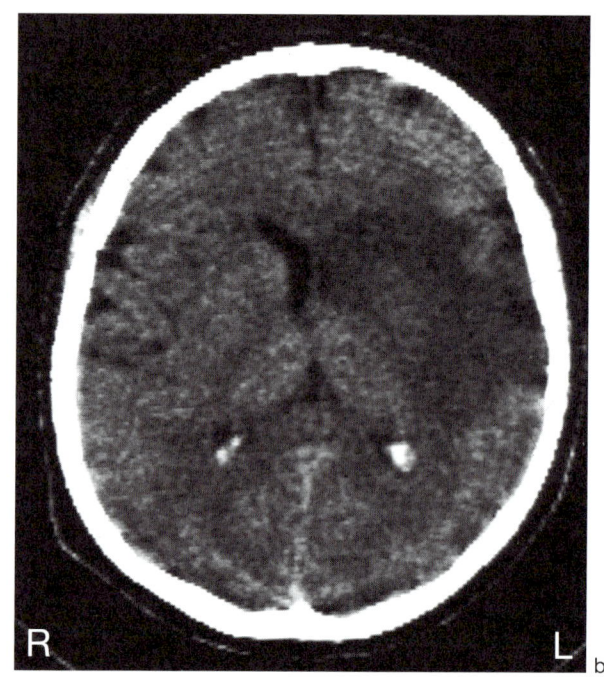

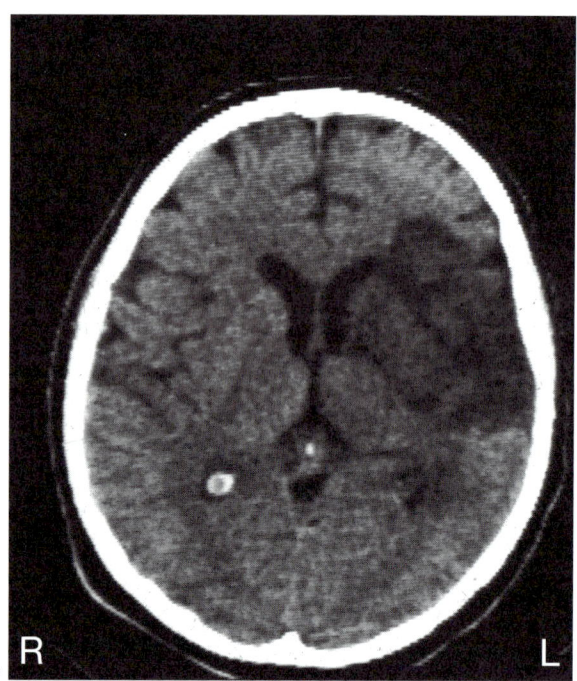

Abgestorbene Nervenzellen können sich nicht regenerieren. Daher hat die Prophylaxe einen hohen Stellenwert.
- **Prophylaxe.** Die Risikofaktoren, v. a. ein Hypertonus, ein Diabetes mellitus, eine Hypercholesterinämie und das Rauchen müssen behandelt bzw. beseitigt werden. Bei rezidivierenden TIAs, zur Reinfarktprophylaxe und evtl. schon bei asymptomatischen Stenosen wird Azetylsalizylsäure (ASS) in einer Dosis von 100–300 mg/d (die Dosis ist noch umstritten) gegeben. Bei Kontraindikationen oder Unverträglichkeit von ASS kann Ticlopidin (500 mg/d, cave: Neutropenie) eingesetzt werden. Bei der Unwirksamkeit von ASS und Ticlopidin oder bei kardialen Embolien erfolgt eine dauerhafte oder vorübergehende Antikoagulation mit Phenprocoumon (Marcumar®). Die Antikoagulation kann evtl. als Low-dose-Phenprocoumon-Einstellung mit Quick-Werten zwischen 30 und 40% durchgeführt werden. TIAs bei einer Karotisstenose (Lumeneinengung > 80%) sind die klassische Indikation für die operative Thrombendarteriektomie (TEA). Extra-intrakranielle Bypassoperationen sind wieder verlassen worden.
- **Akuttherapie des progredienten oder kompletten Hirninfarktes** (eine Blutung muß im CCT ausgeschlossen sein!). Das Ziel der Akuttherapie ist der Erhalt potentiell lebensfähigen Gewebes in der sogenannten Penumbra des Infarktes, dem Bereich um den irreversibel abgestorbenen Kern des Infarktes. Dieses Gewebe ist aufgrund der Hypoxie in der Funktion beeinträchtigt, jedoch noch nicht irreversibel geschädigt.
  - Der Blutdruck wird auf hohem Niveau (160/95 mmHg) stabilisiert und erst ab Werten von 200/110 mmHg vorsichtig gesenkt.
  - Der Blutzucker wird optimal eingestellt, da eine hohe Blutzuckerkonzentration das Infarktareal vergrößern kann (s.o.).

Zerebrale Zirkulationsstörungen

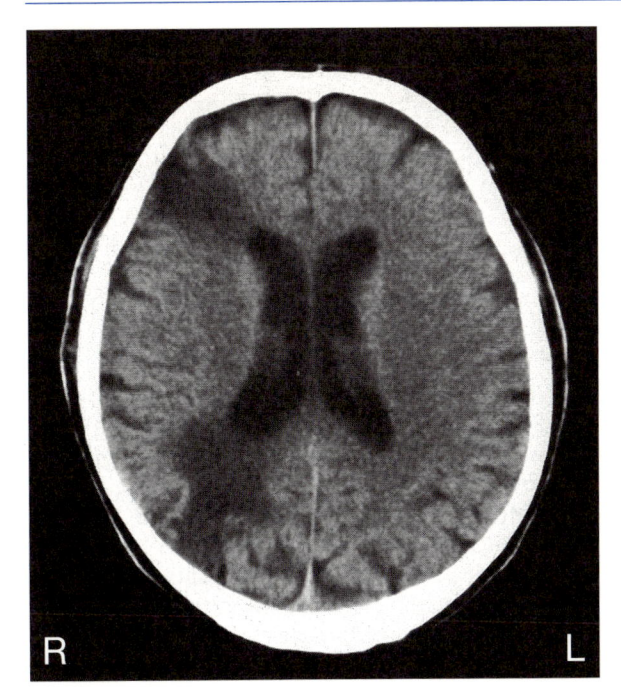

Abb. 3-4 CCT eines alten, sehr ausgedehnten rechtsseitigen Grenzlinieninfarktes bei hochgradiger Stenose der rechten A. carotis interna. In den Grenzzonen zwischen den Versorgungsgebieten der A. cerebri anterior und der A. cerebri media bzw. zwischen denen der A. cerebri media und der A. cerebri posterior erkennt man hypodense Areale.

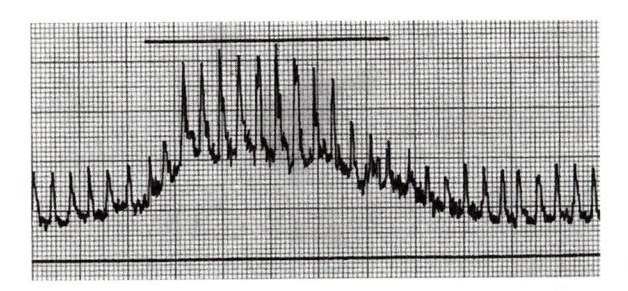

Abb. 3-5 Dopplersonographische Pulskurve im Gefäßverlauf einer mittelgradigen Arterienstenose eines Strömungsmodells (Darstellung der Flußgeschwindigkeit im Zeitverlauf, vgl. Abb. 1-6). Der Bereich der Stenose ist durch den Strich am oberen Bildrand gekennzeichnet. In diesem Bereich erkennt man deutlich die Zunahme sowohl der systolischen Spitzengeschwindigkeit als auch der diastolischen Endgeschwindigkeit (aus Widder [37]).

- Ein zytotoxisches Hirnödem wird mit osmotisch wirksamen Substanzen (z.B. 500 ml 10%ige Glycerollösung i.v.) behandelt. Steroide sollten nicht verwendet werden, da sie bei einem zytotoxischen Hirnödem nicht wirken, den Blutzucker erhöhen und mit einer erhöhten Gefahr von Beinvenenthrombosen einhergehen!
- Der Patient wird intensiv internistisch überwacht und ggf. behandelt (Herzinsuffizienz, Blutgase, Flüssigkeits- und Elektrolytbilanz, Körpertemperatur, Thromboseprophylaxe etc.)
- Es erfolgen eine Lagerung nach Bobath (spastiklösende Ausgangsstellungen, möglichst physiologische Bewegung der gelähmten Extremitäten) und eine Kontrakturprophylaxe.
- Eine Vollheparinisierung ist bei einem progredienten (Hirnstamm-)Infarkt, bei Verdacht auf kardiale Embolien, bei Dissektionen und bei einer Basilaristhrombose indiziert. Die Basilaristhrombose wird in spezialisierten Zentren mit der intraarteriellen lokalen Lyse therapiert. Neurologische Kontraindikationen der Vollheparinisierung sind ein hämorrhagischer Infarkt, ein großer Infarkt, eine Mittellinienverschiebung, eine Bewußtseinseintrübung und ein schweres neurologisches Defizit.
- Eine Hämodilution erfolgt bei einer Exsikkose mit Ringer-Lösung (cave: Herzinsuffizienz), bei einem Hämatokrit >45% als isovolämische Hämodilution (Aderlaß und gleichzeitige Infusion von 10%iger Hydroxyäthylstärke). Eine generelle Hämodilutionstherapie (Dextran, HAES) ist umstritten!
- Folgende Therapieverfahren sind in Erprobung: die systemische oder selektive Lyse mit r-tPA (recombinant tissue plasminogen activator), die perkutane transluminale Angioplastie (PTA) verschiedener hirnzuführender Arterien, Kalziumantagonisten und NMDA-Rezeptor-Antagonisten (der Transmitter Glutamat greift u.a. postsynaptisch am N-Methyl-D-Aspartat-Rezeptor an. Glutamat kann z.B. bei einer zerebralen Ischämie und einer Hypoglykämie neurotoxisch wirken. Dies wird u.a. auf einen exzessiven Ca^{2+}-Einstrom durch die Aktivierung des NMDA-Rezeptors zurückgeführt. Experimentell können NMDA-Rezeptor-Antagonisten Nervenzellen bei einer Hypoxie oder einer Hypoglykämie schützen).

- **Rehabilitation.** Ziel der Rehabilitation ist es, die „Plastizität" des verbleibenden Nervengewebes auszunutzen, um die verlorengegangenen Funktionen des Gehirns durch Üben wieder anzutrainieren. Frühzeitig sollen Krankengymnastik (KG), logopädische und ergotherapeutische Maßnahmen zum Einsatz kommen.

3.1.2 Hirnblutung

Pathogenese
Nach der Ruptur von Blutgefäßen kann es zu einer Massenblutung in das Hirnparenchym kommen. Bevorzugte Lokalisationen der Einblutung sind nach der Häufigkeit:
- Pallidum, Putamen und Capsula interna
- Marklager
- Hirnstamm
- Kleinhirn
- Thalamus.

Die intrazerebralen Hämatome beeinflussen durch einen verdrängenden Effekt die Durchblutung der Umgebung, verursachen ein perifokales Ödem und können zu Liquorabflußstörungen führen. Bricht das Blut in die Ventrikel ein und verstopft die Liquorabflußwege, resultiert ein Hydrozephalus internus. Außerdem kann das Blut Vasospasmen und somit Ischämien hervorrufen. Steigt der Hirndruck an, kann es durch eine Hirnverlagerung in kaudaler Richtung zu Einklemmungserscheinungen kommen (s. Kap. 2.6 und 2.7). Überlebt der Patient die Blutung, wird das Blut resorbiert und es bildet sich eine Pseudozyste, die oft überraschend klein ist. In diesem Fall ist eine vollständige Restitutio ad integrum möglich.

Risikofaktoren und ursächliche Erkrankungen
- Ein langjähriger Hypertonus führt zu Gefäßwandveränderungen, die beim Auftreten von Blutdruckspitzen rupturieren können.
- Angeborene oder erworbene Gefäßfehlbildungen (z. B. Kavernome, AV-Angiome oder ein mykotisches Aneurysma) können Schwachstellen darstellen.
- Es können Einblutungen in Infarkte auftreten (hämorrhagische Transformation).
- Hämorrhagische Diathesen und Gerinnungsstörungen aller Art, die auch iatrogen durch eine Marcumargabe oder Lysetherapie verursacht sein können, verursachen Hirnblutungen.
- In Metastasen (z. B. beim malignen Melanom) oder Tumoren (z. B. Glioblastome) können Einblutungen erfolgen.

Verlauf und Prognose
Abhängig vom Lebensalter sowie der Lokalisation und Ausdehnung der Blutung kann eine Hirnblutung ad exitum oder – mit allen fließenden Übergängen – zur Restitutio ad integrum führen. Ein Prognosefaktor ist – mit Einschränkung – die initiale Bewußtseinslage, ein Koma ist ein schlechtes Zeichen. Circa ein Drittel der Betroffenen verstirbt innerhalb der ersten 30 Tage, ein Drittel überlebt mit bleibenden Defiziten und ein Drittel erholt sich vollständig.

K Klinik
Die Symptomatik muß nicht immer plötzlich auftreten, sondern kann auch langsam progredient einsetzen. Bei körperlicher Anstrengung findet man oft eine akute Symptomatik. Die neurologischen Ausfälle entsprechen wie beim Infarkt den betroffenen Gehirnregionen (s. Kap. 3.1.1). Als Hirndruckzeichen treten Kopfschmerzen, Übelkeit und Erbrechen hinzu. Gelegentlich können auch zerebrale Krampfanfälle auftreten. Ein Bluteinbruch in den Subarachnoidalraum kann einen Meningismus verursachen.

D Diagnostik
Bei neurologischen Ausfällen oder gar einer progredienten Bewußtseinseintrübung wird die Hirnblutung mittels CCT (Abb. 3-6) gesichert bzw. die Differentialdiagnose (s.u.) näher eingegrenzt.

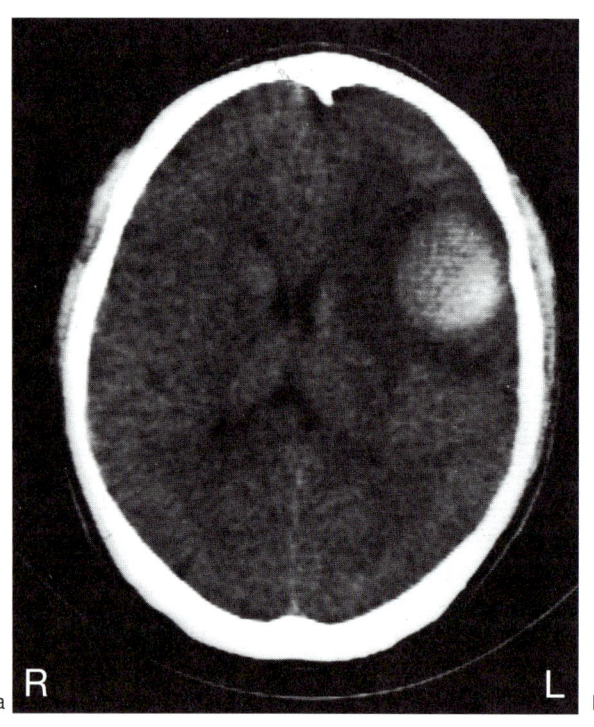

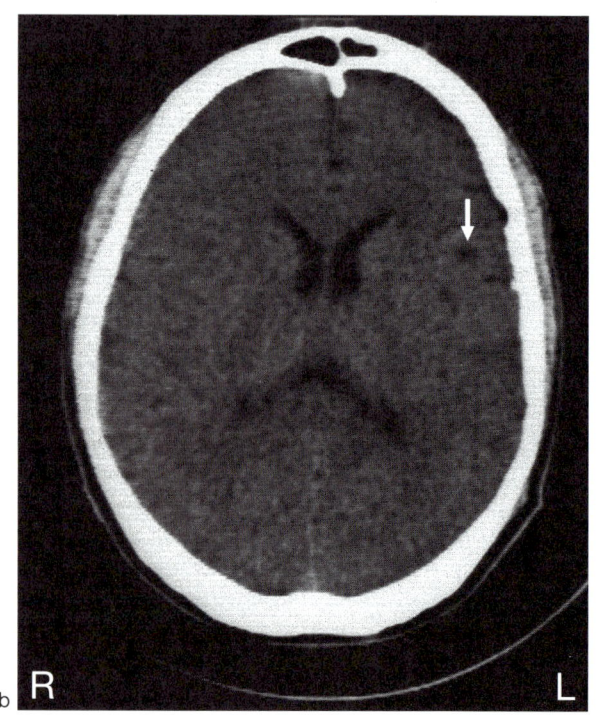

Abb. 3-6 CCT einer Massenblutung im Verlauf.
a: Linksseitig erkennt man eine frontolaterale intrazerebrale Massenblutung (hyperdens) mit einem ausgeprägten perifokalen Ödem (hypodens).
b: Als Residuum der ehemaligen Blutung bleibt nach erfolgreicher operativer Hämatomentfernung nur ein kleiner, gut demarkierter Hirnsubstanzdefekt (Pfeil).

Zerebrale Zirkulationsstörungen

Differentialdiagnose
- Hirninfarkt: CCT
- subdurales Hämatom: CCT
- Meningoenzephalitis: Entzündungszeichen im Liquor und EEG-Veränderungen
- Subarachnoidalblutung: Blut im Liquor, CCT und evtl. Angiographie.

▼ **Therapie**
Die Hirndruckbehandlung (perifokales Ödem) erfolgt mit Kortikosteroiden und/oder Osmotherapeutika und durch Hochlagerung des Kopfes (ca. 30°). Bei einer zu raschen Senkung des Hirndrucks besteht die Gefahr der Entwicklung eines Infarktes!
Die Ursache der Hirnblutung wird internistisch behandelt: Ein systolischer Blutdruck > 200 mmHg wird gesenkt (aber nicht unter 160–180 mmHg!). Eventuell bestehende Gerinnungsstörungen werden behoben. Bei einer Ateminsuffizienz erfolgt eine frühzeitige, kontrollierte Beatmung, evtl. mit Hyperventilation. Bei einer lebensbedrohlichen, raumfordernden intrazerebralen Blutung und/oder einem zunehmenden Hirndruck (Stauungshydrozephalus) ist eine Operation indiziert (Kraniotomie und Ausräumung, Ventrikeldrainage).

3.1.3 Hirngefäßaneurysmen und Subarachnoidalblutung

Die Aneurysmen nehmen eine gewisse Ausnahmestellung ein, da sie meist asymptomatisch sind und dann nicht zu den Zirkulationsstörungen gezählt werden. Bei der Subarachnoidalblutung (SAB) werden Aneurysmen symptomatisch und deshalb in diesem Kapitel mitbesprochen.

Definition
Hirngefäßaneurysmen sind meist umschriebene sackförmige Ausstülpungen der Arterienwand intrakranieller Gefäße. Rupturiert die verdünnte und überdehnte Wand eines Aneurysmas, so kann es in das Hirngewebe, in den Subduralraum und meist in den Subarachnoidalraum einbluten (Subarachnoidalblutung).

Epidemiologie
Hirngefäßaneurysmen sind relativ häufig, sie finden sich bei etwa 1–2% aller Obduktionen.

Ätiologie
- **Hirngefäßaneurysma.** Die Aneurysmen entstehen meist an Gabelungsstellen von Arterien, vermutlich durch eine **anlagebedingte Schwäche der Gefäßwand.** Sie wird durch die lebenslange Druckeinwirkung ausgebuchtet. Gehäuft treten zerebrale Aneurysmen bei Patienten mit autosomal-dominant vererbter Zystenniere auf. Eine weitere Ursache sind **erworbene Gefäßwandschwächen,** z. B. durch eine Arteriosklerose, eine bakterielle Embolie der Vasa vasorum („mykotisches Aneurysma" bei bakterieller Endokarditis) oder Vaskulitiden. **Traumatische Aneurysmen** entstehen bei perforierenden Schädel-Hirn-Verletzungen oder schweren Schädel-Hirn-Traumen mit Schädelfrakturen.
- **Subarachnoidalblutung.** Bei 15–30% aller Subarachnoidalblutungen wird keine faßbare Ursache gefunden! In der überwiegenden Zahl der Fälle **rupturiert ein Aneurysma.** Häufige Ursachen sind auch arteriovenöse Angiome (s.u.), eine Arteriosklerose und ein Hypertonus. Selten führen Blutgerinnungsstörungen, Hirntumoren oder Metastasen (Hypernephrom, malignes Melanom) zur SAB.

Pathogenese
Die bevorzugte Lokalisation von Aneurysmen ist der Circulus arteriosus Willisii, 80–90% der Aneurysmen sind im vorderen, von der A. carotis interna versorgten, 10–20% im hinteren, vertebro-

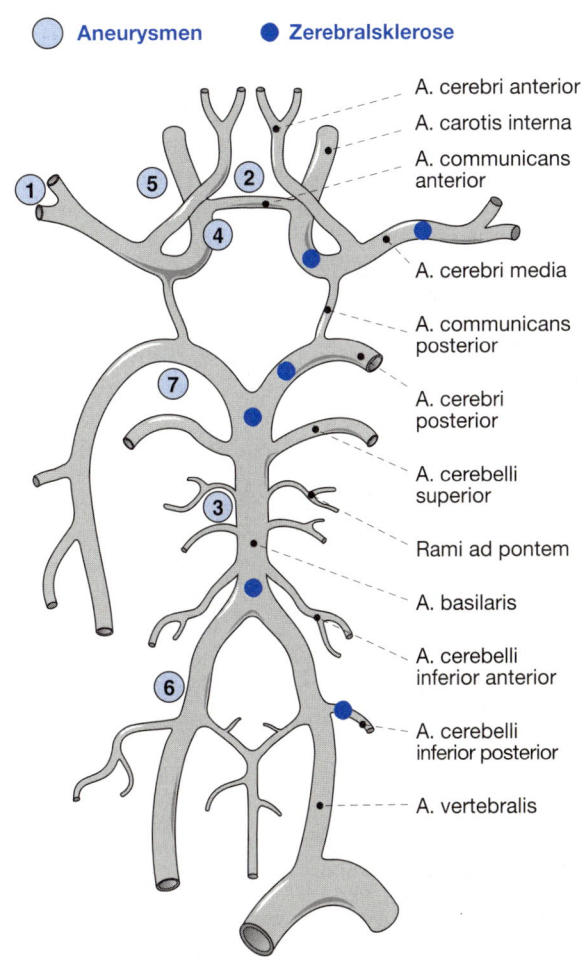

Abb. 3-7 Schematische Darstellung der Gefäße der Hirnbasis. Die Zahlen markieren bevorzugte Lokalisationen von Gehirnarterienaneurysmen in der Reihenfolge ihrer Häufigkeit (1 = häufigste Lokalisation). Die blauen Kreise zeigen häufige Lokalisationen von Gefäßverschlüssen an (modifiziert nach Riede [27]).

basilären Kreislauf gelegen (Abb. 3-7). Aneurysmen des vorderen Hirnkreislaufes befinden sich meist an der Hirnbasis und führen zu frontobasalen Blutungen. Wird die Belastungsgrenze der geschwächten Arterienwand überschritten, so rupturiert das Aneurysma plötzlich. In über 90% der Fälle blutet es in den Subarachnoidalraum. Die SAB stellt mit über 90% Wahrscheinlichkeit die Erstmanifestation intrakranieller Aneurysmen dar. Die Blutung wird durch den von ihr verursachten Druckanstieg in der Umgebung tamponiert. Selten bewirken nichtrupturierte Aneurysmen Symptome durch die Beeinträchtigung von Nachbarstrukturen wie Meningen (Schmerzen), Hirnnerven (Lähmungen) oder sie führen durch die Verlegung der Liquorpassage sogar zum Hydrocephalus internus.

K Klinik

Die Symptomatik **nichtrupturierter symptomatischer Aneurysmen** richtet sich nach der Lokalisation des Aneurysmas:
- Kopfschmerzen treten über Jahre anfallsweise auf.
- Hörstörungen sind mit einem Tinnitus oder Schwindel verbunden.
- innere/äußere Lähmung des N. oculomotorius (s. Kap. 2.8.3)
- Ein monokulärer Visusausfall (Druckschäden des Sehnerven) oder Gesichtsfeldausfälle (Kompression des Tractus opticus bzw. des Chiasma opticum) oder das Cavernosussyndrom (Augenmuskellähmungen und Schmerzen im Versorgungsgebiet des N. ophthalmicus, gelegentlich auch im Versorgungsgebiet des N. infraorbitalis) hängen von der Lokalisation eines Aneurysmas der A. carotis interna ab.
- Eine Lähmung des N. abducens tritt bei Aneurysmen der A. basilaris auf.

Die **Subarachnoidalblutung** kann ohne (90%) oder mit (10%) den oben genannten Vorboten (Symptome des nichtrupturierten Aneurysmas) auftreten. Typische Symptome sind:
- Ein heftigster, derart noch nie dagewesener Kopfschmerz tritt schlagartig auf und strahlt schnell in die Nacken-Schulter-Region aus.
- Oft kommt es zu einer Bewußtseinseintrübung, die bis hin zum Koma gehen kann.
- Ein Meningismus tritt meist nach einer Latenz von Stunden auf und macht sich durch eine Nackensteifigkeit und einen Opisthotonus (positive Zeichen von Kernig und Brudzinski) bemerkbar.
- Seltener zeigen sich Fundus- und Glaskörperblutungen mit Visuseinschränkungen.
- Zerebrale Krampfanfälle treten auf.
- Die Allgemeinsymptome sind hauptsächlich vegetativer Art: Erbrechen, Übelkeit, Kälteschauer, Schweißausbruch, Temperatur- und Blutdruckschwankungen.

Komplikationen

Folgende Komplikationen der SAB können sich entwickeln:
- **Vasospasmen.** Das Risiko ist zwischen dem 4. und 14. Tag nach der Blutung am höchsten. Neurologische Defizite werden während dieser Zeit oft durch vasospastisch bedingte Hirninfarkte verursacht – seltener durch Rezidivblutungen. Da einerseits die Spasmen das Operationsrisiko erhöhen und andererseits neurochirurgische Manipulationen an den Gefäßen Spasmen auslösen können, wird in diesem Zeitraum nicht operiert.
- **Rezidivblutung.** Das höchste Risiko besteht zwischen dem 4. und 9. Tag nach der Blutung. Rezidivblutungen brechen oft ins Hirngewebe oder gar in die Ventrikel ein. Ein Hirndruckanstieg führt rasch zur Dezerebration mit schlechter Prognose.
- **Hydrocephalus communicans.** Innerhalb weniger Tage kann sich die Resorptionsfläche des Liquors verringern und den Hirndruck ansteigen lassen. Dieser Hydrozephalus ist oft spontan reversibel.

Einteilung

Die SAB wird in 5 Schweregrade eingeteilt (Tab. 3-2).

D Diagnostik

- Im **CCT** kann man basal ausgetretenes Blut erkennen.
- Der **Liquor** ist direkt nach dem Ereignis blutig, nach ca. 3 Stunden wird der Überstand nach dem Zentrifugieren xanthochrom (die Gelbfärbung durch Blutfarbstoff weist auf einen Erythrozytenzerfall hin).

Tab. 3-2 Gradeinteilung der Subarachnoidalblutung

Schweregrad	Definition des Schweregrads
0	asymptomatische Aneurysma
1	leichte Kopfschmerzen, geringe Nackensteife
2	stärkere bis heftige Kopfschmerzen, deutliche Nackensteife, isolierte Hirnnervenausfälle
3	Verwirrtheit, leichte Bewußtseinstrübungen, geringe fokal-neurologische Defizite (z.B. leichte Aphasie)
4	schwere Bewußtseinstrübungen, neurologische Defizite (z.B. deutliche Hemiparese, Aphasie)
5	tiefes Koma, Dezerebrationssyndrom)

Zerebrale Zirkulationsstörungen

- Mit der **transkraniellen Dopplersonographie** können Vasospasmen nachgewiesen werden.
- Durch die **Angiographie** kann ein Aneurysma bzw. die Blutungsquelle dargestellt und die Therapie (s.u.) geplant werden (in 20–30% der Fälle gelingt kein Aneurysmanachweis).

Differentialdiagnose

Mögliche Differentialdiagnosen zum **nichtrupturierten symptomatischen Aneurysma** sind folgende Erkrankungen:

- Tolosa-Hunt-Syndrom. Typisch sind ein einseitiger retroorbitaler Schmerz, Augenmuskellähmungen und Sensibilitätsstörungen im Gebiet der Nn. ophthalmicus und infraorbitalis (I. und II. Trigeminusast), gelegentlich eine Protrusio bulbi und eine konjunktivale Injektion. Ursächlich werden unspezifische granulomatöse Entzündungen im Sinus cavernosus oder der Fissura orbitalis in Betracht gezogen. Die Diagnose wird mittels Dünnschicht-Untersuchung der Orbita mit der CCT, oder besser MRT, gestellt. Nach einer Steroidtherapie bessern sich die Symptome normalerweise im Verlauf von Tagen oder Wochen.
- ophthalmoplegische Migräne (s. Kap. 11.2.1)
- Arteriitis temporalis (s. Kap. 14.6.3)
- Sinusvenenthrombose (v.a. des Sinus cavernosus).

Als Differentialdiagnosen zur **SAB** sind prinzipiell alle Krankheiten mit attackenartigen Kopfschmerzen (s. Kap. 11.2) in Erwägung zu ziehen, häufig sind:

- Bing-Horton-Kopfschmerz (cluster-headache)
- Migräne
- Entzündungen der Nasennebenhöhlen
- Glaukomanfall
- Meningitis/Meningoenzephalitis.

▽ **Therapie**

- Der Patient wird intensiv internistisch überwacht. Normotone Blutdruckwerte sind anzustreben, da bei hypertonen Werten die Gefahr der Nachblutung besteht.
- Eine Sedierung erfolgt z.B. mit 10 mg Diazepam, eine Analgesierung mit Opiaten (25–100 mg Pethidin s.c. oder 0,3–0,6 mg Buprenorphin i.v. oder i.m.).
- Zur Prophylaxe von Vasospasmen wird Nimodipin (initial 1 mg/h, dann 2 mg/h) verabreicht.
- Auftretende zerebrale Anfälle können z.B. mit Clonazepam und Phenytoin behandelt werden.
- Ein Hirndruck wird mit Kopfhochlagerung, Hyperventilation, Steroiden (Hirnödem) oder Osmodiuretika (vasogenes Ödem) therapiert. Eventuell erfolgt eine operative Druckmessung bzw. -senkung (v.a. bei Schweregrad 4–5).
- Antifibrinolytika zur Prophylaxe der Nachblutung gelten als obsolet!
- Bei einem angiographisch nachgewiesenen Aneurysma und dem Schweregrad 1–3 erfolgt eine Frühoperation (innerhalb der ersten drei Tage). Eine Operation nach dem 14. Tag wird als Spätoperation bezeichnet.

Prognose

Die SAB hat eine ungünstige Prognose. Lediglich 40–60% der Patienten erlangen wieder einen arbeitsfähigen bzw. beschwerdefreien oder symptomarmen Zustand. Bis zu 80% zeigen eingeschränkte kognitive Leistungen in detaillierten neuropsychologischen Untersuchungen. Trotzdem konnte die Prognose durch die konservative (v.a. antiischämische) und operative Therapie (v.a. die Frühoperation) verbessert werden.

3.1.4 Sinus- und Hirnvenenthrombose

Die blande Sinusvenenthrombose wird von der selteneren septischen Sinusvenenthrombose unterschieden.

Blande Sinus- und Hirnvenenthrombose

Epidemiologie

Das Alter der Patienten liegt gewöhnlich unter 40 Jahren. Das Verhältnis Frauen zu Männer beträgt 3:2. Als besondere Risikofaktoren für die Frau gelten Kontrazeptiva und das Puerperium.

Ätiologie und Pathogenese

Grundsätzlich liegen dieselben Mechanismen zugrunde wie bei extrakraniellen venösen Thrombosen, nämlich die Virchow-Trias:

- **Gefäßwandläsion.** Ursachen können eine Entzündung, eine Arteriosklerose oder ein Trauma sein.
- **Veränderte Hämodynamik.** Im Bereich eines Aneurysmas kann es z.B. zur Wirbelbildung kommen, eine lokale Stase durch einen Hirntumor oder eine Rechtsherzinsuffizienz können die Blutströmung verlangsamen.
- **Störung der Blutgerinnung.** Ursächlich ist ein Ungleichgewicht zwischen der Gerinnung und der körpereigenen Fibrinolyse (z.B. eine Thrombozytose oder ein Mangel an Antithrombin III oder Protein S/C).

Die Thrombose kann zunächst die Hirnvenen befallen und dann auf die Sinus übergreifen bzw. umgekehrt. Abhängig von der kollateralen venösen Drainage und dem Fortschreiten der Thrombosierung kommt es zu einem ischämischen Hirnödem, Stauungsblutungen und ischämischen Infarkten. Gleichzeitig finden Rekanalisierungsvorgänge statt, so daß der klinische Verlauf sehr fluktuierend sein kann.

K **Klinik**

Die Symptome entwickeln sich überwiegend schleichend und subakut. Früh zeigen sich im

Liegen zunehmende, intensiv drückende Kopfschmerzen, dann kommen Übelkeit und Erbrechen sowie Diplopie hinzu, schließlich eine Stauungspapille. Es treten Verwirrtheitszustände, eine Vigilanzstörung und Bewußtseinstrübung bis hin zum Koma (Hirndrucksteigerung) auf. Auch zentrale Paresen und zerebrale Krampfanfälle sind möglich.

Ⓓ Diagnostik
Diese Diagnose ist sehr schwierig zu stellen, weil einerseits das Krankheitsbild nicht einheitlich ist und fluktuieren kann und andererseits es keine einfache Zusatzuntersuchung zur schnellen Diagnosesicherung gibt. Die Zusatzuntersuchungen können – bis auf das Angiogramm – allesamt unauffällig sein.
- Im **EEG** finden sich Herdbefunde und bei Hirndruck Allgemeinveränderungen.
- In der **Laboruntersuchung** sind die BSG erhöht und eine Leukozytose nachweisbar.
- Der **Liquor** ist häufig normal oder zeigt eine leichte Eiweißvermehrung, eine blutige Beimengung oder eine Xanthochromie. Der Liquordruck ist häufig erhöht.
- **CCT** und **MRT** weisen Blutungen und Infarkte nach. Die Infarkte liegen in der Regel subkortikal und überschreiten die arteriellen Versorgungsgebiete. Typisch in der Kontrastmittel-CCT ist das Delta-Zeichen, eine okzipitale, runde Kontrastmittelaussparung im Confluens sinuum bei einer Thrombose des Sinus sagittalis superior.
- Die **Angiographie** der A. carotis interna sichert eine Sinus- oder Hirnvenenthrombose – hierbei ist die venöse Phase des Angiogramms verzögert – oder schließt sie aus.

Differentialdiagnose
Wegen des uneinheitlichen Krankheitsbildes ist die Differentialdiagnose weit gefächert:
- Meningitis/Enzephalitis: CCT, Liquor, im Zweifelsfall Angiographie (die dann normal ist)
- Eklampsie: erhöhter Blutdruck, pathologische Nierenwerte!
- Hirninfarkt. CCT.

▽ Therapie
- Eine **Vollheparinisierung** wird mit einem Bolus von 3000–5000 IE begonnen, dann so fortgeführt, daß die PTT auf das Zwei- bis Dreifache des Ausgangswertes, der normal bei 23–35 Sekunden liegt, ansteigt. Überlappend erfolgt eine Antikoagulation mit Phenprocoumon (Marcumar®) für 8–12 Monate.
- Eine prophylaktische **antikonvulsive Therapie** (z. B. mit Phenytoin) ist im akuten Stadium indiziert.
- Ein erhöhter Hirndruck wird durch Osmodiuretika, Kopfhochlagern und Hyperventilation gesenkt (entsprechend der Therapie des Ödems beim Infarkt, s. Kap. 3.1.1 werden **keine** Steroide verabreicht).
- Außerdem werden eine evtl. vorhandene Gerinnungsstörung behoben und Kontrazeptiva abgesetzt.

Prognose
Bei rechtzeitiger adäquater Therapie kommt es oft – außer bei intrazerebralen Blutungen – zu einer Restitutio ad integrum. Rezidive treten in weniger als 5% der Fälle auf. Allerdings hat der Verschluß des Sinus sagittalis superior eine Letalität von 78%.

Septische Sinusthrombose

Ätiologie und Pathogenese
Eitrige Prozesse der Nasennebenhöhlen, der Siebbeinzellen, des Gesichts (Oberlippenfurunkel), des Mittelohrs (Otitis media) oder des Warzenfortsatzes (Mastoiditis) können durch Fortleitung septische Thrombosen verursachen. Die Erreger – häufig Staphylokokken, Proteus oder E. coli – können über zuleitende kleine Venen oder per continuitatem durch den Knochen in die Sinus gelangen. Zunächst bilden sich wandständige, später obliterierende Thromben. Gleichzeitig entsteht eine umschriebene oder diffuse Meningitis, evtl. ein subdurales Empyem. Am häufigsten ist der Sinus transversus befallen, am zweithäufigsten der Sinus cavernosus.

Ⓚ Ⓓ Klinik und Diagnostik
Die Krankheit setzt akut ein. Zu den neurologischen Symptomen kommen Allgemeinsymptome, v. a. Fieber und Schüttelfrost (BSG-Erhöhung und Leukozytose). Als lokale Zeichen können eine schmerzhafte Rötung und Schwellung über dem Sinus auftreten. Manchmal ist die V. jugularis sehr druckempfindlich. Der Liquor zeigt fast immer entzündliche Zeichen (v. a. Pleozytose). Das neuroradiologische Vorgehen entspricht dem bei der blanden Thrombose (MRT/CCT, evtl. Angiographie).

▽ Therapie
An erster Stelle steht die **Antibiose**. Eventuell sind eine chirurgische Herdsanierung und bei einem subduralen Empyem eine neurochirurgische Intervention erforderlich. Ob eine Heparintherapie indiziert ist, ist noch nicht geklärt. Sie erscheint jedoch sinnvoll.

3.2 Zerebrale Gefäßfehlbildungen

Bei den wichtigsten zerebralen Gefäßfehlbildungen werden nach pathologisch-anatomischen Kriterien arteriovenöse, venöse und kavernöse

Angiome, kapilläre Teleangiektasien und der Morbus Sturge-Weber (enzephalofaziale Angiomatose, s. Kap. 15.1.5 Phakomatosen) unterschieden. Sie sind von bösartigen Gefäßgeschwülsten zu trennen. Die arteriovenösen (AV-)Angiome haben die größte klinische Bedeutung.

Arteriovenöse Angiome

Definition
Arteriovenöse (AV-)Angiome sind angeborene Gefäßfehlbildungen, in denen Hirnarterien durch ein Gefäßkonvolut mit Venen kurzgeschlossen sind. Das Gefäßknäuel besteht aus wenig differenzierten Gefäßen, die manchmal verkalkt sind. Meist liegen die Angiome an der Hirnoberfläche.

Pathogenese
Durch den Kurzschluß wird dem Hirnparenchym, das im Versorgungsgebiet der betroffenen Arterie liegt, Blut entzogen. Es erleidet eine chronische Hypoxie. Außerdem kann die Hirndurchblutung bis auf das Drei- bis Vierfache gesteigert sein. Dies führt zu einer Belastung des großen Kreislaufes und schließlich zu einer Linksherzinsuffizienz. Die pathologischen Gefäße können leicht rupturieren, dadurch kommt es zur intrazerebralen Blutung oder zur Subarachnoidalblutung.

K **Klinik**
Die Angiome können sich sowohl durch die druckbedingte Ausdehnung als auch durch das normale Wachstum im Rahmen des physiologischen Wachstums des gesamten Organismus vergrößern. Deshalb treten die Symptome häufig am Ende der Pubertät oder am Anfang der Adoleszenz auf. Typische Beschwerden sind:
- orthostatische Beschwerden wie Schwindel und Kollapsgefühl
- Kopfschmerzen, die oft migräneartig sind
- Zerebrale Krampfanfälle können fokal oder generalisiert sein und treten als Folge einer umschriebenen Ischämie später hinzu.
- Zerebrovaskuläre Komplikationen. Etwa zwei Drittel der Patienten erleiden einen Apoplex mit neurologischen Defiziten. Die Ursachen sind entweder eine Mangeldurchblutung oder kleine Einblutungen in das Hirnparenchym. Andere Patienten erleiden eine SAB, die ähnlich, aber meist leichter verläuft als die SAB bei einem Aneurysma.

D **Diagnostik**
- Gelegentlich kann man das Gefäßkonvolut durch ein pulssynchrones Geräusch auskultieren.
- Im **EEG** zeigen sich Herdveränderungen.
- In der **CCT/MRT** stellt sich das Angiom als nicht raumfordernder Tumor dar, der normalerweise Kontrastmittel aufnimmt.
- Durch die **Angiographie** wird die Diagnose gesichert und das Konvolut dargestellt.
- Verkalkte Konvolute sind auf der **Röntgen-Nativaufnahme** zu sehen.

T **Therapie**
Die konservative Therapie behandelt symptomatisch die Komplikationen (zerebrale Anfälle, Apoplex, SAB). Der Kurzschluß kann durch eine angiographische Embolisation, die pathologischen Gefäße können durch eine Operation beseitigt werden.

Sonstige Angiome

- **Venöse Angiome.** Sie bestehen aus einem tief im Marklager liegenden Netzwerk kleiner Medullarvenen, die fächerförmig in größere Sammelvenen münden. Venöse Angiome können durch zerebrale Anfälle symptomatisch werden und müssen dann evtl. operativ entfernt werden.
- **Kavernöse Angiome.** Kavernome sind Hämangiome mit weiten, dünnwandigen Gefäßräumen, die von einem Endothel ausgekleidet sind. Überwiegend kommen sie extrakraniell vor, selten intrakraniell, dann können sie jedoch überall im Gehirn auftreten. Kavernöse Angiome verhalten sich klinisch ähnlich wie AV-Angiome, häufigste Erstsymptome sind zerebrale Anfälle. Kavernome können ebenfalls operativ entfernt werden.
- **Kapilläre Teleangiektasien.** Diese umschriebenen, meist einzelnen Anhäufungen von Kapillaren in normalem Hirngewebe werden sehr selten symptomatisch und sind oft Zufallsbefunde bei Obduktionen.

3.3 Spinale Zirkulationsstörungen und Gefäßfehlbildungen

Anatomische Grundlagen
Die Rückenmarksarterien, eine unpaare A. spinalis anterior und zwei Aa. spinales posteriores, werden aus den Aa. vertebrales und den Segmentarterien (Aa. intercostales und Aa. lumbales) mit Blut gespeist. Von 31 Spinalarterien erreichen nur etwa 8–10 das Rückenmark (die übrigen versorgen die Nervenwurzeln bzw. die Hirnhäute). Die größte liegt gewöhnlich zwischen Th12 und L3 (A. radicularis magna, Adamkiewicz). Diese Gefäße teilen sich in einen ventralen und einen dorsalen Ast, die jeweils die A. spinalis anterior und Aa. spinales posteriores speisen. Aus den Aa. spinales anteriores entspringen die Aa. sulcocommissurales, welche die Vorderhörner, die Basis der Hinterhörner und den größten Teil des Vorderseitenstranges versorgen. Der Rest der Hinterhörner und die Hinterstränge werden von den Aa. spinales posteriores versorgt.

3.3.1 Ischämien des Rückenmarks

Wie bei den zerebralen Durchblutungsstörungen verursachen unterschiedliche Gefäßerkrankungen dieselben Symptome. Sie richten sich nach dem Befall des betroffenen Gefäßes.

Ätiologie
Für das Auftreten einer spinalen Ischämie sind Erkrankungen der Aorta am bedeutendsten:
- In **Aortenaneurysmen** können sich Embolien bilden, bei einem Aneurysma dissecans der Aorta können die Aa. intercostales und Aa. lumbales durch den Intimaeinriß direkt komprimiert werden.
- Bei der **Aortenisthmusstenose** kann der Kollateralkreislauf über die Rückenmarksarterien sowohl kleine Blutungen und Druckschäden als auch – v. a. bei einem Blutdruckabfall – Ischämien des Rückenmarks verursachen.
- Eine **Arteriosklerose** kann zur Bildung von Embolien führen.
- Bei einer **Angio- und Aortographie** können sich während des Vorschiebens des Katheters Thromben lösen und zu Embolien führen oder sich Rückenmarksschädigungen durch toxische Einflüsse des Kontrastmittels entwickeln.
- **Vaskulitiden** als Ursache von Infarkten des Rückenmarks treten bei Kollagenosen, aber auch bei der Lues auf.

K **Klinik**
Häufigste Manifestation ist das **Spinalis-anterior-Syndrom,** das folgende Symptome macht:
- Radikuläre Schmerzen finden sich auf der segmentalen Höhe der betroffenen Arterie.
- Paraparesen hängen von der Höhe der Läsion ab und sind initial meist schlaffe Lähmungen. Trotzdem können Pyramidenbahnzeichen ausgelöst werden.
- Dissoziierte Sensibilitätsstörung. Typisch ist der Verlust von Temperatur- und Schmerzempfindung bei erhaltener Tiefensensibilität, da die Hinterstränge von den Aa. spinales dorsales versorgt werden.
- Blasen- und/oder Mastdarmstörung
- Die Claudicatio intermittens spinalis kann isoliert oder als Vorbote auftreten. Dabei werden obige Symptome durch eine Belastung, wie z. B. Gehen, in abgeschwächter Form ausgelöst. (Hiervon abzugrenzen ist die Claudicatio intermittens caudae equinae, die eine ähnliche Symptomatik hat, aber durch einen verengten Spinalkanal verursacht sein soll.)
- Selten verursacht ein Infarkt der A. sulcocommissuralis ein Brown-Séquard-Syndrom (s. Kap. 2.11.2).

Chronische Durchblutungsstörungen des Halsmarkes verursachen im Alter eine **chronisch-progrediente Myelopathie.** Dabei kommt es zu einer spastischen Para- oder Tetraplegie, querschnittsförmigen dissoziierten Gefühlsstörungen und gelegentlich einem zervikalen Schmerzsyndrom.

D **Diagnostik**
Ein Nachweis des Infarktes gelingt in der Regel nicht (nur gelegentlich kann er in der MRT dargestellt werden), daher wird die Diagnose vorwiegend klinisch und nach Ausschluß anderer Ursachen gestellt.

▽ **Therapie**
Die allgemeine Behandlung entspricht den nichtchirurgischen Maßnahmen bei einem traumatischen Querschnittssyndrom (s. Kap. 9.5). Außerdem werden die Ursachen therapeutisch angegangen.

3.3.2 Spinale Blutungen

Spinale Blutungen sind seltene Erkrankungen, die aber wegen der Kompression des Rückenmarkes schwerwiegende Folgen haben können und daher differentialdiagnostisch in Betracht gezogen werden sollten. Man unterscheidet:
- **Intraspinale (medulläre) Blutung (Hämatomyelie).** Bei Angiomen, Blutgerinnungsstörungen oder selten bei Wirbelsäulentraumen blutet es ins Rückenmark. Die klinische Symptomatik richtet sich nach dem Ausmaß der Blutung. Das Bild kann von einzelnen Ausfällen betroffener Bahnen (Lähmung, dissoziierte Sensibilitätsstörung) über das Brown-Séquard-Syndrom bis zum kompletten Querschnittssyndrom reichen.
- **Spinale Subarachnoidalblutung.** Meist blutet es aus Angiomen oder gefäßreichen Tumoren in den spinalen Subarachnoidalraum. Dabei kommt es plötzlich zu heftigem Rückenschmerz mit einem sich rasch entwickelnden Meningismus.

D **Diagnostik**
Neuroradiologische Diagnosemöglichkeiten sind MRT, CT und spinale Angiographie. Eventuell werden eine Liquorpunktion oder eine Myelographie durchgeführt.

Differentialdiagnose
Als Differentialdiagnosen kommen die Encephalomyelitis disseminata, degenerative Rückenmarkserkrankungen und die chronische spondylogene Myelopathie in Frage.

▽ **Therapie**
Als neuroradiologisches Verfahren steht die angiographische Embolisation zur Verfügung, seltener wird operiert.

3.3.3 Spinales arteriovenöses Angiom

Bei den spinalen Gefäßfehlbildungen ist nur das arteriovenöse Angiom klinisch relevant.

Epidemiologie
Spinale Angiome sollen häufig vorkommen (3–12%), jedoch meist asymptomatisch sein.

Pathogenese
Bei dieser anlagebedingten Gefäßfehlbildung kann das Rückenmark durch den erhöhten Blutfluß im arteriovenösen Kurzschluß geschädigt werden (ischämische Myelopathie).

K Klinik
Oft werden die Angiome nach dem 40. Lebensjahr akut oder subakut symptomatisch. Die Beschwerden wechseln je nach den Durchblutungsverhältnissen (Belastungen, nächtlicher Blutdruckabfall etc.):
- radikuläre Schmerzen, später kommen Parästhesien hinzu
- fluktuierende oder progrediente Paraparese
- Blasen- und/oder Mastdarmstörung
- in den Endstadien Querschnittssyndrom.

Angiome können auch bluten (s.o.).

D Diagnostik
Wie bei der spinalen Blutung werden MRT, CT, evtl. eine Liquorpunktion und eine Myelographie durchgefürt. Die Diagnosesicherung erfolgt durch die Angiographie.

T Therapie
Es wird entweder angiographisch embolisiert oder operiert.

3.4 Zusammenfassung

Unter **Schlaganfall (Apoplex)** versteht man eine akut/subakut auftretende neurologische Herdsymptomatik, im allgemeinen auf dem Boden einer Zirkulationsstörung (Ischämie, Blutung, SAB, Sinusthrombose). Am häufigsten sind **Ischämien** (Insult und Infarkt), die hauptsächlich durch Arteriosklerose und Embolien verursacht werden. Die Symptomatik richtet sich nach dem betroffenen Gefäßgebiet: Ist der vordere Hirnkreislauf betroffen, resultieren vorwiegend Hemiparesen, Hemihypästhesien und neuropsychologische Störungen (z.B. Aphasien). Für den hinteren Hirnkreislauf sind eine Hemianopsie, Hirnstammsymptome (Bewußtseinseintrübung!) und Kleinhirnsymptome (v.a. Ataxie und Dysarthrie) typisch. Prophylaktisch müssen vor allem die Risikofaktoren beseitigt und behandelt werden. Die Akutbehandlung versucht das Ausmaß der Nervenzellschädigung einzuschränken. In der Rehabilitation soll die Wiedererlangung verlorengegangener Funktionen gefördert werden. Eine **Hirnblutung** ist seltener, muß aber vor dem Therapiebeginn durch die CCT ausgeschlossen werden.
Die **Subarachnoidalblutung (SAB)** verursacht schlagartige, heftigste Kopfschmerzen und einen Meningismus. Die Behandlung besteht hauptsächlich in der Prophylaxe der Komplikationen Vasospasmus, Rezidivblutung und Hydrozephalus communicans. Ist angiographisch ein Aneurysma nachgewiesen, kann es in den ersten Tagen operiert werden.

Die **blande Sinusthrombose** befällt überwiegend Frauen (Kontrazeptiva, Puerperium) und wird durch eine sich schleichend entwickelnde Symptomatik mit dem Leitsymptom Kopfschmerz manifest. Die Diagnose ist schwierig zu stellen, gesichert wird sie nur durch die Angiographie. Bei einer rechtzeitigen Therapie besteht eine relativ gute Prognose.
Die klinisch bedeutendste zerebrale Gefäßfehlbildung ist das **arteriovenöse (AV-)Angiom**. Es kann klinisch durch Kopfschmerzen, Krampfanfälle oder zerebrovaskuläre Komplikationen in Erscheinung treten. Die Sicherung der Diagnose erfolgt durch die Angiographie. Es wird einerseits symptomatisch behandelt andererseits angiographisch embolisiert bzw. operiert.
Spinale Ischämien werden überwiegend durch Aortenerkrankungen verursacht. Die A. spinalis anterior ist am häufigsten betroffen. Klinische Symptome sind radikuläre Schmerzen, Paresen und dissoziierte Sensibilitätsstörungen. **Spinale Blutungen** sind selten und können zu einzelnen Ausfällen bis hin zum Querschnittssyndrom führen.
Bei **arteriovenösen Angiomen des Rückenmarks** kommt es aufgrund des arteriovenösen Kurzschlusses zur ischämischen Myelopathie, die sich durch chronische radikuläre Schmerzen und eine fluktuierende oder progrediente Paraparese bemerkbar macht.

4
Zerebrale Anfallsleiden (Epilepsien)

Zunächst werden Allgemeinbegriffe erklärt, ein Überblick über die Einteilung der Anfälle gegeben und das diagnostische Vorgehen erläutert. Es folgt die Besprechung wichtiger einzelner Krankheitsbilder, geordnet nach der traditionellen Nomenklatur.

Definition
Ein epileptischer Anfall ist eine pathologische Reaktion des ZNS, bei der es zu motorischen, sensorischen, sensiblen, vegetativen oder psychischen Symptomen bzw. Ereignissen kommt. Bei einem einmaligen Ereignis spricht man vom **Gelegenheitsanfall**. Das **Anfallsleiden (Epilepsie)** ist durch wiederholte Anfälle, oft auch durch psychische Veränderungen und fast immer durch iktale pathologische EEG-Veränderungen gekennzeichnet. Die **Residualepilepsie** ist ein Anfallsleiden, das sich nach einer perinatalen Hirnschädigung entwickelt. Epilepsien ab dem 50. Lebensjahr bezeichnet man als **Spätepilepsien**.

Epidemiologie
Bei etwa 10% aller Menschen besteht aufgrund des EEG-Befundes eine erhöhte Krampfbereitschaft, eine sog. **latente Epilepsie**. Bei etwa 5% tritt nur einmal oder wenige Male im Leben ein epileptischer Anfall auf (Gelegenheitsanfall oder Oligoepilepsie). Die Prävalenz der Epilepsie, des eigentlichen Anfallsleidens, beträgt 0,5–1%.

Ätiologie
Tabelle 4-1 gibt eine Übersicht über die im jeweiligen Lebensalter häufigsten Ursachen von zerebralen Krampfanfällen.
Für manche Formen von Anfallsleiden, bei denen keine faßbare Ursache für die zerebralen Krampfanfälle gefunden werden kann, sind Einflüsse von Erbfaktoren nachgewiesen: 61% der eineiigen und nur 12% der zweieiigen Zwillinge sind konkordant betroffen. Das generelle empirische Erkrankungsrisiko für Kinder und Geschwister von Patienten mit einem Anfallsleiden ist niedrig: Es beträgt etwa 4–8% für die Kinder und etwa 4% für die Geschwister. Überwiegend wird ein polygener (multifaktorieller) Erbgang vermutet, doch auch eine dominante und eine rezessive monogene Vererbung scheinen vorzukommen.

Pathogenese
Reizt man das Gehirn physikalisch (z. B. elektrisch, wie bei der Elektrokrampftherapie) oder pharmakologisch (z. B. mit Pentetrazol oder Bemegrid) stark genug, so löst dies Krampfanfälle aus. Bemerkenswerterweise können schon dem Pentetrazol chemisch nahverwandte Stoffe (z. B.

Tab. 4-1 Übersicht über für das jeweilige Lebensalter typische Ursachen zerebraler Krampfanfälle	
Lebensalter	Ursachen
Säuglings- und Kindesalter	Fieberkrämpfe Meningitis/Enzephalitis perinatale Hypoxie intrakranielle Blutungen angeborene Stoffwechselerkrankungen Phakomatosen (z.B. tuberöse Sklerose)
10.–25. Lebensjahr	idiopathische Epilepsien (genetische Faktoren) perinatale Hirnschädigung zerebrale Gefäßfehlbildungen Schädel-Hirn-Traumen Meningitis/Enzephalitis
25.–50. Lebensjahr	perinatale Hirnschädigung Schädel-Hirn-Traumen chronischer Alkoholabusus Hirntumoren Entzündungen (Vaskulitis, Enzephalitis)
ab dem 50. Lebensjahr	Neoplasien zerebrovaskuläre Erkrankungen

Cyclohexylpentamethylentetrazol oder Glutethimid) antikonvulsiv wirken. Die Unreife des kindlichen Gehirns (unvollständige Myelinisierung) ermöglicht Anfallsformen, die fast ausschließlich bis zum Ende des Kleinkindesalters auftreten. Diese Unreife äußert sich neurophysiologisch im kindlichen EEG durch eine große Variationsbreite bezüglich der Frequenz, der Amplitude und der Reaktionsfähigkeit gegenüber äußeren Einflüssen (das kindliche EEG ist daher äußerst schwierig zu beurteilen!). Die genaue Pathogenese des zerebralen Krampfanfalls ist noch weitestgehend ungeklärt. Der Anfall wird als Ergebnis abnormer, exzessiver elektrischer Entladungen größerer Neuronenverbände angesehen. Einflüsse auf die Stabilität des Membranpotentials von Nervenzellen führen zu einer Änderung der Erregbarkeit und können somit Depolarisationen fördern. Solche Einflüsse sind zum einen metabolische Faktoren zur Energieerzeugung in der Nervenzelle, zum anderen ein Ungleichgewicht zwischen inhibitorischen (hemmenden) und exzitatorischen (erregenden) Neurotransmittern:

- **Gesteigert** wird die Erregbarkeit von Nervenzellen durch eine intrazelluläre Wasseransammlung (z. B. Hirnödem), eine Alkalose und einen Mangel an freien Kalziumionen (z. B. ruft das Abatmen von CO_2 bei der Hyperventilation eine Alkalose hervor, die zu einer Zunahme der Proteinbindungen von Ca^{2+} und somit zu einem Abfall des freien Ca^{2+} führt), eine Hypoxie, eine Hypoglykämie (z. B. Insulinüberdosierung), eine Hyperthermie (Fieber), Elektrolytentgleisungen und einen Alkohol- bzw. Medikamentenentzug (z. B. Benzodiazepine, Antikonvulsiva).
- **Herabgesetzt** wird die Erregbarkeit von Nervenzellen durch eine Dehydratation, eine Azidose, einen Kalziumüberschuß und antikonvulsiv wirkende Medikamente in therapeutischer Dosis.

Manchmal können Anfälle und/oder pathologische Veränderungen im EEG durch bestimmte Maßnahmen wie Lichtblitze bzw. das Flimmern auf einem Fernsehbildschirm, bestimmte akustische Reize (z. B. in einer Diskothek) oder sensible Hautreize provoziert werden.

Einteilung

Zerebrale Anfälle können **nach der Ätiologie** eingeteilt werden (wie bei den zerebralen Ischämien kann auch bei den Anfallsleiden eine Ursache mehrere verschiedene klinische Bilder hervorrufen; ein zerebraler Anfall kann auch als Symptom aufgefaßt werden):

- **Symptomatische Anfallsleiden** können auf eine Krankheit oder eine Läsion des Gehirns zurückgeführt werden.
  - **Residualepilepsien** liegt eine Dysgenesie (Differenzierungsstörung des Gehirns) oder eine abgeschlossene Gehirnerkrankung, z. B. Enzephalitis, Meningitis, traumatische Hirnschädigung, zerebrale Ischämie/Blutung, (perinatale) Hypoxämie etc. zugrunde.
  - **Prozeßepilepsien** liegen eine prozeßhafte Gehirnerkrankung wie raumfordernde Prozesse (z. B. Abszeß, Tumor, zerebrale Gefäßfehlbildung), seltener chronisch entzündliche ZNS-Erkrankungen (z. B. MS), degenerative Hirnerkrankungen und Stoffwechselerkrankungen zugrunde.
- **Kryptogene Anfallsleiden.** Bei diesen symptomatischen Anfallsleiden wird eine Ursache vermutet, sie kann aber (mit den heutigen diagnostischen Möglichkeiten noch) nicht gefunden werden.
- **Idiopathische Anfallsleiden** erfüllen bestimmte ätiologische, klinische und prognostische Kriterien:
  - Es läßt sich keine anfallsverursachende Läsion nachweisen, häufig besteht jedoch eine genetische Komponente.
  - Der neuropsychologische Befund ist unauffällig.
  - Der Verlauf bezüglich der Anfälle selbst, aber auch bezüglich der neuropsychologischen Entwicklung ist prognostisch günstig.

Früher wurden Anfallsleiden, deren Ursachen bzw. morphologisches Korrelat nicht gefunden werden konnten, bei denen man jedoch eine erbliche Komponente vermutete, als „genuin" bezeichnet.

Nach der Klassifikation der internationalen Liga gegen Epilepsie (in der Praxis gängig ist zur Zeit die Klassifikation von 1981, die epileptische Anfälle nach klinischen Kriterien und EEG-Veränderungen einteilt; ein neuerer Vorschlag zur Einteilung der Epilepsien und epileptischen Syndrome von 1989 wird noch kontrovers diskutiert) unterscheidet man folgende Formen zerebraler Anfälle:

- **(Primär) generalisierte Anfälle.** Meist tritt eine Bewußtseinsstörung auf. Die klinische Symptomatik ist von Beginn des Anfalls an auf die Beteiligung beider Hemisphären zurückzuführen. Ebenso sind die iktalen (während des Anfalls auftretenden) EEG-Veränderungen von Beginn des Anfalls an über dem gesamten Gehirn vorzufinden.
  - **Absencen.** Diese werden in typische und atypische Absencen unterteilt. **Typische** Absencen gehen nur mit einer Bewußtseinsstörung einher. **Atypische** Absencen haben zusätzlich myoklonische, atonische, tonische bzw. autonome Komponenten oder Automatismen.
  - **Myoklonische Anfälle.** In der Regel imponieren sie durch einzelne oder multiple myoklonische Zuckungen.
  - **Klonische Anfälle.** Die gesamte Muskulatur oder nur einige Körpermuskeln kontrahieren sich unkoordiniert und ruckartig.
  - **Tonische Anfälle.** Sie äußern sich in gleich-

mäßigen, kontinuierlichen Muskelkontraktionen.
- **Tonisch-klonische Anfälle.** Nach einer initialen tonischen Phase (normalerweise ca. 20–40 Sekunden) folgt eine klonische Phase. Der tonisch-klonische Anfall ist die typische Form des Grand-mal-Anfalls.
- **Atonische Anfälle.** Es kommt zu einem Verlust des Muskeltonus. Hierzu zählen auch myoklonisch-astatische Anfälle.
• **Fokale (lokale, partielle) Anfälle.** Sowohl die EEG-Veränderungen als auch das klinische Erscheinungsbild lassen darauf schließen, daß der fokale Anfall in einem anatomischen/funktionellen Neuronenverband begonnen hat, der auf einen Teil einer oder beider Hemisphären eingegrenzt werden kann.
- **Einfache fokale Anfälle.** Das Bewußtsein ist im Anfall nicht gestört. Dabei können motorische, somatosensorische, vegetative oder psychische Symptome auftreten. **Motorische Symptome** können fokal begrenzt sein (ohne Ausbreitung der Symptomatik) oder sich als Jackson-Anfälle (mit Ausbreitung der Symptomatik, s.u.), als Versiv-Anfall oder als Vokalisationsanfall äußern. **Somatosensorische Symptome** sind z. B. der sensible Jackson-Anfall oder visuelle, auditive, olfaktorische und gustatorische Symptome. **Vegetative Erscheinungen** sind z. B. Schwitzen, Übelkeit und Blässe. Zu den **psychischen Symptomen** (Störungen höherer Hirnfunktionen) zählen die Aphasie, dysmnestische Symptome (z. B. Déjà-vu-Erlebnisse), affektive oder kognitive Symptome (z. B. Furcht, Angst, Zwangsgedanken).
- **Komplexe fokale Anfälle.** Das Bewußtsein ist im Anfall gestört. Man unterscheidet zwei Formen:
Anfälle, die wie ein einfacher fokaler Anfall beginnen und von einer Bewußtseinsstörung gefolgt werden, gehen mit Symptomen fokaler Anfälle oder mit Automatismen einher.
Bei Anfällen mit einer Bewußtseinsstörung von Beginn des Anfalls an kann die Bewußtseinsstörung entweder isoliert oder mit Symptomen fokaler Anfälle oder mit Automatismen auftreten.
- **Fokale Anfälle mit sekundärer Generalisierung.** Einfache oder komplexe fokale Anfälle können in einen generalisierten tonisch-klonischen Anfall übergehen (die Erregung breitet sich aus und wird bilateral).

Ⓓ Diagnostik
• **Anamnese/Fremdanamnese.** Da der Arzt selten einen Anfall selbst sieht, steht die Anamnese im Mittelpunkt der Epilepsiediagnostik. Dabei ist es wichtig, nach der familiären Belastung, prädisponierenden Gehirnerkrankungen, dem genauen Ablauf (Semiologie) und der Dauer des Anfalls und der Bewußtseinslage zu fragen. Geklärt werden sollte, ob der Patient während des Anfalls Schaum vor dem Mund hatte, es zu einem Stuhl- oder Urinabgang kam, Prodromi vorlagen, sich der Patient bei dem Anfall verletzt hat (typisch sind ein Zungen- oder Wangenbiß) und/oder sich eine postiktale Müdigkeit fand.
• **EEG.** Die Ableitungen werden in Ruhe und, falls sie in Ruhe unauffällig sind, unter Provokationsmaßnahmen (Hyperventilation, Photostimulation) aufgezeichnet. Zusätzliche Untersuchungen sind das Schlaf- bzw. Schlafentzug-EEG (Ableitung im Schlaf nach Schlafentzug) und das Langzeit-EEG (es kann mit simultaner Videoüberwachung aufgezeichnet werden und soll v. a. ein iktales EEG liefern). Falls ein fokales Anfallsleiden operiert werden soll, kann auch ein invasives EEG (die Ableitelektroden werden auf der Gehirnoberfläche oder intrazerebral appliziert) notwendig werden.
• **CCT/MRT.** Eine morphologisch faßbare Ursache der Anfälle (s.o.) wird nachgewiesen oder ausgeschlossen.
• **Angiographie.** Sie dient der Abklärung intrazerebraler Gefäßfehlbildungen und präoperativer Durchblutungsverhältnisse.
• **SPECT/PET.** Mit diesen nuklearmedizinischen Verfahren können Einblicke in die dynamischen Vorgänge von zerebralen Stoffwechsel- (PET) und Durchblutungsveränderungen (SPECT) gewonnen werden. Vorerst finden sie jedoch keine Anwendung in der Routinediagnostik und sind speziellen Fragestellungen vorbehalten.
• **MEG.** Die Magnetenzephalographie erfaßt Magnetfeldschwankungen, die von den dazu komplementären elektrischen Potentialschwankungen induziert werden. Sie ist eine bisher sehr aufwendige und teure experimentelle Methode, die möglicherweise eine bessere Herdlokalisation ermöglicht.

4.1 Generalisierte Anfälle

Pathogenese anfallsbedingter Hirnschäden
Generalisierte tonisch-klonische Anfälle, vor allem in größerer Zahl, führen zu sekundären Hirnschäden, die überwiegend im Temporallappen lokalisiert sind. Dies kann komplexe fokale Anfälle zur Folge haben (s. Kap. 4.2.2). Bei der Entstehung der Hirnschäden dürften folgende Faktoren eine Rolle spielen: Hypoxie, Durchblutungsstörungen, veränderter Metabolismus und Elektrolytverschiebungen. Nicht gesichert ist, ob generalisierte kleine Anfälle wie Absencen sekundäre Hirnschäden verursachen. Wahrscheinlich ruft jedoch ein Status kleiner generalisierter Anfälle eine Beeinträchtigung kognitiver Leistungen, bei Häufung evtl. sogar eine Demenz hervor.

4.1.1 Generalisierte tonisch-klonische Anfälle (Grand-mal)

Der „Grand-mal" wurde nicht in die Anfallsklassifikation aufgenommen, da er einige Varianten aufweist (u. a. nur tonische Anfälle, nur klonische Anfälle) und nichts über die Anfallsgenese und somit die Therapie aussagt. Heute versucht man, diesen Begriff durch eine genaue Anfallsbeschreibung zu ersetzen bzw. zu ergänzen. Mit seinen Varianten ist er eine der häufigsten Anfallsarten. Bei etwa 40% der Anfallsleiden kommen nur Grand-mal-Anfälle vor, bei weiteren 40% treten sie neben anderen Anfallsarten auf. Fokale Anfälle können sekundär generalisieren (z. B. in einen Grand-mal-Anfall übergehen) oder andere generalisierte Anfälle (Absencen, Myoklonien) können einem Grand-mal-Anfall vorangehen.

K Klinik

Der typische Grand-mal-Anfall tritt überwiegend plötzlich, ohne Vorboten auf oder er kündigt sich durch Prodromalerscheinungen bzw. eine Aura an. **Prodromi** sind eine unspezifische Vorahnung mit depressiver Verstimmung oder erhöhter Reizbarkeit, eine motorische Unruhe, Schlaflosigkeit, Kopfschmerzen und Schwindel. Als **Aura** finden sich häufig epigastrische Sensationen (von der Magengegend aufsteigende Empfindungen) oder olfaktorische Halluzinationen. Es können aber auch andere subjektiv wahrgenommene sensible, sensorische oder psychische (z. B. Déjà-vu-Erlebnis) Phänomene vorkommen. Oft kann man aus dem fokalen Anfallsbeginn auf die Hirnregion schließen, von der aus sich der Anfall ausbreitet (z. B. Anfallsbeginn im Okzipitallappen bei der Wahrnehmung optischer Sensationen wie ruhender oder sich bewegender Lichter oder Farben). Da die Aura eigentlich Ausdruck eines fokalen Anfallsbeginns ist, müßte man dann bei einem Grand-mal-Anfall mit Aura konsequenterweise von einem fokalen Anfall mit sekundärer Generalisierung sprechen.

Manchmal stößt der Kranke zu Beginn einen Schrei aus, er stürzt zu Boden, wobei er sich verletzen kann, und die Körpermuskulatur beginnt sich tonisch zu kontrahieren. Nach Sekunden wird der tonische Krampf von rhythmischen klonischen Zuckungen abgelöst, die bis zu einer Minute andauern können. Das folgende Stadium der allgemeinen Muskelerschlaffung klingt mit irregulären Myoklonien ab.

Ab Beginn des Anfalls tritt eine zentrale Apnoe auf, Lippen und Gesicht werden zyanotisch. Während des Anfalls finden sich folgende vegetative Symptome: weite und lichtstarre Pupillen, Schweißausbruch, Tachykardie und Blutdruckanstieg. Es kann zu einem vermehrten Speichelfluß und zu Schaum vor dem Mund kommen. Häufig beißt sich der Kranke in die Zunge, dann ist der Schaum blutig. Fakultativ kann der Patient einnässen und/oder einkoten. Die Eigen- und Fremdreflexe sind aufgehoben, der Babinski-Reflex ist positiv.

Nach dem Anfall sind die Patienten zunächst bis zu 2 Minuten komatös, die Atmung setzt röchelnd wieder ein. Ein anschließender Nachschlaf kann bis zu mehreren Stunden dauern. Der Patient erwacht müde und abgeschlagen und klagt evtl. über einen „Muskelkater". Manchmal schließt sich ein paroxysmaler Dämmerzustand (s. Kap. 4.3) an. Extrem selten tritt während des Anfalls ein Atem- oder Herzstillstand auf, eher kommt es bei nächtlichen Anfällen zum Ersticken im Bettzeug oder zum Tod durch Aspiration.

Als **Grand-mal-Status** bezeichnet man generalisierte tonisch-klonische Anfälle in Abständen unter einer Stunde, zwischen denen der Patient das Bewußtsein nicht wiedererlangt. Dieser Zustand ist lebensbedrohlich und sehr ernst zu nehmen, da auch bei optimaler Therapie je nach Ursache eine Letalität von 6–20% besteht. Es kommt zu einem Hirn- und Lungenödem, die Körpertemperatur steigt an, schließlich stirbt der Kranke an zentraler Herz- und Atemlähmung. Hat er aspiriert, kann er an den Folgen einer Bronchopneumonie sterben. Meist ist der Grand-mal-Status ein symptomatischer Anfall bei einer Enzephalitis, einem offenen Schädel-Hirn-Trauma, bei zerebralen Gefäßerkrankungen und Hirntumoren (Reihenfolge nach zunehmender Häufigkeit). Oft liegt eine ausgedehnte Läsion im Stirnhirn zugrunde. Hiervon zu unterscheiden ist die nicht so gefährliche **Grand-mal-Serie.** Der Patient erlangt im Intervall zwischen den Anfällen das Bewußtsein wieder und die Anfälle wiederholen sich in längeren Abständen.

Einteilung

Die Anfallsleiden mit Grand-mal können nach ihrer Beziehung zum Schlaf-Wach-Rhythmus eingeteilt werden:

- **Schlaf-Grand-mal-Anfallsleiden** (ca. 45%). Die Anfälle treten während des Schlafes, meist kurz nach dem Einschlafen oder kurz vor dem Aufwachen auf. Es gibt kein bevorzugtes Erkrankungsalter. Ca. 23% sind symptomatische Anfälle, eine genetische Belastung ist selten.
- **Aufwach-Grand-mal-Anfallsleiden** (ca. 34%). Die Anfälle treten nach dem Erwachen innerhalb von 2 Stunden oder auch nach Entspannungssituationen auf. Das bevorzugte Erkrankungsalter liegt zwischen dem 10. und 25. Lebensjahr. Ca. 10% sind symptomatische Anfälle, eine genetische Belastung ist häufig.
- **Diffuse Grand-mal-Anfallsleiden** (ca. 21%). Die Anfälle treten ohne Bindung an den Schlaf-Wach-Rhythmus auf. Es gibt kein bevorzugtes Erkrankungsalter. Ca. 53%(!) sind symptomatische Anfälle, selten findet sich eine genetische Belastung.

D Diagnostik

- **Labor.** Entsprechend der Muskelarbeit steigen die Muskelenzyme an, die Kreatinkinase (CK) am meisten, bis über 1000 mU/l (normale CK-Werte schließen jedoch einen Grand-mal-Anfall nicht aus). Außerdem findet man eine metabolische Azidose mit einem erhöhten Laktatspiegel. Postiktal kann das Prolaktin erhöht sein.
- **EEG.** Das interiktale EEG kann normal sein, unspezifische Herdbefunde (sie weisen auf eine herdförmige zerebrale Erkrankung, z. B. einen Tumor, hin) oder generalisierte paroxysmale Entladungen unterschiedlicher Konfiguration (sie weisen auf ein genetisch bedingtes Anfallsleiden hin) zeigen. Das iktale EEG weist generalisierte (über allen Ableitungen auftretende) Spikes bzw. Sharp-waves auf (Abb. 4-1). Es ist jedoch fast immer von Muskelartefakten überlagert.

4.1.2 Primär generalisierte kleine Anfälle

Zu den generalisierten kleinen Anfällen werden die Blitz-, Nick-, Salaam- (BNS-)Anfälle, die myoklonisch-astatischen Anfälle, die Absencen und die myoklonisch-impulsiven Anfälle gezählt. Die BNS-Anfälle und die myoklonisch-astatischen Anfälle werden trotz fokaler Genese hier besprochen, da sie klinisch zu den generalisierten Anfällen gerechnet werden müssen. All diese Anfälle manifestieren sich in bevorzugten Lebensaltern, in der Regel vor dem 20. Lebensjahr. Sie spiegeln die Reaktionsweise des Gehirns in einem bestimmten Reifungsstadium wider. Es wird jeweils das Anfallsleiden mit seinen typischen Anfällen beschrieben.

Blitz-, Nick-, Salaam-Anfälle (West-Syndrom)
Das West-Syndrom manifestiert sich zwischen dem 3. und 8. Lebensmonat. Die BNS-Anfälle treten häufig kurz nach dem Erwachen und typischerweise in Serien von bis zu 20 Minuten Dauer auf. Der **Blitzkrampf** ist eine ruckartige myoklonische Zuckung mit Kopf- und Rumpfbeugung, Arme und Beine werden angehoben. Beim **Nickanfall** steht die Kopfbeugung im Vordergrund. Die Zuckungen dauern weniger als eine Sekunde, so daß sie leicht mit der schreckhaften Reaktion eines gesunden Kindes verwechselt werden können. Weitet sich die Zuckung zu einem tonischen Beugekrampf aus, so werden die Arme vor dem Körper wie zu einem arabischen Gruß gekreuzt **(Salaam-Anfall)**.
Die uneinheitliche Ätiologie umfaßt dysgenetische, hypoxische, infektiöse, hämorrhagische und metabolisch-toxische Ursachen. Etwa 10% der Fälle werden durch eine tuberöse Sklerose (Morbus Bourneville, s. Kap. 15.1.5), etwa 20% durch eine postnatale Enzephalitis oder Enzephalopathie hervorgerufen.

Das interiktale EEG zeigt typischerweise Hypsarrhythmien: kontinuierliche, irreguläre, langsame Wellen, die von polymorphen hypersynchronen Potentialen unterbrochen werden.

Myoklonisch-astatische Anfälle (Lennox-Gastaut-Syndrom)
Das Lennox-Gastaut-Syndrom manifestiert sich zwischen dem 2. und 6. Lebensjahr. Die myoklonisch-astatischen Anfälle treten einzeln oder in Serien auf, oft in Kombination mit tonischen Anfällen bzw. Grand-mal-Anfällen. Nach beidseitigen, (partiellen) generalisierten Myoklonien stürzen die erkrankten Kinder oft plötzlich zu Boden **(Sturzanfall)**. Beschränken sich die Myoklonien auf Nacken-, Rumpf- und Armmuskulatur, so resultiert ein **Nickanfall**. Die leichteste Erscheinungsform sind Lidmyoklonien **(Blinzelanfälle)**. Etwa die Hälfte der Kinder erleiden im Krankheitsverlauf einen Status myoklonisch-astatischer Anfälle: sie scheinen umdämmert, können aber oft Alltagshandlungen ausführen. Ätiologisch kommen dieselben Ursachen wie beim West-Syndrom in Betracht, in ca. 20% der Fälle entwickelt sich das Lennox-Gastaut-Syndrom aus dem West-Syndrom.

Absencen (Pyknolepsie, Friedmann-Syndrom)
Die Pyknolepsie wird auch oft als „reiner Petitmal" bezeichnet und manifestiert sich zwischen dem 4. und 15. Lebensjahr mit einem Erkrankungsgipfel zwischen dem 5. und 10. Lebensjahr. Es können verschiedene Formen unterschieden werden:

- **Einfache (blande) Absencen** äußern sich in einer plötzlich einsetzenden und endenden Bewußtseinsstörung von durchschnittlich 5–10 Sekunden Dauer. Bei offenen Augen und starrem Blick fehlen motorische oder autonome Begleitsymptome. Das erkrankte Kind unterbricht seine Tätigkeit ohne größeren Tonusverlust, z. B. ohne Gegenstände aus der Hand fallen zu lassen und ohne hinzustürzen. Nach einer kurzen Reorientierungsphase wird die unterbrochene Tätigkeit wieder aufgenommen. Das Kind hat eine kurze Amnesie und ist nicht ansprechbar („seelische Pause").
- **Ausgestaltete Absencen** äußern sich durch zusätzliche Tonusänderungen und motorische oder autonome Begleiterscheinungen: Drehen der Augen nach oben und Rückwärtsbewegung des Kopfes (retropulsive Absence), orale Automatismen wie Leck-, Kau-, Schluckbewegungen oder Nesteln, Tonuserhöhung, leichter Tonusverlust (v. a. der Gesichtsmuskulatur), rhythmische Myoklonien in der mimischen Muskulatur (z. B. Lidmyoklonien) oder vegetative Symptome (Mydriasis oder Miosis, Rötung oder Blässe des Gesichtes).

54 Zerebrale Anfallsleiden (Epilepsien)

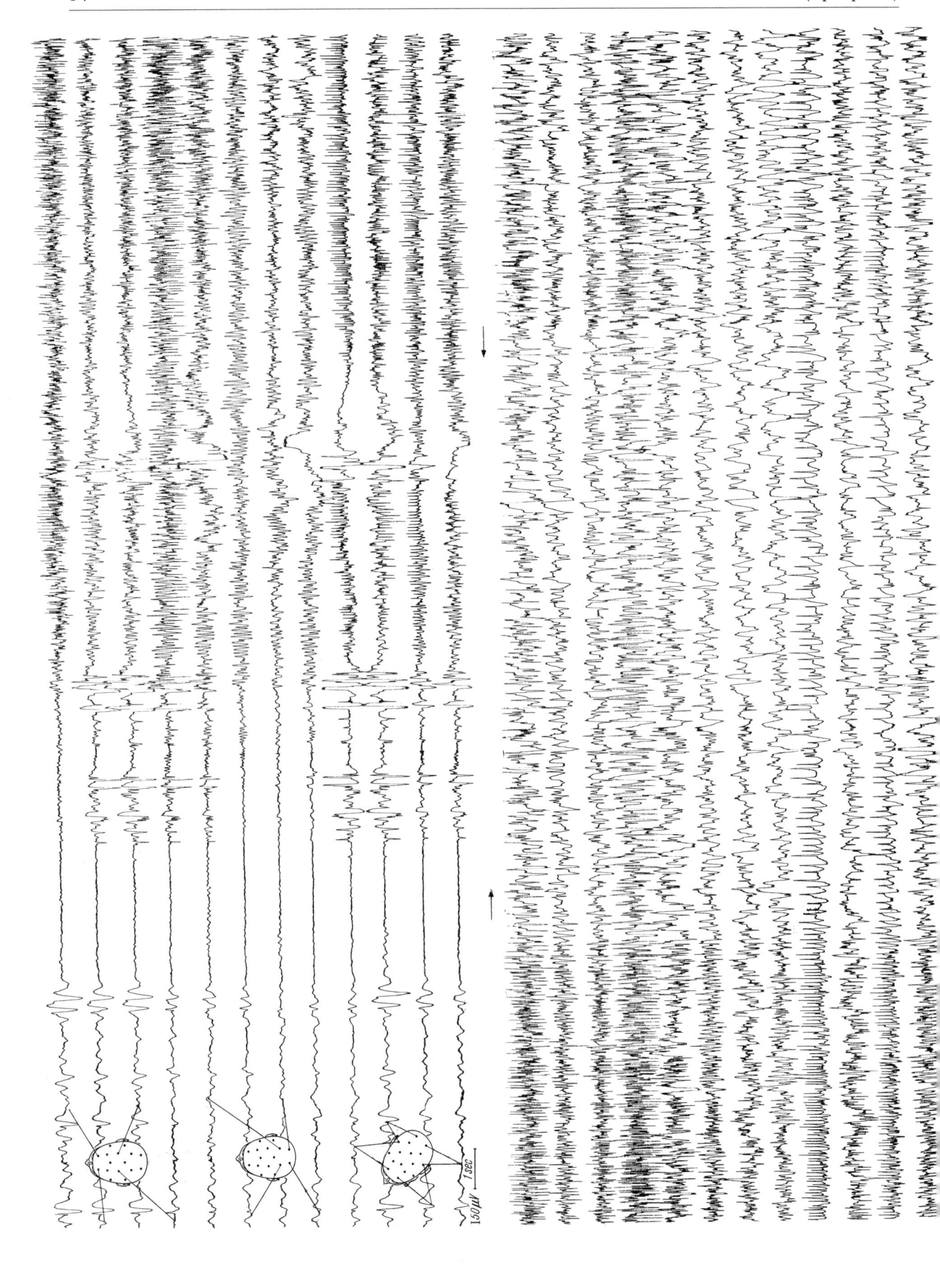

Generalisierte Anfälle 55

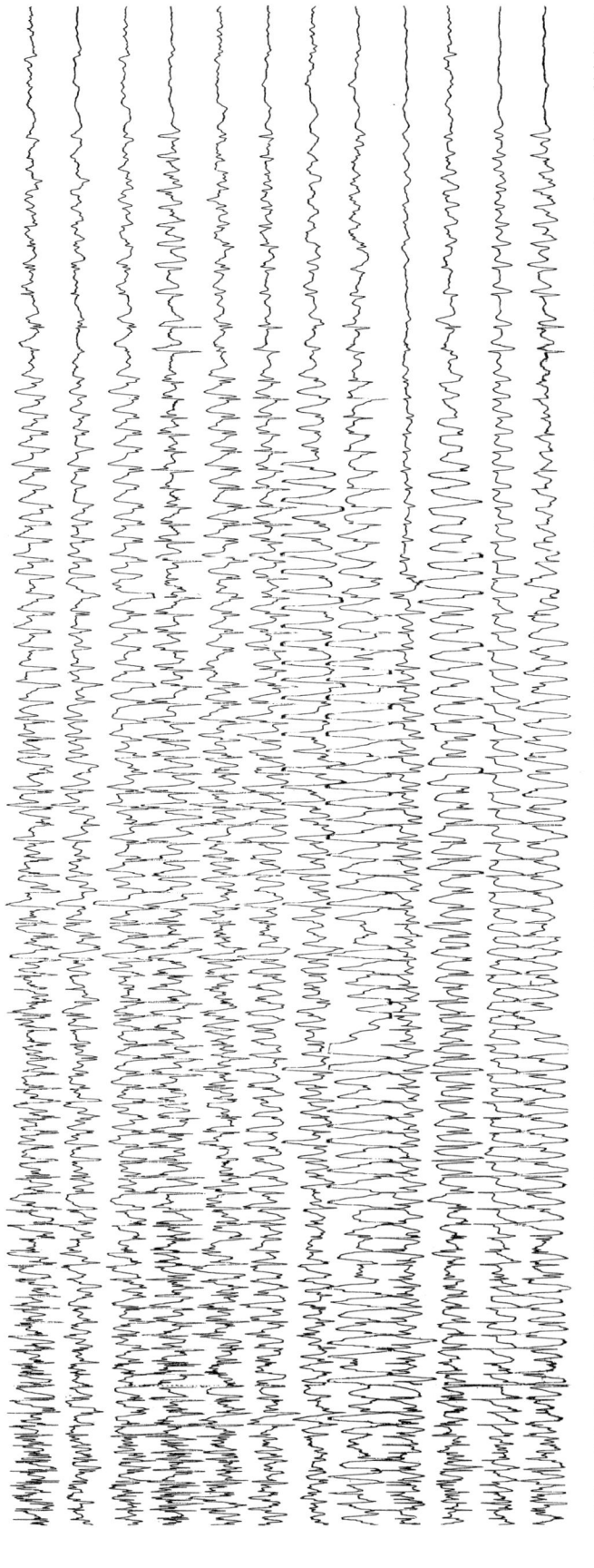

Abb. 4-1 Fortlaufende EEG-Registrierung eines Grand-mal-Anfalls eines 44jährigen Patienten. Vor Beginn des Anfalls kommt es zu einer charakteristischen Amplitudenverkleinerung. Im Anfall ist die Aufzeichnung durch Muskelartefakte überlagert. Zwischen den Pfeilen ist die Registriergeschwindigkeit der mittleren Ableitspuren verdoppelt (aus Christian [7]).

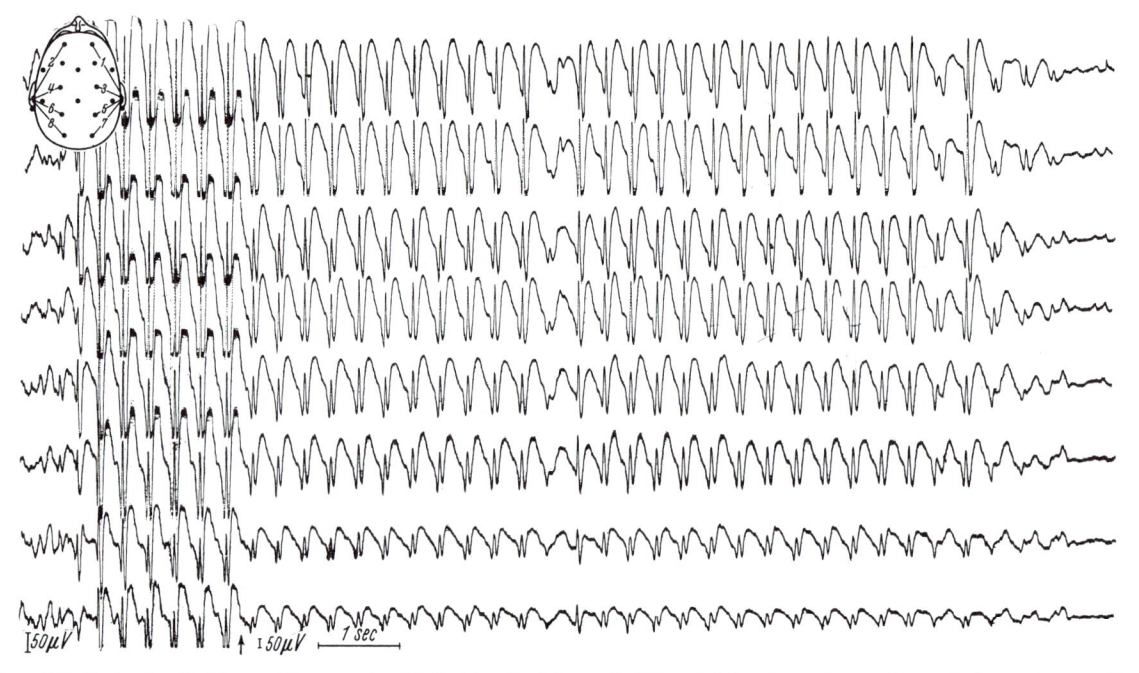

Abb. 4-2 Typische Petit-mal-Absence im EEG. Man findet regelmäßige, bilateral-synchrone 3/sec-Spike-and-wave-Komplexe. Die Darstellung der Kanäle entspricht der in Abb. 1-3. Ab dem Pfeil wird die Amplitude auf die Hälfte reduziert (aus Christian [7]).

- **Atypische Absencen** beginnen schleichend oder hören ohne plötzliches Ende auf. Sie dauern ungewöhnlich lange (über 30 Sekunden) und gehen mit einer deutlicheren Änderung des Muskeltonus oder der Bewegungsabläufe einher als andere Formen der Absence.

Die Krankheit beginnt meist mit einzelnen blanden Absencen, die häufig verkannt werden, und kann sich schließlich bis zu mehreren hundert Absencen am Tag steigern. Ursächlich findet man oft nur eine genetische Belastung. Typischerweise zeigt das iktale, häufig auch das interiktale EEG generalisierte 3–4 Spike-and-wave-Komplexe pro Sekunde (Abb. 4-2).

Myoklonisch-impulsive Anfälle (Impulsiv-Petit-mal, Janz-Syndrom)

Das Janz-Syndrom manifestiert sich zwischen dem 13. und 20. Lebensjahr. Die myoklonisch-impulsiven Anfälle treten selten allein auf, oft in Kombination mit einem Grand-mal. Die oft auch als Impulsiv-Petit-mal bezeichneten Anfälle äußern sich durch Myoklonien bei meist erhaltenem Bewußtsein. Die Arme bewegen sich ruckartig nach oben, die Finger spreizen sich. Gegenstände werden fallengelassen oder weggeschleudert (z. B. wird die Kaffeetasse beim Frühstück weggeschleudert). Sind die Beine mitbetroffen, knickt der Patient in den Knien ein. In der Regel treten die Anfälle isoliert oder in Salven morgens nach dem Erwachen auf. Sie finden meist täglich statt und können sich zum Status myoklonisch-impulsiver Anfälle steigern. Überwiegend liegt eine genetische Disposition ohne organische Ursache vor. Das iktale EEG zeigt generalisierte Polyspike- oder Polyspike-wave-Muster. Diese könne abortiv auch im interiktalen EEG erscheinen.

4.2 Fokale Anfälle (Herdanfälle)

Fokale (partielle) Anfälle können in jedem Lebensalter einsetzen. Die meisten Anfallsleiden mit fokalen Anfällen sind symptomatisch, ihnen liegt eine organisch faßbare Hirnveränderung zugrunde. Diese läßt sich in etwa 95% der Fälle im CCT nachweisen.

4.2.1 Einfache fokale Anfälle

Einfache fokale Anfälle gehen definitionsgemäß nicht mit einer Störung des Bewußtseins einher. Ihre Symptome spiegeln die Übererregung der Hirnregion, in der sich der Anfall abspielt, wider. Bis auf die fokalmotorischen Anfälle kommen einfache fokale Anfälle selten isoliert vor, vielmehr bilden sie die Aura zu partiellen komplexen oder sekundär generalisierten Anfällen. Die Anfälle sollen hier kurz mit ihrem klinischen Erscheinungsbild dargestellt werden.

- **Motorische Anfälle.** Diesen schließen sich oft vorübergehende postiktale Lähmungen der betroffenen Körperpartie an (Todd-Lähmung). Man unterscheidet:
  - **Motorische Anfälle ohne Ausbreitung der Symptomatik.** Die Anfälle können mit myokloni-

Fokale Anfälle (Herdanfälle)

schen, tonischen oder klonischen Symptomen einhergehen. Entsprechend der motorischen Repräsentation im Kortex können das Gesicht, der Arm, die Hand, das Bein oder der Fuß betroffen sein.
- **Motorische Anfälle mit Ausbreitung der Symptomatik (Jackson-Anfälle).** Breitet sich die epileptische Entladung über den gesamten oder über Teile des Gyrus praecentralis aus, so breiten sich die tonischen bzw. klonischen Zuckungen ebenfalls auf einer Körperhälfte aus und können zum Halbseitenkrampf werden **(march of convulsion)**. Häufig beginnen sie an der Hand und greifen über den Arm und die Schulter auf das Gesicht über, seltener beginnen sie im Gesicht und greifen auf den Arm und die Hand über.
- **Kojewnikoff-Status.** Ein fokalmotorischer Anfall kann bei erhaltenem Bewußtsein über Stunden, Tage und Wochen andauern **(Epilepsia partialis continua)**.
- **Versivanfälle.** Die Augen und der Kopf wenden sich in einer tonischen oder tonisch-klonischen Bewegung von der Seite der epileptischen Entladung weg (adversive Anfälle) oder zu ihr hin (ipsiversive Anfälle). Gelegentlich hebt der Kranke dabei den Arm und blickt ihn an (Fechterstellung).

- **Sensible Anfälle** gehen mit Mißempfindungen wie Kribbeln, Brennen, Schmerzen etc. einher. Die Körperareale sind entsprechend ihrer sensiblen Repräsentation im Gyrus postcentralis des Kortex betroffen. Die Anfälle können stationär bleiben oder sich ausbreiten (sensibler Jackson-Anfall).
- **Sensorische Anfälle** können visuell (Hinweis auf eine Funktionsstörung der Okzipitalrinde), auditiv (dorsaler oberflächennaher Temporallappen), olfaktorisch oder gustatorisch (Temporallappen bzw. limbisches System) sein. Die reale Umwelt wird z. B. abnorm groß (Makropsie) oder abnorm klein (Mikropsie) gesehen oder bestimmte, uncharakteristische Gerüche oder Geschmäcke werden empfunden.
- **Autonome (vegetative) Anfälle** sind eine sehr häufige Manifestation fokaler Anfälle. Die Patienten haben oft Empfindungen bezüglich des Magens oder Herzens, wie Wärme- oder Engegefühl, das vom Epigastrium in den Hals aufsteigt, Herzrasen etc. Objektiv treten vegetative Symptome auf: Schwitzen, Tachykardie, Pupillenerweiterung, Änderung der Gesichtsfarbe etc.

Ätiologie
Einfache fokale Anfälle sind überwiegend symptomatische Anfälle. Im Erwachsenenalter sind v. a.

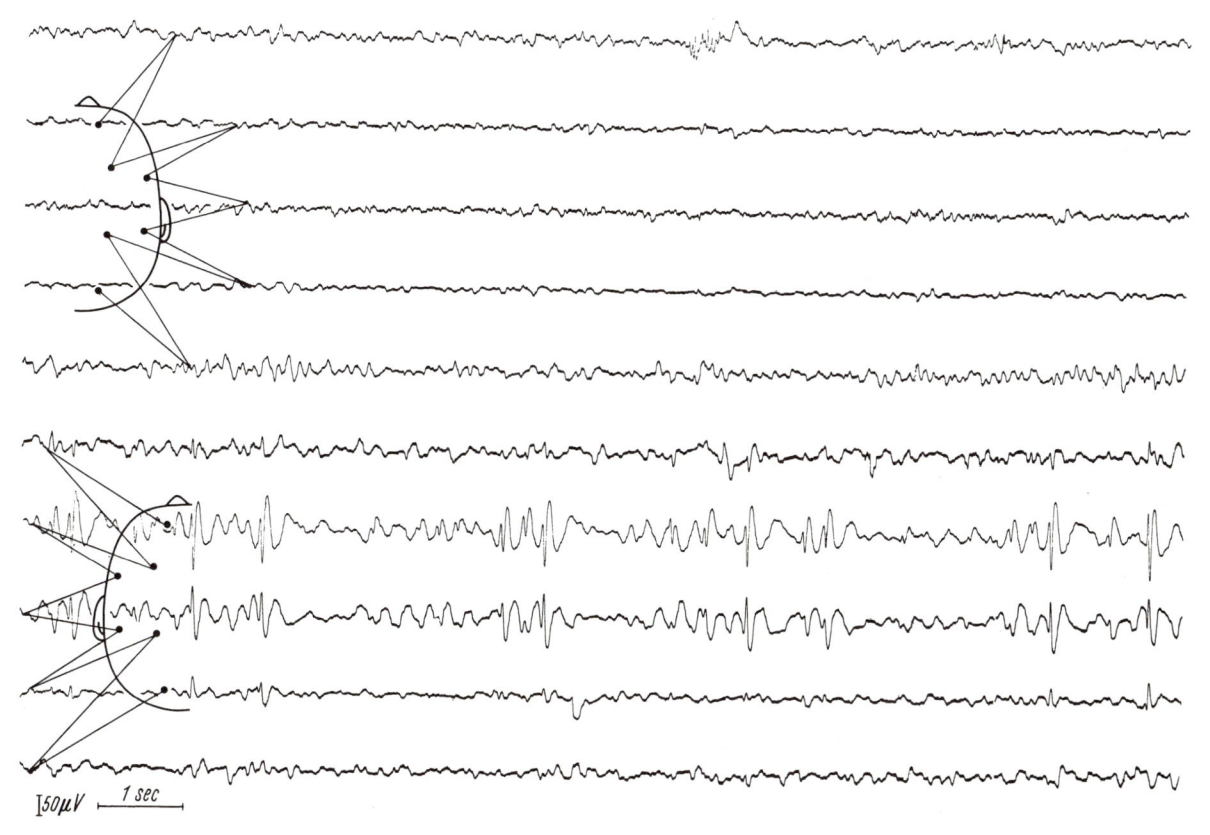

Abb. 4-3 Intervall-EEG eines Patienten mit Jackson-Anfällen. Die Anfälle äußern sich als Zuckungen in der rechten Gesichtshälfte, oft nur im rechten Muswinkel. Nach dem Anfall besteht eine Dysarthrie. Das hier dargestellte Intervall-EEG zeigt temporal links fokale Sharp-waves (aus Christian [7]).

Hirntumoren (ca. 30%) wie Meningeome oder Gliome bzw. Hirnmetastasen, Läsionen durch ein Schädel-Hirn-Trauma, entzündliche und degenerative Erkrankungen, ab dem 50. Lebensjahr vermehrt zerebrovaskuläre Erkrankungen häufige Ursachen. Im Kindesalter spielen vorwiegend prä- und perinatale Hirnschäden eine ursächliche Rolle.

D Diagnostik

Das **EEG** zeigt iktal, gelegentlich auch interiktal, herdförmige Spikes entsprechend der fokalen Ätiologie (Abb. 4-3).

Sonderformen
- **Rolando-Epilepsie.** Dieses gutartige Anfallsleiden mit zentrotemporalem Fokus ist sehr häufig und manifestiert sich zwischen dem 3. und 12. Lebensjahr. Die Prognose ist gut, die Krankheit heilt bis zur Pubertät gewöhnlich aus. Die Anfälle treten meist im Schlaf auf. Typisch sind sensible Erscheinungen, denen hemifaziale Kloni oder Myoklonien folgen, sowie eine Vokalisations- und Sprechhemmung. Die Anfälle können zu Halbseitenkrämpfen oder einem Grand-mal generalisieren. Ursächlich findet man eine erbliche Belastung, normalerweise keine organische Hirnläsion. Im Anfall zeigt das EEG Spikes oder Sharp-waves über der Zentrotemporalregion.
- **Aphasie-Epilepsie-Syndrom (Landau-Kleffner-Syndrom).** Die Krankheit manifestiert sich zwischen dem 3. und 7. Lebensjahr mit einer neu auftretenden Aphasie. Gleichzeitig oder auch später können fokale (partielle komplexe) oder generalisierte tonisch-klonische Anfälle einsetzen, die häufig aus dem Schlaf heraus auftreten. Das Wach-EEG ist oft normal, erst das Schlaf-EEG weist pathologische Veränderungen auf. Daher ist die Krankheit schwierig zu diagnostizieren. Die Ätiologie ist unklar, es finden sich weder eine familiäre Belastung noch organische Hirnläsionen. Die Prognose bezüglich der Anfälle ist gut, sie verschwinden meist bis zur Pubertät. Bezüglich der Sprachstörungen, die nicht selten die Anfälle überdauern, ist die Prognose hingegen eher ungünstig.

4.2.2 Komplexe fokale Anfälle

Die komplexen fokalen (partiellen komplexen) Anfälle sind durch eine von Beginn an oder im Verlauf einsetzende Bewußtseinsstörung charakterisiert. Eine zentrale Stellung bei der Entstehung dieser Anfälle nimmt der Temporallappen ein. Er steht in enger Beziehung zum limbischen System, einem phylogenetisch sehr alten Hirngebiet, und hat eine niedrige Krampfschwelle. Daher haben sich für diese Anfälle bis heute auch die Begriffe Temporallappenanfälle, limbische Anfälle, psychomotorische Anfälle oder Dämmerattacken gehalten, die jedoch nicht alle Anfälle bzw. deren Entstehungsort richtig beschreiben.

Ätiologie

Ursächlich kommen in erster Linie ischämische Erweichungen im Ammonshorn, das auch Teil des limbischen Systems ist, durch perinatale Traumen und Hypoxämie, Tumoren des basalen Temporallappens und sekundäre Krampfschädigungen nach häufigen Grand-mal-Anfällen in Betracht.

K Klinik

Der typische komplexe fokale Anfall kann plötzlich beginnen, meist wird er jedoch von einer Aura eingeleitet. Diese ist ein bewußt erlebter einfacher fokaler Anfall mit sensorischen, sensomotorischen, autonomen oder psychischen Symptomen (s.o.). In einem traumhaften Zustand (dreamy state) wird die Umwelt als vertraut und bekannt (déjà vu) oder als fremd, unheimlich und bedrohlich (jamais vu) angesehen.

Daran schließt sich für 0,5–2 Minuten eine Bewußtseinsstörung an, bei der die Patienten eine gewisse Reaktionsfähigkeit behalten. Gleichzeitig treten in verschiedener Kombination zusätzliche Symptome auf:
- **Automatismen.** Diese Bewegungen laufen unbewußt und unwillkürlich ab. Es können orale Automatismen wie Schmatzen und Kauen, stereotype Hand- oder Armbewegungen, aber auch ausgestaltete Automatismen mit Handlungscharakter wie das An- und Ausziehen vorkommen. Die Automatismen können von Lautäußerungen wie Grunzen, Brummen oder Stöhnen begleitet sein. Selten gehen sie mit tonischen Verkrampfungen einher, die zum Sturz führen.
- **Vegetative Symptome.** Eine Pupillenerweiterung oder -verengung, eine Änderung der Gesichtsfarbe, Schweißausbrüche, Tachykardie, Blutdruckanstieg, Speichelfluß und Urindrang sind möglich.

Mit dem Nachlassen der Automatismen hellt sich das Bewußtsein langsam auf. Die Patienten sind zunächst noch verwirrt und verlegen und versuchen sich zu reorientieren. Selten kommt es zum komplexen fokalen Status (früher: Status psychomotoricus).

D Diagnostik

Das **EEG** zeigt **iktal** generalisierte rhythmische, häufig monomorphe ϑ-Wellen (4–7 pro Sekunde). **Interiktal** findet man fokale Dysrhythmien und/oder hypersynchrone Entladungen über einem oder beiden Temporalgebieten.

4.3 Psychische Veränderungen bei Anfallsleiden

Die Hälfte aller Patienten mit Anfallsleiden unterscheidet sich psychisch nicht von der Normalbevölkerung! Folgende psychische Veränderungen bzw. Störungen können jedoch vorkommen:

Dauerhafte psychische Veränderungen
Nach neuerer Erkenntnis gibt es keine typische Persönlichkeitsänderung oder gar eine durch das therapierte Anfallsleiden selbst verursachte Demenz. Psychische Veränderungen bei Patienten mit Anfallsleiden werden hauptsächlich durch die zugrundeliegende organische Hirnerkrankung, die antikonvulsive medikamentöse Therapie und psychoreaktive Einflüsse verursacht. Strukturelle Hirnveränderungen ziehen ein zerebralorganisches Defektsyndrom mit u.a. kognitiven Störungen, Gedächtnisstörungen, Affekt- und Stimmungslabilität nach sich. Liegt eine umschriebene organische Hirnläsion vor, so stehen bei älteren Patienten Antriebslosigkeit, Entdifferenzierung und Distanzlosigkeit, bei jüngeren Patienten ein hyperkinetisches Verhalten im Vordergrund. Antikonvulsive Medikamente können schon in therapeutischer Dosierung negative psychotrope Auswirkungen (z.B. Müdigkeit, Verlangsamung, Schlafstörung, Schwindelgefühl, Appetitlosigkeit etc.) haben, erst recht bei Überdosierung (s. Kap. 12.10 bzw. Lehrbücher der Pharmakologie).

Vorübergehende psychische Störung
Der **postparoxysmale Dämmerzustand** schließt sich meist einem Grand-mal-Status, einem Grand-mal-Anfall oder einem komplexen fokalen Anfall an. Das Leitsymptom ist eine Bewußtseinstrübung. Trotzdem können die Patienten einfache Alltagshandlungen wie An- und Ausziehen oder Essen ausführen. Manchmal scheinen sie erregt und unruhig. Sie können auf Versuche von Kontaktaufnahme überschießend mit ängstlicher Flucht oder aggressiver Abwehr reagieren. Die Bewegungen sind ungeschickt und automatenhaft. Für die Dauer des Dämmerzustandes herrscht eine Amnesie.

4.4 Häufige Differentialdiagnosen

- **Gelegenheitsanfälle** stellen eine akute epileptische Reaktion (zerebraler Krampfanfall) auf eine Beeinträchtigung des Gehirns dar. Sie treten u.a. bei folgenden Gelegenheiten auf:
  - Medikamenten- bzw. Drogenentzug, z.B. Benzodiazepine und Alkohol
  - Medikamenten- bzw. Alkoholvergiftung, z.B. Theophyllin, aber auch Antiepileptika!
  - Elektrolytentgleisungen wie Hypokalzämie, Hypomagnesiämie, Hypo- und Hypernatriämie
  - Hypoglykämie!
  - schweres Schädel-Hirn-Trauma, Stromverletzungen (vgl. Elektrokrampftherapie)
  - zerebrovaskuläre Erkrankungen (Ischämie, Blutung u.a.)
  - Überbeanspruchung bei extremer körperlicher und/oder psychischer Belastung, Schlafentzug, schwerer Allgemeinerkrankung
  - Hyperthermie: Fieberkrämpfe, „Sonnenstich".
- **Synkopen** (s. Kap. 10.1) beruhen in der Regel auf einer Mangeldurchblutung des Gehirns. Es fehlen anfallstypische Ereignisse wie z.B. Zungenbiß, Urinabgang etc. Das EEG zeigt während der Synkope eher eine Verlangsamung und evtl. niedrige Amplituden der Potentiale.
- **Narkolepsie** (s. Kap. 10.3). Während des narkoleptischen Schlafanfalls weist das EEG normale Schlafkurven auf. Während des affektiven Tonusverlustes (Kataplexie) zeigt das EEG ein paradoxes oder REM-Schlaf-Muster.
- **Tetanie** (s. Kap. 10.2). Die hypokalzämische Tetanie (Insuffizienz der Nebenschilddrüsen) ist selten. Meist kommt es nach einer Hyperventilation zum Abfall der freien Kalziumionen.
- **Migräne**. Die typische Migräneattacke ist leicht vom zerebralen Anfall zu unterscheiden. Lediglich isolierte Flimmerskotome könnten mit einer Aura verwechselt werden. Die Migraine accompagnée ist schwieriger abzugrenzen, insbesondere weil es hierbei auch zu EEG-Veränderungen kommen kann. In äußerst seltenen Fällen kann während einer Migraine-accompagnée-Attacke ein zerebraler Krampfanfall auftreten.
- **Syndrome mit Schwindel**. Von allen Zuständen, die mit Schwindel einhergehen können (s. Kap. 10.4), sei hier auf den Morbus Menière (Tinnitus, Hörminderung und Drehschwindel) hingewiesen.
- **Psychogene (hysterische) Anfälle** bieten keine vegetativen Zeichen (die Pupillen reagieren normal), keinen Zungenbiß, keine Verletzungen, kein Einnässen etc. Das EEG ist in der Regel normal. Der postiktale Prolaktin-Spiegel ist normal (wichtig ist der Vergleich mit den Basalwerten).

4.5 Therapie

Akuttherapie
Während des einzelnen Anfalls ist eine medikamentöse Therapie nicht erforderlich. Der Anfall kann nicht mehr verkürzt werden, es wird eher die postiktale Dämmerphase verlängert. Der Patient ist lediglich vor einer Selbstgefährdung zu schützen, indem man Stürze, eine Aspiration etc. verhindert. Auch auf eine evtl. bestehende Intoxikation, eine metabolische Störung oder eine Elektrolytentgleisung ist zu achten.
Eine Anfallsserie oder gar ein Status generalisierter Anfälle muß auf jeden Fall bekämpft werden:

- Es erfolgt eine Intensivüberwachung und intensive Therapie der Grunderkrankung (z. B. Hypoglykämie).
- Komplikationen, v. a. ein erhöhter Hirndruck, werden behandelt.
- Langsam wird 2 mg Clonazepam i.v., anschließend 2 mg/h als Dauerinfusion verabreicht und über einen getrennten Zugang eine schnelle Phenytoin-Aufsättigung durchgeführt. (Phenytoin wird zweimal in einer Dosis von 125 mg in je 5 Minuten i.v. im Abstand von 20 Minuten, anschließend als Infusion mit 750 mg Phenytoin in 500 ml physiologischer NaCl-Lösung gegeben). Dabei sollen der Blutdruck, das EKG und die Phenytoin-Blutspiegel kontrolliert werden (RR- und EKG-Kontrolle am Monitor!).
- Bei Unwirksamkeit von Clonazepam/Phenytoin erhält der Patient langsam 200 mg Phenobarbital i.v., dann 50 mg/min über eine halbe Stunde. Wird der Anfall in dieser halben Stunde nicht unterbrochen, so wird eine Narkose eingeleitet.

Bei einem Status fokaler Anfälle ist die Behandlung der Grunderkrankung vorrangig. Symptomatisch können 2 mg Clonazepam und Phenytoin – wie beim Grand-mal-Status – gegeben werden.

Langzeittherapie
Es gibt viele verschiedene Substanzen und unterschiedliche Therapierichtlinien. Hier soll nur ein kurzer Abriß dargestellt werden. Die Lebensführung sollte ausgewogen sein: ausreichend Schlaf, regelmäßige Mahlzeiten, Meiden auslösender Ereignisse wie Hyperventilation, Discobesuch mit Flackerlicht, Alkohol, konvulsiv wirkende Medikamente u. a.
Die Auswahl von antikonvulsiven Medikamenten richtet sich im wesentlichen nach der Art der Anfälle (Tab. 4-2).

Anzustreben ist eine Monotherapie durch langsame Aufdosierung in den therapeutischen Bereich des Blutspiegels. Regelmäßig müssen die Serumspiegel des Medikamentes bestimmt und – je nach Nebenwirkungsspektrum des Medikamentes – das Blutbild, die Leber- und Nierenwerte kontrolliert werden. Die Überprüfung der Wirksamkeit erfolgt durch EEG-Kontrollen und durch vom Patienten zu führende Anfallskalender. Bei Unwirksamkeit wird auf ein anderes Präparat (2. Wahl) gewechselt, schließlich erfolgt eine Kombinationstherapie. Neue Substanzen wie Vigabatrin und Lamotrigin wurden bisher nur in Kombination mit etablierten Antiepileptika geprüft und können daher nicht als Mittel der ersten Wahl angesehen werden. Die Indikation von Carbamazepin als Mittel der 2. Wahl bei primär generalisierten Anfällen findet sich in den gängigen Lehrbüchern noch nicht; in der Praxis setzt sich diese Indikation jedoch immer mehr durch.

Operation
Unter bestimmten Voraussetzungen (Pharmakoresistenz, gute Kooperationsbereitschaft, fokales Anfallsleiden mit erheblichem Leidensdruck, Operabilität) kann die neurochirurgische Entfernung eines epileptogenen Fokus erwogen werden, wenn dadurch keine gravierenden neurologischen Ausfälle zu erwarten sind.

4.6 Prognose und sozialmedizinische Aspekte

Prognose
Es ist unmöglich, eine Allgemeinprognose für Anfallsleiden zu geben. Zum einen wird die Prognose von der Grunderkrankung bestimmt, zum anderen

Tab. 4-2 Antikonvulsive Medikation je nach Anfallsart		
Art der Anfälle	Medikamente 1. Wahl	Medikamente 2. Wahl
primär generalisierte große Anfälle	Valproinsäure	Carbamazepin Lamotrigin Phenobarbital/Primidon
primär generalisierte kleine Anfälle	Valproinsäure	Carbamazepin Ethosuximid Lamotrigin Phenobarbital/Primidon
fokale Anfälle (einschließlich der sekundär generalisierenden)	Carbamazepin	Phenytoin Valproinsäure Vigabatrin Lamotrigin
nicht einzuordnende Grand-mal-Anfälle (z.B. Schlaf-Grand-mal)	Carbamazepin	Phenobarbital/Primidon Valproinsäure evtl. Lamotrigin
BNS-Anfälle (gelegentlich auch myoklonisch-astatische Anfälle)	ACTH/Kortikosteroide Clobazam	

Tab. 4-3 Günstige und ungünstige Prognosefaktoren von Anfallsleiden

günstige Prognosefaktoren	ungünstige Prognosefaktoren
Auftreten nach dem 4. Lebensjahr	Auftreten vor dem 2. Lebensjahr
Pyknolepsie myoklonisch-impulsive Anfälle primär generalisierte Grand-mal-Anfälle	BNS-Anfälle myoklonisch-astatische Anfälle psychomotorische Anfälle, Kombination von mehr als zwei Anfallsarten aufgetretener Status
idiopathisches Anfallsleiden (genetische Belastung)	symptomatische Anfälle bei fortschreitender Grunderkrankung (z.B. Hirntumor) schwere hypoxische Hirnschäden
keine gravierenden EEG-Veränderungen	schwere pathologische EEG-Veränderungen
gutes Ansprechen auf **ein einziges** Antikonvulsivum	schlechtes Ansprechen auf eine antikonvulsive Therapie

kann selbst bei guter Beeinflußbarkeit der Anfälle die Gesamtprognose des Anfallsleidens schlecht sein (z. B. können BNS-Anfälle in bis zu 60% der Fälle zum Sistieren gebracht werden; trotzdem ist die Gesamtprognose des West-Syndroms für 90% der Fälle eher ungünstig). Tab. 4-3 stellt einige Faktoren mit eher günstiger Prognose solchen mit eher ungünstiger Prognose gegenüber.

Sozialmedizinische Aspekte
Anfallskranke werden oft zu Unrecht sozial isoliert, zum einen aus dem v. a. auf dem Lande noch weit verbreiteten Vorurteil, Epileptiker seien Geisteskranke, mit denen man nichts zu tun haben möchte, zum anderen, weil ein Anfall normalerweise einen erschreckenden Eindruck erweckt.
- **Beruf.** Anfallskranke sollten keinen Beruf ausüben, bei dem sie sich oder andere gefährden (z. B. Fensterputzer eines Wolkenkratzers, Pilot). Ansonsten besteht keine Einschränkung der Arbeitsfähigkeit. Vielmehr ist es wünschenswert, daß der Patient sozial, familiär und beruflich (evtl. nach einer Umschulung) integriert bleibt.
- **Fahrerlaubnis.** Anfallskranke verurachen nicht häufiger Unfälle als die Durchschnittsbevölkerung. In einer Untersuchung von 10 000 Unfällen zeigte sich, daß 700 Unfälle durch Alkoholeinfluß, hingegen nur 3 Unfälle durch einen zerebralen Krampfanfall ausgelöst wurden! Der Arzt muß einen Anfallskranken darauf hinweisen, daß er bei einem Fortbestehen der Anfälle kraftfahruntauglich ist. Der Patient darf dann auch von einem bereits erteilten Führerschein keinen Gebrauch mehr machen. Hält sich der Kranke nicht daran, so hat der Arzt das Recht, aber nicht die Pflicht, die entsprechenden Behörden zu benachrichtigen. Das Rechtsgut der allgemeinen Sicherheit überwiegt in diesem Fall gegenüber der Schweigepflicht. Nach einer anfallsfreien Periode von 2 Jahren ist in der Regel die Fahrtauglichkeit wieder gegeben.

4.7 Zusammenfassung

Ein **zerebraler Krampfanfall** ist eine pathologische Reaktion des ZNS, bei der es zu motorischen, sensiblen, sensorischen oder psychischen Symptomen kommt. Wiederholen sich die Anfälle, so spricht man von einem **Anfallsleiden (Epilepsie)**. Nach der Ätiologie werden symptomatische (man findet eine organische Ursache, z. B. einen Hirntumor), kryptogene (man vermutet eine organische Ursache, kann sie aber noch nicht nachweisen) und idiopathische (genetische Belastung ohne nachweisbare anfallsverursachende Läsion) Anfälle unterschieden. Die Einteilung der internationalen Liga gegen die Epilepsie berücksichtigt klinische und EEG-Kriterien, die generalisierte (Beteiligung beider Hemisphären) oder fokale Anfälle (Beteiligung von umschriebenen Bereichen des Gehirns) festlegen: primär generalisierte Anfälle, einfache fokale Anfälle (ohne Bewußtseinstrübung), komplexe fokale Anfälle (mit Bewußtseinstrübung) und sekundär generalisierte fokale Anfälle. Die Anamnese/Fremdanamnese steht im Mittelpunkt des diagnostischen Vorgehens. Das EEG weist eine Übererregbarkeit des Gehirns nach. CCT/ MRT zeigen eine evtl. vorhandene organische Ursache (z. B. einen Hirntumor).
Ein **Grand-mal-Anfall** beginnt meist plötzlich mit einer tonischen Phase, die von einer klonischen Phase abgelöst wird. Nach einem fakultativen Nachschlaf wachen die Patienten gewöhnlich

erschöpft auf. Diese Anfälle schädigen das Gehirn, außerdem kann sich der Patient während des Anfalls verletzen. Treten Anfälle gehäuft und ohne zwischenzeitliche Erholung bzw. Wiedererlangung des Bewußtseins auf, so liegt ein lebensbedrohlicher Grand-mal-Status vor.

Primär generalisierte, kleine Anfälle treten meist in einem charakteristischen Kindes- bzw. Jugendalter auf: BNS-Anfälle (3.–8. Lebensmonat), myoklonisch-astatische Anfälle (2.–6. Lebensjahr), Absencen (4.–15. Lebensjahr) und myoklonisch-impulsive Anfälle (13.–20. Lebensjahr).

Einfache fokale Anfälle sind fast immer symptomatisch, d.h. ihnen liegt meist eine organisch faßbare Hirnveränderung zugrunde. Das Bewußtsein ist während des Anfalls erhalten. Dieser kann mit motorischen, sensiblen, sensorischen, vegetativen oder psychischen Ereignissen einhergehen. Das EEG zeigt meist einen Herdbefund.

Komplexe fokale Anfälle beginnen normalerweise mit einer Aura. Dann ist der Patient für eine Dauer von ca. 0,5–2 Minuten bewußtseinsgetrübt und kann verschiedene Automatismen und vegetative Symptome zeigen. Ätiologisch steht eine Schädigung des Temporallappens an erster Stelle. Die Hälfte der Patienten mit Anfallsleiden unterscheiden sich psychisch nicht von der Normalbevölkerung. **Psychische und kognitive Veränderungen** sind in erster Linie auf die Grunderkrankung, die medikamentöse Therapie und auf die individuelle Reaktion auf die Krankheit zurückzuführen. Postiktal kann ein **postparoxysmaler Dämmerzustand** auftreten, während dessen der Patient ängstlich oder aggressiv werden kann.

Beim Auftreten zerebraler Krampfanfälle müssen **differentialdiagnostisch** vor allem Gelegenheitsanfälle ausgeschlossen werden. Weiterhin können eine Reihe internistischer und neurologischer Erkrankungen anfallsartig auftreten.

Ein einzelner Anfall bedarf keiner medikamentösen **Therapie**. Ein Status, vor allem ein Grand-mal-Status muß wegen seiner Lebensbedrohlichkeit konsequent behandelt werden. Die Langzeittherapie des Anfallsleidens richtet sich primär nach der Art der Anfälle. Zur medikamentösen Therapie können Valproinsäure, Phenobarbital/Primidon, Ethosuximid, Carbamazepin, Phenytoin, ACTH/Kortikosteroide, Clobazam oder neuere Antikonvulsiva eingesetzt werden. Die Lebensführung sollte auf das Anfallsleiden ausgerichtet werden (z. B. Meiden von anfallsauslösenden Faktoren). Bei bestimmten Formen von Anfallsleiden kann eine Operation in Erwägung gezogen werden.

Eine sichere **Prognose** für ein Anfallsleiden kann nicht gestellt werden. Die Art der Grunderkrankung spielt eine entscheidende Rolle. Jedoch können gewisse prognostische Faktoren genannt werden. Solange ein Anfallskranker sich oder andere durch einen Anfall nicht gefährden kann, sollte man bemüht sein, seine soziale bzw. berufliche Integration zu erhalten bzw. wiederherzustellen.

5
Zerebrale und spinale Tumoren

Für die Tumoren gilt im Prinzip ähnliches wie für den Schlaganfall: Das klinische Bild gibt einen Verdacht auf die Lokalisation, daraus kann man jedoch nicht sicher auf die Art oder Dignität des Tumors schließen. Zunächst soll die Symptomatik unterschiedlicher Tumorlokalisationen im ZNS dargestellt werden. Anschließend werden einige häufige Tumoren besprochen.

5.1 Zerebrale Tumoren

Einteilung
Tumoren des Nervensystems sind nicht leicht zu klassifizieren. Es fehlen einheitliche und griffige histologische Merkmale, die eindeutig mit klinischen Verläufen korrelieren (es kommen auch viele Mischformen vor). Allgemein gilt, daß histologisch gutartige Tumoren klinisch auch einen ungünstigen Verlauf nehmen können, wenn eine Operation, z. B. aufgrund der Lokalisation, nicht möglich ist. Andererseits können histologisch bösartige Tumoren an einem relativ „ungefährlichen" Ort entstehen und sich klinisch erst spät manifestieren bzw. bei früher Diagnose eine operative Entfernung zulassen. Wichtige Tumoren sind:
- **neuroepitheliale Tumoren**
  - Astrozytom
  - Glioblastom
  - Oligodendrogliom
  - Ependymom
  - Plexuspapillom
  - Pinealistumoren (Pineozytom und Pinealoblastom)
  - undifferenzierte bzw. embryonale Tumoren (Medulloblastom)
- **Tumoren der Nervenscheide**
  - Neurinom
- **Tumoren der Meningen**
  - Meningeom
- **Hypophysentumoren**
  - Hypophysenadenom (Tumor des Hypophysenvorderlappens)
- **Fehlbildungstumoren**
  - Kraniopharyngeom
  - Epidermoid- und Dermoidzyste
- **Gefäßtumoren**
  - Hämangioblastom
- **Gefäßfehlbildungen** (s. Kap. 3.2)
- **Metastasen.**

Epidemiologie
Viele Hirntumoren wie Astrozytome, Oligodendrogliome, Glioblastome, Neurinome, Meningeome, Epidermoide, Angioblastome und Hypophysentumoren treten im mittleren Lebensalter auf (ca. 30.–55. Lebensjahr). Medulloblastome, Ependymome und das Kraniopharyngeom kommen im Kindes- bzw. Jugendalter vor. Über die Epidemiologie von Hirnmetastasen finden sich in der Literatur widersprüchliche Angaben.

K Klinik
Zur **allgemeinen neurologischen Symptomatik** zerebraler Tumoren zählen:
- **Hirndruckzeichen** (s. Kap. 2.7). Die typischen Hirndruckzeichen sind Kopfschmerzen, Übelkeit mit Erbrechen und Stauungspapille. Sie müssen als Spätsymptome angesehen werden, da sie erst auftreten, wenn ein Tumor raumfordernd wird. Bei einem erhöhten Hirndruck kann häufig ein Leistungsknick oder eine neu aufgetretene indifferente Stimmungslage anamnestisch eruierbar sein. Greifreflexe, v. a. Handgreifreflexe, sind ein frühes Symptom eines erhöhten Hirndruckes.
- **Neurologische Halbseiten- und Herdsymptome.** Je nach Tumorlokalisation (s.u.) findet man geringe kontralaterale Hemiparesen, halbseitige Sensibilitätsstörungen, neurologische Defizite (z. B. Sprachstörung, Sehstörung) und Reizerscheinungen (z. B. zerebrale Krampfanfälle).

Die typische klinische Symptomatik hängt von der **Tumorlokalisation** ab:
- **Stirnhirn.** Antriebsstörungen, Affektstörungen (Gleichgültigkeit oder auch Euphorie), Enthemmung, motorische Aphasie (bei Befall des Broca-Zentrums), Riechstörung mit evtl. Optikusatrophie (bei frontobasalen Tumoren, v. a. Olfaktoriusmeningeom), zerebrale Krampfanfälle (v. a. einfach-fokale Anfälle mit motorischen Symptomen und Adversivanfälle).
- **Temporallappen.** Psychische Labilität mit Reizbarkeit oder Ängstlichkeit, Depressivität, kognitive Einbußen mit Merkfähigkeitsstörungen, Wernicke- oder amnestische Aphasie (bei Befall der sprachdominanten Hemisphäre), homonyme Hemianopsie (bei Befall des Tractus opticus), komplex-fokale Anfälle oder generalisierte Anfälle (bei fast 50% aller Betroffenen).

- **Parietallappen.** Keine wesentlichen psychischen Veränderungen, Mono- und Hemiparesen, halbseitige Sensibilitätsstörungen, untere Quadrantenanopsie, neuropsychologische Störungen (amnestische Aphasie, Apraxie), zerebrale Anfälle, vorwiegend fokal, wie z. B. motorischer oder sensibler Jackson-Anfall (je nach Befall des Gyrus prae- bzw. postcentralis).
- **Okzipitallappen.** Homonyme Hemianopsie, zerebrale Anfälle, häufig mit optischer Aura.
- **Stammganglien.** Extrapyramidal-motorische Störungen (v. a. Parkinson-Syndrom), Depressivität.
- **Hirnstamm.** Verschlußhydrozephalus (bei Verlegung des Aquäduktes), Bewußtseinsstörungen, Ausfälle der Hirnnerven, Hemi- oder Tetraparese (bei Läsion der Pyramidenbahn), Ataxie.
- **Kleinhirn.** Ataxie, Neigung des Kopfes zum Tumor („tilt"), frühzeitig Hirndruckzeichen.

Zur Beurteilung des **Malignitätsgrades** wurde eine Gradeinteilung (grading) der Hirntumoren nach histologischen und zytologischen Kriterien eingeführt. Man versuchte, diese Grade mit klinischen Daten wie der Überlebenszeit zu korrelieren (Tab. 5-1).

Tab. 5-1 Grading und Überlebenszeit der Hirntumoren

Malignitätsgrad	Wachstum	Überlebenszeit
I	gutartig	ca. 5 Jahre oder mehr
II	semibenigne	ca. 3–5 Jahre
III	gering maligne	ca. 2–3 Jahre
IV	hochmaligne	ca. 6–15 Monate

D Diagnostik

- **Anamnese und klinische Untersuchung** führen zur Verdachtsdiagnose eines Hirntumors, die mit den bildgebenden Verfahren objektiviert bzw. ausgeschlossen wird.
- **CCT.** Sie hat nicht die Sensitivität der MRT, findet jedoch wegen ihrer weiten Verbreitung praktische Anwendung und hat außerdem hinsichtlich der Artdiagnose einen höheren Stellenwert als die MRT. Die Artdiagnose kann z. B. durch den Nachweis typischer Verkalkungen im Tumor gestellt werden.

> **Merke:**
> Langsam wachsende Tumoren (meist Oligodendrogliome, aber auch Meningeome, Kraniopharygeome, Pinealome, Ependymome) verkalken häufig, „da sie während des Wachstums Zeit haben, Kalk einzulagern". Schnell wachsende, relativ bösartige Tumoren (Glioblastome, Metastasen) verkalken hingegen fast nie.

- **MRT.** Es wäre wünschenswert, wenn der Ausschluß eines Hirntumors immer mit Hilfe der MRT (nativ und nach Kontrastmittelgabe) erfolgte, da sie in der Regel sehr sensitiv ist.
- **Röntgennativaufnahmen** des Schädels haben keine große Bedeutung. Sie können lediglich Veränderungen der Kalotte (z. B. Hyperostosen), Hirntumoren mit Verkalkungen, eine Erweiterung der Sella turcica bei Hypophysentumoren oder die Verschiebung einer physiologischerweise verkalkten Pinealis (z. B. durch Mittellinienverlagerung infolge eines fokalen Hirnödems) zeigen.
- Das **EEG** spielt heute für die Lokalisationsdiagnostik keine Rolle mehr, es wird aber bei einem durch einen Hirntumor verursachten Anfallsleiden eingesetzt.
- **Nuklearmedizinische Verfahren** (z. B. SPECT) können zur Artdiagnose herangezogen werden, da man mit ihnen tumorcharakteristische Rezeptoren nachweisen kann (z. B. markiert Octriotid, ein Somatostatinanalogon, Meningeome oder Hypophysentumoren).
- Eine **Liquorpunktion** wird bei Verdacht auf eine Meningeosis leucaemica oder eine Meningeosis carcinomatosa notwendig. Sie sollte aber erst nach einer CCT/MRT zum Ausschluß eines erhöhten Hirndruckes durchgeführt werden.
- In einigen Fällen wird man sich zu einer **Hirnbiopsie** entschließen, um die Artdiagnose stellen und daraus therapeutische Schlüsse ziehen zu können.
- Die **Angiographie** – früher oft auch zur Artdiagnose verwendet (z. B. erfolgt die Gefäßversorgung eines Meningeoms in der Regel aus Ästen der A. carotis externa) – wird hauptsächlich eingesetzt, um in der präoperativen Planung die Gefäße darzustellen.

Differentialdiagnose

Differentialdiagnostisch kommen verschiedene raumfordernde Prozesse, die sich häufig durch ihre typischen Merkmale (z. B. Kontrastverhalten in der CCT, Lokalisation etc.) voneinander abgrenzen lassen, in Frage:

- Fehlbildungstumoren wie **Dermoide** bzw. **Epidermoide.** Eine sichere Diagnose ist letztlich nur histologisch zu stellen.
- **Hirnabszesse.** Sie stellen sich in der CCT hypodens dar und nehmen in der Randzone ringförmig Kontrastmittel auf (beim Glioblastom ist die kontrastaufnehmende Randzone eher girlandenförmig). Es treten allgemeine Entzündungszeichen (Fieber, BSG-Erhöhung, Leukozytose etc.) auf.
- **Hirnblutungen.** Typischerweise stellen sie sich im CCT hyperdens dar. Schwierig ist die Diagnosestellung, wenn ein Tumor die Blutungsursache ist. Gegebenenfalls kann eine SPECT-Untersuchung weiterhelfen.
- **Arachnoidalzyste.** Diese Zysten sind gekammerte Flüssigkeitsansammlungen, die von weichen

Hirnhäuten umgeben sind. Oft entstehen sie nach einer geburtstraumatischen SAB oder nach einer frühen Meningitis. Typisch sind lebenslange Bewegungsstörungen, kognitive Einbußen, Verhaltensstörungen und zerebrale Anfälle. Sehr häufig sind sie jedoch auch asymptomatisch.

- **Pseudotumor cerebri.** Dieses pathogenetisch unklare Syndrom weist weder eine intrakranielle Raumforderung noch eine Erweiterung des Ventrikelsystems auf, und der Liquorbefund ist normal. Es ist durch die Symptomentrias Kopfschmerzen, Sehstörung und beidseitige Stauungspapille definiert. Bevorzugt tritt es bei adipösen Frauen im gebärfähigen Alter auf, Hypertonie ist ein Risikofaktor. Der Verlauf ist meist gutartig, in 10–20% der Fälle kann es aber zu einer irreversiblen Visusminderung kommen, in 1% sogar zur Erblindung. Eine Liquorpunktion kann diagnostischen und therapeutischen Wert haben, da sich die Beschwerden in der Regel postpunktionell bessern. Weiterhin stehen eine Reduktion des Übergewichts und die Behandlung eines evtl. arteriellen Hypertonus im Vordergrund. Die Gabe von Acetazolamid ist zu erwägen. Als letzte Möglichkeit kann eine Shunt-Operation durchgeführt werden. Steht die Sehminderung im Vordergrund, kann eine Optikusscheidenfensterung, zunächst am schlechteren Auge, erwogen werden.

▼ **Therapie**

Im Vordergrund stehen Operation und Strahlentherapie.

- Anzustreben ist die **Operation** mit Totalresektion des Tumors. Sie ist oft nicht möglich, wenn der Tumor in der Nähe von funktionell bedeutenden oder lebenswichtigen Zentren liegt. Trotzdem kann auch eine Teilresektion zur Verkleinerung des Tumors sinnvoll sein. Manchmal – z. B. bei bestimmten Formen von Glioblastomen – kann eine Operation aber auch kontraindiziert sein.
- Eine **Strahlentherapie** kann allein oder als Ergänzung zu einer Operation eingesetzt werden. Eine **direkte Bestrahlung** ist durch Einbringen von kurzlebigen Isotopen in den Tumor möglich.
- Ein erhöhter Hirndruck wird v. a. mit **Steroiden**, aber auch mittels liquorableitender **Shunt-Operation** (bei Hydrocephalus occlusus) normalisiert.
- Eines der modernsten unblutigen Verfahren ist das sogenannte **Gamma-knife**. Durch fokussierte Gammastrahlung wird der Tumor bzw. die Metastase direkt nekrotisiert. Angewandt wird die Methode z. B. bei Metastasen, deren Lokalisation einen operativen Zugriff unmöglich macht.
- Bestimmte Tumoren (z. B. Lymphome des ZNS, Meningeosis carcinomatosa) sprechen auf eine **Chemotherapie** an.

5.1.1 Astrozytom und Glioblastom

Pathologie

Bezüglich histologischer Kriterien scheinen sich Oligodendrogliome zu Astrozytomen und weiter zu Glioblastomen zu entwickeln. Häufig kommen auch Mischtumoren vor.

- **Astrozytome** wachsen langsam und neigen zur Entdifferenzierung, gelegentlich kommen Anaplasien vor.
- **Glioblastome** (nach der Einteilung der WHO: Grad-IV-Gliome) wachsen rasch, infiltrierend. Sie sind gut vaskularisiert und können Blutungen, Nekrosen und arteriovenöse Anastomosen aufweisen. Über den Balken können sie in die gegenüberliegende Hemisphäre einwachsen (**Schmetterlingsgliom**).

K **Klinik**

Initial machen sich Astrozytome oft durch zerebrale Anfälle bemerkbar. Bei Glioblastomen sind Anfälle eher selten, dafür treten initial Kopfschmerzen und anschließend Hemiparesen auf. Beide Tumorformen kommen vorwiegend im Frontallappen (Stirnhirnsyndrom) sowie im Temporallappen vor. Das Glioblastom kann sich „apoplektiform" manifestieren, evtl. durch eine Einblutung in den Tumor.

D **Diagnostik**

- **CCT.** Niedrigmaligne Astrozytome stellen sich ähnlich einem Infarkt als hypodense Areale dar. Höhermaligne Astrozytome können sich uneinheitlich (hypo-, iso- oder sogar hyperdens) verhalten (vgl. MRT, Abb. 5-1). Glioblastome zeigen eine gemischte Dichte, eine unscharfe Tumorbegrenzung und ein begleitendes Marködem (Abb. 5-2). Charakteristisch ist die ringförmige Kontrastmittelaufnahme, die – im Gegensatz zum Hirnabszeß – girlandenförmig aussieht.
- **MRT.** In der Aufdeckung dieser Tumoren ist die MRT der CCT überlegen. Allgemeine Kriterien müssen noch erarbeitet werden.
- **Angiographie.** Glioblastome weisen sehr häufig, Astrozytome selten eine pathologische Vaskularisation auf.

▼ **Therapie**

- **Astrozytom.** Falls der Tumor aufgrund des Allgemeinzustandes des Patienten und der Lokalisation im Gehirn operiert werden kann, werden v. a. kleine Tumoren radikal entfernt. Rezidive sind möglich und ein ungünstiges Zeichen. Die Überlebenszeit kann durch eine Strahlentherapie verlängert werden.
- **Glioblastom.** Die Radikaloperation ist meist unmöglich, man wird selten neurochirurgisch behandeln. Wenn es möglich ist, wird eine Tumorreduktion, evtl. mit einer Nachbestrahlung, ver-

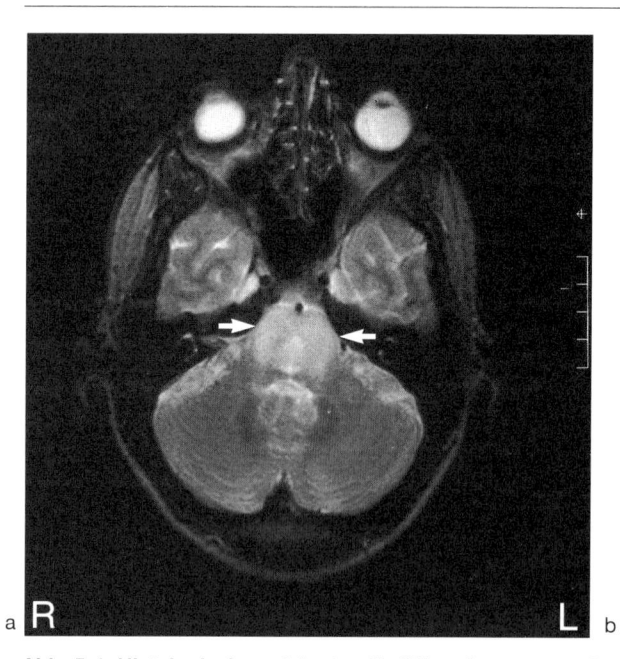

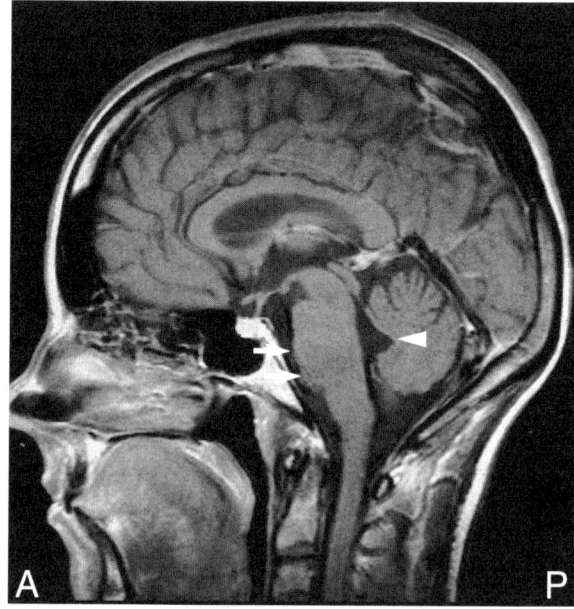

Abb. 5-1 Histologisch gesichertes fibrilläres Astrozytom Grad II in der MRT.
a: Axiale T$_2$-Wichtung. In dieser Schichtebene findet sich eine diffuse Signalanhebung nahezu der gesamten Brücke (Pfeile). Die Brücke ist aufgetrieben und die umgebenden Zisternen sind konsekutiv verschmälert.
b: Sagittale T$_1$-Wichtung in der Medianebene. In der unteren Brücke imponiert eine diffuse Hypointensität, auch hier kommt die überwiegend nach rostral reichende Volumenauftreibung zur Darstellung (Pfeile). Der 4. Ventrikel (Pfeilspitze) ist nicht eingeengt.

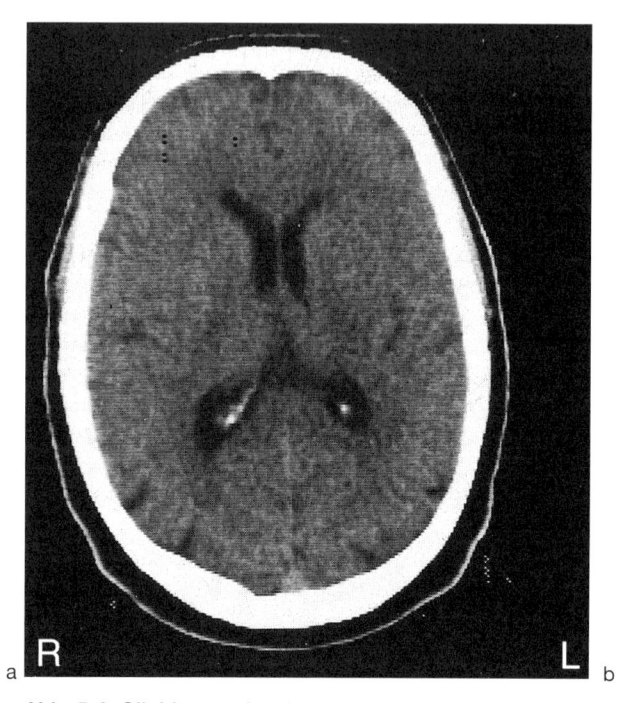

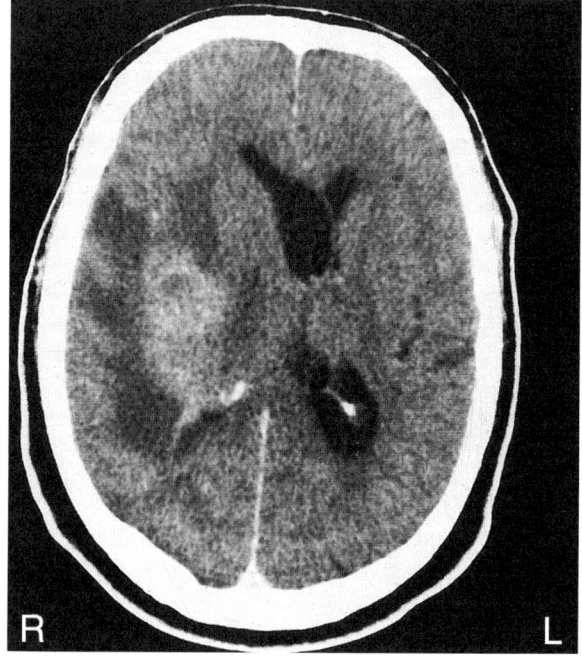

Abb. 5-2 Glioblastom im Verlauf. Zwischen der CCT-Untersuchung ohne Kontrastmittelgabe (a) und der mit Kontrastmittelgabe (b) liegen 2 $^1/_2$ Monate.
a: Nativ-CCT. Die Großhirnwindungsfurchen sind kaum noch erkennbar, die Inselzisterne läßt sich rechts nicht darstellen. Der Befund weist insgesamt auf einen raumfordernden Prozeß hin. Das Glioblastom selbst ist noch nicht erkennbar.
b: Kontrastmittel-CCT. Die inhomogene Raumforderung im rechten supralentikulären Marklager weist zentral inhomogene Areale auf. Die hypodense Marklagerveränderung reicht teilweise bis zum Kortex, sie entspricht einem perifokalen Ödem. Der rechte Seitenventrikel ist komprimiert und die Mittellinie um gut 1 cm nach links verlagert. Infolge einer Foramen-Monroi-Stenose ist das rechte Vorderhorn aufgeweitet.

Zerebrale Tumoren

sucht. Eine Bestrahlung und eine zytostatische Therapie können sowohl die Symptomatik bessern als auch die Überlebenszeit (um einige Monate) verlängern. Dies wird v. a. auf die Beeinflussung des Hirnödems zurückgeführt.

Prognose
- **Astrozytom.** Die Prognose ist abhängig von der Dignität, der Lokalisation und davon, ob der Tumor radikal entfernt werden konnte bzw. ob und wann ein Rezidiv auftritt.
- **Glioblastom.** Die Prognose ist infaust. Nach einem Jahr leben auch nach einer Operation nur noch ca. 15% der Patienten.

5.1.2 Oligodendrogliom

Pathologie
Oligodendrogliome sind relativ gut differenzierte Tumoren. Sie sind durch ein langsames Wachstum, Blutungen in den Tumor, häufige Verkalkungen und ein gering ausgeprägtes Hirnödem gekennzeichnet.

K Klinik
Häufiges Erstsymptom ist ein zerebraler Krampfanfall. Oligodendrogliome liegen wie Astrozytome und Glioblastome häufig im Frontal- bzw. Temporallappen und weisen eine entsprechende Symptomatik auf.

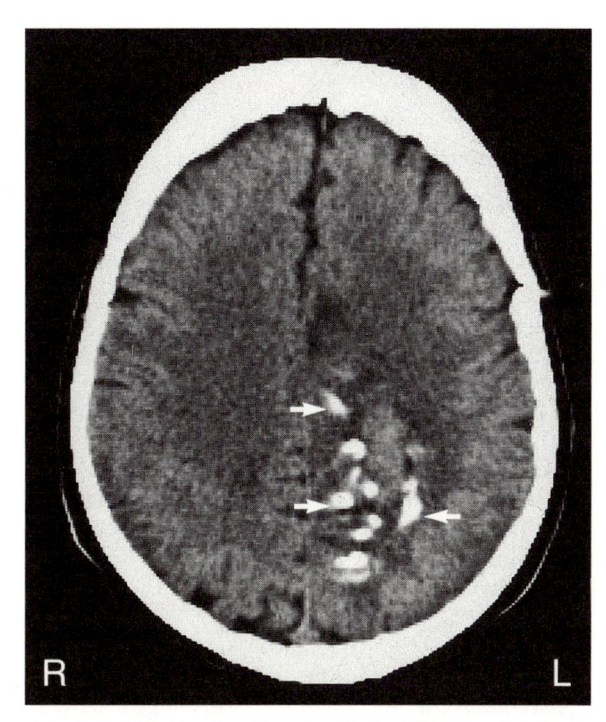

Abb. 5-3 Oligodendrogliom im Nativ-CCT. Die charakteristischen, stippchenförmigen Hyperdensitäten in der linken Hemisphäre (Pfeile) entsprechen verkalkten Oligodendrogliom-Anteilen. Da Oligodendrogliome langsam wachsen, kommt es nur zu einem geringen lokal raumfordernden Prozeß.

D Diagnostik
Die **CCT** zeigt Verkalkungen und ein gering ausgeprägtes Begleitödem (Abb. 5-3).

T Therapie
Die Operation ist anzustreben, jedoch treten Rezidive auf. Der Tumor spricht auf eine Strahlentherapie nicht an.

Prognose
Eine Heilung ist selten zu erreichen. Die Prognose stimmt weitgehend mit der für Astrozytome überein.

5.1.3 Ependymom

Pathologie
Diese überwiegend aus Ependymzellen bestehenden Tumoren stehen oft zur Ventrikelwand, insbesondere des IV. Ventrikels, in Beziehung. Häufig tritt ein Hydrocephalus occlusus auf. Metastasen können in den Spinalkanal abtropfen.

K Klinik
Die Tumoren führen durch eine Störung der Liquorzirkulation zu einem Begleithydrozephalus. Am Boden des IV. Ventrikels gelegen, können sie Übelkeit, Erbrechen und Hirnnervenausfälle hervorrufen.

D Diagnostik
CCT und **MRT** zeigen in der Regel einen intraventrikulären Tumor, der jedoch nicht von anderen Tumoren mit gleicher Lokalisation (z. B. Medulloblastom oder Plexuspapillom) unterschieden werden kann. Verkalkungen kommen vor, Kontrastmittel wird aufgenommen.

T Therapie
An die Operation schließt sich bei einer deutlichen Malignität eine Nachbestrahlung an, gelegentlich erfolgt zusätzlich eine Chemotherapie. Der erhöhte Hirndruck wird mit Kortikosteroiden oder durch eine operative Shuntanlage behandelt.

Prognose
Die 5-Jahres-Überlebensrate aller Ependymom-Patienten beträgt bei Erwachsenen ca. 50–80%, bei Kindern nur ca. 20%.

5.1.4 Plexuspapillom

Epidemiologie
Das Plexuspapillom ist bei Kindern häufiger als bei Erwachsenen. Erwachsene befällt öfter ein gutartiges Plexuspapillom im Bereich des IV. Ventrikels, während bei Kindern häufiger ein malignes Plexuspapillom in den Seitenventrikeln auftritt.

Pathologie
Plexuspapillome stammen vom Plexus choroideus ab. Ca. 90% der Plexuspapillome sind gut differenzierte, langsam wachsende, benigne Tumoren, die übrigen 10% sind anaplastisch (Karzinom des Plexus choroideus). Häufig verursachen diese – unabhängig von ihrer Dignität – einen Hydrozephalus und neigen zu spontanen Blutungen oder Verkalkungen.

K Klinik
Bei überwiegend uncharakteristischen Symptomen zeigen 70% der Patienten Zeichen eines erhöhten Hirndruckes bzw. einen Hydrozephalus.

D Diagnostik
- In der **CCT/MRT** stellt sich ein intraventrikulärer Tumor dar, der auch verkalkt sein kann.
- **Liquor.** Zwei Drittel der Patienten weisen einen erhöhten Eiweißgehalt im Liquor auf. Bei 30% der Patienten ist der Liquor xanthochrom.

T Therapie
Plexuspapillome werden operiert. Besteht ein Hydrozephalus wird ein Shunt gelegt.

Prognose
Das überwiegend benigne Plexuspapillom kann geheilt werden. Das maligne Karzinom des Plexus choroideus hat allerdings eine schlechte Prognose.

5.1.5 Pinealistumoren

Definition und Einteilung
Das **Pinealozytom** ist ein seltener Tumor, der astrozytisch oder neuronal differenziert ist. Er kann alle Malignitätsgrade (I–IV) annehmen. Das **Pinealoblastom** hat den Malignitätsgrad IV.

K Klinik
Pinealistumoren werden häufig durch Druck auf die Vierhügelplatte (Mittelhirndach) symptomatisch. Typisch sind vertikale Blickparesen (bis hin zum Parinaud-Syndrom, s. Kap. 2.8.3), Augenmuskellähmungen, später Pyramidenbahnzeichen und Kleinhirnsymptome. Es können verschiedene Hirnstammsyndrome (v. a. das Weber-Syndrom) auftreten. Bei einer Beeinträchtigung des Hypothalamus kommt es u. a. zu einem Diabetes insipidus, einer Pubertas praecox und einer Magersucht. Werden die Liquorabflußwege verlegt, steigt der Hirndruck.

Differentialdiagnose
Andere häufige Tumoren in der Pinealisregion sind Germinome und Arachnoidalzysten.

T Therapie
Pinealistumoren werden operiert, der Hirndruck wird evtl. durch das Anlegen eines ventrikuloatrialen Shunts behandelt und es erfolgt eine Hochvoltbestrahlung.

5.1.6 Medulloblastom

Pathologie
Am häufigsten ist das Medulloblastom im Kleinhirn, bevorzugt im Kleinhirnwurm lokalisiert. Es ist undifferenziert, wächst rasch in den IV. Ventrikel und komprimiert sowohl die Medulla oblongata als auch den Kleinhirnwurm. Eine Metastasierung in den Liquorraum ist möglich.

K Klinik
Meist wird dieser Tumor durch den begleitenden Okklusionshydrozephalus mit Hirndruckzeichen symptomatisch.

D Diagnostik
Die **Myelographie** oder die **MRT** der Wirbelsäule sollen klären, ob spinale Metastasen vorliegen.

T Therapie
Nach der Operation erfolgt eine Nachbestrahlung (der gesamten Neuroachse!) und evtl. zusätzlich eine Chemotherapie. Zur Hirndruckbehandlung ist evtl. eine Shunt-Operation notwendig.

Prognose
Die Prognose ist schlecht. Ohne Nachbehandlung liegt die durchschnittliche Überlebenszeit bei ca. 6–13 Monaten. Mit einer aggressiven Behandlung erreicht man immerhin eine 10-Jahres-Überlebensrate von ca. 20–40%.

5.1.7 Neurinom

Pathologie
Neurinome nehmen ihren Ausgang von den Schwann-Zellen **(Schwannome).** Sie kommen überwiegend am N. vestibularis vor und werden dann **Akustikusneurinom** genannt, sind aber auch an den Hirnnerven IV, V, VI, IX, XI und XII sowie an Spinalwurzeln (spinale Tumoren, s. Kap. 5.2) zu finden. Neurinome sind gutartige Tumoren, die relativ langsam und verdrängend wachsen und zu Druckschädigungen führen. Sie können, z. B. im Rahmen einer Neurofibromatose (Morbus von Recklinghausen), auch multipel auftreten. Das Akustikusneurinom wächst in den Kleinhirnbrückenwinkel ein.

K Klinik
Das **Akustikusneurinom** verursacht initial eine meist langsam einsetzende, einseitige Schwerhörigkeit (Hypakusis), gelegentlich auch einen Tinnitus. Es folgen ein unsystematischer Schwindel, eine Fallneigung zur Seite des Tumors (vestibuläre Reizsymptome) und ein pathologischer Nystagmus, der zunächst vestibulären, dann zen-

tralen Ursprungs ist. Vestibuläre Symptome können gering ausgeprägt sein oder fehlen, da eine zentrale Kompensation möglich ist. Kopfschmerzen treten auf. Sensible und motorische Trigeminusausfälle und eine Fazialisparese oder seltener ein Fazialisspasmus sind typisch, während die kaudalen Hirnnerven nicht so häufig betroffen sind. Es kann zu einer Ataxie und anderen zerebellären Symptomen kommen.

D Diagnostik
- **CCT/MRT.** Vor allem nach einer Kontrastmitteldarstellung mit Gadolinium ist die MRT der CCT überlegen. Häufig können in der MRT sogar intrakanalikuläre Tumoren dargestellt werden.
- Die **Röntgenaufnahme nach Stenvers** zeigt eine Erweiterung des Porus acusticus internus. Ihre Bedeutung geht seit Einführung der CCT/MRT zurück.
- **Elektrophysiologisch** kann eine retrokochleäre Schädigung nachgewiesen werden.
- Der **Liquor** zeigt v. a. bei größeren Tumoren eine Eiweißvermehrung auf ca. 0,90–1,50 g/l.

T Therapie
Die Operation sollte möglichst rasch erfolgen. Ist der Tumor schon sehr groß, wird bei der Operation oft der N. facialis und/oder der N. vestibulocochlearis geschädigt.

Prognose
Bei einer vollständigen Entfernung des Tumors kann eine Heilung erreicht werden. Werden Tumorreste belassen, ist ein Rezidiv wahrscheinlich.

5.1.8 Meningeom

Epidemiologie
Meningeome gehören zu den häufigsten Hirntumoren, sie haben einen Anteil von ca. 16% an den primären Hirntumoren.

Pathologie
Meningeome leiten sich vom Deckendothel der Arachnoidea ab. Sie dringen normalerweise im Bereich der Pacchioni-Granulationen in den Duraspalt vor und liegen deshalb oft entlang der Falx cerebri. Sie sind überwiegend benigne, wachsen langsam und verdrängen das Hirnparenchym, während sie die Dura und den Knochen infiltrieren. Sie können ein Hirnödem verursachen. In 1–2% der Fälle treten auch multiple Meningeome auf.

K Klinik
Die Symptomatik richtet sich nach der Lage und der Größe des Meningeoms.
- **Falxmeningeom** und **parasagittales Meningeom.** Die selteneren Falxmeningeome verursachen dieselbe lokalisationsbedingte Symptomatik wie die parasagittalen Meningeome.
  - Meningeome **des vorderen Sinusdrittels** machen sich zunächst durch Kopfschmerzen, Geruchs- und Sehstörungen bemerkbar. Dazu kommen ein sich langsam entwickelndes Stirnhirnsyndrom, eine zentrale Fazialisparese, Paresen und zerebrale Krampfanfälle.
  - Die häufigen Meningeome **des mittleren Sinusdrittels** verursachen motorische Ausfälle (Monoparese, Mantelkantensyndrom) und oft fokale motorische oder sensible Jackson-Anfälle.
  - Meningeome **des hinteren Sinusdrittels** führen zunächst zu einer Hirndruckerhöhung, dann treten lokale Zeichen wie Sehstörungen, sensible Ausfälle, Paresen oder Sprachstörungen auf.
- **Konvexitätsmeningeome**
  - Über dem **Parietallappen** führen sie zu Jackson-Anfällen und einer amnestischen Aphasie (v. a. bei linksseitiger Lokalisation).
  - Über dem **Frontallappen** verursachen sie eine Stauungspapille und psychische Veränderungen wie Affektlabilität, Leistungsminderung etc.
  - Über dem **Temporallappen** werden sie durch Sprachstörungen (v. a. bei linksseitiger Lokalisation), Zeichen erhöhten Hirndruckes, zerebrale Anfälle und psychische Störungen symptomatisch.
  - Über dem **Okzipitallappen** machen sie sich durch Paresen, sensible und motorische Jackson-Anfälle (bei Lokalisation über dem Gyrus post- bzw. praecentralis), Zeichen erhöhten Hirndruckes und eine Stauungspapille bemerkbar.
- **Keilbeinmeningeome (Meningeome des Keilbeinflügels)**
  - Das **mediale** Keilbeinmeningeom verursacht Kopfschmerzen in der Orbita und der mittleren Stirn, eine druckbedingte Optikusatrophie (Blindheit und Pupillenstarre), einen Exophthalmus (durch Druck auf den Sinus cavernosus) und Paresen des N. oculomotorius, des N. trochlearis und Sensibilitätsstörungen des N. supraorbitalis (sie ziehen durch die Fissura orbitalis).
  - Das **laterale** Keilbeinmeningeom wächst häufig diffus flächenförmig (Menigeom en plaque), indem es die Dura und den Schädelknochen infiltriert und reaktive Knochenverdichtungen hervorruft. Es macht sich durch Kopfschmerzen im Schläfenbereich bemerkbar und führt auch zu einem Exophthalmus, meist ohne Optikusatrophie.
- **Olfaktoriusmeningeome (Meningeome der Olfaktoriusrinne).** Diese Meningeome liegen auf der Lamina cribrosa des Siebbeins und schädigen sowohl den N. olfactorius als auch den

N. opticus. Typisch sind eine Hyposmie und eine Anosmie sowie eine Optikusatrophie. Schließlich kommt es zu einem Stirnhirnsyndrom.
- **Meningeome des Tuberculum sellae.** Sie üben Druck auf das Chiasma opticum (heteronyme Hemianopsie) und den basalen Frontallappen aus.
- **Kleinhirn-Brückenwinkel-Meningeom.** Die Klinik ist grundsätzlich ähnlich wie beim Akustikusneurinom (s.o.).

D Diagnostik
- Die **CCT** zeigt eine scharfe Begrenzung der meist hyperdensen Tumoren sowie eine homogene, intensive Kontrastmittelverstärkung der Tumoren (Abb. 5-4). Oft können Verkalkungen im Tumor dargestellt werden.
- In der **Angiographie** läßt sich typischerweise nachweisen, daß die Blutversorgung des Tumors aus dem Versorgungsgebiet der A. carotis externa stammt.

▼ Therapie
Kann der Tumor wegen seiner Lokalisation einschließlich der Dura komplett entfernt werden, so ist eine Heilung möglich. Die Tumoren sind strahlenunempfindlich, weil sie eine relativ gute Differenzierung aufweisen. Im höheren Lebensalter und bei „günstiger" Lage genügt es oft, den Tumor jährlich zu kontrollieren.

Prognose
Die Prognose ist abhängig von der Lage des Tumors und davon, ob er vollständig entfernt werden konnte. Bei einer vollständigen Entfernung entwickelt sich in der Regel kein Rezidiv.

5.1.9 Hypophysenadenom

Pathologie und Einteilung
Hypophysenadenome bilden sich im Hypophysenvorderlappen (HVL, Adenohypophyse). Man unterscheidet Mikroadenome (≤ 1 cm Durchmesser) von Makroadenomen (> 1 cm), die oft aus der Sella turcica herauszuwachsen beginnen. Die Einteilung nach der Hormonaktivität in endokrin inaktives und hormonaktives Adenom hat sich für die Klinik bewährt. Das hormonaktive Adenom sezerniert ein oder mehrere Hormone: growth hormone (GH), Prolaktin (PRL), adrenokortikotropes Hormon (ACTH), seltener thyreoideastimulierendes Hormon (TSH), luteotropes Hormon (LH) und follikelstimulierendes Hormon (FSH).

K Klinik
Einerseits werden die Symptome durch die Hypersekretion oben genannter Hormone hervorgerufen, andererseits kann das lokale Größenwachstum des Adenoms zu Druckschäden (z. B. des gesunden Teils des HVL mit Verminderung der Hormonsekretion oder des Chiasma opticum) führen.
- **GH-produzierende Adenome.** Typische Symptome sind:
  - vor der Pubertät: Riesenwuchs und nach der Pubertät: Akromegalie (große Nase, Ohren etc.)
  - Karpaltunnelsyndrom
  - Hyperhidrose, Hautfibrome, Hirsutismus
  - Viszeromegalie mit Struma diffusa (Tracheaeinengung) und Herzvergrößerung
  - Diabetes mellitus
  - sekundärer Hypogonadismus, selten sekundäre Hypothyreose oder sekundäre Nebennierenrinden-Insuffizienz

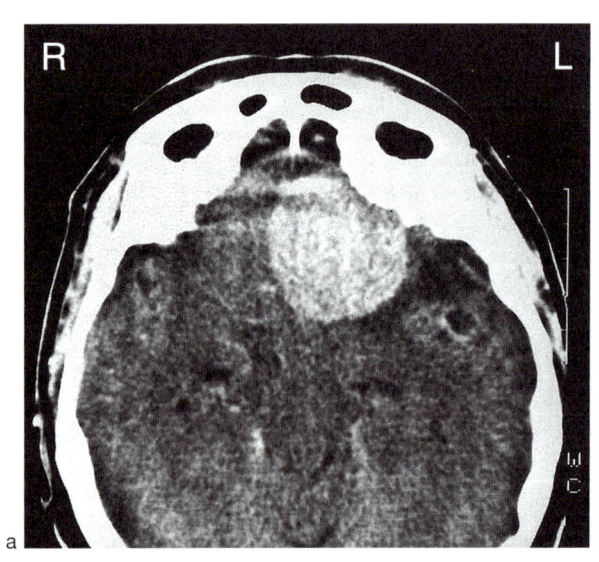

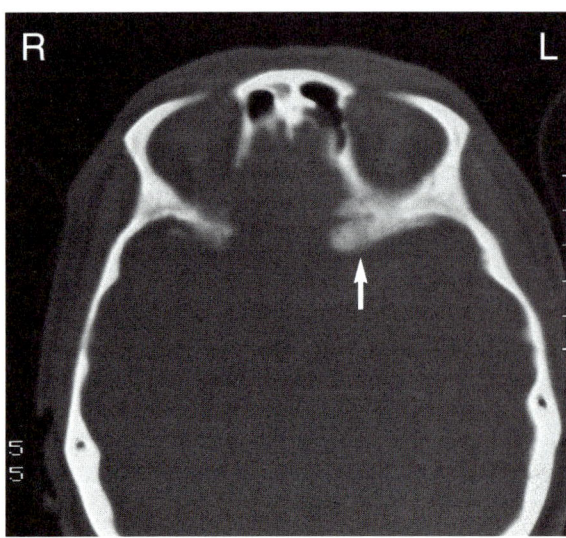

Abb. 5-4 Keilbeinflügel-Meningeom.
a: Kontrastmittel-CCT. Links frontal liegt eine ca. 3 cm große, rundliche Raumforderung, die deutlich Kontrastmittel aufnimmt.
b: Im Knochenfenster zeigt sich eine Verdickung des linken Keilbeinflügels (Pfeil). Die Kombination beider Befunde (a und b) ist typisch für ein Keilbeinflügel-Meningeom.

Zerebrale Tumoren

- **ACTH-produzierende Adenome** verursachen ein Cushing-Syndrom mit folgenden Symptomen:
  - stammbetonte Fettsucht, Mondgesicht, Stiernacken
  - Myopathie
  - Hypertonus
  - Osteoporose
  - Striae distensae
- **Prolaktin-produzierende Adenome (Prolaktinom).** Die Hyperprolaktinämie führt bei Frauen zu einer Oligomenorrhö, anovulatorischen Zyklen, einer sekundären Amenorrhö und in zwei Dritteln der Fälle zu einer Galaktorrhö, bei Männern zu einem Libido- und Potenzverlust.
- **TSH-produzierende Adenome** sind selten und verursachen eine schwer einstellbare Hyperthyreose und eine Struma.
- **Raumforderndes hormoninaktives Hypophysenadenom**
  - Beim **sekundären Hypogonadismus** sind die Libido und die Potenz reduziert bzw. es besteht eine Oligo- und Amenorrhö. Die Körperbehaarung ist vermindert, die Haut infolge einer sekundären Anämie und eines MSH-Mangels blaß. Durch die sekundäre Hypothyreose kommt es zu einer erhöhten Kälteempfindlichkeit, einer raschen Ermüdung, einer Obstipation, spröder und rissiger Haut, Muskelschwäche, Adynamie, Reflexabschwächung etc.
  - Bei einer **akuten Exazerbation** (z. B. Einblutung in das Adenom) kann es zu einer sekundären Nebennierenrinden-Insuffizienz (Addison-Krise) mit Hypoglykämie, Hypotonie, Elektrolytentgleisungen, Bewußtseinsstörung etc. kommen.
- **Raumforderndes Hypophysenadenom mit supra- und parasellärem Wachstum**
  - Der Druck auf das Chiasma opticum verursacht eine heteronyme (bitemporale) Hemianopsie, später eine Optikusatrophie mit Visusminderung.
  - Augenmuskellähmungen treten v. a. in den vom N. oculomotorius versorgten Muskeln auf. Die Folge sind Doppelbilder.

D Diagnostik
- **CCT/MRT.** Mikroadenome von einem Durchmesser von 0,4–1 cm können als hypodense (CCT) bzw. hypointense (MRT) Areale direkt oder indirekt durch Verlagerung des Hypophysenstiels nachgewiesen werden. Dabei ist die Sensitivität beider Methoden gleich groß. Viele, v. a. kleinere Mikroadenome entgehen jedoch dem bildgebenden Nachweis.
- **Labor.** Je nach Verdacht werden die Basalwerte der oben genannten Hormone bestimmt und die Tagesrhythmik überprüft (bei der Hypersekretion ist sie aufgehoben). Die Konzentration der Hormone peripherer Drüsen (v. a. Kortisol, T3/ T4, Geschlechtshormone) wird gemessen und Stimulations- und Hemmtests (z. B. TRH- und ACTH-Test) durchgeführt (s. a. Lehrbücher der Inneren Medizin).
- **Perimetrie.** Ein objektiver Gesichtsfeldbefund wird erhoben und im Verlauf beobachtet.

T Therapie
Je nach Ausdehnung des Tumors kann eine **transsphenoidale** oder **transkranielle Operation** indiziert sein. Postoperativ wird eine Hormonsubstitution durchgeführt. Bei kleinen Prolaktin-produzierenden Tumoren kann zunächst ein konservativer Versuch mit dem **Dopaminagonisten Bromocriptin** erfolgen. Bei einem Hormonmangel wird substituiert. Eine **Strahlentherapie** ist nur notwendig, wenn durch die Operation der Tumor nicht vollständig entfernt werden konnte.

5.1.10 Kraniopharyngeom

Pathologie
Das Kraniopharyngeom ist ein dysontogenetischer Tumor, der sich von Resten des embryonalen Ductus craniopharyngicus (Rathke-Tasche) ableitet. Es entwickelt sich meistens intra- und suprasellär, selten nur an einem dieser beiden Orte. Je nach Lokalisation und Ausdehnung kann es den Hypothalamus, die Hypophyse oder das Chiasma opticum schädigen. Dieser Tumor ist gutartig und besteht meist aus mehrfach gekammerten, mit cholesterinhaltiger Flüssigkeit gefüllten Zysten. Solide Anteile des Tumors lagern häufig Kalk ein.

K Klinik
Vor der Pubertät führen ein Mangel an growth hormone (GH) und an Schilddrüsenhormon (sekundäre Hypothyreose) zum Minderwuchs. Oft tritt wegen des Mangels an gonadotropen Hormonen die Pubertät verzögert ein. Nach der Pubertät steht ein Mangel an hypophysären Hormonen, v. a. des Hypophysenhinterlappens, im Vordergrund. Folgen sind ein Diabetes insipidus, seltener eine Hypophysenvorderlappeninsuffizienz mit Hypogenitalismus, Fettsucht und Hypothyreose. Später gesellen sich Stirnkopfschmerzen und verschiedenste Gesichtsfeldausfälle hinzu. Durch den Druck auf den N. opticus kann der Patient erblinden. Wird ein Foramen interventriculare (Monroi) blockiert, so kann der erhöhte Hirndruck eine spastische Tetraparese und eine Dezerebration verursachen.

D Diagnostik
- In der **Nativ-Röntgenaufnahme** sind krümelige suprasellare Verkalkungen und häufig auch eine Vergrößerung der Sella turcica zu sehen.
- Die **CCT** zeigt zystische und solide Tumoranteile sowie Verkalkungen, die oft sichelförmig den Tumorrand darstellen.

▼ Therapie
Anzustreben ist eine radikale operative Entfernung des Tumors. Dies ist oft wegen seiner Lage nicht möglich, deshalb kommt es zu Rezidiven. Eine Bestrahlung soll die Überlebenszeit verbessern. Die Hormone sind entsprechend den Ausfällen – vor der Pubertät auch das GH – zu substituieren.

5.1.11 Hämangioblastom

Pathologie
Hämangioblastome sind teils solide, teils zystische, benigne Gefäßtumoren. Die Zysten können Erythropoetin enthalten. Hämangioblastome sind überwiegend in den Kleinhirnhemisphären lokalisiert und treten sporadisch oder in familiärer Häufung auf. In ca. 8% der Fälle liegen zusätzlich Nieren-, Leber- oder Pankreashämangioblastome vor. Findet man gleichzeitig Hämangioblastome in der Retina, so handelt es sich um die autosomal-dominant vererbte von-Hippel-Lindau-Krankheit (s. Kap. 15.1.5, Phakomatosen).

K Klinik
Das klinische Bild kann wegen Volumenschwankungen der Zysten fluktuieren. Typisch sind zerebelläre Symptome wie die Ataxie, aber auch eine Hirndrucksteigerung. Infolge einer Erythropoetinausschüttung kann es zu einer Polyglobulie kommen.

D Diagnostik
In der **CCT** zeigen sich Hämangioblastome hypodens, Kontrastmittel wird nur in einigen Knötchen in den Randbezirken der Zysten angereichert.

▼ Therapie und Prognose
Die möglichst frühzeitige, komplette operative Entfernung der Hämangioblastome kann zur Heilung führen. Ansonsten ist mit Rezidiven zu rechnen.

5.1.12 Hirnmetastasen

Pathologie
Hirnmetastasen sind weit häufiger als primäre Hirntumoren und oft (in ca. 20–25% der Fälle) die Todesursache bei Krebspatienten. Knapp ein Drittel der zerebralen Metastasen kommt im Frontalhirn vor, sie können aber auch parietal, temporal, okzipital oder in der Zentralregion lokalisiert sein. Circa 40% treten solitär in Erscheinung: davon befinden sich etwa 80% im Großhirn, 16% im Kleinhirn und 3% im Hirnstamm. In den übrigen Fällen kommt es zu multiplen Hirnmetastasen. Die Metastasierung in das Gehirn erfolgt vorwiegend hämatogen aus folgenden Primärtumoren:
- Bronchialkarzinom (in etwa der Hälfte der Fälle)
- Mammakarzinom
- Hypernephrom der Niere
- malignes Melanom
- Karzinome des Gastrointestinaltraktes
- maligne Lymphome (diese können als isolierte Tumoren des ZNS sowie als Manifestation einer Systemerkrankung vorkommen).

K Klinik
Die Klinik ist sehr variabel und richtet sich in erster Linie nach der Lokalisation und der Anzahl der Metastasen sowie der Malignität und Symptomatik des Primärtumors (evtl. zusätzliche Metastasierung in andere Organe).

D Diagnostik
Wenn sich Hirnmetastasen vor dem Primärtumor bemerkbar machen, steht die Suche nach dem Primärtumor im Vordergrund.
In der **CCT** sprechen multiple Herde mit zentral nekrotischen (hypodensen) Arealen und einer ringförmigen Kontrastmittelanreicherung für eine Hirnmetastasierung (vgl. MRT, Abb. 5-5).

Differentialdiagnose
- Solitäre Metastasen können mit einem primären Hirntumor oder einem Hirnabzeß verwechselt werden.
- Differentialdiagnosen zu multiplen Metastasen sind die Toxoplasmose (bei HIV-Infektion), die Zystizerkose, die Echinokokkose und multiple Hirnabszesse.

▼ Therapie
Die Grunderkrankung wird behandelt und das Hirnödem mit Steroiden angegangen. Eine Operation ist selten und nur bei Solitärmetastasen indiziert. Bei einer inoperablen Lokalisation kann ein Versuch mit dem Gamma-knife unternommen werden. Eine eventuelle Bestrahlung hat meist nur eine palliative Zielsetzung.

Prognose
Die Prognose ist in der Regel äußerst schlecht, die Patienten überleben normalerweise die Zeitspanne von einem Jahr nicht. Von Einzelfällen ist aber berichtet worden, die nach einer Operation bis zu 15 Jahre gelebt haben.

5.2 Spinale Tumoren

Epidemiologie
Spinale Tumoren sind wesentlich seltener als zerebrale Tumoren. Sie können in jedem Alter auftreten, es zeigt sich aber eine Häufung zwischen dem 30. und 60. Lebensjahr.

Pathologie
Überwiegend (in etwas über 60% der Fälle) handelt es sich bei den spinalen Tumoren um gut-

Spinale Tumoren

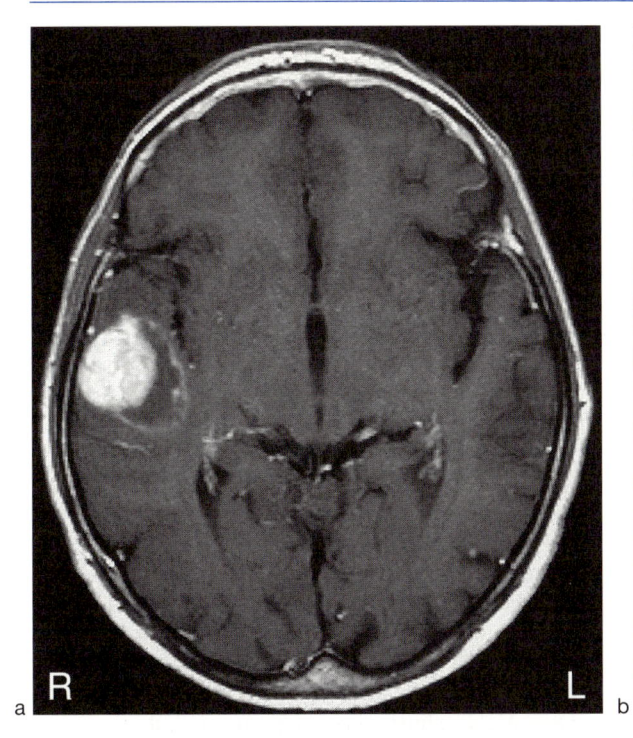

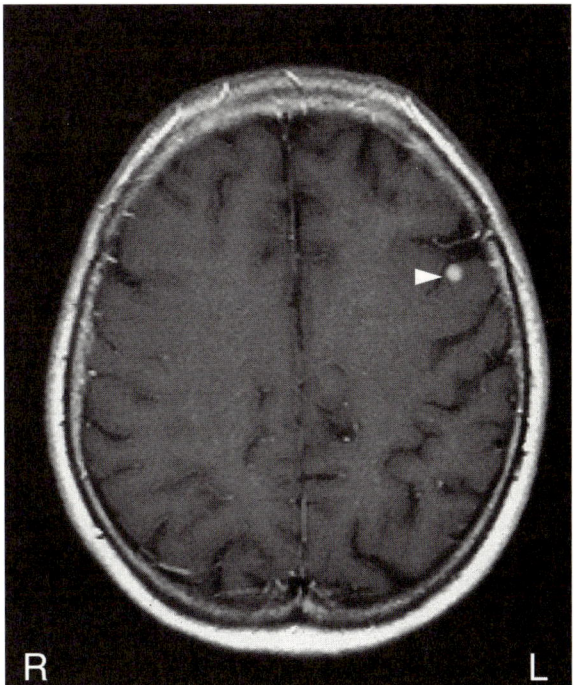

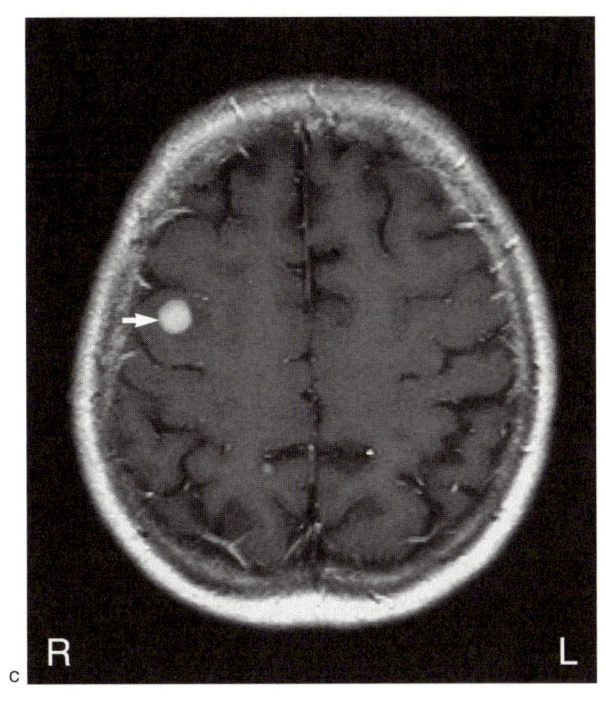

Abb. 5-5a–c Metastasen eines malignen Melanoms im MRT. Axiale T$_1$-Wichtung nach Kontrastmittelgabe. Man erkennt in verschiedenen Lokalisationen unterschiedlich große, rundliche Raumforderungen, die Kontrastmittel aufnehmen. Sie reichen von kortikal bis ins Marklager (a) und liegen sowohl kortikal (b, Pfeilspitze) als auch subkortikal (c, Pfeil). Die subkortikalen Metastasen zeigen eine perifokale Hypointensität, die einem Ödem entspricht.

Einteilung
Die unter klinischen Gesichtspunkten praktische Einteilung richtet sich nach der anatomischen Lage:
- **Extramedulläre Tumoren.** Sie können extradural (ca. 33%) und intradural (ca. 50%) liegen.
- **Intramedulläre Tumoren** (ca. 10%).

K Klinik
Die spinalen Tumoren machen sich zum einen durch eine motorische und sensible Querschnittssymptomatik, zum anderen oft durch radikuläre Schmerzen in den betroffenen Höhensegmenten bemerkbar. Die **Querschnittssymptomatik** entwickelt sich normalerweise langsam fortschreitend. Sie kann aufgrund wechselnder Beeinträchtigung der spinalen Durchblutung auch in fluktuierender Symptomatik auftreten. Seltener verursacht der Tumor durch eine plötzlich einsetzende spinale Ischämie eine akute Querschnittslähmung. Grundsätzlich sind je nach Tumorlage verschiedene Querschnittssyndrome (s. Kap. 2.11.1) möglich. Die **Höhenlokalisation** erfolgt u. a. durch die Schmerzangabe in den entsprechenden Segmenten (s. Tab. 2-6).

artige Geschwülste. Erwachsene bekommen häufiger Neurofibrome und Meningeome, Kinder häufiger Neuroblastome und Astrozytome. In beiden Altersgruppen treten Ependymome etwa gleich häufig auf. Spinale Raumforderungen verursachen nicht nur Druckschäden am Rückenmark, sondern je nach ihrer Lage und Ausdehnung auch Durchblutungsstörungen, v. a. im Bereich der A. spinalis anterior.

Diagnostik

- **Elektrophysiologie.** Die fraktionierte SSEP-Ableitung des N. tibialis und des N. medianus kann einen Hinweis auf die Höhe der Raumforderung geben.
- **Nativ-Röntgenaufnahmen der Wirbelsäule** können schon einen pathologischen Befund (z. B. Metastasen in den Wirbelkörpern) ergeben.
- **Knochenszintigraphie.** Da Wirbelmetastasen oft erst nach ca. 5–6 Wochen im Röntgenbild sichtbar werden, sollte bei dringendem Verdacht auf eine Metastase ein Knochenszintigramm angefertigt werden.
- **CCT/MRT.** Die MRT hat den höheren Stellenwert. Die schon klinisch eingegrenzte Höhe der Raumforderung (keine „Ganzwirbelsäulen"-Bildgebung!) wird bestätigt.
- In der **Myelographie** zeigt eine Aussparung bzw. ein Stopp des Kontrastmittels die Höhe des raumfordernden Prozesses an.
- **Angiographie.** Der Verdacht auf einen Gefäßtumor im MRT sollte durch die Angiographie gesichert werden.
- Der **Liquor** kann eine Eiweißerhöhung bei normaler Zellzahl zeigen (DD: Guillain-Barré-Syndrom).

Therapie

In der Regel ist eine Operation anzustreben, wenn ein gut abgrenzbarer Tumor relativ leicht zu entfernen ist (z. B. Meningeom, Neurinom, Ependymom). Astrozytome hingegen lassen sich nicht vollständig entfernen. Bei Inoperabilität kann eine Bestrahlung in Erwägung gezogen werden. Wie beim Hirndruck kann eine Steroidtherapie vorübergehend die spinale Drucksymptomatik bessern.

Prognose

Bei gutartigen Tumoren, die rechtzeitig vollständig entfernt werden können, ist die Prognose gut. Eingetretene Querschnittslähmungen sind in der Regel irreversibel.

5.2.1 Extramedulläre Tumoren

Extradurale Tumoren

Bei extramedullären, extraduralen Tumoren handelt es sich in erster Linie um bösartige Prozesse, die in den Spinalkanal einbrechen. Besonders häufig sind Metastasen von Bronchial-, Mamma-, Prostatakarzinomen, Hypernephromen der Niere, Lymphomen, Schilddrüsen- und gastrointestinalen Karzinomen. Klinisch stehen therapieresistente Schmerzen im Vordergrund. Labordiagnostisch sind die saure und die alkalische Phosphatase häufig erhöht. Eine Operation ist nicht indiziert. Die Prognose ist äußerst ungünstig, viele Patienten leben nicht länger als ein Jahr. Palliativ kann eine Chemotherapie oder eine Bestrahlung versucht werden.

Intradurale Tumoren

Die beiden häufigsten extramedullären, intraduralen Tumoren sind Neurinome und Meningeome.

- **Neurinome** gehen von der Hinterwurzel aus. Sie können v. a. im Rahmen einer Neurofibromatose (Morbus von Recklinghausen) multipel auftreten und/oder sich über mehrere Segmente erstrecken. Sie können aus dem Foramen intervertebrale herauswachsen, wobei sie den Knochen arrodieren (Sanduhrgeschwulst). Anfangs verursachen sie einseitige segmentale Schmerzen, die sistieren, wenn die Wurzel zerstört ist. Später entwickelt sich eine Querschnittssymptomatik. Die MRT stellt das Neurinom gut dar, der Liquor zeigt – bedingt durch die Stauungstranssudation aus Wurzelgefäßen – eine Eiweißerhöhung. Bei einer frühzeitigen vollständigen operativen Entfernung ist die Prognose gut.
- **Meningeome** haften der Dura fest an und sind v. a. dorsolateral lokalisiert. Normalerweise werden sie nicht größer als eine Erdnuß, selten erstrecken sie sich über mehrere Segmente. Wie die Neurinome können sie im Rahmen einer Neurofibromatose multipel auftreten. Klinisch zeigen sich eine chronisch progrediente Paraspastik und Parästhesien, die häufiger die untere als die obere Extremität betreffen. Schmerzen stehen anfangs oft nicht im Vordergrund. Der Liquor ist in der Regel normal. Eine Operation ist anzustreben. Die Prognose ist nicht so günstig wie die für Neurinome.

5.2.2 Intramedulläre Tumoren

Intramedulläre Tumoren sind äußerst selten. Ependymome und Astrozytome kommen dabei am häufigsten vor. Sie erstrecken sich zystisch oder solide, meist über mehrere Segmente des Rückenmarkes. Die Klinik ist variabel. Oft ist eine operative Entfernung möglich, andernfalls kann bestrahlt werden.

5.3 Zusammenfassung

Hirntumoren machen sich im allgemeinen durch Hirndruckzeichen und neurologische Herdsymptome bemerkbar. Je nach der Tumorlokalisation (Stirnhirn, Temporallappen, Parietallappen, Okzipitallappen, Stammganglien, Hirnstamm oder Kleinhirn) entspricht die typische Symptomatik einem Funktionsausfall des betroffenen Hirnbereiches. Der Nachweis eines Tumors erfolgt in der Regel mittels CCT bzw. MRT. Andere Verfahren wie z. B. nuklearmedizinische Untersuchungen und die Hirnbiopsie dienen der Artdiagnose. Wenn eine Behandlung indiziert ist, besteht sie meist aus einer Operation und/oder einer Strahlentherapie. Differentialdiagnostisch kommen andere raumfordernde Prozesse wie Dermoide/Epidermoide, Hirnabszesse, Hirnblutungen oder Arachnoidalzysten in Betracht.

Bezüglich histologischer Kriterien scheinen sich Oligodendrogliome zu Astrozytomen und weiter zu Glioblastomen zu entwickeln. **Astrozytome** zeichnen sich eher durch ein langsames Wachstum aus, werden initial häufig durch zerebrale Anfälle manifest, können in der Regel operiert werden und haben eine bessere Prognose als Glioblastome. **Glioblastome** zeichnen sich durch ein rasches, infiltrierendes Wachstum aus, werden initial häufig durch Kopfschmerzen manifest, eine Radikaloperation ist meist unmöglich und sie haben eine schlechte Prognose.

Oligodendrogliome wachsen relativ langsam, manifestieren sich häufig durch einen zerebralen Krampfanfall, zeigen in der CCT häufig Verkalkungen und haben eine den Astrozytomen ähnliche Prognose.

Ependymome führen häufig durch Liquorzirkulationsstörungen zu einem Hydrozephalus, imponieren in den bildgebenden Verfahren als intraventrikuläre Tumoren, eine Operation ist möglich, ein evtl. auftretender Hirndruck kann medikamentös oder operativ behandelt werden und die Prognose ist für Erwachsene relativ gut.

Plexuspapillome sind v.a. im Erwachsenenalter benigne Tumoren, die sich häufig durch Zeichen erhöhten Hirndrucks manifestieren, sich in bildgebenden Verfahren als intraventrikuläre Tumoren darstellen und beim Vorliegen einer benignen Form geheilt werden können.

Zu den **Pinealistumoren** zählen das Pinealozytom und das Pinealoblastom. Sie werden klinisch v.a. durch Augenbewegungsstörungen manifest, weil sie Druck auf die Vierhügelplatte ausüben.

Das **Medulloblastom** ist am häufigsten im Kleinhirn lokalisiert, es ist undifferenziert und wächst rasch in den IV. Ventrikel ein. Oft wird es durch einen begleitenden Okklusionshydrozephalus symptomatisch. Nach einer Operation erfolgt eine Nachbestrahlung, die auch den Spinalkanal einschließt. Die Prognose ist jedoch insgesamt schlecht.

Neurinome nehmen ihren Ausgang von den Schwann-Zellen (Schwannome) und sind gutartige Tumoren. Der wichtigste Vertreter ist das **Akustikusneurinom**. Klinische Symptome sind eine einseitige Schwerhörigkeit, ein Tinnitus, ein unsystematischer Schwindel, ein pathologischer Nystagmus, Kopfschmerzen, Hirnnervenlähmungen und eine zerebelläre Ataxie. Es läßt sich gut mit der MRT darstellen. Bei einer frühen Operation ist eine Heilung möglich.

Meningeome gehören zu den häufigsten Hirntumoren. Sie sind überwiegend benigne, wachsen langsam und verdrängen das Hirnparenchym, während sie die Dura und den Knochen infiltrieren. Die Symptomatik richtet sich nach der Lage und der Größe des Meningeoms. Wichtig sind das Falxmeningeom/parasagittales Meningeom, das Konvexitätsmeningeom, das Keilbeinmeningeom, das Olfaktoriusmeningeom, Meningeome des Tuberculum sellae und das Brückenwinkelmeningeom. In der CCT ist der Tumor scharf begrenzt, nimmt Kontrastmittel auf und kann verkalkt sein. Die Angiographie zeigt eine Blutversorgung des Tumors aus dem Versorgungsgebiet der A. carotis externa. Läßt sich der Tumor vollständig entfernen, ist eine Heilung möglich.

Hypophysenadenome werden durch ihr Größenwachstum oder – wenn sie hormonaktiv sind – durch die Hypersekretion von HVL-Hormonen (GH, PRL, ACTH, TSH, LH oder FSH) symptomatisch. Oft entgehen sie der Bildgebung, die Blutspiegelwerte der Hormone, evtl. auch die aus peripheren Drüsen, können erhöht sein. Als lokale Verdrängungserscheinung kann sich eine heteronyme Hemianopsie entwickeln. Wenn möglich, sollte der Tumor operativ entfernt werden, wobei die Hormone postoperativ substituiert werden müssen.

Das **Kraniopharyngeom** leitet sich von den Resten der Rathke-Tasche ab. Vor der Pubertät steht klinisch ein Minderwuchs im Vordergrund, nach der Pubertät ein Diabetes insipidus, seltener ein Hypogonadismus, eine Fettsucht und eine Hypothyreose. In der CCT zeigt sich ein Tumor mit zystischen und soliden Anteilen sowie Verkalkungen, die häufig auch auf den Nativ-Röntgenaufnahmen zu sehen sind. Eine radikale operative Entfernung des Tumors ist anzustreben, die Hormone müssen entsprechend den Ausfällen substituiert werden.

Hämangioblastome sind benigne Gefäßtumoren, die überwiegend in den Kleinhirnhemisphären lokalisiert sind. Das klinische Bild fluktuiert durch Volumenschwankungen der Zysten und ist durch die zerebelläre Symptomatik wie eine

Ataxie geprägt, aber auch Hirndrucksteigerungen sind möglich. In der CCT stellen sich Hämangioblastome hypodens dar. Eine frühzeitige, vollständige operative Entfernung kann zur Heilung führen.

Hirnmetastasen sind häufiger als Hirntumoren und oft im Frontalhirn lokalisiert. Sie entstehen überwiegend durch hämatogene Absiedlungen maligner Tumoren anderer Organe. Die häufigsten Primärtumoren sind das Bronchialkarzinom (in etwa der Hälfte der Fälle), das Mammakarzinom, das Hypernephrom der Niere, das maligne Melanom, Karzinome des Gastrointestinaltraktes und maligne Lymphome. Die Klinik ist sehr variabel und richtet sich in erster Linie nach der Lokalisation und Anzahl der Metastasen sowie der Malignität und Symptomatik des Primärtumors. In der CCT stellen sich in der Regel multiple Hirnmetastasen mit einem hypodensen zentralen Areal und einer ringförmigen Kontrastmittelanreicherung dar. Im Vordergrund steht die Therapie der Grunderkrankung, ein Hirnödem wird mit Steroiden behandelt. In der Regel ist die Prognose äußerst schlecht.

Spinale Tumoren sind wesentlich seltener als zerebrale Tumoren. Nach der anatomischen Lage können **extramedulläre, extradurale Tumoren** (ca. 33%, überwiegend bösartige Prozesse, die in den Spinalkanal einbrechen), **extramedulläre, intradurale Tumoren** (ca. 50%, überwiegend Neurinome und Meningeome) und **intramedulläre Tumoren** (ca. 10%, überwiegend Ependymome und Astrozytome) unterschieden werden. Zum einen machen sich die spinalen Tumoren durch eine motorische und sensible Querschnittssymptomatik, zum anderen oft durch radikuläre Schmerzen in den betroffenen Höhensegmenten bemerkbar. Zur Diagnostik stehen verschiedene Zusatzuntersuchungen zur Verfügung: die Elektrophysiologie, die Nativ-Röntgenaufnahme der Wirbelsäule, die Knochenszintigraphie, die Myelographie, die CCT/MRT, die Angiographie und die Liquoruntersuchung. Therapeutisch sind eine Operation, eine Bestrahlung und eine Steroidgabe möglich. Bei gutartigen Tumoren, die rechtzeitig vollständig entfernt werden können, ist die Prognose gut. Eingetretene Querschnittslähmungen sind in der Regel irreversibel.

6 Entzündliche Erkrankungen des ZNS

Entzündliche Erkrankungen sind in vielen Lehrbüchern nach ätiologischen Gesichtspunkten geordnet. Ein Patient wird jedoch selten zum Arzt kommen und ihm den Erreger seiner Krankheit nennen. Hier sollen daher zunächst häufige Krankheitsbilder wie die Meningitis und die Enzephalitis vorgestellt werden. Anschließend wird auf einige erregerspezifische Besonderheiten eingegangen.

6.1 Meningitis

Die **akute eitrige Meningitis** wird durch Bakterien, die **akute lymphozytäre Meningitis** vor allem durch Viren, aber auch durch andere Erreger hervorgerufen. Die Ursachen der **chronischen Meningitiden** sind zum einen erregerbedingte Erkrankungen wie die Tuberkulose, die Lues, die Toxoplasmose, Mykosen u.a. und zum anderen Erkrankungen unklarer Ätiologie wie der Morbus Boeck (Sarkoidose). Insgesamt bleibt die Ätiologie jedoch häufig ungeklärt.

6.1.1 Akute lymphozytäre Meningitis

Definition
Die akute lymphozytäre Meningitis ist eine hauptsächlich durch Viren, seltener auch durch andere Erreger hervorgerufene, aseptische Entzündung der Meningen, die auch auf das Hirnparenchym übergreifen kann. Daher besteht ein fließender Übergang zur Enzephalitis (s.u.). Kennzeichnend ist ein nicht eitriger, aber Lymphozyten und Monozyten enthaltender Liquor.

Epidemiologie
Die Virusmeningitis ist häufiger als die bakterielle Meningitis.

Ätiologie
Die akuten lymphozytären Meningitiden können eine ganze Reihe verschiedener Ursachen haben.
- **Virusmeningitiden** sind am häufigsten und werden v.a. von folgenden Viren verursacht:
  - Enteroviren wie das Polio-, das Coxsackie- und das ECHO-Virus
  - Herpesviren wie die Herpes-simplex-Viren Typ I und II, das Varicella-Zoster-Virus, das Zytomegalievirus und das Epstein-Barr-Virus (infektiöse Mononukleose)
  - Paramyxoviren wie das Mumpsvirus und das Morbillivirus (Masern)
  - Adenoviren
  - Togaviren und andere Flaviviren wie das FSME-Virus (Frühsommermeningoenzephalitis), das Dengue- oder das Gelbfieber-Virus
  - Lymphozytäre Choriomeningitis-Virus
  - Human-Immunodeficiency-Virus (HIV)
- **Anbehandelte bakterielle Meningitis.** Wird bei einer bakteriellen Meningitis vor der Lumbalpunktion antibiotisch anbehandelt, so läßt sich meist nur noch eine lymphomonozytäre Pleozytose nachweisen. Beim vorzeitigen Absetzen der Antibiotika kann die bakterielle Meningitis jedoch wieder aufflammen.
- **Tuberkulose oder Sarkoidose.** Bei diese seltenen Ursachen verläuft die Meningitis eher chronisch (s. Kap. 6.1.3).

Erfahrungsgemäß gelingt der Erregernachweis bei einer akuten lymphozytären Meningitis in der Praxis eher selten. Weitere Ursachen werden unter Differentialdiagnose (s.u.) erwähnt.

Pathogenese
Meist gelangen die Viren hämatogen, seltener über periphere Nerven (z.B. Herpes-simplex-Viren) in das ZNS.

K Klinik
Die Krankheit verläuft je nach Virus meist blander als die bakterielle Meningitis (s.u.), kann jedoch auch eine äußerst ungünstige Prognose haben (z.B. Tollwut). Viele durch Viren (Togaviren, Enteroviren u.a.) verursachte Meningitiden weisen einen zweiphasigen Krankheitsverlauf auf. Er besteht aus einer ersten grippalen und einer zweiten meningitischen Phase. Typische Symptome sind:
- Kopfschmerzen
- Nackensteifigkeit und positive Nervendehnungszeichen nach Lasègue, Kernig und Brudzinski
- nur gelegentliche Bewußtseinstrübung
- Lichtscheu und Überempfindlichkeit auf äußere Reize
- leichtes Fieber, das nicht so hoch ist wie bei der bakteriellen Meningitis
- zusätzlich können zerebrale Krampfanfälle oder neurologische Herdsymptome (Paresen) auftreten, v.a. wenn das Hirnparenchym mitbefallen ist (Meningoenzephalitis, bei der auch EEG-Veränderungen zu finden sind).

Diagnostik

- **Liquor.** Typisch für die Virusmeningitis sind:
  - Der Liquor ist klar.
  - Initial findet man ein gemischtes Zellbild, später überwiegen lymphozytäre Zellen (etwa 300/3–3000/3 Zellen pro µl).
  - Das Eiweiß ist meist normal, selten erhöht.
  - Der Liquorzucker und das Laktat sind normal.
  - Es lassen sich keine Bakterien nachweisen.
- **Blut.** Untersuchungen wie der Ausstrich oder die Blutkultur dienen dem Ausschluß seltener Ursachen wie z. B. der Malaria. Außerdem wird eine serologische Diagnostik durchgeführt.

Differentialdiagnose

Akute lymphozytäre Meningitiden können sein:

- **Leptospirose.** Sie tritt als anikterische und als ikterische Leptospirose (Morbus Weil) auf, wobei Leptospira interrogans durch Verletzungen, aber auch durch die intakte Bindehaut in den Organismus eindringen kann. Im **ersten Krankheitsstadium** (septikämische Phase) hat der Patient Fieber mit Schüttelfrost, Kopfschmerzen und Myalgien. Im **zweiten Krankheitsstadium** finden sich bei der anikterischen Leptospirose eine „aseptische" Meningitis, beim Morbus Weil Nieren- und Leberfunktionsstörungen (Ikterus), Hämorrhagien, kardiovaskuläre Symptome und Bewußtseinsstörungen.
- **Mollaret-Meningitis.** Bei dieser seltenen Erkrankung kommt es aus noch unbekannten Gründen zu rezidivierenden Schüben von aseptischen, vorwiegend lymphozytären Meningitiden, die im Mittel drei Tage lang andauern. Residuale ZNS-Schädigungen treten nicht auf. In der Regel klingt die Erkrankung nach einem mehrjährigen Verlauf spontan ab.
- **Fremdkörper- oder Reizmeningitis.** Etwa 1 bis 3 Wochen nach einem operativen ZNS-Eingriff oder einer Liquorpunktion steigt gewöhnlich die Zellzahl im Liquor reaktiv leicht an. Manchmal kann die Reaktion so stark sein, daß sich eine akute lymphozytäre Meningitis entwickelt.
- **Sympathische Meningitis.** Die Meningen können bei einem in ihrer unmittelbaren Nachbarschaft stattfindenden entzündlichen Prozeß (Mittel- oder Innenohr, Nasennebenhöhlen) „mitreagieren". Die Zellzahl im Liquor ist lediglich auf einige 100/3 Zellen erhöht, es lassen sich keine Erreger im Nervensystem nachweisen. Ein bakterielles Übergreifen auf die Meningen muß jedoch ausgeschlossen werden.

Therapie

Da – außer bei einigen Herpesviren (s. u.) – eine spezielle kausale Behandlung nicht möglich ist, sollen sich die Patienten schonen, bei Bedarf bekommen sie Analgetika oder Antipyretika. Die beste Therapie ist die Prophylaxe. Gegen einige Viren kann man impfen: Die FSME-Schutzimpfung wird z. B. in Endemiegebieten (Teile Bayerns und Baden-Württembergs) empfohlen (s. u.), gegen die Kinderlähmung gibt es die Schluckimpfung.

Prognose

Der Verlauf kann je nach der Ursache sehr unterschiedlich sein. Viele Viruserkrankungen haben einen überwiegend gutartigen Verlauf, manche können aber auch Defekte hinterlassen (z. B. FSME, Kinderlähmung). Klinisch manifeste Tollwut endet stets tödlich.

6.1.2 Akute eitrige Meningitis

Definition

Die eitrige (bakterielle) Meningitis ist eine von Bakterien hervorgerufene Entzündung an den Leptomeningen und im Subarachnoidalraum.

> **Merke:**
> Der Verdacht auf eine akute eitrige Meningitis ist ein neurologischer Notfall!

Epidemiologie

Die bakterielle Meningitis ist seltener als die Virusmeningitis.

Ätiologie

Die häufigsten Erreger im Erwachsenenalter sind Streptococcus pneumoniae (Pneumokokken), Neisseria meningitidis (Menigokokken), seltener Escherichia coli, Listeria monocytogenes u. a. Der häufigste Erreger im Kindesalter ist Haemophilus influenzae Typ B.

Pathogenese

Eine Schwächung der Abwehr bei einem Diabetes mellitus, einem chronischen Alkoholmißbrauch oder unter immunsuppressiver Therapie begünstigt eine Meningitis. Die Erreger können den Entzündungsort auf verschiedenen Wegen erreichen:

- Zu einer **hämatogenen Streuung** kann es z. B. im Rahmen einer Sepsis/Septikämie kommen.
- Benachbarte Entzündungen (Otitis media, Sinusitis, Mastoiditis, spinaler Abszeß oder Hirnabszeß) können **direkt** auf die Meningen **übergreifen.**
- Eine **direkte Inokulation** von Erregern ist bei einer Punktion, einer Operation oder einem offenen Schädel-Hirn-Trauma möglich. Bei einem Schädelbasisbruch kann eine Rhinoliquorrhö auftreten, über die Verbindung zum Liquorraum können Bakterien aus dem Nasenrachenraum in den Liquorraum aufsteigen.

> **Merke:**
> Unterscheidung zwischen Nasensekret und Liquor: im Gegensatz zum Nasensekret enthält der Liquor Zucker!

Meist kommt es bei der Meningitis zu einer Steigerung des intrakraniellen Druckes. Ursachen für die Drucksteigerung sind ein Hirnödem (das zunächst vasogen, später auch zytotoxisch ist), eine Liquorabflußbehinderung (durch Verlegung der subarachnoidalen Räume und der Pacchioni-Granulationen), eine Viskositätssteigerung des Liquors und eine Beeinträchtigung der zerebrovaskulären Autoregulation (initial steigt der intrazerebrale Blutfluß und damit das intrakranielle Blutvolumen an, im weiteren Verlauf nimmt die zerebrale Durchblutung wieder ab und führt zu einer sekundären ischämischen Zellschädigung).

K Klinik
Manchmal beginnt die Meningitis mit einem grippeähnlichen Vorstadium. Häufig setzt sie plötzlich mit einem hochakuten Krankheitsbild ein. Typische Symptome sind:
- stärkste Kopfschmerzen
- Nackensteifigkeit und positive Nervendehnungszeichen nach Lasègue, Kernig und Brudzinski.
- Übelkeit, Erbrechen
- Bewußtseinseintrübung von verwirrt oder delirant bis hin zu somnolent und komatös
- Lichtscheu und Überempfindlichkeit auf äußere Reize
- Fieber bis 40 °C
- zusätzlich können zerebrale Krampfanfälle oder neurologische Herdsymptome (Paresen) auftreten.

D Diagnostik
Zur Identifikation des Erregers wird eine mikrobiologische und serologische Diagnostik durchgeführt. Bei einem dramatischen Krankheitsverlauf sollten durch ein bildgebendes Verfahren (CCT) andere mögliche Ursachen (z. B. SAB) sowie ein erhöhter Hirndruck ausgeschlossen werden.
- **Liquor.** Typisch für die bakterielle Meningitis sind:
  - Der Liquor ist trüb und eitrig.
  - Man findet überwiegend Granulozyten (meist mehrere 1000/3 Zellen pro µl).
  - Das Eiweiß ist erhöht.
  - Der Liquorzucker ist erniedrigt, das Laktat erhöht.
  - Der Bakteriennachweis im Ausstrich oder in der Kultur gelingt evtl. mittels der Polymerasekettenreaktion (PCR, diese diagnostische Methode ist bei der bakteriellen Meningitis noch umstritten; s. a. Kap. 6.2)
- **Blut.** Der Erregernachweis sollte in der Blutkultur und im Abstrich geführt werden. Die BSG und das CRP sind erhöht, evtl. liegt eine Leukozytose mit Linksverschiebung vor.
- **CCT/MRT/Nativ-Röntgenuntersuchung.** In den bildgebenden Verfahren ist der Befund in der Regel unauffällig. Sie dienen der Suche nach der Bakterienquelle (z. B. Nasennebenhöhlen) oder der Erregereintrittspforte (z. B. Fraktur) und dem Ausschluß eines erhöhten Hirndruckes.

Differentialdiagnose
In erster Linie ist die Subarachnoidalblutung zu nennen, wobei der Liquorbefund (massenhaftes Auftreten von Erythrozyten bei der SAB) richtungweisend ist. Die Unterscheidung zur akuten lymphozytären Meningitis wird ebenfalls durch den Liquorbefund möglich.

Komplikationen
Mögliche Komplikationen sind eine Störung der Mikrozirkulation mit Infarzierungen, eine Hirnvenenthrombose, kortikale Mikroabszesse, ein Hirnödem und der Übergang in eine Entmarkungsenzephalopathie. Im Kindesalter ist häufig mit Krankheitsresiduen wie einer Retardierung, einem Anfallsleiden u. a. zu rechnen.

T Therapie
Die akute bakterielle Meningitis erfordert in der Regel ein sofortiges Handeln und eine intensivmedizinische Betreuung. Nach der Notfall-CCT (evtl. -MRT) und der Lumbalpunktion muß sofort mit der Therapie begonnen werden. 80% der bakteriellen Meningitiserreger im Erwachsenenalter (Pneumokokken und Menigokokken) sind auf Penicillin empfindlich. Bis das Antibiogramm vorliegt, wird oft mit zwei oder drei Antibiotika behandelt: z. B. mit Penicillin, einem penicillinasefesten Penicillin oder einem Cephalosporin (der 3. Generation) und einem Aminoglykosid. Eiterherde sollten in der Regel chirurgisch saniert werden bzw. die Eintrittspforten (z. B. die Verbindung zwischen dem Liquor- und dem Nasenrachenraum nach einem frontalen Schädelbasisbruch) mittels einer Duraplastik gedeckt werden.

Prognose
Trotz der antibiotischen Therapie kommen je nach Erreger Letalitäten von 5–40% vor. Insbesondere im Kindesalter sind Defektheilungen nicht selten. Im allgemeinen hängt die Prognose von der Abwehrlage des Patienten, dem zeitlichen Einsetzen der Therapie sowie von dem Resistenzverhalten und der Virulenz des Erregers ab.

6.1.3 Tuberkulöse Meningitis

Wie schon im Kapitel über die akute lymphozytäre Meningitis erwähnt, entwickeln sich die Symptome bei einigen Meningitiden eher schleichend. Dazu zählen die chronische Meningitis beim Morbus Boeck und bei der Tuberkulose. Das Hauptaugenmerk dieses Kapitels soll auf die tuberkulöse Meningitis gelegt werden. Unter der Differentialdiagnose werden einige andere chronische Meningitiden abgehandelt.

Pathogenese

Die Meningen werden stets sekundär durch eine hämatogene Aussaat befallen. Die Erreger, Mycobacterium tuberculosis und Mycobacterium bovis, breiten sich vor allem an der Hirnbasis und im Rückenmark aus. Die Gefäße sind im Sinne einer Panarteriitis verändert, was zu ischämischen Nekrosen im Hirnstamm und im Rückenmark führen kann. Tuberkulöse Granulome findet man im Hirnparenchym hingegen selten.

K Klinik

Die Symptome entwickeln sich langsam progredient.
- Zunächst entstehen Kopfschmerzen, ein allgemeines Krankheitsgefühl mit Appetitlosigkeit und Gewichtsabnahme. Frühzeitig können psychische Veränderungen vorkommen.
- Zerebrale Krampfanfälle sind möglich.
- Die Bewußtseinslage ist lange ungetrübt. Steigt der intrakranielle Druck an und/oder entwickelt sich ein Hydrocephalus occlusus kommt es zu einer Bewußtseinseintrübung bis hin zum tiefen Koma.
- Die Körpertemperatur steigt langsam an und bleibt subfebril.
- Lähmungen der Hirnnerven (N. oculomotorius und N. abducens) und Wurzelreizungen (entsprechend der Lokalisation der Entzündung) sind häufig.

Komplikationen

Bei einer Verklebung der Liquorabflußwege kann es zu einem erhöhten Hirndruck mit einer Stauungspapille kommen. Territorialinfarkte (siehe Pathogenese) verursachen häufig spastische Hemiparesen.

D Diagnostik

Die Suche nach dem Primärherd bleibt oft erfolglos, da die tuberkulöse Meningitis auch ohne Lungenbefund vorkommen kann! Von neurologischer Seite ist die Liquorpunktion entscheidend.
- **Liquor.** Typisch für die tuberkulöse Meningitis sind:
  - Der Liquor ist klar.
  - Initial findet man granulozytäre, später lymphozytäre Zellen (mehrere 100/3 Zellen, selten mehrere 1000/3).
  - Der Eiweißgehalt ist erhöht, es kommen „Spinngewebsgerinnsel" (Eiweißniederschlag nach längerem Stehenlassen des Liquors) vor.
  - Der Liquorzucker ist vermindert, das Laktat erhöht.
  - Im Ausstrich (Ziehl-Neelsen-Färbung) lassen sich Mykobakterien nachweisen, der Nachweis durch eine Kultur ist schwierig. Die Diagnose muß oft ohne Erregernachweis gestellt werden.
- Das **EEG** ist häufig allgemein oder herdförmig verändert.
- **CCT/MRT** dienen in erster Linie der Darstellung von Komplikationen.

Differentialdiagnose

Zur Wiederholung stellt Tab. 6-1 die Liquorbefunde der akuten eitrigen, der akuten lymphozytären und der tuberkulösen Meningitis einander gegenüber.

Einen chronischen Verlauf mit ähnlicher Symptomatik wie die tuberkulöse Meningitis können auch der Morbus Boeck, die Pilzmeningitis und die Meningeosis carcinomatosa bzw. leucaemica nehmen. Die Bestimmung des Liquorzuckers hilft nicht weiter, da er bei all diesen Erkrankungen erniedrigt sein kann.
- Der **Morbus Boeck (Sarkoidose)** führt ebenfalls zu einer basalen Meningitis, die typischerweise mit Hirnnervenlähmungen einhergeht. Gelegentlich tritt ein Diabetes insipidus auf. Die Sarkoidose verläuft oft chronisch mit Remissionen. Im Vordergrund steht der Lungenbefall,

Tab. 6-1 Liquorbefunde bei der akuten lymphozytären, der akuten eitrigen und der tuberkulösen Meningitis

Liquorbefund	akute lymphozytäre Meningitis	akute eitrige Meningitis	tuberkulöse Meningitis
Aussehen	klar	trüb und eitrig	klar
Zellbild	initial gemischt, später überwiegend lymphozytär	überwiegend granulozytär	initial granulozytär, später lymphozytär
Zellzahl pro µl	etwa 300/3–3000/3	meist mehrere, 1000/3 bis über 10 000/3	mehrere 100/3, selten mehrere 1000/3
Eiweiß	meist normal, selten erhöht	erhöht	erhöht, Spinngewebsgerinnsel
Zucker	normal	erniedrigt	erniedrigt
Laktat	normal	erhöht	erhöht
Erreger	v. a. Viren, selten andere Erreger nachweisbar	Bakteriennachweis im Ausstrich oder in der Kultur	evtl. Mykobakterien im Ausstrich (Ziehl-Neelsen-Färbung)

Enzephalitis

eine Beteiligung der Haut und der Augen ist häufig, ein primärer ZNS-Befall möglich. Prinzipiell können alle anderen Organe betroffen sein. Die häufige ACE-Erhöhung ist nicht spezifisch. Die Diagnose wird durch die Histologie (nichtverkäsende Epitheloidzellgranulome) einer transbronchialen Biopsie gesichert. Therapiert wird mit Kortikoiden (deshalb muß die Diagnose gegenüber einer Tuberkulose gesichert werden!).

- Eine **Pilzmeningitis (mykotische Meningitis)** wird häufig durch Cryptococcus neoformans, verschiedene Candida-Arten oder Coccidioides immitis verursacht. Der Erregernachweis erfolgt durch die Mikroskopie, die Liquorkultur oder durch die Serologie. Therapiert wird mit Amphotericin B, evtl. in Kombination mit Fluconazol und/oder Miconazol.
- **Meningeosis carcinomatosa oder leucaemica.** Häufige Primärtumoren sind ein Adenokarzinom der Lunge, ein Mammakarzinom, Karzinome des Gastrointestinaltraktes oder ein malignes Melanom. Ein zytologischer Nachweis von Tumorzellen im Liquor gelingt oft erst nach wiederholten Punktionen.

▽ Therapie

Vor der Sicherung der Diagnose – aber erst nach der Entnahme von Probematerial zum Ansetzen einer Kultur – wird die tuberkulöse Meningitis unter Kontrolle der Leberwerte mit einer Dreierkombination aus Isoniazid (INH), Rifampicin und Pyrazinamid behandelt. Wenn notwendig, kann parenteral INH, Rifampicin und Ethambutol gegeben werden. Ein erhöhter Hirndruck wird mit Kortikosteroiden oder evtl. durch die operative Anlage eines Shunts gesenkt.

Prognose

Bei rechtzeitiger und richtiger Behandlung ist die Prognose gut. Wird die Diagnose nicht oder zu spät gestellt, nimmt die Krankheit einen chronischen Verlauf. Bei Komplikationen ist mit einer Defektheilung zu rechnen.

6.2 Enzephalitis

Definition und Ätiologie

Eine Entzündung des Gehirns kann durch einen direkten Erregerbefall (gewöhnlich mit Viren oder Protozoen) oder durch eine post- oder parainfektiöse venöse Demyelinisierung verursacht werden (bei der Demyelinisierung spielt vermutlich eine immunologische und/oder allergische Reaktion auf eine meist virale Erkrankung eine Rolle). Ist das Rückenmark mitbefallen, so spricht man von einer Enzephalomyelitis.
Folgende Erreger können das Gehirn **direkt** befallen:

- Enteroviren wie das Polio-, das Coxsackie- und das ECHO-Virus
- Herpesviren wie die Herpes-simplex-Viren Typ I und II, das Varicella-Zoster-Virus, das Zytomegalievirus und das Epstein-Barr-Virus (infektiöse Mononukleose)
- Paramyxoviren wie das Mumps- und das Morbillivirus (Masern)
- Orthomyxoviren wie die Influenzaviren Typ A, B und C
- Adenovirus
- Togaviren und andere Flaviviren wie das FSME-Virus (Frühsommermeningoenzephalitis), das Dengue- und das Gelbfiebervirus und Rubiviren (Röteln)
- Lymphozytäre Choriomeningitis-Virus
- HIV
- Rhabdoviren wie das Rabiesvirus (Tollwutvirus, Lyssavirus Serotyp 1)
- Selten sind Mykoplasmen, Chlamydien, Rickettsien, Plasmodium falciparum, Toxoplasma gondii, Trypanosomen, Trichinellen u. a.

Das Varicella-Zoster-Virus, das Epstein-Barr-Virus, Para- und Orthomyxoviren, Rubiviren und Mykoplasmen können auch die **post- oder parainfektiöse** Enzephalitis verursachen (s.u.). Pathologisch-anatomisch kommen auch Mischformen vor.

Darüber hinaus kann eine Enzephalitis auch **durch eine Impfung** gegen Tollwut, Pocken, Tetanus, Röteln, Keuchhusten, Grippe oder FSME ausgelöst werden.

Pathogenese

Grundsätzlich gibt es zwei verschiedene Entzündungsmechanismen, die fließend ineinander übergehen können.

- Beim **direkten Erregerbefall** gelangen die Viren am häufigsten auf hämatogenem Weg ins ZNS. Im Gegensatz zu früheren Annahmen scheinen die Viren die Blut-Hirn-Schranke relativ leicht überwinden zu können. Der ZNS-Befall hängt wohl vom Ausmaß der Virämie, die Virämie von der Verfassung des Immunsystems ab. Man vermutet, daß die Viren die Gefäßendothelzellen direkt befallen oder durch Pinozytose/Exozytose durch die Zellen hindurchtransportiert werden. Einige Viren (Rabiesvirus, Herpes-simplex-Virus) können entlang peripherer Nerven in das ZNS gelangen. Sicher müssen mehrere ungünstige Faktoren zusammenwirken, damit sich aus einer der häufigen Virusinfektionen eine Enzephalitis entwickelt. In der Regel gehen die infizierten Nervenzellen zugrunde. Dadurch werden z. B. entzündliche Reaktionen ausgelöst, die weiteren Schaden anrichten können.
- Die **post- oder parainfektiöse Enzephalitis (Leukenzephalitis)** wird auf eine Autoimmunreaktion, die durch das betreffende Agens ausgelöst wurde, zurückgeführt. Es ist noch ungeklärt, wie ein

solches Agens diese Immunreaktion hervorrufen kann. Jedenfalls kommt es zu einer Demyelinisierung mit perivenösen Infiltraten von Histiozyten und Mikroglia.

Komplikationen
Es kann zu einem Hirnödem und zu einem erhöhten Hirndruck kommen.

K Klinik
Viele der Viren verursachen einen zweiphasigen Krankheitsverlauf, der ZNS-Befall wird im zweiten Stadium manifest. Häufig setzt die Symptomatik jedoch plötzlich aus voller Gesundheit heraus ein. Es finden sich dieselben Symptome wie bei der lymphozytären Meningitis. Darüber hinaus treten zentralnervöse Funktionsstörungen auf:
- Die **psychischen Veränderungen** reichen von einer Lethargie und Bewußtseinstrübung bis hin zum Koma. Oft treten exogene Psychosen mit motorischer Unruhe und Erregung oder mit Verwirrtheit und Desorientierung auf.
- **Zerebrale Krampfanfälle** sind ein häufiges Anfangssymptom. Sie können fokal oder generalisiert auftreten und sich zum Status steigern.
- **Fokale neurologische Defizite** sind – je nach Lokalisation des Virusbefalls – Paresen, eine Aphasie, Hirnnervenlähmungen u. a.
- Fakultativ können Myoklonien (typisch für die Hirnstamm-Enzephalitis), zerebelläre und extrapyramidal-motorische Störungen hinzukommen.
- **Allgemeinsymptome** sind meist leichtes Fieber, verschiedenartige Erytheme/Exantheme (je nach Erreger), eine Parotitis (bei Mumps) etc.

D Diagnostik
Im Akutstadium ist die Diagnose schwierig zu sichern, da es noch nicht zu Liquorveränderungen gekommen sein muß und die Ergebnisse der Suche nach dem auslösenden Virus (d.h. die Bestimmung der Antikörpertiter bzw. der Nachweis viraler DNA/RNA durch PCR) lange auf sich warten lassen können.
- Das **EEG** zeigt entsprechend der Bewußtseinstrübung Allgemeinveränderungen, gelegentlich auch Herdveränderungen. Im Akutstadium ist es fast immer pathologisch!
- Eine **CCT** muß vor der Liquorpunktion zum Ausschluß eines erhöhten Hirndruckes durchgeführt werden. Parenchymschäden sieht man bei den Enzephalitiden sehr selten, die CCT hilft aber, Differentialdiagnosen abzuklären.
- In der **MRT** kann das früh auftretende Hirnödem oft schon zu Beginn der Erkrankung nachgewiesen werden. Unter Berücksichtigung der Gesamtsymptomatik kann das Hirnödem als ein früher objektiver Hinweis auf eine Enzephalitis gewertet werden.
- **Liquor**. Veränderungen sind häufig, aber nicht obligat:
  - Es finden sich bis zu 1000/3 lymphozytäre Zellen pro μl Liquor.
  - Das Eiweiß ist mäßig erhöht.
  - Bei akuten viralen ZNS-Prozessen kann in der Regel innerhalb der ersten 7–14 Krankheitstage eine intrathekale Antikörpersynthese (autochthone IgG-Synthese) nachgewiesen werden; evtl. gelingt der Nachweis spezifischer Antikörper.
  - Der Nachweis von viraler DNA/RNA durch PCR (polymerase chain reaction) wird derzeit erprobt. Problematisch an dieser Methode sind die hohe Sensitivität (z. B. werden Verunreinigungen miterfaßt) und die noch niedrige Spezifität (es ist noch nicht sicher, inwieweit bei den häufigen Viruserkrankungen bzw. bei den hohen Durchseuchungsgraden in der Bevölkerung eine positive PCR einen Befall des ZNS anzeigt).

Differentialdiagnose
Einige spezielle Enzephalitisformen werden weiter unten beschrieben. Differentialdiagnostisch muß an folgende Erkrankungen gedacht werden:
- **Schlaganfall**. Mit der CCT/MRT wird eine Blutung oder ein Infarkt ausgeschlossen. In der Regel treten diese ohne gravierende EEG-Veränderungen oder psychotische Episoden auf, ebenso fehlen meist allgemeine (Fieber) oder spezielle (Liquor) entzündliche Zeichen. Bei Verdacht auf eine **Sinusvenenthrombose** muß eine MRT durchgeführt bzw. angiographiert werden.
- Ein **Tumor** wird in der Regel in den bildgebenden Verfahren dargestellt.
- **Intoxikationen**. Die Unterscheidung zwischen einer Enzephalitis und einer Vergiftung (z. B. Blei, Salizylate) ist schwierig. Patienten mit einer Vergiftung haben oft ein normales EEG und einen normalen Liquor. Das Blut und der Urin müssen auf toxikologische Substanzen überprüft werden.
- **Psychosen**. In Frage kommen psychogene Verhaltensweisen bis hin zur perniziösen Katatonie. Letztere ist durch Fieber, Kreislaufstörungen, Exsikkose, Zyanose, evtl. Hämorrhagien, eine hochgradige Erregung oder eine stuporöse Bewußtseinslage mit erhöhtem Muskeltonus und affektiver Gespanntheit (stille Erregung) gekennzeichnet und kann ein ähnliches Bild wie eine Enzephalitis zeigen. Der Verdacht auf eine Psychose verhärtet sich, wenn in der Vorgeschichte eine Schizophrenie oder eine Neuroleptikaeinnahme bekannt ist. Früher verlief die perniziöse Katatonie oft tödlich, heute kann man mit der Elektrokrampftherapie und/oder Neuroleptika helfen.

T Therapie
Eine intensivmedizinische Behandlung und Überwachung sind bei jeder Enzephalitis nötig. Seltene

nichtvirale Ursachen (z. B. Malaria tropica, Toxoplasmose) werden entsprechend behandelt. Wird eine virale Genese vermutet, so wird man sich meist zur relativ risikoarmen intravenösen Therapie mit Aciclovir entschließen, da man hiermit die Herpes-simplex-Enzephalitis, die einzige kausal therapierbare Virusenzephalitis erfaßt (s.u.). Die Komplikationen (zerebrale Anfälle, erhöhter Hirndruck) werden mit Antiepileptika bzw. mit osmotisch wirksamen Substanzen oder durch eine operative Drucksenkung behandelt.

Prognose
Der spontane Krankheitsverlauf der Enzephalitis ist uneinheitlich. Er richtet sich vor allem nach der Art des Erregers, ist jedoch prinzipiell unvorhersehbar. Die Letalität ist vor allem ohne Therapie hoch. Defektheilungen, aber auch eine vollkommene Gesundung kommen vor.

6.2.1 Herpes-simplex-Enzephalitis

Ätiologie
Der ZNS-Befall wird hauptsächlich vom Herpessimplex-Virus (HSV) Typ I, das bevorzugt die Mundschleimhaut befällt, verursacht, während HSV Typ II bevorzugt im Urogenitalbereich auftritt.

Pathogenese und Pathologie
Infektionen mit HSV Typ I weisen einen hohen Durchseuchungsgrad auf und finden häufig schon in der Kindheit statt. Sie befallen gewöhnlich die Mundschleimhaut, können inapparent bleiben oder sich als Gingivostomatitis äußern. Von der Mundschleimhaut wandern die Viren über Axone ins Ganglion trigeminale (Ganglion Gasseri), wo sie zunächst latent bleiben. Nach einer endogenen Reaktivierung durch physikalische oder chemische Reize oder durch Streß gelangen die Viren auf gleichem Wege wieder in die Peripherie und verursachen ein typisches bläschenförmiges Exanthem (Fieberbläschen oder Herpes labialis). Auf einem anderen Weg (über den N. ophthalmicus) können die Viren zur Hornhaut gelangen und zur rezidivierenden Keratitis dendritica führen. Man vermutet, daß die Viren bei der Herpesenzephalitis über den N. olfactorius in das ZNS eindringen. Die akute hämorrhagisch-nekrotisierende Entzündung erstreckt sich zunächst einseitig auf limbische Strukturen des basalen Temporal- und Frontallappens, wird später doppelseitig und dehnt sich auf andere Bereiche dieser Lappen aus. Zusätzlich kann sich ein schwer beherrschbares Hirnödem entwickeln.

K Klinik
Zu den schon beschriebenen Enzephalitissymptomen kommen Zeichen eines Befalls des Temporal- und Frontallappens sowie des olfaktorischen Systems hinzu:

- psychische Veränderungen, Desorientierung bis hin zu einem Koma oder psychotischen Reaktionen
- Aphasie und geringe Halbseitenparesen, Gesichtsfeldausfälle, fokale oder generalisierte zerebrale Krampfanfälle
- Einschränkungen des Geruchssinns bis hin zur Anosmie
- Allgemeinsymptomatisch herrscht oft ein grippaler Zustand mit Fieber vor, evtl. kommt ein bläschenförmiges Exanthem vor.

D Diagnostik
Entscheidend ist, daß man – auch bei unspezifischer Symptomatik – an eine HSV-Enzephalitis denkt.
- **EEG.** Es finden sich oft Allgemeinveränderungen und initial periodische, langsame Wellen, die später von scharfen Wellen abgelöst werden können. Dabei ist eine fokale temporale Aktivität häufig.
- **MRT.** Oft läßt sich früh ein Hirnödem in den befallenen Gebieten (bevorzugt Frontal- und Temporallappen) nachweisen.
- **CCT.** Bis zu 3 Tage nach dem Krankheitsbeginn kann die CCT unauffällig sein. Danach sind hypodense Areale im Temporallappen und im basalen Frontallappen nachweisbar. Außerdem zeigt sich eine Zisternenverquellung.
- **Liquor.** Spezifische Antikörper gegen HSV lassen sich etwa ab dem 7. Tag nach dem Krankheitsbeginn, eine erhöhte intrathekale Immunglobulin-Produktion (IgG, IgA und IgM) ab dem 10. Tag nachweisen.
- **Hirnbiopsie.** Letztlich kann die Diagnose in der akuten Krankheitsphase nur durch eine Hirnbiopsie gesichert werden. Diese wird aber heutzutage selten durchgeführt, da in Zweifelsfällen eine probatorische relativ risikoarme Aciclovirbehandlung erfolgt und der zusätzliche Informationsgewinn durch eine Hirnbiopsie in keinem Verhältnis zum Risiko des operativen Eingriffes steht.

T Therapie
Bei Verdacht auf eine (HSV-)Enzephalitis soll unverzüglich mit einer intravenösen Behandlung mit Aciclovir begonnen werden, da die Prognose entscheidend vom frühzeitigen Therapiebeginn abhängt! Wie schon unter Kap. 6.2 beschrieben, werden intensivmedizinische Allgemeinmaßnahmen und je nach Bedarf eine osmotische Hirndruckbehandlung und eine Antiepileptika-Therapie durchgeführt.

Prognose
Unbehandelt besteht eine Letalität von ca. 70%, die durch eine adäquate Therapie bis auf ca. 20% gesenkt werden kann.

6.3 Meningoenzephalitis bei verschiedenen Infektionskrankheiten

Bisher wurden Meningitiden und Enzephalitiden im allgemeinen und mit ihren wichtigsten Vertretern beschrieben. Es wurde schon erwähnt, daß die Krankheitsbilder oft nicht eindeutig sind und daß es fließende Übergänge gibt. In diesem Kapitel sollen nun die Krankheitsbilder entsprechend ihren Ursachen mit ihren typischen Merkmalen vorgestellt werden. Allgemeines, das im vorangegangenen Kapitel besprochen wurde, wird nicht wiederholt.

6.3.1 Herpes zoster

Ätiologie
Erreger des Herpes zoster ist das Varicella-Zoster-Virus (VZV), das in die Gruppe der Herpesviren gehört.

Pathogenese
VZV ist hochkontagiös und wird aerogen übertragen. Die Erstinfektion mit VZV findet häufig im Kindesalter statt. In der apparenten Form manifestiert sich VZV als überwiegend harmlose Windpocken mit einem stark juckenden, schubweise auftretenden papulovesikulären Exanthem. Windpocken hinterlassen eine gute Immunität gegen VZV. Wie das Herpes-simplex-Virus Typ I im Ganglion trigeminale, so persistiert das VZV latent in den Spinalganglien. Nach einer Reaktivierung oder Zweitinfektion breiten sich die VZV neurogen innerhalb eines Segmentes aus und verursachen so typische bläschenförmige Effloreszenzen und Neuralgien im zugehörigen Hautareal (Herpes zoster). Die durch äußere und innere Einflüsse ausgelöste Reaktivierung soll durch die Abnahme der zellulären Immunität (bei normaler Immunitätslage typischerweise ab dem 45. Lebensjahr) möglich werden.

K Klinik
Beim Herpes zoster treten neben einem allgemeinen Krankheitsgefühl zuerst brennende Schmerzen auf, denen nach etwa 3 Tagen die Hauterscheinungen folgen, die meist einem einseitigen Dermatom entsprechen. Die Bläschen verschorfen und fallen ab, sie hinterlassen gewöhnlich weiße (depigmentierte), seltener braune (pigmentierte) Narben. Oft kommt es auch zu Paresen. Bei älteren Menschen können häufig jahrelang Zosterneuralgien persistieren, die medikamentös schwer zu beeinflussen sind. In seltenen Fällen kann der Zoster auch ohne Schmerzen ablaufen. Man unterscheidet verschiedene Zosterlokalisationen:
- **Thorakaler Zoster (Gürtelrose).** Der Befall eines thorakalen Segmentes ist am häufigsten.
- **Zervikaler und lumbosakraler Zoster.** Die Gliedmaßen sind seltener befallen. Lähmungen in den entsprechenden Segmenten können die Reflexe zum Erlöschen bringen.
- **Zoster ophthalmicus.** VZV im Ganglion trigeminale (semilunare) befallen bevorzugt den 1. Trigeminusast (N. ophthalmicus), seltener andere Trigeminusäste. Das vom N. ophthalmicus versorgte Hautareal ist einseitig befallen. Zusätzlich können sich eine Konjunktivits, eine Keratitis, eine Iritis und eine Neuritis nervi optici, die schwerwiegende Folgen für das Auge haben können, entwickeln. Die Prognose für mögliche Augenmuskellähmungen ist meist gut. Als seltene Komplikation können infolge von Gefäßentzündungen zerebrale Infarkte mit Hemiparesen auftreten.
- **Zoster oticus.** Das Ganglion geniculi des N. intermedius des VII. Hirnnerven ist befallen. Der initiale Schmerz wird im Ohr, seitlichen Gesicht oder Nacken empfunden. Die Bläschen können auf das Trommelfell beschränkt sein, sie greifen aber oft auf die Ohrmuschel und das Ohrläppchen und evtl. auf den seitlichen Hals über. Fast immer kommt es zu einer peripheren Fazialislähmung, die gelegentlich mit einer Speichelsekretions- und Geschmacksstörung verbunden ist. Zusätzlich können andere Hirnnerven mitbetroffen sein und folgende Symptome auftreten: Tinnitus, Hörminderung, Drehschwindel, Übelkeit, Erbrechen, Hypoglossuslähmung oder Abduzenslähmung.

Komplikationen
- Eine **Generalisierung** oder ein **disseminiertes Auftreten** an verschiedenen Segmenten sind v. a. bei einem geschwächten Immunsystem (HIV, maligne Krankheiten wie Plasmozytom oder Leukämie) möglich.
- Eine **Zostermeningitis** kann sich entwickeln.
- Die lebensgefährliche **Zostermyelitis** befällt bevorzugt immunsupprimierte Patienten und manifestiert sich in der Regel 14 Tage nach dem Exanthem. Sie kann als Brown-Séquard-Syndrom, Querschnittsmyelitis oder Syringomyelie-ähnliches Bild vorkommen.
- Die **Zosterenzephalitis** ist selten.

D Diagnostik
Der Liquor ist im Bläschenstadium fast immer entzündlich verändert, er zeigt eine mäßige Pleozytose und eine geringe Eiweißerhöhung.

▽ Therapie
Der Herpes zoster wird mit Aciclovir oral oder i.v. behandelt. Eventuell erfolgt eine gleichzeitige Kortikoidtherapie, die der Zosterneuralgie entgegenwirken soll. Die Hauterscheinungen werden mit Externa behandelt (s. Lehrbücher der Dermatologie). Ein Mitbefall des Auges muß vom Augenarzt behandelt werden (s. Lehrbücher der Augen-

heilkunde). Schmerzen in der Akutphase werden mit Opiaten (z. B. Tramadol) bekämpft. Bei andauernden Neuralgien können Amitriptylin oder Haloperidol (bei Dauerschmerzen) bzw. Carbamazepin oder Clonazepam (bei einschießenden Schmerzen) eingesetzt werden.

6.3.2 Infektiöse Mononukleose

Ätiologie
Der Erreger der infektiösen Mononukleose, das Epstein-Barr-Virus (EBV), gehört ebenfalls zu den Herpesviren.

Pathogenese
Die EBV-Infektion erfolgt nach der oralen Aufnahme der Viren über die Schleimhäute, z. B. durch einen intensiven direkten Kontakt („kissing disease") oder indirekt durch mit Speichel kontaminierte Gegenstände. Es werden B-Lymphozyten befallen, die zum Teil direkt von den Viren, zum Teil indirekt durch aktivierte T-Lymphozyten zerstört werden. Die Abwehrreaktion führt zur Proliferation von T-Lymphozyten in den Lymphknoten, der Milz, der Leber und dem Knochenmark. Die Inkubationszeit ist mit 4–8 Wochen relativ lang. Der Erreger weist einen hohen Durchseuchungsgrad auf.

K Klinik
Die infektiöse Mononukleose kann je nach Organbefall ein vielgestaltiges Bild annehmen:
- Es treten **unspezifische Allgemeinsymptome** wie Appetitlosigkeit, Übelkeit, Abgeschlagenheit, Myalgie und oft hohes Fieber auf.
- Vor allem die **zervikalen Lymphknoten sind geschwollen.** Bei einer **Splenomegalie** besteht die Komplikation einer Milzruptur. Einer gelegentlichen geringen **Hepatomegalie** kann eine leichte Erhöhung der Serumtransaminasen folgen, selten findet sich auch eine Hyperbilirubinämie.
- Typisch sind auch eine **Tonsillitis** und eine **Pharyngitis.**
- Das Spektrum einer **EBV-Meningoenzephalitis** kann von einer leichten lymphozytären Meningitis bis zu einer schweren Enzephalitis reichen.

D Diagnostik
Heutzutage ist eine differenzierte serologische Untersuchung möglich: Die Primärinfektion führt zur Bildung von Antikörpern (IgM, IgG) gegen das virale Kapsidantigen. Eine latente Infektion soll durch persistierende Antikörper (IgG) gegen das Kapsidantigen sowie Antikörper gegen EBV-induzierte nukleäre Antigene charakterisiert sein. Eine Sekundärinfektion kann durch einen deutlichen Anstieg des Antikörpertiters (IgG) gegen das virale Kapsidantigen gesichert werden. Im floriden Stadium ist die Paul-Bunnell-Reaktion positiv. Sie spielt jedoch heute in der Diagnostik keine Rolle mehr.

T Therapie
Probatorisch wird mit Aciclovir, ansonsten symptomatisch behandelt.

Prognose
Im allgemeinen hat die infektiöse Mononukleose eine gute Prognose. Tritt jedoch eine Enzephalitis auf, beträgt die Letalität bis zu 8%.

6.3.3 Zytomegalievirus-Erkrankungen

Ätiologie
Das Zytomegalievirus (CMV) gehört ebenfalls zu den Herpesviren.

Pathogenese
Die Erstinfektion verläuft überwiegend inapparent, CMV persistiert latent in lymphoiden Zellen. Lediglich eine intrauterine Infektion führt in bis zu 10% der Fälle zu Fehlbildungen. CMV ist weit verbreitet (Durchseuchungsgrad über 90%). Eine manifeste Krankheit entwickelt sich fast ausschließlich bei immunsupprimierten Patienten (z. B. AIDS-, Transplantations- und Malignompatienten). Häufiger als das ZNS sind aber die Lunge, die Leber, der Gastrointestinaltrakt und die Netzhaut betroffen.

6.3.4 Frühsommermeningoenzephalitis

Ätiologie
Der Erreger der Frühsommermeningoenzephalitis (FSME), das FSME-Virus („Zecken-Enzephalitis-Virus"), ist ein Flavivirus, das den Togaviren zugeordnet wird. Es ruft die einzige, in Mitteleuropa von Arboviren verursachte Enzephalitis hervor, die eine klinische Relevanz hat.

Pathogenese
Die FSME-Viren werden durch Zecken (Ixodes) übertragen. Diese Zecken halten sich bevorzugt in wald- und wiesenreichen Flußtälern auf. Endemiegebiete in Deutschland finden sich überwiegend in Bayern (Donautal), Baden-Württemberg, Mecklenburg, Thüringen und dem Erzgebirge (Abb. 6-1). Nur bis zu 2% der Zecken sind infektiös.

K Klinik
Die Symptomatik ist unspezifisch. Häufig verläuft die Infektion subklinisch. Typisch ist ein zweiphasischer Krankheitsverlauf. Das erste Stadium mit einer ausgesprochenen Virämie verläuft grippeartig. Daran kann sich ein meningoenzephalitisches Stadium anschließen, das entweder vollkommen ausheilt, Residuen wie extrapyramidale oder zerebelläre Störungen, Paresen oder psychische Syndrome hinterläßt oder ad exitum führt.

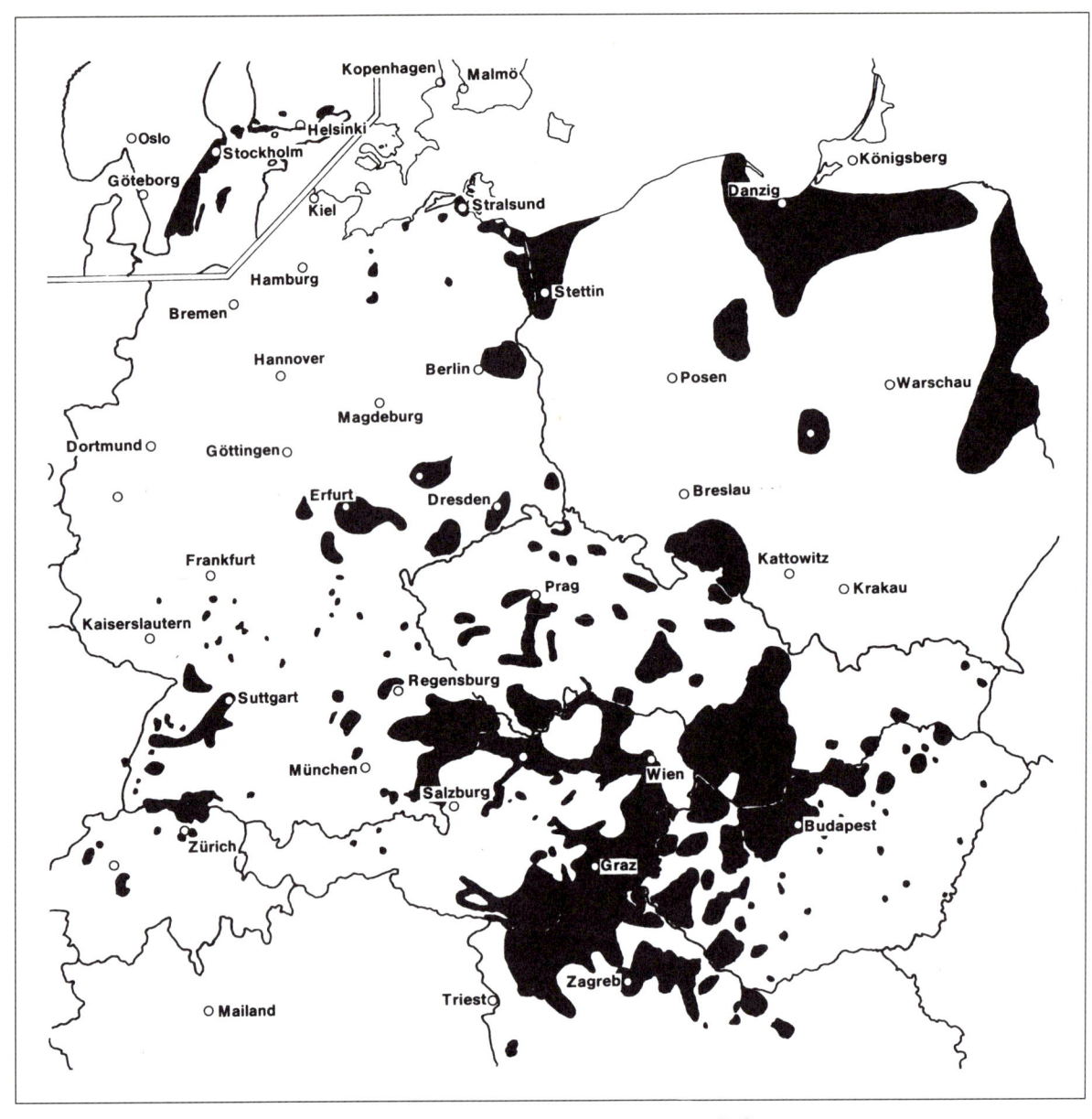

Abb. 6-1 **FSME-Endemiegebiete in Mitteleuropa** (schwarze Areale) (aus Prange [25]).

▼ **Therapie**

Ist die Krankheit ausgebrochen, gibt es keine spezifische Therapie. Allgemeinmaßnahmen, wie sie bei der Enzephalitistherapie beschrieben wurden, sind notwendig. In der Regel wird Personen, die in Endemiegebieten leben oder dorthin reisen wollen (und sich voraussichtlich viel im Wald aufhalten werden), empfohlen, sich zur Prophylaxe impfen zu lassen. Da die aktive Impfung nicht unerhebliche Komplikationen (von einer Neuritis bis hin zu einer Leukenzephalitis) verursachen kann, ist noch umstritten, wie großzügig die Indikation zur aktiven Immunisierung gestellt werden soll. Besteht kein aktiver Impfschutz, so kann nach einem Zeckenbiß eine postexpositionelle passive Immunisierung mit einem Hyperimmunserum durchgeführt werden.

Prognose

Die FSME kann harmlos sein. Vor allem bei älteren Menschen wurden aber auch schwerwiegende Verläufe mit einer Letalität bis zu 2% beschrieben. Die Häufigkeit, daß Patienten mit ZNS-Symptomen einen Restschaden beibehalten, liegt bei 5–15%.

6.3.5 Masern

Pathogenese und Klinik

Das Masern-(Morbilli-)Virus vermehrt sich vermutlich im lymphatischen Gewebe und verbreitet sich hämatogen in zwei Schüben. Charakteristisch für das Prodromalstadium sind Fieber, ein Enanthem der Mundschleimhaut und die sog. Koplik-Flecken (Enanthem der Wangenschleimhaut mit zartroten, punktförmigen, zentral weißen Flecken in Höhe der Molaren). Unter einem erneuten Fieberanstieg entwickelt sich das zweite Stadium mit dem typischen Masernexanthem. Als Komplikationen können eine Otitis (bakterielle Superinfektion), eine Pneumonie und eine Enzephalitis vorkommen. Die Enzephalitis kann akut, subakut, chronisch oder auch als subakute sklerosierende Panenzephalitis (SSPE, s. Kap. 6.6.3) verlaufen. Am häufigsten ist die akute postinfektiöse Meningoenzephalitis, die sich bei etwa 0,1 % der systemischen Masernvirusinfektionen entwickelt.

6.3.6 Mumps

Pathogenese und Klinik
Das Mumpsvirus vermehrt sich im Respirationstrakt, nach einer Virämie entsteht eine Parotitis. Es kann zu einer Orchitis/Oophoritis, einer Pankreatitis, und nicht selten zu einer Mumpsmeningitis kommen. Eine schwerwiegende Enzephalitis ist hingegen selten. Wenn sie jedoch auftritt, verläuft sie als dramatisches Krankheitsbild mit Fieber, Bewußtseinsstörung, zentralen Lähmungen (v. a. der Hirnnerven), Myoklonien, Hyperkinesen (z. B. auch Athetosen), zerebralen Krampfanfällen und einer Letalität von 1–2 %.

6.3.7 Tollwut

Ätiologie
Das Tollwutvirus wird auch Rabiesvirus oder Lyssavirus Serotyp 1 genannt und ist das einzige Rhabdovirus, das humanmedizinische Bedeutung hat.

Pathogenese
Die Übertragung des Tollwutvirus erfolgt durch den Biß eines infizierten Tieres, durch Kratzverletzungen oder durch Kontakt mit einem infizierten Tier bei vorbestehenden Hautläsionen. Die Inkubationszeit ist sehr lang, sie kann mehrere Wochen, ja sogar Monate betragen. Zunächst vermehrt sich das Virus im Gewebe um die Bißwunde, entlang der Nervenfasern gelangt es ins ZNS, wo es sich erneut vermehrt. Von dort kann es auf dem gleichen Weg andere Organe wie die Speicheldrüsen, die Kornea und die Nieren erreichen.

K Klinik
Tollwut verläuft in 3 Stadien:
- **Prodromalstadium.** Typisch sind von der Bißwunde ausgehende Parästhesien (Kribbeln und Brennen), Übelkeit und Erbrechen.
- **Exzitationsstadium.** Krämpfe und Spasmen des Pharynx und des Larynx werden u. a. durch den Anblick von Wasser, aber auch durch andere optische oder akustische Reize ausgelöst. Die Kranken reagieren überschießend mit Wutausbrüchen oder klonischen Krampfanfällen. Es kommt zu einer Hydrophobie und einer Salivation. In diesem Stadium kann der Tod nach drei bis vier Tagen eintreten.
- **Paralytisches Stadium.** Aufsteigenden Lähmungen können zur Atemlähmung führen, der Kranke stirbt in der Regel an Asphyxie.

D Diagnostik
In der ersten Woche kann das Tollwutvirus aus dem Speichel, dem Liquor oder dem Urin isoliert und nachgewiesen werden. Ab der 2. Woche findet man in der Regel Antikörper mit steigendem Titer im Blut und Liquor. Nach dem Tod kann das Virus v. a. im Hirngewebe nachgewiesen werden.

▽ Therapie
Ist die Erkrankung einmal ausgebrochen, kann man nur noch symptomatisch behandeln. Unmittelbar nach dem Biß eines tollwutverdächtigen Tieres sollte eine Wundtoilette erfolgen, d. h. die Wunde wird mit Wasser und Desinfektionsmitteln ausgewaschen. Die sofortige passive kann mit einer aktiven Immunisierung kombiniert werden. Wichtig – auch für eine frühe Diagnosestellung – ist die Beobachtung des tollwutverdächtigen Tieres. Bei Tollwutverdacht soll sofort mit einer Impfserie von 6 Injektionen begonnen werden (Injektionen an den Tagen 0, 3, 7, 14, 30 und 90). Wenn das Tier innerhalb von 5 Tagen nicht erkrankt, kann die Impfung abgebrochen werden. Menschen, die einem erhöhten Risiko ausgesetzt sind, von einem tollwütigen Tier gebissen zu werden, können auch prophylaktisch aktiv immunisiert werden.

Prognose
Eine einmal ausgebrochene Tollwuterkrankung verläuft immer tödlich. Lediglich sofortige Maßnahmen nach dem Biß eines tollwütigen Tieres können helfen.

6.3.8 Poliomyelitis

Ätiologie
Der Erreger der Poliomyelitis, das Poliovirus, gehört zu den Enteroviren.

Pathogenese
Enteroviren werden oral aufgenommen und vermehren sich im lymphatischen Gewebe des Rachens und der Darmwand. Von dort breiten sie sich hämatogen aus und können verschiedene Organe befallen. Die Organmanifestation verläuft allerdings meist asymptomatisch. Verschiedene Enteroviren verursachen häufig uncharakteristische, untereinander ähnliche Krankheitsbilder. Das Poliovirus kann das ZNS, bevorzugt die Motoneurone des Rückenmarkes, oder die Meningen befallen.

K Klinik

Die überwiegende Anzahl der Polioinfektionen verläuft klinisch inapparent. Die manifeste Krankheit verläuft zunächst grippeähnlich mit Myalgien, Hals- und Gliederschmerzen und evtl. Brechdurchfall (minor illness). Damit kann die Krankheit ausgestanden sein oder es folgt – bei bis zu 1% der Infizierten – nach einigen symptomfreien Tagen die neurologische Haupterkrankung (major illness) in Form einer akuten lymphozytären Meningitis. In etwa 40% dieser Fälle schließt sich dem **meningitischen Vorstadium** ein **paralytisches Hauptstadium** an, in dem die graue Substanz des ZNS virusbedingt zerstört wird. Je älter die Patienten bei einer Erstinfektion sind, um so häufiger tritt ein paralytisches Stadium auf. Dabei überwiegt die **spinale Verlaufsform.** Ein disseminierter Befall der motorischen Vorderhornzellen führt zu multiplen schlaffen Paresen, die bevorzugt Muskeln der unteren Extremität betreffen. Ist die Muskulatur des Stammes betroffen, so besteht die Gefahr einer Atemlähmung. Die **bulbopontine Verlaufsform** weist bevorzugt einen Befall basaler Hirnnerven auf und ist oft mit spinalen Störungen kombiniert. Selten ist die **enzephalitische Verlaufsform.**

D Diagnostik

Nach dem Anzüchten des Virus aus Liquor-, Rachenabstrich- oder Stuhlproben kann es mit bekannten Antiseren im Neutralisationstest nachgewiesen werden. Eine klinisch manifeste Infektion kann serologisch nur durch den Titerverlauf der Antikörper bewiesen werden.

T Therapie

Die Behandlung erfolgt symptomatisch, bei einer Atemlähmung wird künstlich beatmet. Vorbeugend soll eine Schluckimpfung mit attenuiertem Lebendimpfstoff, der auch eine lokale Immunität des Darms hervorruft, durchgeführt werden. Die Nebenwirkungen sind gering, extrem selten kommt es – vermutlich durch rückmutierte Virusstämme – zu paralytischen Fällen. Alternativ gibt es einen Totimpfstoff, der dreimal injiziert werden muß.

Prognose

Der ZNS-Befall führt häufig zu bleibenden Lähmungen oder zum Tode. Jahre nach einer akuten Poliomyelitis kann sich ein Postpoliosyndrom entwickeln. Es umfaßt Muskel- und Skelettschmerzen, Müdigkeit (Fatigue), Schwäche und andere neurologische Auffälligkeiten. Bis heute ist die Entstehung des Postpoliosyndroms ungeklärt.

6.3.9 HIV-Erkrankung

Das HIV (human immunodeficiency virus) ist ein noch nicht lange identifiziertes Virus. Es ruft – auch durch den (Mit-)Befall des ZNS – vielfältige Krankheitsbilder von unterschiedlichster Symptomatik hervor. Daher ist die systematische Beschreibung der Erkrankung schwierig. Hier soll das breite Spektrum der neurologischen Störungen vorgestellt werden. Zur ausführlichen Darstellung der sonstigen Symptomatik und der Stadieneinteilung von AIDS (acquired immunodeficiency syndrome) sei auf die Lehrbücher über Infektionskrankheiten verwiesen.

Ätiologie

HIV Typ 1 und 2 und das sehr seltene HIV Typ 3 gehören zur Subfamilie der Lentiviren in der Familie der Retroviren.

Pathogenese

Die Übertragung von HIV erfolgt entweder durch Geschlechtsverkehr oder direkten Kontakt mit infiziertem Blut bzw. Blutprodukten. Bis zum Ausbruch von AIDS können 10 oder mehr Jahre vergehen. Die Viren befallen Zellen, die das CD-4-Oberflächenantigen exprimieren: T4-Lymphozyten, Monozyten, Makrophagen, Langerhans-Zellen der Epidermis und Mikroglia (Gliazellen und mehrkernige Riesenzellen). Die Zerstörung der T-Helferzellen führt zu einer Schädigung des Immunsystems, der Quotient von T-Helferzellen (T4-Lymphozyten) zu T-Suppressorzellen (T8-Lymphozyten) sinkt unter 1,2 (normal ist er um 2).

K Klinik

Ein HIV-Befall des ZNS kann sich äußerst vielgestaltig bemerkbar machen. Die akute Infektion verläuft in der Regel asymptomatisch oder mononukleose- bzw. grippeartig. Selten tritt eine **lymphozytäre Meningitis** oder eine **Enzephalitis** (bei einer überwiegenden Demyelinisierung spricht man auch von einer Leukenzephalopathie) auf. Im weiteren Verlauf, evtl. nach mehrjähriger Latenz, kann es – mit oder ohne zusätzliche, für AIDS typische Symptome bzw. Erkrankungen – zu einer **subakuten bis chronischen Enzephalitis** kommen, die schließlich in eine Demenz mündet (**AIDS-dementia-complex).** Der Kranke leidet zunächst an Konzentrationsschwäche und Gedächtnisverlust. Er wirkt verlangsamt und kann depressiv verstimmt sein. Fakultativ können eine Ataxie, ein Tremor, Lähmungen oder Myoklonien hinzutreten. Allein oder in Verbindung mit der chronischen Enzephalitis führt eine **Myelopathie** zu einer progredienten Spastik, einer Ataxie, einer Paraparese sowie zu Inkontinenz und Parästhesien der Beine. Während der asymptomatischen Infektion der Latenzphase kann es auch zu einer **chronischen lymphozytären Meningitis** mit im Vordergrund stehenden Kopfschmerzen kommen. Schließlich kann auch das periphere Nervensystem in Form unterschiedlicher **peripherer Neuropathien** wie z. B. eines Guillain-Barré-Syndroms oder einer Mononeuritis multiplex betroffen sein.

Durch die HIV-Infektion werden auch andere Erkrankungen, die das ZNS befallen können, begünstigt:
- **Opportunistische Infektionen** sind z. B. die Toxoplasmenenzephalitis (s. Kap. 6.4), die Zytomegalieenzephalitis (s. Kap. 6.3.3), die Kryptokokkenmeningoenzephalitis und die progressive multifokale Leukenzephalopathie (s. Kap. 6.6.2).
- **Intrakranielle raumfordernde Prozesse** können z. B. ein primäres ZNS-Lymphom oder der ZNS-Befall im Rahmen eines systemischen Lymphoms sein.
- **Zerebrovaskuläre Prozesse.** Sowohl intrazerebrale Blutungen als auch ischämische Infarkte können auftreten, oft besteht ein Nebeneinander von Blutungen und Infarkten.

Ⓓ Diagnostik
HIV-Antikörper können – auch im Liquor – nachgewiesen werden. Die zusätzliche Diagnostik richtet sich nach der jeweiligen Krankheitserscheinung und -ursache (z. B. opportunistischer Infektionen).

Ⓣ Therapie
Die Behandlung erfolgt symptomatisch bzw. gegen die speziellen Ursachen (z. B. opportunistische Erreger) gerichtet. Eine frühzeitige Gabe von Zidovudin (AZT) soll die Progression immunologischer Schäden bremsen.

6.3.10 Fleckfieber

Ätiologie
Erreger des Fleckfiebers ist Rickettsia prowazekii.

Pathogenese
Die Übertragung von Mensch zu Mensch erfolgt durch die Kleiderlaus. Sie verbreitet sich nur bei engem Zusammenleben unter ungünstigen Bedingungen, z. B. in Kriegszeiten. Die Inkubationszeit beträgt etwa 10–14 Tage.

Ⓚ Klinik
Nach Anfangssymptomen wie Schlaflosigkeit, Kopf- und Gliederschmerzen bricht die Krankheit plötzlich mit Schüttelfrost und Fieber aus. Es kann tagelang kontinuierlich hoch (bis zu 40 °C) sein. Die Enzephalitis tritt mit einer Bewußtseinstrübung, oft auch einem Delirium in Erscheinung. Dazu kommen extrapyramidale Hyperkinesen, Myoklonien und bulbäre Lähmungen. Nach 4 bis 7 Tagen breitet sich das typische makulopapulöse Exanthem vom Stamm schnell auf die Extremitäten aus, wobei der Kopf sowie die Hände und Füße ausgespart bleiben. Unbehandelt ist die Letalität hoch (etwa 50%), die Kranken sterben an einem Kreislauf- und Nierenversagen.

Ⓓ Diagnostik
Das Fleckfieber wird mit der Felix-Weil-Reaktion diagnostiziert: Antikörper gegen Rickettsien (im Serum des Patienten) agglutinieren Proteus vulgaris (aufgrund von Antigengemeinschaft).

Ⓣ Therapie
Die Behandlung erfolgt mit Tetrazyklinen.

6.3.11 Lyme-Borreliose

Ätiologie
Borrelia burgdorferi, der Erreger der Lyme-Borreliose, gehört zu den Spirochäten.

Pathogenese
Die Übertragung auf den Menschen erfolgt durch verschiedene Zeckenarten, die v. a. in Feuchtgebieten wie Flußtälern vorkommen. Die Erreger können sich lokal ausbreiten (Erythema chronicum migrans), in die regionären Lymphknoten gelangen (Lymphadenopathie) oder sich über den Blutweg in anderen Organen (v. a. Gehirn und Leber) ansiedeln.

Ⓚ Klinik
Die Lyme-Borreliose verläuft in verschiedenen Stadien:
- Nach einer Inkubationszeit von Tagen bis Wochen entwickelt sich das **Erythema chronicum migrans**. Typischerweise breitet sich das makulopapulöse Erythem von der Bißstelle ringförmig aus, wobei es zentral wieder abblaßt. Fakultativ können gleichzeitig grippeähnliche Symptome und/oder Lymphknotenschwellungen auftreten.
- Nach Wochen bis Monaten kann ein zweites Stadium abgegrenzt werden. Es wird meist als **Polyradikuloneuritis Bannwarth** mit quälenden radikulären Schmerzen, Sensibilitätsstörungen, leichten Lähmungen und häufig auch Hirnnervenausfällen manifest. Eine **Fazialisparese** kann auch isoliert auftreten. Selten führt die Infektion zu einer Meningoenzephalitis oder einer Myelitis. Eine Karditis mit AV-Block kann hinzutreten. Manchmal bilden sich Lymphozytome (lymphoretikuläre Infiltrate) an der Haut.
- Im Spätstadium können chronische oder remittierende **Arthritiden** auftreten. Typische Hautmanifestation ist die **Acrodermatitis atrophicans Herxheimer (Dermatitis atrophicans chronica progressiva),** bei der sich die Haut verfärbt und später atrophisch und faltenreich wird. Neurologisch kann sich eine chronisch progrediente Enzephalomyelitis entwickeln, die oft schwer von einer Encephalomyelitis disseminata zu unterscheiden ist.

D Diagnostik

Die Diagnose kann v. a. durch die serologische Untersuchung von Blut und Liquor gesichert werden: IgG-Titeranstieg oder IgM-Nachweis bei akuter Infektion. Eine neurologische Manifestation kann auch durch eine spezifische intrathekale Antikörperproduktion nachgewiesen werden.

T Therapie

Im ersten Stadium wird Doxycyclin oral gegeben, in den anderen Stadien werden Cephalosporine oder Penicillin G i.v. verabreicht. Die Behandlung sollte frühzeitig begonnen und ausreichend lange (mindestens 2 Wochen) durchgeführt werden.

6.3.12 Neurolues

Ätiologie

Treponema pallidum, der Erreger der Lues, gehört ebenfalls zu den Spirochäten.

Pathogenese

Die Infektion erfolgt über kleine Verletzungen der Haut oder der Schleimhaut durch Kontakt mit erregerhaltigen Hautläsionen oder Blut (z. B. Geschlechtsverkehr oder Bluttransfusion). Die Treponemen vermehren sich sehr langsam (die Generationszeit beträgt etwa 30–40 Stunden), zunächst lokal im Bindegewebe, sie können dann hämatogen in fast alle Organe gestreut werden. Die Neurolues wird durch verschiedene Mechanismen hervorgerufen:
- direkter Erregerbefall von Nervengewebe
- entzündliche Reaktionen an den Meningen
- Bildung von Gummen (Granulome, die zu derben, narbigen Knoten abheilen können) im ZNS
- entzündliche Gefäßreaktionen und entzündlich-degenerative Veränderungen im ZNS.

K Klinik

Die Lues ruft vielfältige Krankheitserscheinungen hervor, die in den Lehrbüchern anderer Fächer (Dermatologie, Innere Medizin) nachgelesen werden können. Neurologisch kann sich die Lues verschiedenartig manifestieren:
- Im Sekundärstadium kann es zu einer **frühluetischen Meningitis** kommen.
- Mit einer Latenz von 7–12 Jahren zeigt sich die tertiäre Lues: Einerseits kann sich eine **granulomatöse Meningitis** mit Bevorzugung der Hirnbasis (Hirnnervenlähmung) entwickeln, andererseits treten **zerebrovaskuläre Symptome** mit Ischämien in wechselnden Gefäßterritorien auf. Selten werden Gummen so groß, daß sie raumfordernd wirken.
- Wenn die Infektion nicht oder nur ungenügend behandelt wurde, wird nach 8–20 Jahren die **parenchymatöse Neurolues** als Tabes dorsalis oder als progressive Paralyse manifest werden.

Beide Manifestationsformen können auch in Kombination auftreten.
- **Tabes dorsalis.** Eine entzündliche Schädigung der spinalen Hinterwurzeln mit einer sekundären Degeneration der Hinterstränge führt zu sensiblen Reiz- und Ausfallserscheinungen (Parästhesien, Kältehyperpathie und lanzinierende Schmerzen), einem Erlöschen der Eigenreflexe (jedoch treten keine pathologischen Reflexe auf!), einer sensiblen Ataxie, trophischen Störungen (Malum perforans pedis), Augenmuskellähmungen, einer Optikusatrophie und Pupillenanomalien (Robertson-Phänomen).
- **Progressive Paralyse.** Eine chronische Enzephalitis mit einem überwiegend im Frontalhirn lokalisierten Parenchymschwund führt fast immer zu einer sich langsam manifestierenden Psychose (mit den Leitsymptomen einer Demenz) sowie zu Pupillenanomalien, einer Dysarthrie und gelegentlich zu zerebralen Krampfanfällen.

D Diagnostik

Die serologische Diagnostik umfaßt den TPHA-(Treponema-pallidum-Hämagglutinations-)Test als Suchtest, und den FTA-ABS-(Fluoreszenz-Treponema-Antikörper-Absorptions-)Test als Bestätigungstest. Beim Befall des ZNS kann ab dem Sekundärstadium zusätzlich eine spezifische Antikörperproduktion nachgewiesen werden. Dazu werden der TPHA-Titer und das Gesamt-IgG im Liquor und im Serum bestimmt.

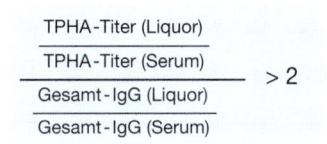

$$\frac{\frac{\text{TPHA-Titer (Liquor)}}{\text{TPHA-Titer (Serum)}}}{\frac{\text{Gesamt-IgG (Liquor)}}{\text{Gesamt-IgG (Serum)}}} > 2$$

Ein Quotient über 2,0 beweist eine Neurolues.

T Therapie

Die Neurolues wird mindestens über 14 Tage mit hochdosiertem Penicillin G i.v. behandelt. Eine regelmäßige Kontrolle, v. a. der Titer, ist über einen Zeitraum von bis zu 10 Jahren notwendig. Ein absolut sicherer Test, der zeigen könnte, daß alle Erreger vernichtet sind, liegt bis heute nicht vor.

6.3.13 Tropische Erkrankungen

Eine ganze Reihe tropischer Erkrankungen können neurologische Symptome hervorrufen. Zwei wichtige, die Malaria tropica und die Schlafkrankheit, sollen hier besprochen werden.

Malaria tropica

Ätiologie
Der Erreger Plasmodium falciparum ruft die schwerste und gefährlichste Form der Malaria, die Malaria tropica hervor. Plasmodien werden durch den Stich der Anophelesmücke, die in tropischen Ländern heimisch ist, übertragen.

K Klinik
Nach einer Inkubationszeit von 7–30 Tagen und unbestimmten prodromalen Symptomen wie Kopfschmerzen, Abgeschlagenheit u. a. bricht plötzlich Fieber aus. Der Fieberverlauf ist unregelmäßig. Weiterhin kommt es zu schwerwiegenden Komplikationen wie einer Diarrhö, einem Nierenversagen, einem Lungenödem, einer Spleno-, seltener Hepatomegalie oder einer disseminierten intravasalen Koagulopathie. Eine zerebrale Beteiligung zeigt sich durch Verwirrtheit bis hin zum Delir, zerebrale Krampfanfälle und Somnolenz bis hin zum Koma, zusätzlich durch Koordinations- und Sehstörungen.

D Diagnostik
Zu Beginn eines Fieberanfalls wird Blut entnommen und der Ausstrich und/oder der sog. „dicke Tropfen" nach Giemsa gefärbt. Der Nachweis von Malariaparasiten sichert die Diagnose.

T Therapie
Bei Verdacht auf Malaria tropica muß eine sofortige Intensivtherapie (auf einer Intensivstation!) durchgeführt werden, um die oben genannten Komplikationen beherrschen zu können. Eine kausale Chemotherapie erfolgt in der Regel mit Chloroquin und bei einer Chloroquinresistenz mit anderen Chemotherapeutika wie z. B. Chinin oder Mefloquin.

Prognose
Unbehandelt führen schwere Verläufe oft schon in wenigen Tagen ad exitum.

Schlafkrankheit

Ätiologie
Die Schlafkrankheit (Trypanosomiasis) wird durch Trypanosoma brucei gambiense oder rhodesiense hervorgerufen. Die Erreger werden durch den Stich infektiöser Tsetsefliegen (Glossinen), die tagaktiv sind und nur in Afrika vorkommen, übertragen.

K Klinik
Die durch Trypanosoma brucei rhodesiense verursachte Schlafkrankheit tritt akuter auf, zeigt gravierendere Verläufe und befällt eher das ZNS als die durch Trypanosoma gambiense hervorgerufene Form.
An der Einstichstelle bildet sich eine lokale ödematöse Schwellung. Nach etwa 2–3 Wochen beginnen intermittierende, 2–3 Tage anhaltende Fieberschübe. Gleichzeitig findet man v. a. am Hals Lymphknotenschwellungen. Die Kranken fühlen sich unwohl, haben Kopf-, Muskel- und Gelenkschmerzen, eine Anämie und Herzfunktionsstörungen (1. Stadium). Mit dem Eindringen der Trypanosomen in das ZNS geht die Krankheit in die **meningoenzephalitische Phase** über (2. Stadium). Diese äußert sich entweder in Schlaflosigkeit oder einem erhöhten Schlafbedürfnis(!), erhöhter Reizbarkeit, Sensibilitätsstörungen, Lähmungen, einer Ataxie und zerebralen Krampfanfällen. Zusätzlich kommt es zu generalisierten Ödemen, evtl. einer Nephritis und einer Myokarditis.

Diagnostik
Die Diagnose erfolgt durch den direkten Erregernachweis im Blut, serologische Untersuchungen können ergänzend durchgeführt werden. Im ersten Stadium der Krankheit wird mit Suramin behandelt, im zweiten mit Melarsoprol oder Nitrofurazonpräparaten.

Prognose
Unbehandelt führt die Krankheit ad exitum.

6.4 Toxoplasmose

Ätiologie
Der Erreger Toxoplasma gondii ist ein Protozoon der Klasse Sporozoa. Die postnatale Toxoplasmose ist eine Zoonose.

Pathogenese
Im Lebenszyklus von Toxoplasma gondii sind sowohl Menschen als auch Hunde, Schafe, Schweine und andere Säugetiere Zwischenwirt. Der Endwirt, in dem sich die Geschlechtsformen bilden, ist die Katze. Außer auf diaplazentarem Weg infiziert sich der Mensch durch den Genuß von zystenhaltigem Fleisch oder sporulierenden Oozysten (z. B. an durch Katzenkot verunreinigtem, schlecht gewaschenem Salat). Man unterscheidet eine prä- (konnatale) und eine postnatale Infektion.
- **Pränatale Infektion.** Tritt eine **Erst**infektion während der Schwangerschaft auf, so findet in etwa der Hälfte aller unbehandelten Fälle eine intrauterine Infektion statt. Es kann zu Aborten, Totgeburten, einem Hydrozephalus, intrazerebralen Verkalkungen, einer Chorioretinitis und anderen Organschäden kommen.
- **Postnatale Infektion.** Nach der Aufnahme von Zysten oder Oozysten penetrieren diese die Darmwand und halten sich im Blut oder der Lymphe auf. Sie vermehren sich in kernhaltigen Zellen, dadurch platzen die Zellen und setzen Endozoiten frei, die Endozoiten befallen wiederum benachbarte Zellen. Die Folge sind lokale

Nekrosen und entzündliche Reaktionen v. a. im Gehirn, in der Herz- und Skelettmuskulatur, der Leber und der Plazenta.

K Klinik

Hier soll nur die postnatale Toxoplasmose beschrieben werden. Bei der überwiegenden Anzahl von Menschen mit normalem Immunsystem verläuft eine Toxoplasmeninfektion asymptomatisch. Die manifeste Toxoplasmose ruft eine Lymphadenopathie eines oder mehrerer Lymphknoten, bevorzugt am Hals, hervor. Die Kranken können abgeschlagen und matt sein, in einigen Fällen entwickelt sich ein makulopapulöses Exanthem. Gleichzeitig können eine Pneumonie, eine Hepato- und Splenomegalie, eine Myokarditis und in der akuten Phase Abgeschlagenheit, Schwäche und Muskelschmerzen bestehen. Selten kommt es zu einer Meningoenzephalitis mit leichter meningealer Reizung, manchmal mit zerebralen Krampfanfällen und gelegentlicher Progression bis zum Koma. Der Augenbefall kann eine Chorioretinitis verursachen. Die Symptome können sich akut oder subakut bis chronisch entwickeln.

Bei Immunsupprimierten kann die Toxoplasmose ungünstig verlaufen – oft handelt es sich um die Exazerbation einer latenten Infektion – und zu einer diffusen Enzephalitis, einer Meningoenzephalitis oder zu sich rasch vergrößernden uni- oder multilokulären ZNS-Entzündungsherden führen. Symptome sind Kopfschmerzen, Verwirrtheit, Bewußtseinsstörungen, gelegentlich zerebrale Krampfanfälle, evtl. Zeichen von Meningismus, erhöhtem Hirndruck und zerebralen Herdsymptomen.

D Diagnostik

Da der direkte Erregernachweis (z. B. im Ausstrich) schwierig ist, wird die Toxoplasmose vorwiegend serologisch durch parasitenspezifische Antikörper nachgewiesen. Am frühesten, nach etwa 1–2 Wochen, finden sich IgM-Antikörper, die bis zu einem Jahr nachweisbar bleiben können. IgM- und ansteigende IgG-Antikörper sprechen für eine akute Infektion.

In den bildgebenden Verfahren können evtl. bestehende intrakranielle Raumforderungen als multiple, hypodense Herde, die ringförmig Kontrastmittel aufnehmen, dargestellt werden.

T Therapie

Behandelt werden müssen nur Infektionen, die Beschwerden verursachen, sowie Erstinfektionen bei Schwangeren. Die Kombinationstherapie mit Sulfonamid und Pyrimethamin ist die erste Wahl. Alternativ und bei Schwangeren vor der 20. Schwangerschaftswoche wird Spiramycin eingesetzt.

6.5 Tetanus

Ätiologie

Clostridium tetani produziert das Neurotoxin Tetanospasmin.

Epidemiologie

Pro Jahr erkranken weltweit etwa 300 000 Menschen, ca. die Hälfte davon stirbt.

Pathogenese

Die ubiquitär im Boden vorhandenen Erreger dringen bei Verschmutzung von Verletzungen ins Gewebe ein. Unter anaeroben Bedingungen vermehren sie sich und produzieren das Toxin, das über periphere Nerven oder hämatogen ins ZNS gelangt. Es blockiert die physiologische spinale Hemmung der Motoneurone – v. a. die rekurrente Renshaw-Hemmung – in den Vorderhörnern des Rückenmarkes und in den motorischen Hirnnervenkernen. Diese „Enthemmung" führt zu einem erhöhten Muskeltonus und leicht auslösbaren Krämpfen.

K Klinik

Bei vollem Bewußtsein stellen sich folgende Symptome ein:
- Trismus (Kieferklemme)
- Risus sardonicus (verkrampfter Gesichtsausdruck durch Dauerspannung der mimischen Muskulatur)
- Jeder motorische Innervationsversuch und jeder sensorische oder sensible Reiz lösen schmerzhafte Muskelspasmen aus. Ergreifen diese auch die Rumpf- und Extremitätenmuskulatur, so kommt es zu intermittierenden Streckkrämpfen der Glieder mit Opisthotonus.
- Gefährlich ist die Atemlähmung, ein Schock kann sich entwickeln.

D Diagnostik

Aus der Wunde wird Material entnommen und das Toxin im Tierversuch (Maus) nachgewiesen.

T Therapie

Prophylaktisch soll eine aktive Immunisierung mit dem Toxoid („entgiftetes Toxin", dem bei erhaltener Antigenität die toxischen Eigenschaften fehlen) erfolgen, bei Verletzungen soll eine gute Wundtoilette durchgeführt werden. Ist die Krankheit ausgebrochen, erfolgt eine Intensivüberwachung, eine antitoxische Therapie mit Immunserum, Bettruhe in einem reizarmen Raum, eine Sedierung, gegebenenfalls eine Muskelrelaxierung und Beatmung.

Prognose

Die Letalität ist trotz Therapie hoch, bis zu 30%. Wird die Krankheit überlebt, so ist mit einer Restitutio ad integrum zu rechnen.

6.6 Langsame Viruserkrankungen

Langsame Viruserkrankungen sind übertragbare Krankheiten, die nach einer langen Inkubationszeit in einem unaufhaltsamen Verlauf ad exitum führen.

6.6.1 Jakob-Creutzfeldt-Krankheit

Pathogenese
Die Krankheit ist mit der Scrapie von Schaf und Ziege und der BSE des Rindes (Rinderwahnsinn) verwandt. Ein Erreger ist bis heute nicht beschrieben. Man vermutet, daß das infektiöse Agens ein Polypeptid, genannt Prion, ist. Es kommt zum Absterben von Nervenzellen, das man sich folgendermaßen vorstellt: Jede – auch die gesunde – Nervenzelle produziert ein Prion-ähnliches Protein (PrP) in der Alpha-Form, d. h. als Alpha-Helix vorliegend. Das vermutete infektiöse Agens, das Beta-PrP, liegt in einer Beta-Faltblattstruktur vor, die nicht von Enzymen abgebaut werden kann. Gelangt Beta-PrP in die Nervenzellen, so lagert es sich mit Alpha-PrP zusammen, wobei es ihm seine Beta-Faltblattstruktur gleichsam aufprägt. Die so veränderten Proteine können weiteren Alpha-PrPs wiederum ihre Struktur „aufzwingen" und somit „infektiös" wirken. Dadurch bilden sich Zusammenlagerungen, die nicht mehr abgebaut werden können und durch die Eiweißproduktion der Nervenzelle so lange weitervermehrt werden, bis diese „überladen" ist und abstirbt. So entsteht v. a. in der Hirnrinde und in den Vorderhornzellen des Rückenmarkes der Status spongiosus der grauen Substanz.

K Klinik
Es entwickelt sich eine präsenile Demenz mit Verhaltensstörungen, einer Aphasie, einer Dysarthrie und verschiedenartigen Funktionsstörungen des motorischen Systems. Dazu zählen zentrale Paresen mit Gangstörungen, ein Rigor, choreatische Hyperkinesen, Störungen der Augenbewegungen und Myoklonien.

D Diagnostik
Im EEG finden sich typischerweise synchrone, rhythmisch periodische, triphasische Sharp-wave-Komplexe mit einer Frequenz von etwa 1 pro Sekunde. Sie sind typisch jedoch nicht pathognomonisch für eine Jakob-Creutzfeldt-Krankheit.

T Therapie
Es gibt zur Zeit keine wirksame Therapie. Da die Übertragungswege noch nicht eindeutig geklärt sind, sollten Patienten mit Jakob-Creutzfeldt-Erkrankung als hochinfektiös angesehen werden. Ob die Rinder-BSE auf den Menschen übertragbar ist, ist noch nicht geklärt.

Prognose
Die Krankheit führt meist innerhalb eines Jahres zum Tode.

6.6.2 Progressive multifokale Leukenzephalopathie

Ätiologie
Der Erreger der progressiven multifokalen Leukenzephalopathie (PML) ist das JC-(Jakob-Creutzfeldt-)Virus, das zur Familie der Papovaviridae gehört.

Pathogenese
Die PML tritt fast aussschließlich bei Immunsuppression (z. B. AIDS, immunsuppressive Therapie) auf. Das JC-Virus befällt v. a. Oligodendrozyten im Großhirn, Kleinhirn und Hirnstamm. Es entwickelt sich eine fleckförmige Entmarkung ohne entzündliche Reaktion.

K Klinik
Neben neurologischen Symptomen wie Paresen, zerebellären und extrapyramidalen Störungen der Bewegungskoordination, Aphasie, Dysarthrie, Minderung der Sehschärfe und gelegentlich zerebralen Krampfanfällen, kommt es zur psychischen Auffälligkeit mit Desorientiertheit, Verwirrtheit und Demenz.

D Diagnostik
In der CCT/MRT zeigen sich fleckförmige hypodense Entmarkungsherde, die kein Kontrastmittel aufnehmen. Obwohl die Bildgebung und der Verlauf typisch sind, ist die Diagnosesicherung nur histologisch durch eine Hirnbiopsie möglich. In der Praxis ist diese jedoch selten notwendig.

T Therapie
Es ist keine erfolgreiche Therapie bekannt.

Prognose
Die Patienten sterben meist nach weniger als 12 Monaten.

6.6.3 Subakute sklerosierende Panenzephalitis

Ätiologie
Die Ursache der subakuten sklerosierenden Panenzephalitis (SSPE) ist vermutlich das Morbilli-(Masern-)Virus.

Pathogenese
Ein entzündlicher Prozeß mit plasmozytären und lymphozytären Infiltraten befällt die weiße und graue Substanz sowie die Meningen. Dies führt zum Markscheidenabbau und zur Gliawucherung.

K Klinik
Zunächst manifestieren sich psychische Veränderungen wie Demenz und Verhaltensänderungen. Später treten neurologische Symptome hinzu: extrapyramidale Bewegungsstörungen (choreatische oder ballistische Hyperkinesen), Myoklonien, eine Muskeltonuserhöhung oder zerebrale Krampfanfälle. Schließlich entwickelt sich eine Dezerebration mit apallischem Syndrom.

D Diagnostik
Die Diagnose stützt sich auf EEG und Liquorbefund.
- Im **EEG** sieht man synchrone Gruppen von hohen Deltawellen, die aus einer relativ flachen Grundaktivität entstehen und alle 5–15 Sekunden wiederkehren (Radermecker-Komplexe). Sie treten gleichzeitig mit den rhythmischen Hyperkinesen auf.
- Der **Liquor** zeigt eine autochthone IgG-Produktion im ZNS.
- Sowohl im Liquor als auch im Serum finden sich fast immer sehr hohe Antikörpertiter gegen Masern.

T Therapie
Zur Zeit gibt es keine erfolgreiche Therapie. Prophylaktisch kann eine Masernschutzimpfung durchgeführt werden.

Prognose
Die Patienten überleben 2–10 Jahre.

6.7 Hirnabszeß

Ätiologie
Unterschiedliche Keime können einen Hirnabszeß hervorrufen. Besonders häufig sind Streptokokken, Bacteroides, Enterobacteriaceae oder Staphylokokken.

Pathogenese
Wie bei der eitrigen Meningitis gibt es grundsätzlich drei Infektionswege:
- **hämatogene Streuung** aus Bronchiektasen, anderen eitrigen (Lungen-)Prozessen oder Endokarditiden
- **direktes Übergreifen** benachbarter Entzündungen per continuitatem vom Ohr oder den Nasennebenhöhlen
- **direkte Inokulation** der Erreger bei offenen Schädelverletzungen oder operativen Eingriffen.

K Klinik
Die Symptomatik ist wechselhaft und richtet sich u.a. nach der Lokalisation des Prozesses. **Allgemeine Enzündungszeichen** wie Fieber, eine Leukozytose, eine BSG-Beschleunigung und eine CRP-Erhöhung sind nicht obligat.

- **Akute Hirnabszesse.** Eine schnelle Abszeßausbreitung und ein begleitendes Ödem verursachen Kopfschmerzen, eine Nackensteifigkeit, eine Eintrübung des Bewußtseins oder neurologische Defizite.
- **Chronische Hirnabszesse.** Sie führen erst spät zum erhöhten Hirndruck und machen sich vorher durch neurologische Defizite und/oder zerebrale Krampfanfälle bemerkbar.

Komplikationen
- Meist durch den Einbruch des Abszesses in das Ventrikelsystem kann sich eine eitrige Meningitis entwickeln (s. Kap. 6.1.2).
- Eine intrakranielle Druckerhöhung birgt die Gefahr einer Einklemmung.

D Diagnostik
Die Laborparameter des Blutes sind in der Regel nur unspezifisch verändert (erhöhte BSG, Leukozytose). Daher steht die Bildgebung im Vordergrund der Diagnostik. Zusätzlich muß die Ursache (z.B. extrakranieller Entzündungsherd) gesucht werden.
- Die **CCT** zeigt ein hypodenses Areal, das ringförmig Kontrastmittel aufnimmt (Differentialdiagnose: Glioblastom, Metastasen, seltener ein Infarkt) und evtl. Zeichen eines erhöhten Hirndruckes (Abb. 6-2).
- Das **EEG** kann fokale Veränderungen aufweisen.
- Der **Liquor** kann gering entzündlich verändert sein.

T Therapie
Therapie der ersten Wahl ist die Operation. Ausnahmen sind frische, nicht abgekapselte Abszesse. Diese sollen zunächst konservativ behandelt werden. Außerdem strebt man eine möglichst breite antibiotische Abdeckung an (z.B. durch die Kombination von Cefotaxim, Fosfomycin und Metronidazol).

6.8 Metastatische Herdenzephalitis

Ätiologie und Pathogenese
Bei der bakteriellen Endokarditis (die überwiegend durch Streptococcus viridans verursacht wird) können septische Emboli zu multiplen kleinen Infarkten führen, die von entzündlichen Infiltraten umgeben sind (Mikroabszesse).

K Klinik
Zu den Symptomen der Grundkrankheit (Fieber mit Schüttelfrost, neu aufgetretenes Herzgeräusch, Anämie, Splenomegalie, Hämaturie bzw. Erythrozyturie, Osler-Knötchen und Herzinsuffizienz) treten neurologische Symptome wie Kopfschmerzen, Bewußtseinstrübung, zerebrale Krampfanfälle und neurologische Defizite. Weiterhin kann eine akute exogene Psychose ausgelöst werden.

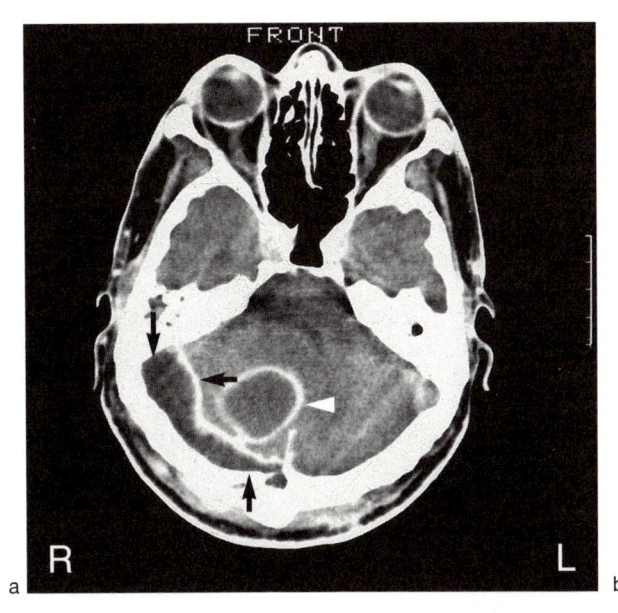

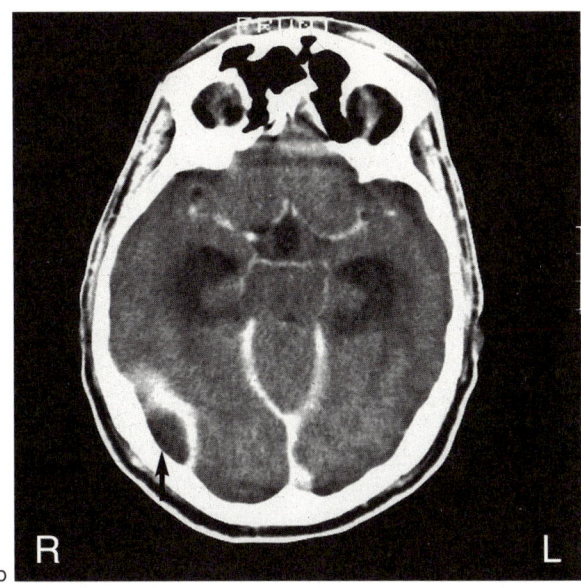

Metastasische Herdenzephalitis

Abb. 6-2 Kleinhirnabszeß und subdurales Empyem in der Kontrastmittel-CCT.

a: In der hinteren Schädelgrube, rechts zerebellär erkennt man eine ca. 2,5 cm große, rundlich-ovoide Raumforderung, die zentral hypodens ist und einen deutlich Kontrastmittel aufnehmenden Randsaum hat. Dieser Befund ist typisch für einen Abszeß (Pfeilspitze). Außerdem sieht man in der rechten hinteren Schädelgrube eine ca. 1–2 cm große extrazerebrale Hypodensität, die ebenfalls einen deutlichen Randsaum hat. Dies ist der typische Befund eines subduralen Empyems (Pfeile) Beide Veränderungen wirken raumfordernd in der hinteren Schädelgrube und führen so zu einer Kompression des 4. Ventrikels sowie zu verstrichenen Subarachnoidalräumen.

b: Das subdurale Empyem (Pfeil) erstreckt sich kranialwärts bis rechts okzipital. Infolge der Kompression des 4. Ventrikels zeigt sich das Bild eines Hydrocephalus occlusus, wobei sowohl die Temporalhörner der Seitenventrikel aufgeweitet als auch die supratentoriellen Subarachnoidalräume einschließlich der Inselzisternen verstrichen sind.

c: Infolge des Hydrocephalus occlusus sind die Seitenventrikel ebenfalls erweitert und ihre Vorderhörner abgerundet. Im Bereich der Vorderhörner erkennt man als Ausdruck eines transependymären Ödems hypodense Randsäume (Pfeile). Alle Großhirnwindungsfurchen sind verstrichen.

Diagnostik

Die Diagnose wird v. a. durch das Erkennen der Grundkrankheit gestellt (siehe auch Lehrbücher der Inneren Medizin).

- In der **Laboruntersuchung** finden sich eine Leukozytose mit Linksverschiebung, eine beschleunigte BSG und ein erhöhtes CRP. Die Blutkultur ist positiv!
- Die **CCT/MRT** zeigt oft nur geringe Veränderungen, im Verlauf u. a. Zeichen eines erhöhten Hirndruckes.

Therapie

Die antibiotische Behandlung erfolgt z. B. mit Penizillin G und Gentamicin.

6.9 Zusammenfassung

Die wichtigsten entzündlichen ZNS-Erkrankungen sind die Meningitis und die Enzephalitis.

Die **akute lymphozytäre Meningitis** wird v.a. von Viren hervorgerufen. Klinisch imponiert sie durch Kopfschmerzen, eine Nackensteifigkeit, positive Nervendehnungszeichen, eine leichte Bewußtseinstrübung, eine Überempfindlichkeit gegenüber äußeren Reizen, leichtes Fieber und fakultativ durch zerebrale Krampfanfälle oder neurologische Herdsymptome. Der Liquor zeigt überwiegend lymphozytäre Zellen, der Liquorzucker und das Liquorlaktat sind normal. Die Therapie ist symptomatisch, je nach Virus kann prophylaktisch eine Impfung in Erwägung gezogen werden (z.B. FSME).

Die **akute eitrige Meningitis** wird durch Bakterien (überwiegend Pneumokokken und Meningokokken) hervorgerufen und ist ein neurologischer Notfall. Die Symptomatik ist der der lymphozytären Meningitis ähnlich, in der Regel jedoch hochakut. Der Patient kann verwirrt oder delirant bis somnolent und komatös sein. Der Liquor zeigt überwiegend granulozytäre Zellen, der Liquorzucker ist erniedrigt, das Liquorlaktat erhöht. Die Behandlung besteht in erster Linie aus einer antibiotischen Kombinationstherapie. Die Prognose hängt v.a. vom sofortigen Behandlungsbeginn ab.

Von den chronisch verlaufenden Meningitiden ist die **tuberkulöse Meningitis** am wichtigsten. Die Symptome (Kopfschmerzen und allgemeines Krankheitsgefühl) entwickeln sich langsam progredient, oft treten Hirnnervenlähmungen hinzu. Im Liquor Mykobakterien nachzuweisen, gelingt oft nicht. Auffällige Liquorbefunde sind eine Eiweißvermehrung und das Vorkommen von sog. Spinngewebsgerinnseln, der Liquorzucker ist erniedrigt, das Laktat erhöht. Gewöhnlich wird mit einer Dreierkombination aus Isoniazid, Rifampicin und Pyrazinamid behandelt.

Enzephalitiden können para- oder postinfektiös auftreten oder durch einen direkten Virusbefall des Gehirns verursacht sein. Leitsymptome sind psychische Veränderungen bis hin zur Psychose, zerebrale Krampfanfälle, fokal-neurologische Defizite und fakultativ zerebelläre und extrapyramidal-motorische Störungen. Der Liquorbefund hilft oft diagnostisch nicht weiter, hingegen ist das EEG im akuten Stadium fast immer pathologisch. Die Therapie ist symptomatisch und erfordert in der Regel eine intensivmedizinische Überwachung. In vielen Fällen findet man erst spät oder nie eine Ursache. Da die Herpes-simplex-Infektion die einzige kausal behandelbare Virusenzephalitis ist und die Prognose vom frühzeitigen Beginn der Therapie abhängt, sollte man sich in Zweifelsfällen immer für eine Aciclovir-Gabe entscheiden.

Viele **Infektionskrankheiten** können das ZNS mitbefallen. Einige wichtige sind Infektionen mit Herpesviren, FSME, Masern, Mumps, Tollwut, Poliomyelitis, HIV, Fleckfieber, Lyme-Borreliose, Neurolues, Malaria, Schlafkrankheit, Toxoplasmose, Tetanus und langsame Viruserkrankungen (Jakob-Creutzfeldt-Krankheit, progressive multifokale Leukenzephalopathie und subakute sklerosierende Panenzephalitis).

Hirnabszesse machen sich durch eine lokale Raumforderung und/oder ein Hirnödem bemerkbar. Sie werden im CCT gut dargestellt und sollten – außer bei frischen, noch nicht abgekapselten Abszessen – operativ angegangen werden.

Ursache der **metastatischen Herdenzephalitis** sind septische Emboli im Rahmen einer bakteriellen Endokarditis, die zu multiplen kleinen Infarkten führen. Diese Mikroabszesse machen sich v.a. durch zerebrale Krampfanfälle und neurologische Defizite bemerkbar. Sie werden antibiotisch behandelt.

7
Encephalomyelitis disseminata (Multiple Sklerose)

Definition
Die Encephalomyelitis disseminata (E.d., Multiple Sklerose, MS) ist eine ätiologisch unklare Erkrankung, die im gesamten ZNS zu multiplen Entmarkungsherden der weißen Substanz führt (multifokale Leukenzephalitis).

Epidemiologie
Die **Morbidität** beträgt in Mitteleuropa 0,03–0,08%; die **Prävalenz** steigt in der weißen Rasse mit zunehmendem Abstand vom Äquator nach Norden. Unabhängig davon gibt es regional unterschiedliche Häufigkeiten (u.a. ist die E.d. in Ägypten, Sibirien und Japan selten). Auswanderer vor der Pubertät nehmen das Erkrankungsrisiko des Gastlandes an, nach der Pubertät behalten sie das ihres Geburtslandes. Das **Prädilektionsalter** beträgt 20–40 Jahre, die untere Altersgrenze liegt um die Pubertät, die obere Altersgrenze bei 55–60 Jahren, vereinzelt auch darüber. Das Verhältnis Frauen zu Männer beträgt 3:2.

Ätiologie
Die Ursache der E.d. ist unbekannt. Sehr wahrscheinlich handelt es sich um eine multifaktoriell bedingte Autoimmunerkrankung. Untersuchungen an eineiigen Zwillingen und der Vergleich des Histokompatibilitätsmusters von MS-Kranken und der Normalbevölkerung lassen eine genetische Disposition vermuten. Eine Hypothese besagt, daß der Kontakt mit einem Agens (wahrscheinlich ein Virus) bei diesen genetisch Prädisponierten einen immunologischen Prozeß auslöst, der nach einer gewissen Latenz die Krankheitsschübe hervorruft.

Pathogenese
Im floriden Entzündungsstadium der E.d. kommt es zunächst zu einer perivenösen, entzündlichen Reaktion. Diese setzt in ihrer unmittelbaren Umgebung einen eigenständigen entzündlichen Prozeß in Gang, der die Myelinscheiden angreift und somit zur Demyelinisierung bzw. herdförmigen Entmarkung in der weißen Substanz führt. Dabei spielen vermutlich humorale Faktoren, eine T-Zell-vermittelte Makrophagenakkumulation sowie toxische Effekte von Zytokinen eine Rolle. Die Entmarkungsherde (Plaques, die stecknadelkopf- bis markstückgroß sein können) imponieren makroskopisch als rötlich geschwollene, umschrieben aufgelockerte Areale. Selten bilden sich die Plaques vollständig zurück, meist werden die zerfallenen Markscheiden durch Glia ersetzt. Es bilden sich Narben (Sklerose), die neben frischen Herden gleichzeitig angetroffen werden. In den Herden ist die Nervenleitung unterbrochen, dies ruft die klinischen Symptome hervor. Stets ist das ZNS schwerer befallen als man es klinisch vermuten konnte. **Prädilektionsstellen der Plaques** sind: Sehnerv, Hirnstamm, Kleinhirn und Kleinhirnstiele, Pyramidenbahn, Boden des IV. Ventrikels, Hinterstränge und Seitenstränge des Rückenmarks.

Verlauf
Exogene Faktoren wie Arbeit, Ernährung, Infektionen, Impfungen, Temperatur oder Traumen haben wahrscheinlich keinen Einfluß darauf, ob ein Erwachsener an einer MS erkrankt und welchen Verlauf (schubweise oder chronisch progredient) die Erkrankung nimmt. Daß bei etwa 10% der Patienten mit Erstmanifestation einer E.d. eine Infektion vorausgeht, kann mit der Temperaturabhängigkeit der Symptomatik erklärt werden. Beim MS-Erkrankten können die Symptome oft durch Anstrengung, Temperaturerhöhung und andere Einflüsse ausgelöst bzw. verstärkt werden. Die Leitfähigkeit der zentralen Nervenbahnen bei der E.d. hängt stark von der Temperatur ab: Wärme verschlechtert, Abkühlung verbessert die Symptome. Dies wird auf eine temperaturabhängige Dysregulation von Kalium- und Natriumkanälen zurückgeführt.
Man unterscheidet zwei große Verlaufsformen:
- **Schubweiser Verlauf mit wechselder Symptomatik** (überwiegende Form). Die Schübe (akut oder subakut entstandene Symptome bestehen für Tage bis 2 Wochen) bilden sich spontan, meist unvollständig zurück (Remission). Das dazwischenliegende Intervall kann wenige Monate, normalerweise 1–2 Jahre, selten bis zu 10 oder 20 Jahre dauern. Selten kommt es zu schweren Schüben, die in wenigen Wochen zum Tode führen (häufiger bei jungen Patienten).
- **Chronisch progredienter Verlauf** (häufig im mittleren Alter). Diese Form entsteht primär oder nach wenigen Schüben (sekundär chronisch progredient) und kann sich schubartig verschlechtern. Die Symptome bilden sich nicht zurück.

K Klinik

Entsprechend der Verteilung der Entmarkungsherde über das gesamte ZNS kommt es zu einer multifokalen Symptomatik. Typische Symptome (und ihre Häufigkeit) sind:

- **Sensibilitätsstörungen** (86%).
  - Andauernde Mißempfindungen (Taubheit, Pelzigkeit, Kribbeln) findet man vor allem an den Händen und Füßen. Sie sind typischerweise handschuh- und strumpfförmig bzw. am Rumpf querschnittsartig verteilt.
  - Eine sensible Ataxie tritt auf.
  - Das Nackenbeugezeichen nach Lhermitte (kribbelnde Mißempfindung in beiden Händen und den Rücken hinunter bei starker Vorwärtsneigung des Kopfes) ist positiv.
- **Zentrale Paresen und Spastik/Pyramidenbahnzeichen** (85%).
  - Es kommen leichte, distal betonte, spastische Lähmungen bis zur Para-, Hemi- oder Tetraplegie vor.
  - Die Muskeleigenreflexe sind gesteigert.
  - Als Zeichen der Pyramidenbahnschädigung sind in 70% der Fälle der Bauchdeckenreflex abgeschwächt oder erloschen (wichtiges Frühsymptom!) und das Babinski-Zeichen positiv.
- **Kleinhirn-(und Hirnstamm-)symptome** (79%).
  - Die Charcot-Trias besteht aus Nystagmus (v. a. Blickrichtungsnystagmus), Intentionstremor und skandierender Sprache.
  - Es können alle Kleinhirnzeichen wie z.B. zerebelläre Ataxie, Makrographie, Dysdiadochokinese und Kleinhirnhypotonie auftreten.
  - Bei der internukleären Ophthalmoplegie (Läsion des medialen Längsbündels, Fasciculus longitudinalis medialis) kann das befallene Auge beim Seitwärtsblick nicht adduziert werden (DD: vaskuläre Ursache, Wernicke-Enzephalopathie).
- **Retrobulbärneuritis** (62%). Unter Umständen tritt ein erheblicher, zentraler Visusverlust auf und trotzdem findet man keine pathologischen Veränderungen am Augenhintergrund. „Der Patient sieht nichts und der Augenarzt sieht beim Fundusspiegeln auch nichts (Pathologisches)". Der Visus kann sich vollständig erholen oder es bleibt ein Zentralskotom bestehen. Typischerweise kann sich eine Optikusatrophie mit temporaler Papillenabblassung entwickeln. Die Retrobulbärneuritis ist in 30% der Fälle Erstsymptom einer E.d. und die E.d. dabei um so wahrscheinlicher, je jünger der Patient ist.
Differentialdiagnosen der Retrobulbärneuritis sind: idiopathisch, Diabetes mellitus, Alkoholabusus, Nebenhöhlenentzündung, Arteriosklerose.
- **Blasen-/Mastdarmstörung** (61%). Es kommt v.a. zur Harn- und Stuhlretention oder Dranginkontinenz, eine Darminkontinenz ist selten.
- **Psychische Veränderungen** (39%).
  - Eine Euphorie ist häufig.
  - In späten Stadien tritt eine Demenz auf.
- **Augenmuskelparesen** (36%). Doppelbilder sind die Folge von Paresen des N. abducens, des N. trochlearis und einer inkompletten Okulomotoriusparese (die inneren Augenmuskeln sind in der Regel nicht befallen).
- **Befall übriger Hirnnerven** (30%).
  - Der Befall des N. facialis führt u.a. zu einer – für die E.d. typischen – hemifazialen Myokymie (irreguläres Faszikulieren in der mimischen Muskulatur einer Gesichtshälfte).
  - Beim N. trigeminus ist vorwiegend der sensible Anteil befallen, die E.d. kann die Ursache einer Trigeminusneuralgie sein.
  - Kaudale Hirnnerven sind nur sehr selten betroffen.

D Diagnostik

Wegen des herdförmigen ZNS-Befalls kann die Diagnose nur aus der Summe der klinischen Symptome, der Ergebnisse der Zusatzuntersuchungen und des Verlaufs (s. u.) gestellt werden. Bei einem multifokalen neurologischen Geschehen, das nicht durch eine schon bekannte Ursache zu erklären ist, wird man – zum Nachweis oder Ausschluß einer E.d. – fast immer die drei folgenden Untersuchungen durchführen:

- Im **Liquor** lassen sich nachweisen:
  - oligoklonale Banden (in über 90%!)
  - autochthone IgG-Produktion
  - lymphomonozytäre Pleozytose bis 50 Zellen/µl
  - Plasmazellen
  - normales oder leicht erhöhtes Gesamteiweiß (bis 0,8 g/l).
- Mit den **elektrophysiologischen Untersuchungen** lassen sich zum einen bestehende Symptome objektivieren und zum anderen subklinische Läsionen aufdecken.
  - VEP (visuell evozierte Potentiale)
  - SSEP (somatosensibel evozierte Potentiale)
  - MEP (motorisch evozierte Potentiale)
  - evtl. AEP (akustisch evozierte Potentiale)
  - evtl. Blinkreflex.
- **Neuroradiologische Untersuchungen**
  - Vor allem die **MRT** kann Entmarkungsherde aufdecken, die – wie in der Pathogenese dargelegt – klinisch noch nicht manifest sein müssen. Entmarkungsherde sind im MRT in über 90% der Fälle nachweisbar! Frische, aktive Herde nehmen in der Regel Kontrastmittel auf (Abb. 7-1).
  - Im **CCT** sind diese nur in 50% der Fälle nachweisbar.

Einteilung

Man unterscheidet:
- **Sichere MS.** Eine MS gilt als gesichert, wenn folgende Kriterien vorliegen:

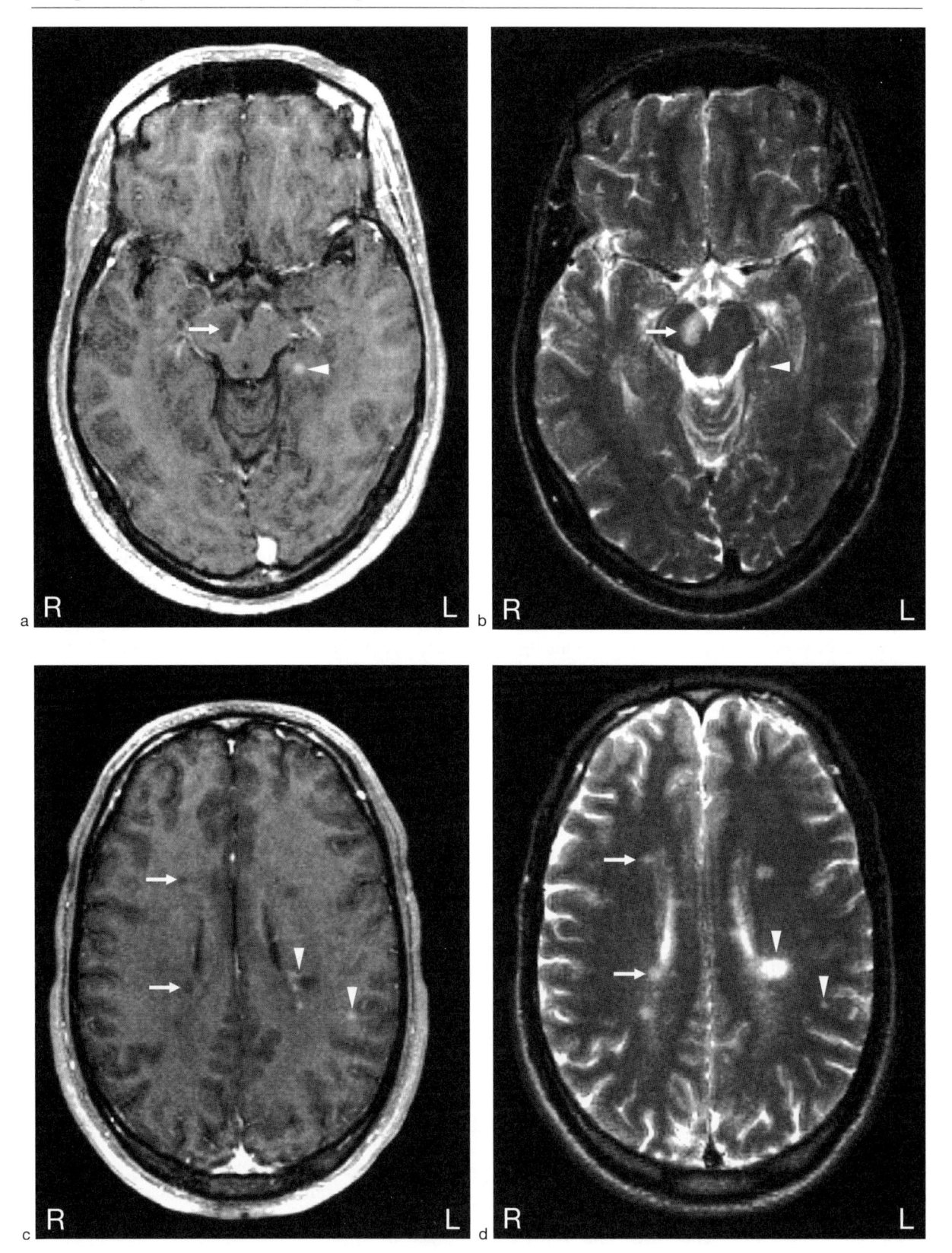

Encephalomyelitis disseminata (Multiple Sklerose)

Abb. 7-1 Encephalomyelitis disseminata. MRT-Bilder eines 22jährigen Patienten. Die Bilder a und c sind in T_1-Wichtung nach Kontrastmittelgabe, die Bilder b und d in T_2-Wichtung.

a und b: Im rechten zerebralen Pedunkel sieht man einen großen E.d.-Herd (Pfeil). Er ist zentral älter, peripher frischer und nimmt randständig Kontrastmittel auf. In der T_1-Wichtung stellt er sich signalarm, in der T_2-Wichtung signalreich dar. Ein weiterer, frischer Herd im linken Gyrus parahippocampalis (Pfeilspitze) nimmt Kontrastmittel auf.

c und d: Die multiplen periventrikulären Entmarkungsherde (Pfeile) nehmen zum Teil Kontrastmittel auf (Pfeilspitzen).

- 2 Schübe oder Progredienz über 1 Jahr **und**
- mindestens 2 disseminierte Symptome (unter Berücksichtigung der neurophysiologischen Befunde) **und**
- typischer Liquorbefund (oligoklonale Banden, intrathekale IgG-Produktion, leichte lymphomonozytäre Pleozytose) **und**
- multilokuläre Entmarkungsherde in der weißen Substanz (MRT).
- **Wahrscheinliche MS.** Mindestens zwei der bei der sicheren MS genannten Kriterien müssen erfüllt sein.
- **Mögliche MS.** Es liegen eine MS-typische Symptomatik, jedoch keine Informationen über den bisherigen Verlauf und keine diagnosestützenden Befunde (z. B. eine isolierte Retrobulbärneuritis) vor.

Differentialdiagnose
Wichtige Differentialdiagnosen sind:
- Der **parainfektiösen Enzephalomyelitis oder postvakzinalen Leukenzephalitis** gehen anamnestisch eine Infektionserkrankung bzw. eine Impfung voraus. Die Entzündungszeichen sind positiv, im Liquor sind normalerweise weder eine autochthone IgG-Produktion noch oligoklonale Banden nachweisbar. Oft kann man sie nur nach dem Verlauf von der E.d. unterscheiden.
- Die **funikuläre Spinalerkrankung** verläuft nicht schubweise. Der Liquor ist in der Regel normal. Es liegt ein Vitamin-B_{12}-Mangel vor (path. Schilling-Test).
- **Hirn- und Rückenmarkstumoren** weisen normalerweise keine multifokale Symptomatik auf. In der Regel sind sie in der MRT zu erkennen.
- Bei der **amyotrophen Lateralsklerose (ALS)** kommen keine Sensibilitätsstörungen vor.
- **Morbus Behçet.** Diese chronisch rezidivierende entzündliche Erkrankung ist durch die Trias Hypopyoniritis, Aphthen der Mund- und Genitalschleimhaut und Erythema nodosum charakterisiert. Weiterhin kann es zu einer perivaskulären rezidivierenden Myelitis mit disseminierter Symptomatik, einer Thrombophlebitis, Erythemen, einer rezidivierenden Epididymitis und anderen rheumatischen Erscheinungen kommen. Die Myelitis kann bei typischer Zusatzsymptomatik gut von der E.d. abgegrenzt werden.
- **Immunvaskulitiden.** Insbesondere der isolierte Befall des ZNS im Rahmen eines systemischen Lupus erythematodes (SLE) kann eine E.d.-ähnliche Symptomatik aufweisen. Führendes neurologisches Symptom beim SLE sind zerebrale Krampfanfälle. Entzündungszeichen (BSG, C-reaktives Protein) und antinukleäre Antikörper (ANA) sprechen für einen SLE.

▼ **Therapie**
Zur Zeit ist keine kausale Therapie möglich, da die Ätiologie unbekannt ist. Verschiedene Behandlungsmöglichkeiten werden gegenwärtig intensiv erprobt, die Therapieempfehlungen unterliegen daher einem raschen Wandel.
- Im allgemeinen wird eine **ausgewogene Lebensführung,** z. B. die Vermeidung von körperlicher Überanstrengung empfohlen.
- Frühzeitig sollen **Krankengymnastik** und **Blasentraining** beginnen.
- Im akuten Schub werden hochdosiert **Kortikosteroide** (z. B. 500 mg Methylprednisolon/d als Kurzinfusion über 3–5 Tage) intravenös verabreicht.
- Eine symptomatische Behandlung der Spastik kann durch die zentrale GABA-Hemmung mit Benzodiazepinen oder Baclofen (auch intrathekal) erfolgen.
- Eine Dauermedikation mit **immunsupressiven Substanzen** (z. B. Azathioprin) kann den Verlauf – insbesondere bei rasch progredienter, schubförmiger E.d. – günstig beeinflussen. Neuerdings werden Mitoxantron, Metothrexat und Cyclophosphamid in Studien erprobt. Deoxyspergualin soll durch seine immunsuppressive Wirkung einen positiven Einfluß auf den Verlauf der Krankheit ausüben. Die vorzeitige Beantragung der Zulassung dieses Medikamentes wurde jedoch abgelehnt.
- Der klinische Nutzen von **β-Interferon** entspricht vermutlich dem – relativ mäßigen – von Azathioprin. Unter einer β-Interferon-Behandlung sollen sowohl die Schubrate als auch die Herde im kranialen MRT abnehmen. Der Einfluß auf die chronisch progrediente Verlaufsform ist noch nicht untersucht.

Sonderformen
- Die **Encephalitis pontis et cerebelli** ist eine akute, bösartige Form der E.d. Sie manifestiert sich v. a. bei Kindern und Jugendlichen mit Hirnstamm- und Kleinhirnsymptomen.
- Die **Neuromyelitis optica (Erb-Devic-Krankheit)** ist durch eine akute doppelseitige Neuritis nervi optici (vorübergehendes Trübsehen bis hin zur Erblindung) und eine hohe Querschnittslähmung charakterisiert.
- Bei der **konzentrischen Sklerose (Baló-Krankheit)** rufen lamellenartig angeordnete Entmarkungsherde im Marklager beider Großhirnhemisphären eine sich langsam entwickelnde spastische Hemiparese bis hin zur Tetraparese hervor.

Zusammenfassung

Eine der häufigsten neurologischen Erkrankungen, die Encephalomyelitis disseminata, ist wahrscheinlich eine Autoimmunerkrankung, die im gesamten ZNS zu einer herdförmigen Entmarkung der weißen Substanz führt. Dementsprechend manifestiert sie sich in einer multifokalen Symptomatik: Sensibilitätsstörungen, zentrale Paresen/Pyramidenbahnzeichen, Kleinhirn-/Hirnstammsymptome, Retrobulbärneuritis, Blasen-/Mastdarmstörung, psychische Veränderungen, Augenmuskelparesen, Beteiligung weiterer Hirnnerven (N. facialis, N. trigeminus). Die Diagnose ist im Anfangsstadium schwierig zu stellen und wird durch folgende Zusatzuntersuchungen gesichert: Liquoruntersuchung (autochthone IgG-Produktion und oligoklonale Banden), pathologische elektrophysiologische Befunde (VEP, SSEP und MEP), pathologische neuroradiologische Befunde (Entmarkungsherde in der MRT). Andere Ursachen, die eine ähnliche Symptomatik hervorrufen (z. B. SLE), müssen ausgeschlossen werden. Am ehesten sind differentialdiagnostisch eine parainfektiöse/postvakzinale Enzephalomyelitis, eine funikuläre Spinalerkrankung, Hirn- bzw. Rückenmarkstumoren, eine amyotrophische Lateralsklerose, ein Morbus Behçet und Immunvaskulitiden (v. a. systemischer Lupus erythematodes) in Erwägung zu ziehen. Neben der symptomatischen Behandlung erfolgt im akuten Schub eine hochdosierte Kortikosteroidtherapie.

8
Degenerative Erkrankungen des ZNS

Degenerative Erkrankungen des Nervensystems sind ätiologisch noch nicht geklärt und können weder auf ein entzündliches noch ein vaskuläres oder neoplastisches Geschehen zurückgeführt werden. Meist weisen sie eine erbliche Belastung auf. Degenerative Veränderungen führen zum Untergang von Neuronen, Axonen und Markscheiden. Betroffen sind überwiegend funktionell zusammengehörige und anatomisch einheitliche Kern- und Bahnensysteme (z. B. die Pyramidenbahn oder die Substantia nigra). Zunächst werden Erkrankungen des extrapyramidal-motorischen Systems (Parkinson-, Huntington-Krankheit u.a.), dann weitere „Systematrophien" mit bevorzugtem Befall der Pyramidenbahn und/oder der motorischen Vorderhornzellen vorgestellt. Systematrophie wird oft synonym mit Systemdegeneration gebraucht. Im weiteren Sinn werden hierunter alle Erkrankungen dieses Kapitels verstanden, die mit einer Degeneration überwiegend von Neuronen eines oder mehrerer funktioneller Systeme einhergehen. Ein endgültiger Einteilungsvorschlag dieser Erkrankungen hat sich noch nicht durchgesetzt. Es folgen die spino-ponto-zerebellären Atrophien und abschließend Erkrankungen, die mit einer Demenz einhergehen.

8.1 Extrapyramidale Erkrankungen

Extrapyramidale Erkrankungen sind in der angloamerikanischen Literatur oft unter dem Begriff „Basalganglienerkrankungen" zusammengefaßt. Die wichtigsten Vertreter sind die Parkinson- und die Huntington-Krankheit.

8.1.1 Parkinson-Krankheit

Definition
Die Parkinson-Krankheit ist eine Erkrankung, bei der es zu einer Degeneration dopaminhaltiger Neurone der Substantia nigra (Pars compacta) kommt. Die Krankheit ist durch die Trias Akinese, Rigor und Tremor charakterisiert. Zusätzlich finden sich eine Depression, eine Bradyphrenie und vegetative Störungen. Unter **„Parkinson plus"** versteht man ein Parkinson-Syndrom mit zusätzlichen neurologischen Symptomen (z. B. Demenz, Blickparesen, Pyramidenbahnzeichen oder Störungen des vegetativen Nervensystems), die meist im Rahmen einer (Multi-)Systemdegeneration hinzukommen.

Epidemiologie
Die Parkinson-Krankheit ist eine der häufigsten neurologischen Erkrankungen, sie ist mit einer Prävalenz von ca. 1‰ etwa so häufig wie die Encephalomyelitis disseminata.

Ätiologie
Die Ursache der idiopathischen Parkinson-Krankheit ist noch unbekannt. Genetische Faktoren scheinen nicht die Rolle zu spielen, die man ihnen früher zugeschrieben hat. In etwa 10% der Fälle findet man eine familiäre Häufung. Ein symptomatisches Parkinson-Syndrom kann verschiedene Ursachen haben: virale Enzephalitiden, Slow-Virus- oder Prionenerkrankungen, eine Kohlenmonoxid- oder Manganvergiftung, eine Hypoxie des Gehirns (z. B. Narkosezwischenfall oder Strangulation), eine hepatolentikuläre Degeneration (Morbus Wilson, s. Kap. 12.5) oder die Einnahme bestimmter Medikamente (v. a. Neuroleptika).

Pathogenese
Dem Parkinson-Syndrom liegt ein Dopaminmangel und konsekutiv ein relatives Überwiegen des cholinergen Systems im Striatum zugrunde. Der Dopaminmangel ist auf den Untergang dopaminhaltiger Zellen der Substantia nigra zurückzuführen. Die Symptomatik des Parkinson-Syndroms setzt ein, wenn der Dopamingehalt des Striatums auf 15–20% der normalen Konzentration gesunken ist. Eine ähnliche Symptomatik verursachen Dopaminantagonisten wie Neuroleptika. Die pathophysiologische Entstehung der drei führenden Symptome Akinese, Rigor und Tremor ist noch ungeklärt. Die Akinese wird als Folge einer verminderten Aktivierung des motorischen Kortex aufgefaßt, die wiederum auf eine gesteigerte Hemmung thalamokortikaler Neurone zurückgeführt wird (s. Abb. 2-4). Für die Entstehung von Rigor und Tremor gibt es noch keine plausiblen Hypothesen.

K Klinik
Die Krankheit beginnt oft mit **Schmerzen in den Extremitäten,** welche die Patienten oder deren Hausärzte anfangs oft als „Rheuma" mißdeuten.

Psychisch leiden die Kranken nicht selten an einer **depressiven Verstimmung.** Unter einer **Bradyphrenie** versteht man eine Verlangsamung des Denkablaufs, wobei das inhaltliche Denken nicht gestört ist. Langsam entwickeln sich die klassischen Symptome des Parkinson-Syndroms, die zunächst auch einseitig bzw. asymmetrisch auftreten können und dann auf die Extremitäten beider Körperhälften übergreifen. Die drei klassischen Symptome sind nicht immer gleich stark ausgeprägt, das eine Mal steht der Tremor im Vordergrund, ein anderes Mal die Akinese oder der Rigor.

- **Akinese bzw. Hypokinese.** Für die Akinese charakteristisch ist die Schwierigkeit, Bewegungen zu beginnen oder zu beenden. Das Aufstehen, Losgehen oder Stehenbleiben fällt schwer, die Arme schwingen beim Gehen nicht flüssig mit. Die Mimik erstarrt **(Hypomimie, Amimie)**, wobei die Augenbewegungen lebhaft bleiben.
- **Rigor.** Passiver Bewegung setzt sich ein gleichmäßiger muskulärer Widerstand entgegen.
- **Tremor.** Der Ruhetremor betrifft v. a. die Hände und Füße und sistiert in der Regel bei willkürlicher Innervation der betroffenen Muskeln.
- **Zahnradphänomen.** Während passiver Bewegung imponiert bei Parkinson-Patienten häufig ein ruckartiger Widerstand, der mit einer Tremorüberlagerung des Rigors erklärt wird.

Folgende **vegetative Störungen** können hinzutreten:
- Seborrhö (Folge der vermehrten Talgabsonderung der Haut ist das sog. Salbengesicht)
- vermehrte Speichelproduktion (ein starker Speichelfluß wird durch selteneres Schlucken im Rahmen der Akinese hervorgerufen)
- Obstipation und/oder Harnverhalt
- orthostatische Beschwerden
- arterielle Hypotonie
- nächtliches Schwitzen.

Die Krankheit verschlechtert sich über viele Jahre progredient, stationäre Perioden können sich mit einem raschen Fortschreiten abwechseln. Schließlich liegen die Patienten unbeweglich im Bett, die Gelenke versteifen sekundär.

Diagnostik

Die Verdachtsdiagnose wird zunächst nach dem klinischen Bild gestellt, besonderes auf die Augenbewegung ist zu achten (s. DD, v. a. Steele-Richardson-Olzewski-Syndrom). Zur Unterscheidung von symptomatischen Parkinson-Syndromen werden folgende Zusatzuntersuchungen durchgeführt:

- Der **probatorische L-Dopa-Test** dient der Abgrenzung zu anderen Systemdegenerationen (s.u.), die auf eine L-Dopa-Gabe in der Regel nicht oder nicht sehr gut ansprechen. Zur Vorbereitung erhält der Patient 3×20 mg Domperidon über 48 Stunden, da L-Dopa in hohen Dosen Übelkeit und Erbrechen hervorruft. Eine Verbesserung der Symptomatik (Akinese, Rigor und Tremor) nach der Gabe von 250 mg L-Dopa macht eine Multisystemerkrankung unwahrscheinlich und ist ein guter Indikator für eine erfolgversprechende L-Dopa-Therapie.
- **CCT/MRT** dienen dem Ausschluß von vaskulären Läsionen, einer Atrophie oder eines Tumors.
- Durch die **Medikamentenanamnese** wird ein neuroleptikainduzierter Parkinsonismus ausgeschlossen.
- Die **Bestimmung des Kupferspiegels** erlaubt den Ausschluß einer hepatolentikulären Degeneration (Morbus Wilson), die mit einem erniedrigten Kupferspiegel einhergeht.

Differentialdiagnose

Der idiopathischen Parkinson-Krankheit (etwa 70–80% der Parkinson-Syndrome) steht eine Vielzahl symptomatischer Parkinson-Syndrome gegenüber:

- **Vergiftungen** mit CO, Mangan, Blausäure etc.
- **(Multi-)Systemdegenerationen.** Hier bestehen neben dem Parkinson-Syndrom zusätzliche Symptome, die z. B. durch eine Degeneration der Pyramidenbahn, des Kleinhirns, des Vorderhorns des Rückenmarkes und/oder des autonomen Systems hervorgerufen werden.
  - **Steele-Richardson-Olzewski-Syndrom (progressive supranukleäre Lähmung).** Charakteristisch ist eine vertikale Blickparese, die v. a. beim Blick nach unten auftritt. Später laufen Blick-, Ziel- und Folgebewegungen verlangsamt und sakkadiert ab. Im Vordergrund stehen eine erhöhte Rigidität der Nackenmuskulatur und der Extremitäten sowie eine Akinese. Der Tremor ist nicht sehr ausgeprägt. Die MRT zeigt eine Atrophie des Hirnstamms, insbesondere des Mittelhirns und des Kleinhirns. Therapieversuche mit L-Dopa oder Anticholinergika sind nicht erfolgversprechend. Die Lebenserwartung liegt zwischen 3 und 7 Jahren.
  - **Shy-Drager-Syndrom (primäre orthostatische Hypotension).** Das Syndrom wird zu den Multisystematrophien gezählt. Der Blutdruck kann schon beim Aufrichten in die 45°-Position bedrohlich abfallen, dabei nehmen weder die Herzfrequenz noch das Schlagvolumen zu. Zusätzlich erlöschen das thermoregulatorische Schwitzen und die Potenz, es kommt zur Harn- und Stuhlinkontinenz. Ein Therapieversuch mit adrenergen Substanzen und der Kombination von L-Dopa und Benserazid ist indiziert. Die Lebenserwartung liegt bei etwa 8 Jahren.
  - **Olivo-ponto-zerebelläre Atrophie.** Diese Erkrankung wird ebenfalls zu den Multisystematrophien gezählt. Die Degeneration betrifft überwiegend die Kerne des Brückenfußes, die

Neurone der unteren Olive und der Kleinhirnrinde und melaninhaltige Zellen der Substantia nigra. Im neozerebellären Marklager kommt es zu einer Entmarkung und einer Gliose. Zunächst haben die Patienten eine zerebelläre Gangstörung (Ataxie der Beine), später Symptome des Parkinson-Syndroms, v. a. Rigor. Fakultativ kommen eine Harninkontinenz und Hirnnervenausfälle (Blickparesen, Optikusatrophie) vor. Schließlich werden die Patienten dement. Die Lebenserwartung liegt zwischen 1 und 4 Jahren. Die Entwicklung eines Shy-Drager-Syndroms und ein Therapieversuch mit L-Dopa sind möglich.
- **Hepatolentikuläre Degeneration (Morbus Wilson).** Bei der differentialdiagnostischen Abgrenzung helfen v. a. die Kupferbestimmung und der typische Kayser-Fleischer-Kornealring (s. Kap. 12.5).
- **Medikamentös induzierter Parkinsonismus.** Symptome eines Parkinson-Syndroms können durch Dopaminrezeptorantagonisten (z. B. Neuroleptika), eine Entleerung von Dopaminspeichern (z. B. durch Reserpin), Dopaminsynthesehemmer (z. B. α-Methyldopa) und bestimmte Kalziumantagonisten (z. B. Flunarizin) verursacht werden.
- Das **postenzephalitische Parkinson-Syndrom** kam häufig als Folge der epidemischen Encephalitis lethargica von Economo aus dem Jahre 1916 vor. Heute wird diese Form nicht mehr beobachtet.
- **Ischämische Läsionen** (z. B. bei lakunären Infarkten) können auch zu einem Parkinson-Syndrom führen. Diese Diagnose kann aber nur nach einem Nachweis der Läsionen in der CCT/MRT gestellt werden.
- **Hydrocephalus mal-/aresorptivus bzw. communicans** (s. Kap. 15.1.4).
- Der **essentielle Tremor** ist vom Tremor beim Parkinson-Syndrom abzugrenzen. Der essentielle Tremor ist ein kombinierter Ruhe- und Haltetremor mit einer Frequenz von 8–13 Hz. Er nimmt bei Erregung zu und bei Alkoholgenuß ab. Er kann erblich bedingt sein, aber auch sporadisch auftreten. Gewöhnlich spricht er auf β-Blocker gut an.
- **Akute Virusenzephalitis** (s. Kap. 6.2). Verlauf, Liquorbefund und EEG erlauben in der Regel eine Abgrenzung von der Parkinson-Krankheit!

▼ Therapie
- Die frühzeitige **Krankengymnastik** und andere physiotherapeutische Maßnahmen sollen dazu beitragen, daß die Patienten möglichst lange ihren Alltagsverpflichtungen nachkommen können.
- Ziel der **medikamentösen Therapie** ist die Wiederherstellung des dopaminergen-cholinergen Gleichgewichts im Striatum. Die Einstellung auf ein Antiparkinsonmittel muß individuell je nach klinischer Besserung erfolgen. Die Wirkung läßt im Verlauf der Behandlung nach und zwingt zur Dosiserhöhung bzw. Kombinationstherapie. Die optimale medikamentöse Langzeittherapie ist umstritten, hier sollen nur in Grundzügen die Basismedikamente vorgestellt werden:
  – **L-(Levo-)Dopa.** Da Dopamin die Blut-Hirn-Schranke nicht überwinden kann, wird die Vorstufe L-Dopa gegeben. Um die peripheren Nebenwirkungen zu verringern, wird ein **Decarboxylasehemmer** (z. B. Benserazid) hinzugefügt. Es werden v. a. die Akinese und der Rigor beeinflußt. Oft stellen sich – insbesondere in fortgeschrittenen Erkrankungsstadien bei höheren L-Dopa-Dosen – choreatisch-athetotische Zwangsbewegungen ein. Viele Patienten fallen ein- bis zweimal am Tag für einige Minuten bis Stunden in einen akinetischen Zustand zurück, der von einer depressiven Verstimmung begleitet ist (On-off-Perioden). Häufig bestehen leichte psychische Störungen wie Schlaflosigkeit oder motorische Unruhe, insbesondere bei höherer Dosierung kann sich auch eine Psychose ausbilden. Die L-Dopa-Therapie ist oft eine Gratwanderung zwischen Akinese auf der einen und Hyperkinese bzw. Psychose auf der anderen Seite.
  – **Bromocriptin** und andere partielle Dopaminagonisten (wie z. B. Lisurid, Pergolid) werden häufig in Kombination mit anderen Medikamenten gegen das Parkinson-Syndrom, z. B. mit L-Dopa, gegeben. Die Nebenwirkungen entsprechen hauptsächlich denen der Mutterkornalkaloide (z. B. Raynaud-Phänomen).
  – **Deprenyl** (MAO-B-Hemmer) vermindert den Abbau körpereigenen Dopamins und zugeführten L-Dopas. Es kann primär oder beim Wirkungsverlust von L-Dopa gegeben werden.
  – **Anticholinergika** (wie z. B. Biperiden, Metixen, Benzatropin) wirken mäßig gegen Tremor, weniger gegen Rigor. Kontraindikationen wie Glaukom, Obstipation, Prostataadenom usw. sind zu beachten.

Cave!
– Das plötzliche Absetzen **dopaminerger Substanzen** führt zur **akinetischen Krise**. Die Patienten werden vollständig akinetisch, bettlägerig, atmen flach und schlucken nicht mehr. Selbst unter einer erneuten Parkinson-Therapie und intensivmedizinischen Maßnahmen können die Patienten versterben.
– Das **maligne Dopa-Entzugssyndrom** ist durch Hyperthermie, Akinese, Rigor und Bewußtseinstrübung bis hin zum Koma gekennzeichnet. In der Laboruntersuchung findet man eine CPK- und Transaminasenerhöhung sowie eine Leukozytose ohne Erregernachweis.

- Das plötzliche Absetzen von **Anticholinergika** kann zu psychotischen Reaktionen **(Entzugspsychose)** führen.

- **Operative Therapie.** Die früher häufiger durchgeführte stereotaktische Subthalamotomie wird heute bei therapierefraktärem, subjektiv stark beeinträchtigendem Tremor durchgeführt. Implantationsverfahren (Einpflanzen embryonaler Nervenzellen in das Striatum, die dann Dopamin produzieren sollen oder Implantation einer Stimulationssonde in den Nucleus ventralis intermedius des Thalamus) sind im experimentellen Stadium.

8.1.2 Huntington-Krankheit

Definition und Ätiologie
Die Huntington-Krankheit (früher: Chorea Huntington) ist eine chronisch progressive, autosomaldominant vererbte Erkrankung, die durch choreatische Hyperkinesen und psychische Auffälligkeiten, insbesondere eine Demenz, charakterisiert ist. Der Gendefekt ist auf dem Chromosom 4 lokalisiert. Das defekte Protein (Huntingtin), das zur Degeneration bestimmter Neurone führt, ist durch eine verlängerte Polyglutamin-Sequenz gekennzeichnet. Sein Wirkungsmechanismus ist noch ungeklärt.

Pathogenese
Inhibitorische GABAerge Neurone, v.a. des Striatums und des lateralen Pallidums degenerieren. Dadurch kommt es zu einem relativen Überwiegen des dopaminergen Inputs in das Striatum und das Pallidum. Dies führt vermutlich zu Fehlschaltungen, die die Motoneurone beeinflussen, und löst so hyperkinetische Bewegungen aus. Weiterhin entstehen kortikale Atrophien überwiegend frontobasaler, temporoparietaler und okzipitaler Strukturen. Der Altersgipfel des Krankheitsbeginns mit neurologischen und/oder psychischen Veränderungen liegt zwischen dem 35. und dem 42. Lebensjahr.

K Klinik
Die Krankheit beginnt langsam und mit unterschiedlicher Symptomatik. Die Diagnosestellung erfolgt daher oft um Jahre verzögert.
- Am Beginn der Krankheit stehen häufig psychische Veränderungen: die Patienten werden entweder explosiv, haltlos und aggressiv oder gehemmt, ängstlich und depressiv. Später entwickelt sich eine langsam progrediente Demenz.
- Die klassische Chorea schließlich ist durch hyperkinetisch-hypotone Bewegungsstörungen, die meist in den Fingern und Zehen beginnen, charakterisiert. Dabei scheinen sich bestimmte Bewegungsmuster ständig zu wiederholen. Die einschießenden Hyperkinesen der Gesichtsmuskulatur führen zu unkontrollierten Schmatz- und Kaubewegungen, welche die Artikulation beeinträchtigen.

D Diagnostik
Die Diagnose wird primär klinisch gestellt und kann durch bestimmte Zusatzuntersuchungen gesichert werden. Symptomatische choreatische Hyperkinesen sollen ausgeschlossen werden (s.u.). Folgende Kriterien sprechen für eine Huntington-Krankheit:
- Positive **Familienanamnese.**
- In der **CCT/MRT** lassen sich eine ausgeprägte Atrophie des Nucleus caudatus und eine Verbreiterung der Hirnfurchen als Zeichen der Hirnatrophie nachweisen.
- Im **Gentest** findet man bei Menschen, welche die Erbanlage der Huntington-Krankheit tragen, mittels Polymerasekettenreaktion einen mehr als 40fachen sogenannten CAG-Repeat. Bevor der Test zur Diagnosesicherung durchgeführt wird, sollte man das schriftliche Einverständnis des Patienten einholen.

Differentialdiagnose
Choreatisch anmutende Hyperkinesen können verschiedene andere Usachen haben:
- **Chorea minor (Chorea Sydenham).** Die choreatischen Hyperkinesen entstehen langsam progredient und bilden sich nach einigen Wochen wieder zurück. Manchmal bleiben leichte neurologische Auffälligkeiten oder geringe Verhaltensstörungen zurück. Die Ursache ist eine überwiegend zwischen dem 6. und 13. Lebensjahr im Rahmen des rheumatischen Fiebers auftretende Gehirnentzündung, die möglicherweise auf eine immunologische Reaktion an den Basalganglienzellen zurückzuführen ist. (Das rheumatische Fieber manifestiert sich nach einer akuten Tonsillitis mit β-hämolysierenden Streptokokken der Gruppe A und äußert sich u.a. in einer Myokarditis, Polyarthritis und Endokarditis.)
- **Chorea gravidarum (Schwangerschaftschorea).** Sie wird wahrscheinlich durch schwangerschaftsbedingte Veränderungen der Geschlechtshormonspiegel verursacht, da Östrogene und Gestagene einen Einfluß auf die Sensitivität von Dopaminrezeptoren ausüben. Man kann versuchen, durch Ruhe und Sedativa (z.B. Clonazepam; cave: keine teratogenen Sedativa!) die Schwangerschaft zu erhalten. Nach der Entbindung klingen die choreatischen Hyperkinesen ab.
- **Seltenere Ursachen** symptomatischer choreatischer Hyperkinesen sind:
  - benigne hereditäre Chorea
  - akute Enzephalitis
  - systemischer Lupus erythematodes
  - andere zerebrale Erkrankungen wie Infarkte, zerebrale Raumforderung etc.

- Medikamente wie L-Dopa, Neuroleptika, Ovulationshemmer etc.
- Polyzythämie.

▼ Therapie
Da die Ursachen der Krankheit nicht bekannt sind, können sie nicht behandelt werden. Die Hyperkinese kann vorübergehend mit Tiaprid, einem Dopaminrezeptorantagonisten, gebessert werden. Alternativ kann ein Butyrophenon (z. B. Haldol) versucht werden. Begleitend werden Krankengymnastik, Ergotherapie, Logopädie und Psychotherapie (bzw. gute psychologische Betreuung) eingesetzt.

Huntington-Kranke sollten eingehend humangenetisch beraten werden, da das Risiko, die Krankheit zu vererben, bei etwa 50% liegt. Personen, die potentielle Anlageträger sind (z. B. Kinder von Erkrankten), können vor einer Familiengründung getestet werden. Die Testung sollte nur auf freiwilliger Basis, nach einer ausführlichen Aufklärung durch eine humangenetische Beratungsstelle erfolgen. Eine begleitende psychologische Betreuung muß gewährleistet sein.

8.1.3 Dystonien

Definition
Unter Dystonie versteht man unwillkürliche Steigerungen der Muskelaktivität in einzelnen Muskeln oder Muskelgruppen, die langsam einsetzen, mehrere Sekunden anhalten und sich dann wieder zurückbilden. Daraus resultieren meist langsame, unwillkürliche Bewegungen. Die Aktivität kann tonisch (gleichmäßig), phasisch (rasch wechselnd) oder tremorartig (rhythmisch) sein.

Ätiologie
Die Ursachen können vielfältig sein: idiopathisch, hereditär oder symptomatisch. Bei der **hereditären Torsionsdystonie** ist der Gendefekt auf dem Chromosom 9 lokalisiert. **Symptomatische Dystonien** kommen im Rahmen anderer ZNS-Erkrankungen (z. B. Parkinson-, Huntington-Krankheit, metabolische ZNS-Erkrankungen, virale Enzephalitiden, Schädel-Hirn-Traumen, zerebrovaskuläre Erkrankungen) sowie als medikamenteninduzierte Dystonien (z. B. bei der Gabe von Neuroleptika, Ergotamin, Antikonvulsiva), bei Vergiftungen (z. B. mit CO) oder nach Traumen vor.

Pathogenese
Bei den symptomatischen Formen vermutet man eine Schädigung im Verlauf der striato-pallido-thalamischen Schleife (s. Abb. 2-4), also eine diffuse Stammganglienschädigung. Elektrophysiologisch ist die Dystonie durch eine starke, überschießende Kontraktion agonistischer und antagonistischer Muskeln charakterisiert, wobei die physiologische Hemmung solcher Kontraktionen gestört ist.

K Klinik
Die Symptomatik kann äußerst vielgestaltig sein, je nachdem, welche Muskeln bzw. Muskelgruppen betroffen sind. Oft ist das Ausmaß der Bewegungsstörung von psychischen Faktoren abhängig, emotionale Erregung führt z. B. zu einer Verstärkung der Bewegungen. Das Alltagsleben kann erheblich beeinträchtigt sein. Manche Patienten kennen bestimmte Manöver, die zu einem Nachlassen der Muskelaktivität führen (z. B. beim Torticollis spasmodicus die Hand an das Kinn legen). Drei wichtige Formen sollen hier vorgestellt werden:

- **Torticollis spasmodicus (spasticus).** Die Dystonie betrifft überwiegend den M. sternocleidomastoideus und den M. trapezius sowie die benachbarte Hals- und Schultermuskulatur, gelegentlich auch die mimische Muskulatur. Die Bewegung läuft in der Regel phasisch ab, bei einer Beteiligung der Gesichtsmuskulatur kommt es zu grotesken Verziehungen des Gesichtsausdrucks. Nach einiger Zeit hypertrophiert die Mukulatur, v. a. der M. sternocleidomastoideus. Oft entstehen sekundäre Schäden der Halswirbelsäule mit Schmerzen.
- **Torsionsdystonie.** Hierbei sind der gesamte Rumpf und die proximalen Extremitätenabschnitte betroffen. Die entsprechenden Muskeln hypertrophieren, an der Wirbelsäule treten sekundäre Veränderungen (z. B. Skoliose, Hyperlordose) auf.
- **Blepharospasmus.** Die Lider werden extrem kontrahiert, die Augen sehen wie „zugekniffen" aus. Entspannt sich der Muskel nicht mehr, kann eine funktionelle Blindheit resultieren.

D Diagnostik
Die Diagnose wird vor allem klinisch gestellt. Die Dystonie wird gelegentlich mit der Spastik verwechselt. Mögliche Ursachen einer symptomatischen Dystonie (s. o.) sollten ausgeschlossen werden.

Differentialdiagnose
Von der Dystonie sind Tics, Myoklonien und choreatische Hyperkinesen abzugrenzen. Im Gegensatz zu den anderen Bewegungsstörungen zeichnen sich Dystonien durch eine Verkrampfung aus.

▼ Therapie
- **Medikamentöse Therapie.** Verschiedene Rezeptoragonisten oder -antagonisten, die das extrapyramidal-motorische System beeinflussen, kommen in Frage: L-Dopa mit einem Decarboxylasehemmer, Trihexyphenidyl, Pimozid, Reserpin, Clonazepam oder Baclofen.
- **Behandlung mit Botulinumtoxin.** Nach der intramuskulären Injektion von Botulinumtoxin wird eine reversible Lähmung hervorgerufen und dadurch die Muskelaktivität verringert. Da die Wirkung nach etwa 3–9 Monaten wieder nach-

läßt, sollte die Injektion in regelmäßigen Abständen wiederholt werden. Seit längerem und mit gutem Erfolg wird dieses Verfahren beim Blepharospasmus angewandt, zunehmend auch bei anderen Formen der Dystonie (z. B. beim Torticollis spasticus oder der spasmodischen Dysphonie).
- **Chirurgische Intervention.** In seltenen Fällen kann eine Thalamo- oder Subthalamotomie erwogen werden. Manchmal wird beim Torticollis spasticus eine periphere Denervierung durchgeführt.

8.1.4 Athetose und Ballismus

Athetose und Ballismus sind keine degenerativen Erkrankungen, werden aber als Bewegungsstörungen innerhalb der extrapyramidalen Erkrankungen abgehandelt.

Athetose
Die Athetose (s. a. Kap. 2.4) kommt häufig in Kombination mit spastischen Lähmungen, choreatischen oder dystonischen Bewegungsstörungen vor. Meist liegen Läsionen in den Stammganglien und im Thalamus zugrunde.
- **Hemiathetose.** Die einseitige Athetose entsteht im Kindesalter nach perinatalen Hirnschädigungen und Infektionskrankheiten mit Hirnbeteiligung. Im Erwachsenenalter kann sie auf einen ischämischen Infarkt mit Halbseitenlähmung folgen und dann unverändert bleiben. Eine Hemiathetose alleine vermindert die Lebenserwartung nicht.
- **Athétose double.** Die beidseitige Athetose ist meist die Folge einer perinatalen Hirnschädigung (Hypoxie, Kernikterus) und beginnt schon im ersten Lebensjahr.

Die therapeutischen Möglichkeiten sind begrenzt. Krankengymnastik nach der Methode von Bobath ist bislang die einzige erfolgversprechende Behandlung.

Ballismus
Die Ursache des Ballismus (s. a. Kap. 2.4) ist eine Schädigung des Nucleus subthalamicus oder seiner Verbindungen zum Pallidum. Die Schädigung ist überwiegend ischämisch bedingt, kann aber auch infolge von Blutungen, Granulomen oder Metastasen auftreten.
- **Hemiballismus.** Der Ballismus ist meist halbseitig, wobei die Läsion kontralateral liegt. Die spontane Rückbildung eines Hemiballismus ist möglich. Therapeutisch können Phenothiazine, Reserpin oder Butyrophenone versucht werden.
- **Paraballismus.** Ein beidseitiger Ballismus ist selten, er kann nach einer Enzephalitis oder einem Kernikterus auftreten.

8.2 Systemdegenerationen des ZNS mit bevorzugtem Befall des 1. und/oder 2. Motoneurons und spino-ponto-zerebelläre Atrophien

8.2.1 Spinale Muskelatrophien

Definition und Ätiologie

Spinale Muskelatrophien (nukleäre Atrophien) sind Erkrankungen, bei denen das zweite motorische Neuron (motorische Vorderhornzelle) und/oder die Hirnnervenkerne mit den zugehörigen Axonen aus unbekannten Gründen degenerieren. Überwiegend scheinen sie genetisch bedingt zu sein.

Pathogenese

Die Degeneration der motorischen Vorderhornzellen im Rückenmark, evtl. auch der Hirnnervenkerne und der Untergang der zugehörigen Axone führen zur Muskelatrophie. Bei einer langsamen Degeneration kann es kompensatorisch zur Regeneration der Muskulatur kommen. Nicht betroffene motorische Einheiten können hypertrophieren. Je nach Verteilungsmuster der Degeneration und Erkrankungsalter können die spinalen Muskelatrophien in unterschiedliche Krankheitsbilder eingeteilt werden.

K Klinik und Einteilung

Typischerweise zeigen sich bzw. fehlen folgende klinische Symptome:
- langsam progrediente, rein motorische periphere Lähmung, deren Verteilung segmental ist
- Faszikulationen
- erloschene Eigenreflexe
- keine Sensibilitäts-, Blasen- oder Darmstörung!

Nach dem Erkrankungsalter werden die spinalen Muskelatrophien in verschiedene Formen mit jeweils spezieller klinischer Symptomatik eingeteilt:
- **Infantile spinale Muskelatrophie (Werdnig-Hoffmann).** Der Erbgang ist autosomal-rezessiv. Die Inzidenz liegt etwa bei 1 : 20 000 Lebendgeburten. Die Krankheit manifestiert sich innerhalb des ersten Lebensjahres und führt zur Hypotonie und Parese der gesamten Muskulatur, wobei die untere Extremität früher und stärker befallen ist als die obere. Die Kinder leiden an einer Trinkschwäche, sie atmen abdominal (Schaukelatmung: Vorwölbung des Bauches und Einsinken des Thorax bei der Inspiration, umgekehrte Situation bei der Exspiration). Die Kinder erreichen nur selten das 6. Lebensjahr.
- **Juvenile spinale Muskelatrophie (Kugelberg-Welander).** Neben dem autosomal-rezessiven Erbgang kommen auch sporadische Fälle vor. Die Krankheit manifestiert sich zwischen dem 5. und 15. Lebensjahr und führt zur proximalen

Muskelschwäche, zunächst der unteren Extremitäten. Dies macht sich u. a. durch Schwierigkeiten beim Treppensteigen bemerkbar.
- **Spinale Muskelatrophie des Erwachsenenalters.** Diese Form wurde früher – je nach Verteilungsmuster der betroffenen Muskeln – in den **Typ Duchenne-Aran** und den **Typ Vulpian-Bernhard** unterteilt. Beim Typ Duchenne-Aran sind zunächst die kleinen Handmuskeln betroffen, eine Thenaratrophie führt zur „Affenhand", die Atrophie der Mm. interossei und lumbricales zur „Krallenhand". Beim Typ Vulpian-Bernhard beginnen die Atrophien im Schultergürtel.
Der Erbgang der spinalen Muskelatrophien des Erwachsenenalters kann autosomal-dominant, autosomal-rezessiv oder X-chromosomal-rezessiv sein. Beim autosomal-dominanten Erbgang sind unterschiedliche Muskelgruppen in verschiedener Ausprägung beteiligt, bei der autosomal-rezessiv vererbten Form sind proximale Muskeln bevorzugt betroffen, die X-chromosomal-rezessiv vererbte Form ist äußerst selten. Die Krankheit manifestiert sich zwischen dem 20. und 45. Lebensjahr. Die Verläufe können sich über viele Jahre erstrecken.
- **Progressive Bulbärparalyse.** Die Krankheit wird zu den spinalen Muskelatrophien gezählt, manche Autoren fassen sie jedoch als Sonderform der amyotrophen Lateralsklerose (s. u.) auf, bei der sich die pyramidale Symptomatik nicht mehr zu Lebzeiten manifestiert. Die Ätiologie ist noch nicht geklärt. Gewöhnlich manifestiert sich die Krankheit zwischen dem 20. und 50. Lebensjahr. Es kommt zu einer meist symmetrischen Degeneration der kaudalen Hirnnervenkerne (motorische Anteile des V., VII., X. und XII. Hirnnerven). Zunächst setzen Sprechstörungen ein, die Zunge atrophiert, ebenso die mimische Muskulatur (das Gesicht wird schlaff und ausdruckslos) und es treten Schluckstörungen auf. Da das Husten kraftlos wird, führt Verschlucken zur Aspirationspneumonie. Der Verlauf ist relativ rasch progredient. Auch bei Ernährung über eine Nasensonde stellt sich eine Kachexie ein, wiederholte Aspirationspneumonien führen schließlich zum Tode.

D Diagnostik
Die Diagnose wird überwiegend klinisch gestellt und kann durch folgende Zusatzuntersuchungen gestützt werden:
- **EMG/NLG.** Das Aktivitätsmuster ist z.T. bis auf Einzelentladungen gelichtet. Pathologische Spontanaktivität zeigt die Denervierung, die Folge von untergegangenen Motoneuronen im Vorderhorn des Rückenmarks, an. Die Nervenleitgeschwindigkeit ist in der Regel normal.
- **Blutwerte.** Die Kreatinphosphokinase (CPK) im Blut ist je nach Typ normal oder mäßig erhöht. In der Regel ist sie beim Typ Werdnig-Hoffmann normal, beim Typ Kugelberg-Welander mäßig erhöht, bei der spinalen Muskelatrophie des Erwachsenenalters allenfalls leicht erhöht.
- **Muskelbiopsie.** Man findet eine neurogene Muskelatrophie (d.h. atrophische Muskelfasern liegen entsprechend ihrer Zugehörigkeit zu einer motorischen Einheit in Gruppen zusammen). Andere Muskelfasern, deren motorische Einheit intakt ist, sind hypertrophiert.

T Therapie
Eine kausale Therapie ist nicht bekannt. Symptomatisch wird versucht, die Entwicklung der Hypertrophie gesunder Muskelfasern zu fördern. Dies geschieht durch eine umfassende, gut angepaßte Krankengymnastik, bei der die Muskeln nicht überlastet werden sollen.

8.2.2 Spastische Spinalparalyse

Definition und Ätiologie
Bei der spastischen Spinalparalyse handelt es sich um eine heterogene hereditäre Erkrankung, wobei eine autosomal-dominante, eine autosomal-rezessive und eine X-chromosomal-rezessive Vererbung beschrieben worden sind. Aus noch unbekannten Gründen degenerieren der Gyrus praecentralis und der Tractus corticospinalis, also das erste motorische Neuron. Dies führt zu spastischen Lähmungen, zunächt der unteren, später der oberen Extremität.

K Klinik
Spastische Spinalparalysen können sich in jedem Lebensalter manifestieren, bevorzugt beginnen sie jedoch im Kindes- bis Adoleszentenalter. Der Verlauf ist in der Regel langsam progredient und erstreckt sich über 2–3 Jahrzehnte.
- Zunächst fällt das Gehen schwer, später entwickelt sich eine Paraspastik der Beine.
- Schließlich sind auch die oberen Extremitäten betroffen.
- Die Muskeleigenreflexe sind gesteigert, Pyramidenbahnzeichen lassen sich nachweisen, die Fremdreflexe (z. B. BHR) erlöschen in der Regel erst spät.
- Sensibilität und Vegetativum bleiben intakt.
- Im Endstadium treten Bettlägrigkeit und spastische Kontrakturen ein.

D Diagnostik
Die Diagnose wird klinisch gestellt. Der Liquor ist normal. Mittels MRT kann in fortgeschrittenen Fällen eine Verschmächtigung des Gyrus praecentralis nachgewiesen werden.

Differentialdiagnose
Mögliche Differentialdiagnosen sind spinale Erkrankungen, die primär mit einer spastischen Paraparese einhergehen:

- spinale Raumforderungen, entzündliche oder vaskuläre Erkrankungen des Rückenmarks
- funikuläre Spinalerkrankung
- Primäre Lateralsklerose. Bei dieser – wahrscheinlich nicht hereditären – Erkrankung degeneriert ebenfalls das erste Motoneuron bzw. der Tractus corticospinalis. Nach einem späten Krankheitsbeginn mit überwiegend bulbärer Symptomatik ist der klinische Verlauf sehr langsam progredient und kann längere Zeit konstant bleiben. Häufig kommt eine Blasenstörung hinzu. Die Abgrenzung zur spastischen Spinalparalyse ist oft schwierig.

▼ **Therapie**
Eine kausale Therapie ist nicht bekannt. Symptomatisch werden Krankengymnastik und Antispastika eingesetzt.

8.2.3 Amyotrophe Lateralsklerose

Definition
Bei der amyotrophen Lateralsklerose (ALS) degenerieren sowohl das erste als auch das zweite motorische Neuron.

Ätiologie
Die Ursache ist bislang unbekannt. Die überwiegende Anzahl der Fälle (ca. 95%) tritt sporadisch auf, etwa 5% der Fälle sind hereditär. Eine symptomatische ALS soll u. a. paraneoplastisch, bei der Lues cerebrospinalis, einer Meningomyeloradikuloneuritis, der Lyme-Borreliose oder der HIV-Erkrankung (AIDS) auftreten.

Pathogenese
Es kommt zu einem Nebeneinander von peripherer Lähmung (Degeneration der motorischen Vorderhornzellen des Rückenmarks und der Hirnnervenkerne) und zentraler Lähmung (Degeneration des Gyrus praecentralis und des Tractus corticospinalis). Nicht betroffene α-Motoneurone vergrößern ihre motorische Einheit durch Aussprossung (sprouting) in andere Muskelfasern. Diese vergrößerten motorischen Einheiten sind das Korrelat der im EMG auftretenden „Riesenpotentiale". Makroskopisch ist der Gyrus praecentralis verkleinert. Der Tractus corticospinalis ist vor allem im zervikalen Abschnitt degeneriert.

Ⓚ **Klinik**
Die Symptomatik ist durch eine Kombination schlaffer und spastischer Lähmungen charakterisiert. Die Verteilung der initialen Symptome ist sehr variabel.
- Initial findet man häufig Atrophien der Handmuskeln, eine Paraspastik der Beine und/oder bulbäre Lähmungen (v. a. Befall der Hirnnerven V, VII, X und XII mit Dysarthrie und Dysphagie).
- Es entwickeln sich weitere Muskelatrophien, die in der Regel zunächst benachbarte Muskelgruppen, im weiteren Verlauf Muskelgruppen anderer Körperregionen befallen.
- Häufig sind Faszikulationen – auch in nicht gelähmten Muskeln – und ein Fibrillieren der Zunge.
- Pathologische Reflexe sind eher selten.
- Durch das „sprouting" und eine kompensatorische Hypertrophie läßt die Kraft erst relativ spät nach.
- Die Muskeleigenreflexe sind gut auslösbar, typischerweise ist der Masseterreflex gesteigert.
- Es finden sich keine Sensibilitäts- oder Blasenstörungen!
- Psychische Veränderungen treten ebenfalls nicht auf.

Ⓓ **Diagnostik**
Die Diagnose wird klinisch gestellt und kann durch einige Zusatzuntersuchungen gesichert werden:
- Im **EMG** läßt sich eine generalisierte neurogene Schädigung mit Zeichen der Denervierung nachweisen. Außerdem treten sog. Riesenpotentiale und Faszikulationspotentiale auf.
- In der **Laboruntersuchung** findet man evtl. eine CPK-Erhöhung.
- Der **Liquor** ist in der Regel unauffällig.

Differentialdiagnose
Im fortgeschrittenen Stadium, v. a. bei einer Zungenmuskelatrophie und Fibrillieren des M. genioglossus, ist die Diagnose relativ einfach zu stellen. Im Frühstadium müssen folgende Krankheiten abgegrenzt werden:
- **neoplastische Erkrankung**
- **Lues**
- **Lyme-Borreliose**
- **HIV-Erkrankung**
- Eine chronische spinale Verlaufsform der **Encephalomyelitis disseminata** (MS) verursacht zusätzlich Blasen- und Sensibilitätsstörungen und weist im Liquor oligoklonale Banden und pathologische MRT-Veränderungen auf.
- Die **chronische zervikale Myelopathie** führt zu Schmerzen und Parästhesien. Im Nativ-Röntgenbild und im MRT finden sich pathologische Veränderungen des kraniozervikalen Übergangs der Halswirbelsäule.
- Die **chronische motorische Polyneuropathie** kann oft erst im Verlauf abgegrenzt werden.
- **Spinale Gefäßfehlbildungen** oder **extramedulläre Rückenmarkstumoren** werden durch radiologische Verfahren ausgeschlossen.

▼ **Therapie**
Eine kausale Therapie ist nicht bekannt. Symptomatisch werden eine schonende Krankengymnastik und je nach Bedarf Antispastika eingesetzt.

Prognose

Die ALS schreitet rascher voran als die Mehrzahl der spinalen Muskelatrophien. Die überwiegende Anzahl von Patienten überlebt nicht länger als 4 Jahre. Die mittlere Krankheitsdauer beträgt nur 22,5 Monate. Wegen der Schluckstörungen verlieren die Patienten häufig an Gewicht. Der Tod tritt gewöhnlich durch die Ateminsuffizienz beim Befall der Atemmuskulatur ein.

8.2.4 Spino-ponto-zerebelläre Atrophien

Die Atrophien des Kleinhirns können nach klinischen, humangenetischen und neuroanatomischen Gesichtspunkten in über 50 verschiedene Krankheitseinheiten unterteilt werden. Hier sollen drei wichtige vorgestellt werden.

Friedreich-Ataxie

Definition und Ätiologie

Die Friedreich-Ataxie ist eine autosomal-rezessiv vererbte Erkrankung. Der Gendefekt ist auf dem Chromosom 9 lokalisiert. Es kommt zu degenerativen Veränderungen des peripheren und zentralen Nervensystems: sowohl sensibler Nervenfasern als auch spinaler Fasertrakte (Hinterstränge, spinozerebelläre Bahnen und Pyramidenbahn). Das Kleinhirn selbst ist erst spät und geringfügig betroffen.

K Klinik

Die Krankheit manifestiert sich vor dem 25., meist zwischen dem 8. und 14. Lebensjahr mit Parästhesien und einer sensiblen Ataxie. Im weiteren Verlauf treten eine zerebelläre Ataxie und die Charcot-Trias (s. Kap. 2.5), evtl. Pyramidenbahnzeichen, distale Muskelatrophien und zusätzliche Begleitsymptome wie Skoliose, Zeichen einer Kardiomyopathie, Optikusatrophie und Hohlfußbildung hinzu. 10–20% der Patienten entwickeln einen Diabetes mellitus.

▽ Therapie

Eine spezifische Therapie gibt es nicht, symptomatisch wird Krankengymnastik eingesetzt, Skelettdeformitäten werden mit orthopädischen Hilfsmitteln oder Operationen behandelt.

Prognose

Die Krankheit ist unaufhaltsam progredient, die Überlebenszeit nach Krankheitsbeginn beträgt etwa 35 Jahre.

Autosomal-dominante zerebelläre Ataxien

K Klinik

Autosomal-dominante zerebelläre Ataxien (ADCA) werden nach klinischen Gesichtspunkten in 4 verschiedene Typen unterteilt. Teilweise konnten die Gendefekte lokalisiert und dadurch die klinischen Gruppen weiter unterteilt werden. In der Regel manifestiert sich die Krankheit zwischen dem 30. und 50. Lebensjahr. Die degenerativen Veränderungen sind sehr variabel, lediglich beim Typ III findet man eine isolierte Kleinhirnatrophie.

- **Typ I.** Die Ataxie ist mit einer Atrophie des Sehnerven, Augenmuskellähmungen, einer Demenz, extrapyramidal-motorischen Symptomen und einer Amyotrophie verbunden.
- **Typ II.** Neben der Ataxie findet man eine pigmentäre Netzhautdegeneration, Augenmuskellähmungen und/oder extrapyramidal-motorischen Symptome.
- **Typ III.** Es liegt ausschließlich eine zerebelläre Symptomatik vor.
- **Typ IV.** Die Ataxie geht mit Myoklonien und Taubheit einher.

▽ Therapie

Eine kausale Therapie ist nicht möglich. Eine symptomatische Behandlung erfolgt wie bei der Friedreich-Ataxie, Begleitsymptome (z. B. extrapyramidal-motorische Symptome) werden medikamentös behandelt.

Prognose

Die Krankheit schreitet langsam progredient fort, die durchschnittliche Lebenserwartung beträgt etwa 20 Jahre.

Idiopathische zerebelläre Ataxie

Definition

Bei der idiopathischen zerebellären Ataxie (IDCA) führen noch unbekannte Ursachen überwiegend zu einer Degeneration von pontinen Kernen, der unteren Olive, des unteren und mittleren Kleinhirnstiels und der Kleinhirnrinde. In manchen Fällen degeneriert lediglich die Kleinhirnrinde.

K Klinik und Prognose

Die Krankheit manifestiert sich in der Regel um das 50. Lebensjahr. Bei der Mehrzahl der Fälle treten zu der zerebellären Symptomatik extrapyramidal-motorische Störungen, Schluckstörungen oder autonome Störungen (z. B. Blaseninkontinenz, arterielle Hypotonie) hinzu. Die Lebenserwartung beträgt dann durchschnittlich 8 Jahre. Degeneriert nur das Kleinhirn, bleibt die Symptomatik ausschließlich zerebellär und die weitere Lebenserwartung ist fast normal.

▽ Therapie

Die Therapie entspricht der der ADCA.

8.3 Demenzen

Den degenerativen Demenzen, insbesondere der Alzheimer- und der Pick-Krankheit, sollen die zerebrovaskulären Demenzen, gegenübergestellt werden. Abschließend werden weitere Demenzsyndrome aufgezählt und eine Liste der Erkrankungen erstellt, die eine Demenz hervorrufen, welche bei rechtzeitiger Behandlung der Grunderkrankung reversibel ist.

8.3.1 Alzheimer-Krankheit

Definition
Bei der Alzheimer-Krankheit kommt zu einer diffusen Atrophie der Hirnrinde mit charakteristischen histologischen Kennzeichen, wobei der motorische, sensible und visuelle Kortex erst später betroffen sind. Im Vordergrund der Symptomatik steht ein Demenzsyndrom. Manchmal wird auch von einer senilen Demenz vom Alzheimer Typ (DAT) gesprochen.

Epidemiologie
Die Alzheimer-Krankheit ist das häufigste Demenzsyndrom. Mit dem Alter nimmt die Prävalenz zu, in der Gruppe der 65–74jährigen beträgt sie 2%, bei den über 85jährigen etwa 15%.

Ätiologie
Die Ursache, die zu den neuroanatomischen Veränderungen führt, ist noch nicht bekannt. Etwa 20–30% der Fälle treten familiär gehäuft auf. Insbesondere bei Verlaufsformen mit einem frühen Krankheitsbeginn scheinen genetische Faktoren eine Rolle zu spielen. Es gibt Hinweise, daß der Erbgang bei den familiär gehäuften Fällen autosomal dominant ist. Bei einigen der betroffenen Familien konnte ein Polymorphismus auf dem Chromosom 21 nachgewiesen werden.

Pathologie
Makroskopisch zeigt sich eine diffuse Hirnrindenatrophie, die durch einen nicht gefäßabhängigen, einfachen Schwund des Nervenparenchyms bedingt ist. Histologisch sind senile Plaques, ein Dendritenschwund, Neurofibrillenbündel mit typischer, helikaler Struktur in den Nervenzellen und eine kongophile Angiopathie charakteristisch. Hauptbestandteil der senilen Plaques ist das β-Amyloid, ein aus 43 Aminosäuren bestehendes Protein. Die Veränderungen findet man bevorzugt in der Hirnrinde, in den Stammganglien und in den Strukturen des limbischen Systems.

K Klinik
Die Krankheit beginnt schleichend, in der Regel jenseits des 50. Lebensjahres und verläuft langsam progredient.

- Zunächst stellen sich Merkfähigkeitsstörungen, eine erschwerte Wortfindung und Orientierungsstörungen bezüglich Zeit, Ort und der eigenen Person ein.
- Logisches Denken, Abstraktionsvermögen und Konzentration lassen nach.
- Einzelne Gedanken oder motorische Abläufe wiederholen sich ständig (Perseveration).
- Die Mehrzahl der Patienten wird depressiv, manche werden eher euphorisch.
- Der Antrieb ist verarmt, gelegentlich kann vorübergehend eine Enthemmung auftreten.
- Mimik und Gestik sind verarmt, die Sprache ist monoton und der Gang wirkt schwunglos und langsam.
- Jedoch bleiben die Affektivität und das Verhalten in gewissem Maße, der Primärpersönlichkeit entsprechend, relativ lange erhalten.

Der Verlauf ist unaufhaltsam. Die Sprache verfällt weiter, Wörter und Satzteile werden ständig wiederholt (Echolalie), Wortneuschöpfungen kommen vor (Neologismen), schließlich werden sinnlose Silben rhythmisch wiederholt (Logoklonien). Auch in der Motorik können sich Bewegungen wiederholen, z. B. Nesteln, Zupfen oder Pendelbewegungen. Im Endstadium werden die Patienten bettlägerig. Man kann mit ihnen nicht mehr kommunizieren. Sie werden inkontinent. Spontan oder reflektorisch können sie unartikuliert brüllen. Sie versterben meist an einer Lungenentzündung oder infolge eines Dekubitalgeschwüres.

D Diagnostik
Die Diagnose der Alzheimer-Krankheit wird klinisch und nach Ausschluß anderer – evtl. behebbarer – Ursachen einer Demenz (z. B. vaskuläre Demenz, s. u.) gestellt. In den bildgebenden Verfahren (CCT/MRT) findet man häufig eine ausgeprägte Hirnatrophie.

T Therapie
Es ist keine wirksame Therapie bekannt. Die Unterbringung in einem Pflegeheim ist oft nicht zu umgehen.

Prognose
Die Krankheitsdauer schwankt erheblich, in der Regel liegt sie zwischen 7 und 9 Jahren.

8.3.2 Pick-Krankheit

Definition
Die Pick-Krankheit ist eine sehr seltene Krankheit unbekannter Ätiologie, bei der die Atrophie frontotemporal betont ist. Klinisch steht das Demenzsyndrom im Vordergrund.

Pathogenese
Stirn-, Schläfenlappen und einzelne Teile des limbischen Systems unterliegen einem atrophischen

Demenzen

Prozeß. Zunächst ist die weiße Substanz betroffen, später entwickeln sich daraus die kortikalen Veränderungen. Kortikale Neurone schwellen an (Pick-Zellen). Intra- und extrazellulär findet man Gangliosiddepots. Die von der Atrophie betroffenen Areale bedingen die jeweils spezifischen Störungen im affektiven Verhalten und im Triebverhalten.

K Klinik
In der Regel beginnt die Krankheit zwischen dem 40. und 60. Lebensjahr. Zunächst läßt die Leistungsfähigkeit nach. Alltägliche Handlungen können nicht mehr ausgeführt werden. Bald kommt es zu einer Persönlichkeitsveränderung, die Patienten verlieren ihr Taktgefühl und werden distanzlos. Gedächtnis, Konzentration und Intelligenz sind noch lange Zeit gut erhalten und werden erst später beeinträchtigt. Eine Sprachstörung – überwiegend in Form einer amnestischen Aphasie – kann hinzutreten. Bei einem fortgeschrittenen Atrophieprozeß sind pathologische Greifreflexe auslösbar. Im Endstadium kann das Bild eines akinetischen Parkinson-Syndroms mit Demenz vorherrschen. Die mittlere Krankheitsdauer beträgt etwa 7–10 Jahre.

D Diagnostik
Die Diagnose wird vor allem klinisch gestellt. In der CCT/MRT findet man eine symmetrische frontotemporale Hirnvolumenminderung. Andere Ursachen für eine Demenz (s. u.) müssen ausgeschlossen werden.

T Therapie
Die Therapie entspricht der der Alzheimer-Krankheit.

8.3.3 Vaskuläre Demenz

Die vaskulären Demenzen gehören zu den sekundären Demenzen. Synonym werden sie auch subkortikale arteriosklerotische Enzephalopathie (SAE), Binswanger-Erkrankung, „Multiinfarktdemenz" oder mikrovaskuläre Enzephalopathie genannt.

Pathogenese
Im Zuge einer Mikroangiopathie perforierender Hirngefäße, die meist auf einen langjährigen Hypertonus zurückgeführt wird, kann es zu Lakunen (kleine subkortikal gelegene Infarkte, s. Kap. 3.1.1) und zu einer diffusen Demyelinisierung des Marklagers kommen. Die Lakunen können je nach Lokalisation neurologische Herdsymptome verursachen. Folge der Hirngewebsschädigung ist die vaskuläre Demenz. Sie kann selten auch nach einem großen Territorialinfarkt im Bereich der A. cerebri media oder anterior, des oberen Hirnstamms oder des Thalamus auftreten.

K Klinik
Die Erkrankung beginnt im höheren Lebensalter.
- Charakteristisch ist das wiederholte Auftreten von oft nur geringen neurologischen Defiziten.
- Zunächst stellen sich Merkfähigkeits- und Konzentrationsstörungen ein.
- Hinzu tritt eine Affektlabilität, d.h. die Gefühlsreaktionen auf Ereignisse oder Bemerkungen werden inadäquat. Das emotionale Leben verliert an Tiefgang. Die Grundstimmung wird depressiv. Bestimmte Charakterzüge, die schon vor der Erkrankung bestanden, verstärken sich (z. B. werden Sparsame geizig).
- Später treten zusätzlich nächtliche Verwirrtheitszustände und delirante Episoden auf.
- Im Endstadium werden die Patienten antriebslos und desorientiert. Die psychischen, v. a. sprachlichen Leistungen sind sehr eingeschränkt.

D Diagnostik
Anamnestisch läßt sich meist ein langjähriger Hypertonus eruieren. Die Demyelinisierung und die rezidivierenden ischämischen Infarkte lassen sich im CCT/MRT nachweisen (Abb. 8-1).

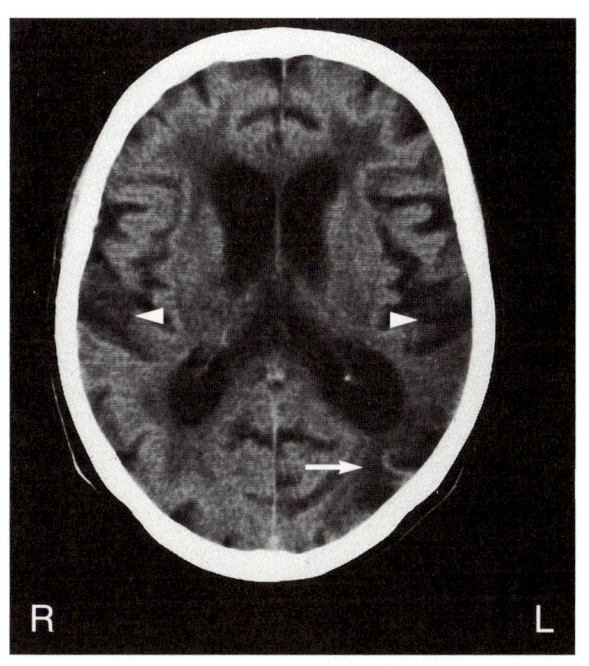

Abb. 8-1 Liegt klinisch eine Demenz vor, spricht der dargestellte Nativ-CCT-Befund für eine **Multiinfarktdemenz:** Die Seitenventrikel, einschließlich der Vorder- und Hinterhörner, und die Großhirnwindungsfurchen sind – auch beidseits insulär, linksbetont – erweitert. Links findet sich im hinteren Mediastromgebiet eine alte Parenchymläsion. Das Marklager ist periventrikulär, betont im Bereich der Vorderhörner, fleckförmig, hypodens verändert, was als Leukoaraiosis (unspezifische Marklagerschädigung) bezeichnet wird. Außerdem sieht man links einen alten, hinteren, territorialen Mediainfarkt (Pfeil) mit Erweiterung des linken Hinterhorns und beidseits alte territoriale Mediainfarkte im Bereich der Insel (Pfeilspitzen).

▼ **Therapie**
Durchblutungsfördernde Mittel werden zwar empfohlen, ihre Wirkung ist jedoch nicht nachgewiesen. Ein Hypertonus sollte eingestellt werden, auch wenn noch nicht sicher ist, ob dadurch der Prozeß selbst beeinflußt wird.

8.3.4 Differentialdiagnose der Demenzsyndrome

Neben den schon vorgestellten Formen tritt die Demenz auch im Rahmen anderer **neurodegenerativer Erkrankungen** auf:
- Parkinson-Syndrom (Parkinson-plus)
- Steele-Richardson-Olszewki-Syndrom (progressive supranukleäre Lähmung)
- Huntington-Krankheit u. a.

Weiterhin kann Demenz die Folge von **Hirnschäden verschiedenster Art** sein:
- Schädel-Hirn-Trauma
- zerebraler Tumor
- intrakranielle Blutung
- Hirnabszeß
- Hirndrucksteigerung
- generalisierte zerebrale Hypoxie (z. B. nach einer Reanimation).

Demenzen, die **Folge einer behandelbaren Erkrankung** sind, können bei rechtzeitiger Therapie reversibel sein. Dazu gehören:
- Vaskulopathien wie die Lues des ZNS oder Vaskulitiden/Kollagenosen mit Befall der Gefäße
- Durchblutungsstörungen z. B. infolge einer Polyzythämie
- Vergiftung mit CO, Blei u. a.
- Überdosierung von Psychopharmaka, Antikonvulsiva u. a.
- Alkoholabusus
- Vitaminmangel (Vitamin B_1, B_6, B_{12} oder Folsäure)
- Stoffwechselstörungen bei Lebererkrankungen (z. B. Morbus Wilson, Hämochromatose), Niereninsuffizienz und Hyperlipidämie
- Endokrinopathien wie Hypo-, Hyperthyreose, Hypo-, Hyperparathyreoidismus
- Hypoxie bei pulmonalen, kardialen oder hämatologischen Erkrankungen
- Elektrolytstörungen wie z. B. Hypo- oder Hypernatriämie.

8.4 Zusammenfassung

Eine wichtige **degenerative ZNS-Erkrankung** und die wichtigste **extrapyramidale Erkrankung** ist die idiopathische **Parkinson-Krankheit** bzw. das symptomatische **Parkinson-Syndrom**. Beide werden durch einen Dopaminmangel im Striatum verursacht. Klinisch sind sie durch die Trias Rigor, Tremor und Akinese charakterisiert. Differentialdiagnostisch müssen u.a. die hepatolentikuläre Degeneration, Medikamentennebenwirkungen (v.a. von Neuroleptika) und eine Multisystemdegeneration in Erwägung gezogen werden. Die Parkinson-Krankheit kann v.a. anfangs gut mit L-Dopa in Kombination mit einem Decarboxylasehemmer oder anderen dopaminergen oder anticholinergen Substanzen behandelt werden.

Die **Huntington-Krankheit** wird autosomal-dominant vererbt und beginnt in der Regel im mittleren Lebensalter mit einer psychischen Auffälligkeit, zu der sich schließlich choreatische Hyperkinesen hinzugesellen. Eine kausale Therapie gibt es nicht.

Dystonien sind periodische Steigerungen der Muskelaktivität, die zu unwillkürlichen Bewegungen führen. Beim Torticollis spasticus sind v.a. die Mm. sternocleidomastoideus und trapezius, bei der Torsionsdystonie die gesamte Rumpfmuskulatur und beim Blepharospasmus der M. orbicularis oculi betroffen. Eine erfolgreiche Behandlung besteht in der lokalen Injektion von Botulinumtoxin, die den Muskel temporär „lähmt".

Bei den **Systemerkrankungen** degenerieren die Neurone bestimmter funktioneller Systeme. **Spinale Muskelatrophien** führen durch die Degeneration der motorischen Vorderhornzelle bzw. der Hirnnervenkerne, also des 2. motorischen Neurons zur peripheren, schlaffen Parese. Je nach Erkrankungsalter und Lokalisation der Degenerationen werden verschiedene Formen der spinalen Muskelatrophie unterschieden.

Bei der erblichen **spastischen Spinalparalyse** degenerieren der Gyrus praecentralis und die Pyramidenbahn, also das 1. motorische Neuron. Die Erkrankung führt langsam progredient zur zentralen, spastischen Parese, v.a. der Beine.

Bei der **amyotrophen Lateralsklerose (ALS)** degenerieren sowohl das 1. als auch das 2. motorische Neuron. Entsprechend kommt es zu einem Nebeneinander von zentralen, spastischen und peripheren, schlaffen Lähmungen.

Unter **spino-ponto-zerebellären Atrophien** werden etliche Systemdegenerationen, die alle eine Kleinhirnatrophie aufweisen, zusammengefaßt. Zusätzlich können noch andere funktionelle Systeme degenerieren. Neben Symptomen des Ausfalls dieser Systeme stehen zerebelläre Zeichen im Vordergrund. Da die Ursachen all dieser Systemerkrankungen noch unbekannt sind, gibt es auch noch keine kausale Therapie.

Das **Demenzsyndrom** ist vor allem durch Gedächtnisstörung, Desorientiertheit, Konzentrationsstörung, Störung des abstrahierenden Denkens, Depressivität, seltener Euphorie, Affektlabilität und Reduktion des Antriebs gekennzeichnet. Es tritt am häufigsten im Rahmen der Alzheimer-Krankheit auf.

Die **Alzheimer-Krankheit** ist durch eine diffuse Hirnatrophie und histologisch durch senile Plaques, einen Dendritenschwund und eine kongophile Angiopathie charakterisiert. Das Alltagsverhalten bleibt, der Primärpersönlichkeit der Patienten entsprechend, relativ lange gut erhalten.

Die **Pick-Krankheit** führt zu einer frontotemporal betonten Atrophie. Das Alltagsverhalten ist früh gestört, die Patienten verlieren ihr Taktgefühl und werden distanzlos. Intelligenz und Gedächtnis bleiben relativ lange erhalten.

Die **vaskuläre Demenz** tritt – meist nach langjährigem Hypertonus – als Folge lakunärer Infarkte und einer diffusen Demyelinisierung des Marklagers auf. Neben dem Demenzsyndrom ist das wiederholte Auftreten flüchtiger neurologischer Defizite charakteristisch.

Es gibt mehrere **symptomatische, behebbare Demenzsyndrome**, die differentialdiagnostisch ausgeschlossen werden müssen, da sie bei rechtzeitiger Behandlung reversibel sein können. Hierzu gehören Gefäßerkrankungen, Vergiftungen, ein Vitaminmangel, Nieren- und Lebererkrankungen, eine Hypoxie, Schilddrüsenstörungen u.a.

9 Traumatische ZNS-Schädigungen

In diesem Kapitel soll das Augenmerk auf traumatische Schädigungen des Gehirns gerichtet werden, bezüglich genauerer Information über Schädelbrüche wird auf die neurochirurgische Literatur verwiesen. Beim **Schädel-Hirn-Trauma** (SHT) wird durch eine Gewalteinwirkung auf den Kopf die Kopfschwarte, der knöcherne Schädel und/oder das Gehirn verletzt. Hinsichtlich des Infektionsrisikos ist die Unterscheidung in ein **offenes SHT** (die Dura ist mitverletzt, so daß eine Verbindung zwischen dem Gehirn und der Umwelt entsteht) und ein **geschlossenes SHT** (die Dura bleibt intakt, es besteht keine Verbindung zwischen dem Gehirn und der Umwelt) wichtig.

9.1 Schädelverletzungen

9.1.1 Schädelprellung

Schädelprellungen (Verletzungen der Kopfschwarte) sind Kopftraumen, bei denen das Gehirn selbst nicht verletzt ist. Es kommt nicht zu einer Bewußtseinsstörung oder einer Amnesie. Meist werden diese Prellungen durch stumpfe Gewalt verursacht und führen zu plötzlichem lokalem oder diffusem Kopfschmerz, oft bildet sich ein subgaleales Hämatom. Bei Kopfverletzungen sollte immer zumindest eine Röntgenübersichtsaufnahme in zwei Ebenen erfolgen. Wunden sollten chirurgisch mit einer primären Naht versorgt werden. Eine Schonung von 1–2 Tagen und die eventuelle Gabe von Kopfschmerzmitteln ist zu erwägen.

9.1.2 Schädelbruch

Schädelbrüche werden entsprechend ihrer Lokalisation eingeteilt. Sie können mit oder ohne Bewußtlosigkeit vorkommen.

Kalottenfraktur
Bei der Kalottenfraktur unterscheidet man die Linearfraktur (Fissur) und die Impressionsfraktur.
- Bei der **Linearfraktur** muß der Patient zunächst nur überwacht werden. Wegen der Gefahr einer epiduralen Blutung sollen Patienten mit einer nachgewiesenen Fraktur über 24 Stunden beobachtet werden, ggf. muß eine CCT durchgeführt werden. Treten keine Komplikationen (z. B. Bewußtseinstrübung) auf, so bedarf die unkomplizierte (gedeckte) Fissur keiner speziellen Therapie, allenfalls ist die Wundversorgung einer Kopfschwartenverletzung nötig.
- Die **Impressionsfraktur** führt in der Regel zu einem lokalen Substanzdefekt der Hirnrinde. Die Symptomatik richtet sich nach dem Ausmaß und der Lokalisation der Hirnschädigung. Eine offene Impressionsfraktur muß neurochirurgisch versorgt werden, eine geschlossene Impressionsfraktur in der Regel dann, wenn die Impression tiefer als Kalottendicke in das Schädelinnere hineinragt.

Schädelbasisfraktur
Bei den Schädelbasisfrakturen unterscheidet man Frakturen der vorderen (frontobasale Fraktur), mittleren (laterobasale Fraktur) und hinteren Schädelgrube. Die Bruchlinie von Kalottenfrakturen kann sich in die Schädelbasis fortsetzen. Basale Frakturen können sich durch folgende Zeichen bemerkbar machen:
- Abfluß von Liquor über eine Liquorfistel (**Liquorrhö**) aus der Nase (**Rhinorrhö**) oder aus dem äußeren Gehörgang (**Otorrhö**)
- intrazerebrale Luft (Nachweis in der Röntgenübersichtsaufnahme, insbesondere aber in der CCT)
- Brillen- oder Monokelhämatom
- retroaurikuläre Suffusionen
- einseitige Schwerhörigkeit
- evtl. Beimengung von Blut im Liquor
- evtl. Hirnnervenläsionen.

In der Regel ist eine konservative Therapie ausreichend. Operiert werden muß, wenn sich eine Instabilität zusätzlicher Mittelgesichtsfrakturen, eine Visusverschlechterung (Beeinträchtigung des N. opticus) oder eine frontobasale Liquorfistel finden (laterobasale Fisteln mit Otoliquorrhö verschließen sich meist spontan und bedürfen nur eines Antibiotikaschutzes).

Frakturen des Gesichtsschädels
Die Frakturen des Gesichtsschädels unterteilt man in Le Fort I, II und III (siehe Lehrbücher der Chirurgie).

9.2 Geschlossene Schädel-Hirn-Traumen

Zur Beschreibung des Schweregrades von Schädel-Hirn-Traumen hat sich die Glasgow-Koma-Skala (GCS) durchgesetzt (Tab. 9-1). Für die drei Kriterien, Augenöffnen, sprachliche und beste motorische Reaktion wird jeweils ein Punktwert ermittelt und die Summe der Werte gebildet: GCS 3 entspricht einem tiefen Koma, GCS 15 einer normalen Hirnfunktion. Der beste Score der GCS von mehreren Bestimmungen während der ersten 24 Stunden nach dem Kopftrauma ist ein wichtiger Prognosefaktor. Commotio, Contusio und traumatisches intrakranielles Hämatom sind in der klinischen Praxis nicht so scharf abgegrenzt, wie sie in den Lehrbüchern beschrieben werden, z. B. kann eine Contusio auch einmal ohne eine Bewußtseinsstörung auftreten.

9.2.1 Commotio cerebri

Definition
Die Commotio cerebri (Gehirnerschütterung) ist eine reversible Funktionsstörung des ZNS ohne Substanzschädigung des Gehirns. Das Leitsymptom ist eine Bewußtseinsstörung.

Pathogenese
Man vermutet eine reversible Funktionsstörung von Nervenzellen und -bahnen in den Rindengebieten des Gehirns, die auf eine vorübergehend gesteigerte Instabilität der Hirndurchblutung zurückzuführen ist.

K Klinik
Die Commotio entspricht einem leichten Schädel-Hirn-Trauma und zeigt folgende charakteristische Kennzeichen:

- Die **Bewußtseinsstörung** manifesitiert sich als **Bewußtlosigkeit,** die bis zu einer Stunde anhalten kann (ihre genaue Dauer bei einer Commotio ist umstritten) oder als kurzer posttraumatischer Dämmerzustand. Die Tiefe und Dauer der Bewußtlosigkeit nach einem Trauma ist ein sensitiver und zuverlässiger Indikator für die Schwere des Kopftraumas. Jedoch kann die Bewußtlosigkeit so kurz sein, daß sie übersehen wird. Eine bloße Benommenheit ist nicht ausreichend für die Diagnose einer Gehirnerschütterung.
- Eine anterograde **Amnesie** (Erinnerungsstörung für den Moment des Traumas und für eine gewisse Zeit danach) findet sich immer. Meist kann sich der Verletzte auch an Ereignisse vor dem Unfall nicht erinnern (retrograde Amnesie).
- Oft treten **vestibuläre Symptome** wie Übelkeit, Erbrechen, Schwindel und Nystagmus hinzu. Wenn sie jedoch isoliert auftreten, beweisen sie nicht die Diagnose einer Commotio.
- Bei einer schweren Gehirnerschütterung finden sich in der Regel auch kurzfristige **vegetative Störungen,** insbesondere der Vasomotorik.

Nach einer Gehirnerschütterung kann ein **postkommotionelles Syndrom** entstehen. Es ist durch eine allgemeine Leistungsschwäche, Kopfschmerzen, eine erhöhte Empfindlichkeit gegenüber Sonnenschein und Alkohol, gesteigerte Gefühlsreaktionen und eine Kreislaufinstabilität gekennzeichnet.

D Diagnostik
Die Verdachtsdiagnose wird anamnestisch und klinisch gestellt.
- Das **EEG** zeigt nur im Akutstadium (d.h. innerhalb der ersten Stunden nach dem Trauma) Allgemeinveränderungen oder seltener herdförmige Veränderungen.
- In der **CCT/MRT** darf kein Substanzdefekt nachgewiesen werden.

Tab. 9-1 Glasgow-Koma-Skala (GCS)		
Zu beurteilende Reaktion		Punkte
Augenöffnen:	spontan	4
	auf Ansprache	3
	auf Schmerzreiz	2
	ausbleibend	1
sprachliche Reaktion:	orientiert	5
	verwirrt	4
	inadäquat (einzelne Worte)	3
	unverständliche, unartikulierte Laute	2
	ausbleibend	1
beste motorische Reaktion:	kann Aufforderung befolgen	6
	gezielte Abwehr-/Schmerzreaktion	5
	Zurückziehen der Extremitäten	4
	abnorme Beugereaktion	3
	Streckreaktion	2
	ausbleibende Bewegung	1

▽ Therapie
Die Verletzten sollten 24 Stunden lang beobachtet werden, da sich intrakranielle Blutungen entwickeln können (90% der posttraumatischen Blutungen entwickeln sich innerhalb dieser Zeitspanne). Wenn der Allgemeinzustand des Patienten es erlaubt, ist eine baldige Mobilisierung – möglichst innerhalb der ersten drei Tage nach dem Trauma – anzustreben. Bei diesem Vorgehen sollen postkommotionelle Beschwerden rasch abklingen. Posttraumatische Symptome werden symptomatisch behandelt.

Prognose
Spätestens nach 4 Wochen sollten die Patienten wieder arbeitsfähig sein. Dauerhafte Schäden sind nach einer Commotio nicht zu erwarten.

9.2.2 Contusio cerebri

Definition
Die Contusio cerebri (Hirnquetschung) führt zu einer Substanzschädigung des Gehirns und einer längeranhaltenden Bewußtlosigkeit.

Ätiologie
Das Ausmaß der Gewalteinwirkung auf den Schädel ist in der Regel größer als bei der Commotio. Wie bei der Commotio schlägt meist der bewegte Kopf auf ein Hindernis auf.

Pathogenese
Das Gehirn stößt durch den plötzlichen Stopp des Schädels an der Seite des Aufschlages innen gegen den Knochen **(Coup)**. Am gegenüberliegenden Pol kann durch Unterdruck der **Contre-coup,** eine lokale Schädigung des Gehirns, entstehen. Die Kortexläsion am Ort der Gewalteinwirkung soll ebenfalls durch Unterdruck beim „Zurückspringen" des Gehirns entstehen. Die Prellungsherde liegen bevorzugt im Bereich der Frontal- und Temporalpole. Neben den Rindenprellungsherden findet man periventrikuläre Läsionen und Blutungen in das Marklager, in den Balken und in die Stammganglien (s.a. Kap. 9.3.3).

K Klinik
Die Contusio cerebri entspricht dem mittelschweren und schweren Schädel-Hirn-Trauma und weist folgende Charakteristika auf:
- Die **Bewußtlosigkeit** dauert in der Regel länger als eine Stunde.
- Es können **zerebrale Herdsymptome** wie z.B. Lähmungen, Sensibilitätsstörungen, Aphasien oder zerebrale Krampfanfälle auftreten.
- Die **traumatische Psychose** läßt sich in 3 Stadien untergliedern. Zunächst befindet sich der Verletzte im Koma, einer nicht erweckbaren Bewußtlosigkeit. Dann wird er delirant, also desorientiert, unruhig, ängstlich, verkennt die Umgebung illusionär und nimmt Halluzinationen wahr. Schließlich geht das delirante Syndrom in ein Korsakow-Syndrom über. Dabei ist der Patient zwar bewußtseinsklar, jedoch desorientiert und die Merkfähigkeit ist stark herabgesetzt.
- Oft treten **vegetative Störungen** auf.
- Als Komplikation kann sich ein **Hirnödem** entwickeln.
- Wegen der Schwere des Unfalls liegen in der Regel weitere Verletzungen vor. Eine Contusio cerebri entsteht häufig im Rahmen eines **Polytraumas**.

D Diagnostik
Die Diagnose kann klinisch gestellt werden, wenn eines der drei Kriterien, lange Bewußtseinsstörung, zerebrale Herdsymptome oder traumatische Psychose erfüllt ist. Bei jedem Bewußtlosen sollen eine CCT und eine Röntgenaufnahme der HWS durchgeführt werden.
- Das **EEG** ist im akuten Stadium verlangsamt und zeigt einen Herdbefund. Meist normalisieren sich die EEG-Veränderungen innerhalb eines halben Jahres wieder, selten bleiben sie dauerhaft bestehen.
- **CCT/MRT** zeigen den Kontusionsherd, evtl. den Contre-coup-Herd und kleinere oder größere Hämatome.

▽ Therapie
Die Behandlung von schweren Schädel-Hirn-Traumen beginnt am Unfallort. Atmung und Kreislauf sind zu sichern. Sind die Vitalfunktionen stabil und lebensgefährliche Verletzungen versorgt, erfolgt die weiterführende Diagnostik. Die Verletzten werden auf einer Intensivstation überwacht, kontrolliert beatmet, evtl. muß der Hirndruck kontinuierlich gemessen und entsprechend behandelt werden. Für eine ausreichende parenterale Ernährung ist zu sorgen. Bald beginnt die Rehabilitationsphase mit einer frühzeitig einsetzenden Krankengymnastik.

Prognose
Nach einer Contusio cerebri läßt sich keine allgemeine Prognose abgeben. Je älter der Patient ist und je länger die Bewußtlosigkeit andauert, um so schlechter ist die Überlebensrate. Ungünstige Zeichen sind beidseits weite Pupillen, die über 4 Stunden reaktionslos bleiben, das Fehlen eines periodischen Schlafmusters im EEG oder Streckkrämpfe.

9.3 Traumatische intrakranielle Hämatome

Intrakranielle Hämatome führen zunächst zu einer Raumforderung mit einem umgebenden Hirnödem. Dadurch kommt es schließlich zu einer

Massenverschiebung von Hirnteilen auf die Gegenseite. Die traumatischen intrakraniellen Hämatome werden entsprechend ihrer Beziehung zur Dura in epidurale, subdurale und intrazerebrale Hämatome eingeteilt.

9.3.1 Epidurales Hämatom

Pathogenese

Das epidurale Hämatom entsteht aus einer Blutung zwischen dem Schädelknochen und der Dura. Überwiegend handelt es sich um eine arterielle Blutung, meist aus der A. meningea media oder einem ihrer Äste. Kalottenbrüche gefährden diese Arterie, wenn sie ihren Verlauf im temporalen Schädel kreuzen. Meist sind diese Blutungen temporofrontal lokalisiert. Seltener entstehen die Hämatome aus Blutungen der Duravenen, der Diploevenen oder des Sinus sagittalis superior bzw. transversus.

K Klinik

Die Symptomatik entwickelt sich meist bald nach dem Trauma:
- Die Bewußtseinslage ist ein sehr wichtiger klinischer Parameter. Nach dem Unfall besteht häufig eine **Bewußtlosigkeit,** von der sich der Patient wieder erholen kann **(freies Intervall).** Trübt der Verletzte wieder ein, sind unverzüglich diagnostische Schritte einzuleiten. Der lehrbuchmäßige Verlauf des epiduralen Hämatoms – bewußtlos, wach, bewußtlos – liegt jedoch nur in etwa einem Drittel der Fälle vor.
- Normalerweise findet man eine **kontralaterale Hemiparese.**
- Eine in der Regel **ipsilaterale Pupillenerweiterung** durch eine Okulomotoriuslähmung kann auch kontralateral auftreten, so daß kein verläßlicher Rückschluß auf die Seite des Hämatoms möglich ist.
- Selten kommt es beim akuten epiduralen Hämatom zu **zerebralen Krampfanfällen.**
- Bei einer großen Massenverschiebung erfordern **Einklemmungssyndrome** (s. Kap. 2.6) ein sofortiges Eingreifen.

D Diagnostik
- **Nativ-Röntgenaufnahmen.** Eine Fraktur, die den Verlauf der A. meningea media kreuzt, legt den Verdacht auf eine epidurale Blutung nahe. Seitliche Massenverschiebungen können an der Seitwärtsverlagerung eines verkalkten Corpus pineale im sagittalen Strahlengang festgestellt werden.
- **CCT.** Sie ist die schnellste und am besten geeignete Methode, eine intrakranielle Blutung nachzuweisen oder auszuschließen. Das epidurale Hämatom (frisches Blut!) stellt sich hyperdens dar und wölbt sich gewöhnlich bikonvex gegen das Hirnparenchym vor (Abb. 9-1).

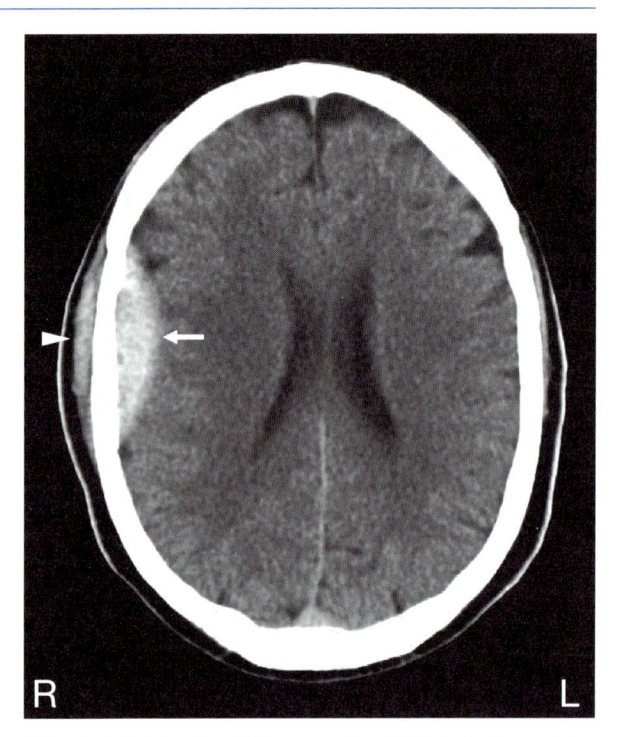

Abb. 9-1 Epidurales Hämatom im CCT. Auf der rechten Seite liegt unterhalb der Kalotte ein hyperdenses Hämatom (Pfeil), das das Hirnparenchym konvex verdrängt. Darunter sind die Sulci verstrichen. Die Mittellinie ist geringfügig auf die Gegenseite verschoben. Weiterhin erkennt man zwischen der Kopfschwarte und der Schädelkalotte ein subgaleales Hämatom (Pfeilspitze).

T Therapie

Ein raumforderndes epidurales Hämatom soll so bald wie möglich operativ entleert werden. Eine vorübergehende Druckentlastung kann durch das Anlegen von Bohrlöchern erfolgen.

Prognose

Wird das raumfordernde epidurale Hämatom nicht operiert, kann es ad exitum führen. Das Überleben hängt von der Zeitspanne zwischen dem Trauma und der Operation, vom Alter des Verletzten und von der präoperativen klinischen Symptomatik ab. Die Gesamtletalität beträgt über 25%. Etwa 70% der Überlebenden sind wieder voll arbeitsfähig, die restlichen 30% zu gleichen Teilen beschränkt arbeitsfähig oder arbeitsunfähig.

9.3.2 Subdurales Hämatom

Ätiologie

Dem akuten subduralen Hämatom liegt in der Regel eine schwere primäre Hirnschädigung zugrunde. Beim chronischen subduralen Hämatom kann selten ein Trauma eruiert werden.

Pathogenese

Das subdurale Hämatom entsteht aus einer Blutung im Subduralraum zwischen dem inneren

Durablatt und der Arachnoidea. Entweder liegt der Blutung eine Verletzung des Kapillarnetzes der Durainnenfläche oder ein Einriß von Brückenvenen bzw. eines Sinus zugrunde. Die Verletzung des Kapillarnetzes ohne ein ersichtliches Trauma ist v. a. bei alten Menschen möglich, Einrisse von Brückenvenen bzw. eines Sinus findet man v. a. nach Bagatelltraumen bei jungen Menschen.

K Klinik

Das **akute subdurale Hämatom** bietet folgende klinische Symptomatik:
- Eine Bewußtseinstrübung bzw. eine Bewußtlosigkeit finden sich vom Zeitpunkt des Traumas an. Normalerweise tritt kein symptomfreies Intervall auf.
- Die Pupillenerweiterung ist meist auf der Seite des Hämatoms lokalisiert.
- Mit der fortschreitenden Raumforderung können sich Zeichen der Einklemmung entwickeln.
- Fakultativ können neurologische Herdsymptome wie Hemiparese, Sprachstörung etc. hinzutreten.

Für das **chronische subdurale Hämatom** sind folgende klinische Symptome typisch:
- langsam zunehmende Kopfschmerzen
- psychische Veränderungen wie Verlangsamung, Gedächtnis- und Gefühlsstörungen etc.
- Später treten motorische Defizite hinzu.
- Selten sind eine Pupillenerweiterung und andere zerebrale Defizite.
- Stellen sich schließlich Hirndruckzeichen ein, kann die zentrale Herz-Kreislauf- und Atemregulation schnell versagen und der Tod eintreten.

D Diagnostik

- **Röntgenaufnahmen des Schädels in 2 Ebenen.** Beim akuten subduralen Hämatom läßt sich in etwa der Hälfte der Fälle eine Fraktur nachweisen. Beim chronischen findet man fast nie eine Fraktur.
- **CCT.** Das Hämatom paßt sich dem Gehirn mondsichelförmig an (Abb. 9-2). Akut ist es hyperdens, nach einigen Tagen wird es isodens und nach etwa 10 Tagen wird es mehr und mehr hypodens.
- **MRT.** Frische Hämatome können mit der MRT erst ein paar Stunden später nachgewiesen werden als mit der CCT. Dann sind sie ebenfalls gut darstellbar.

Differentialdiagnose

Differentialdiagnostisch muß ein **subdurales Hygrom** abgegrenzt werden. Diese ein- oder beidseitige – meist frontale – subdurale Flüssigkeitsansammlung kann sich nach einem Trauma entwickeln. Sie besteht aus Liquor, der manchmal xanthochrom ist. Entweder ist sie asymptomatisch oder sie verursacht die Symptome eines subduralen Hämatoms. Häufig sind subdurale Hygrome

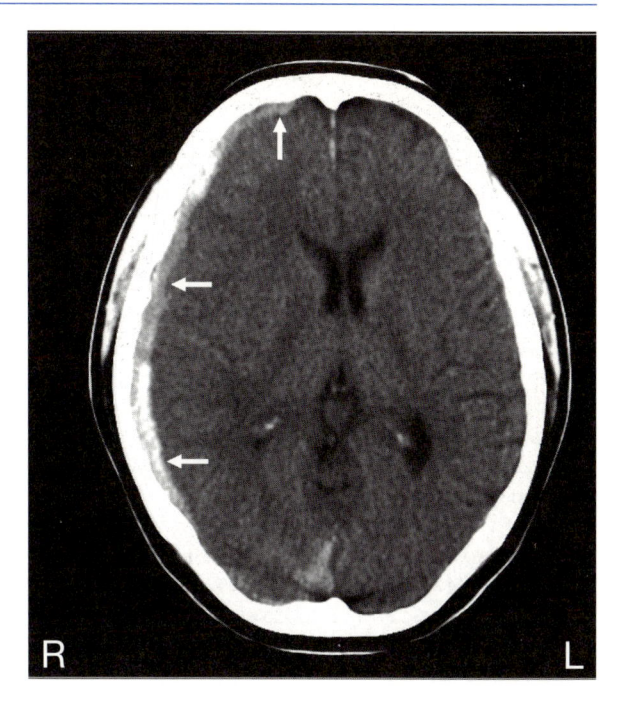

Abb. 9-2 Subdurales Hämatom im CCT. Das hyperdense Hämatom schmiegt sich auf der rechten Seite konkav (mondsichelförmig) an das Hirnparenchym an (Pfeile). Die Sulci darunter sind als Zeichen der Raumforderung verstrichen. Die Mittellinie ist geringfügig auf die Gegenseite verschoben.

Zufallsbefunde bei CCT-Untersuchungen. Sind sie klein, bilden sie sich in der Regel spontan zurück. Werden sie zunehmend raumfordernd, werden sie wie ein subdurales Hämatom behandelt.

▼ Therapie

Raumfordernde subdurale Hämatome müssen operativ entfernt werden. Beim chronischen subduralen Hämatom genügt oft schon das Anlegen von Bohrlöchern mit Spülung und Saugdrainage.

Prognose

Wie beim epiduralen Hämatom hängt das Überleben v. a. von der präoperativen klinischen Symptomatik und vom Alter des Verletzten ab. Die Letalität nach einem akuten subduralen Hämatom, das innerhalb der ersten 24 Stunden nach dem Trauma operiert wird, beträgt etwa 55%. Die Mortalität bei chronischen subduralen Hämatomen liegt unter 10%.

9.3.3 Traumatisches intrazerebrales Hämatom

Pathogenese

Traumatisch bedingte Einblutungen in das Hirnparenchym entstehen durch Gefäßzerreißungen, die auch im Bereich eines Kontusionsherdes liegen können. Über 90% der intrazerebralen Hämatome befinden sich im Frontal- und/oder Temporallappen. Sie liegen meist oberflächennah. In der Regel sind sie von einem perifokalen Ödem umgeben. Die Blutung kann fortschreiten und in das Ventrikelsystem oder in den Subduralraum einbrechen.

K Klinik

Ähnlich wie beim epiduralen Hämatom kann der Patient nach einer primären Bewußtlosigkeit vorübergehend wieder aufhellen. Entsprechend der Lokalisation der Blutung findet man folgende neurologische Defizite: Hemiparesen, Aphasien, Hemianopsien u. a. Gelegentlich treten zerebrale Krampfanfälle auf. Kopfschmerzen (bei bewußtseinsklaren Patienten), eine motorische Unruhe, Hirndruckzeichen und vegetative Dysfunktionen (langsamer Puls, Bluthochdruck, Atemstörungen) sind unspezifische Symptome.

D Diagnostik

- Die **Röntgen-Nativaufnahme** zeigt oft Folgen eines Traumas, z. B. Frakturen.
- In der **CCT** kann das Hämatom und dessen Lokalisation in der Regel gut dargestellt werden.
- In der **MRT** können nicht ganz frische Blutungen in tieferen Hirnstrukturen (z. B. Corpus callosum, Mesenzephalon) sowie residuale Defekte besser dargestellt werden als in der CCT.

▼ Therapie

Führt das Hämatom zu einer Massenverschiebung, so ist eine Operation indiziert. Kleine statische Hämatome werden nicht operiert. CCT-Verlaufskontrollen sind jedoch unerläßlich.

Prognose

Die Letalität liegt für operationsbedürftige traumatische Hämatome bei über 50%. Das Überleben und die Prognose hängen stark davon ab, wie schwer die primäre Funktionsstörung des Gehirns war und wie lang sie gedauert hat.

9.4 Dauerfolgen und Komplikationen von Hirntraumen

Eine Commotio cerebri heilt in der Regel folgenlos aus. Insbesondere nach einer Contusio cerebri können, je nach Lokalisation der Läsion, neurologische Defizite wie Paresen, Gesichtsfeldausfälle etc. bestehen bleiben. Weiterhin können dauerhafte psychische Veränderungen bestehen bleiben, die in diesem Kapitel näher beschrieben werden. Nach einem Trauma des Gehirns kommt es entweder zu einer Defektheilung oder einer Restitutio ad integrum. Eine mögliche Komplikation des offenen Schädel-Hirn-Traumas ist die Infektion.

9.4.1 Psychische Dauerfolgen

Auch wenn ein Substanzdefekt des Gehirns vorliegt, ist eine klinische Heilung möglich. Daher ist es schwer, die psychischen Dauerfolgen nach einem Hirntrauma zu objektivieren. Drei Teile des Syndroms der psychischen Dauerfolgen werden unterschieden:

- Die **Wesensänderung** äußert sich u. a. durch Antriebsarmut, Teilnahmslosigkeit, Nivellierung des Gefühlserlebens und Persönlichkeitsentdifferenzierung.
- **Neuropsychologische Störungen** machen sich oft nur durch dezent ausgeprägte Störungen komplexerer Reaktionen oder des sprachlichen Ausdruckes bemerkbar. Das Erkennen dieser Störungen bedarf in der Regel diffiziler Untersuchungsverfahren, die eine gewisse Erfahrung voraussetzen und noch nicht sehr weit verbreitet sind.
- Die **Leistungsschwäche** zeigt sich in der Verminderung intellektueller und kognitiver Leistungen.

9.4.2 (Spät-)Komplikationen

Traumatisches Anfallsleiden

- **Frühanfälle.** Innerhalb der ersten Woche nach dem Trauma treten zerebrale Krampfanfälle auf. Häufig handelt es sich um fokale Anfälle nach einem offenen Schädel-Hirn-Trauma. Sie gehen mit einem erhöhten Risiko einher, daß sich eine chronische Spätepilepsie zu entwickeln.
- **Spätanfälle.** In über 90% der Fälle manifestieren sie sich innerhalb der ersten zwei Jahre nach dem Trauma, überwiegend als generalisierte Anfälle. Das Risiko eines traumatischen Anfallsleidens nimmt mit der Schwere der Hirnschädigung zu. Eine häufige Ursache von Spätanfällen sind Hirnabszesse!

Gefäßkomplikationen

- **Fistel zwischen der A. carotis interna und dem Sinus cavernosus.** Sie entwickelt sich fast immer nach einer Schädelbasisfraktur und manifestiert sich in der Regel erst Monate nach dem Trauma. Über dem Bulbus läßt sich ein pulssynchrones Gefäßgeräusch auskultieren, später tritt ein pulsierender Exophthalmus auf. Sehstörungen (Optikusläsion), Augenbewegungsstörungen (Ausfälle der Hirnnerven III, IV und VI) und Störungen in der Gesichtssensibilität (Affektion des V. Hirnnerven) werden hervorgerufen, weil die entsprechenden Strukturen in enger Nachbarschaft zum Sinus cavernosus liegen. Die Diagnose kann durch eine zerebrale Angiographie gesichert werden.
- **Traumatische Dissektion.** Auch bei stumpfen Traumen auf den Hals oder extremer Dorsalflexion des Kopfes kann es zur Dissektion der A. carotis interna oder der A. vertebralis kommen. Während sich das Dissekat bildet, haben die Patienten oft einseitige Schmerzen am Hals, die von einem Horner-Syndrom oder von

Nackenschmerzen begleitet sein können. An dem Dissekat können sich Thromben bilden, die sich mit einer Latenz von Tagen lösen und zu embolischen zerebralen Infarkten führen können (s. Kap. 3.1.1).

9.4.3 Dezerebration und dissoziierter Hirntod

Traumatische Dezerebration

Bei einer **Hirnstammkontusion** kann unmittelbar ein Dezerebrationssyndrom (s. Kap. 2.6) entstehen. Die Patienten sind sofort bewußtlos und erlangen das Bewußtsein selten wieder. Meist versterben sie innerhalb des ersten Tages nach dem Trauma. Bei einer **intrakraniellen Blutung** (s.o.) entwickelt sich das Dezerebrationssyndrom sekundär infolge Hirndruckerhöhung. Ein Teil der Patienten stirbt innerhalb kurzer Zeit nach dem Trauma, ein anderer Teil verharrt über Monate im Zustand der Dezerebration und bleibt dann pflegebedürftig oder verstirbt. Das Dezerebrationssyndrom kann sich in mehreren Phasen wieder zurückbilden: Zunächst kehren die motorischen Funktionen zurück, dann nimmt der Patient langsam wieder Kontakt mit der Umwelt auf, zuletzt folgt die Sprache. Die funktionell abgetrennte Hirnrinde muß sozusagen ihre Funktionen wieder „erlernen", so wie ein Kleinkind durch Kontaktaufnahme die Umwelt begreifen und Sprechen lernt. Der Rückbildungsprozeß ist sehr labil und je nach dem körperlichem Zustand kann es auch wieder zu Verschlechterungen kommen.

Dissoziierter Hirntod

Der dissoziierte Hirntod kann nach einer generalisierten zerebralen Ischämie oder nach anderen schweren ZNS-Erkrankungen auftreten, am häufigsten ist er aber nach schweren Hirntraumen. Er ist definiert als der vollständige und irreversible Funktionsausfall des Gehirns bei aufrechterhaltener Herz-Kreislauf-Funktion. Damit ist der Mensch biologisch tot (Tod des Individuums).

K D Klinik und Diagnostik

Klinische Kriterien, die für die Diagnose dissoziierter Hirntod erfüllt sein müssen, sind:
- Bewußtlosigkeit (Koma)
- Ausfall der Spontanatmung
- Ausfall der Hirnstammreflexe (u. a. beidseits lichtstarre, weite Pupillen, Ausfall des okulozephalen, des pharyngealen Tracheal- und des Kornealreflexes, s. Tab. 2-4)
- fehlende Schmerzreaktion auf Reize im Versorgungsgebiet des N. trigeminus.

Außerdem müssen eine Vergiftung, eine neuromuskuläre Blockade, eine Unterkühlung, ein Kreislaufschock und ein endokrines oder metabolisches Koma ausgeschlossen werden.

Zusatzuntersuchungen sichern die Diagnose.
- **EEG.** Eine 30minütige artefaktfreie EEG-Ableitung ohne bioelektrische Aktivität des Gehirns (Null-Linien-EEG) ist ein Kriterium für den Hirntod. Da es auch bei Vergiftungen oder metabolischen Störungen (z. B. Leberkoma) abgeleitet werden kann, beweist ein Null-Linien-EEG den Hirntod nicht.
- **Angiographie der Hirngefäße.** Ein zuverlässiges Kriterium für den Hirntod ist ein intrazerebraler Zirkulationsstillstand, der durch eine beidseitige Hirngefäßangiographie nachgewiesen werden kann.
- Andere Zusatzuntersuchungen wie die **Dopplersonographie** oder **elektrophysiologische Methoden** zur Diagnosesicherung des Hirntodes werden diskutiert.

9.4.4 Probleme bei der Begutachtung von Hirntraumafolgen

Die prozentuale Minderung der Erwerbsfähigkeit als Folge eines Hirntraumas kann nicht – wie z. B. bei Visusverlusten – Tabellen objektiv quantifizierter Parameter entnommen werden, da sich noch keine allgemein anerkannten, objektiven Testverfahren durchgesetzt haben. Zum Beispiel eine organische Wesensänderung oder eine traumatische Hirnleistungsschwäche können schwer quantifiziert werden. Bei der Einschätzung der Erwerbsminderung hat daher der Begutachter einen mehr oder weniger großen Spielraum. Er sollte berücksichtigen, daß er nicht neurologische Befunde, sondern Beschwerden und deren Einfluß auf die Arbeitsfähigkeit und das allgemeine Wohlbefinden des Patienten begutachten soll. Hier kann auch die Fremdanamnese weiterhelfen. Technische Zusatzuntersuchungen dürfen dabei nicht überschätzt werden. In der CCT nachgewiesene traumatische Substanzdefekte können z. B. ohne funktionelle Einbußen auftreten, auch der umgekehrte Fall ist möglich.

9.5 Rückenmarks- und Wirbelsäulenverletzungen

Bei Wirbelsäulenverletzungen handelt es sich meist um Luxations- oder Kompressionsfrakturen. Frakturen des Wirbelbogens, des Querfortsatzes oder des Dornfortsatzes können isoliert oder in Kombination auftreten. Im Halsbereich gibt es Atlas- und Axisfrakturen, inbesondere die Fraktur des Dens axis (siehe Lehrbücher der Chirurgie). In diesem Kapitel soll auf die Rückenmarksschädigungen nach einer Gewalteinwirkung auf die Wirbelsäule näher eingegangen werden.

9.5.1 Commotio, Contusio und Compressio spinalis

- **Commotio spinalis.** Dieses sehr seltene Krankheitsbild ist nicht eindeutig definiert und seine Pathogenese nicht geklärt. Entsprechend der Gehirnerschütterung werden darunter spinale Symptome bzw. Querschnittssymptome verstanden, die vorübergehender Natur sind und sich innerhalb von Stunden bis Tagen zurückbilden. Außer einigen Tagen Bettruhe ist keine spezielle Therapie notwendig.
- **Contusio spinalis.** Diese Rückenmarksschädigung entsteht durch Zug oder Druck und ruft entsprechend der Höhe und des Ausmaßes der Läsion spinale Symptome hervor, die sich oft nur unvollständig zurückbilden.
  Akut entsteht ein **spinaler Schock,** der einige Tage bis Wochen andauern kann. Typisch für den spinalen Schock sind der Ausfall von Eigen-, Fremdreflexen und des Vasomotorenzentrums (Kreislaufschock) und der Verlust vegetativer Steuerungsmechanismen und der Viszeromotorik. Eine Blasenatonie und ein Ileus können zu einem lebensgefährlichen Zustand führen. In diesem Stadium sind die Verletzten außerordentlich dekubitusgefährdet.
  Später können sich **Querschnittssyndrome** entwickeln, wobei unterhalb der Schädigung alle Funktionen beeinträchtigt bzw. ausgefallen sind. Liegt die Schädigung im Lumbalbereich, spricht man vom Konus- oder Kaudasyndrom. Das Rückenmark kann aber auch zentral geschädigt werden. Daraus resultieren zunächst schlaffe, später spastische Paresen und eine dissoziierte Empfindungsstörung.
  Bei einer **unvollständigen Restitution** bleiben häufig Paresen, Gefühls-, Blasen-, Mastdarm- und Potenzstörungen zurück. Bei einer **kompletten Querschnittslähmung** – v. a. bei der Compressio spinalis (s.u.) – entwickelt sich eine Eigentätigkeit des Rückenmarkes: Die Extremitäten verharren in einer Beuge- oder Streckspastik (an den Beinen wechseln Streck- und Beugesynergien ab, an den Armen überwiegen Beugesynergien) und können sich unwillkürlich spontan oder reflektorisch bewegen. Später bilden sich Kontrakturen. Eine Blasenautonomie (Reflexblase) kann sich ausbilden. Therapeutisch stehen die Krankengymnastik und pflegerische Maßnahmen im Vordergrund.
- **Compressio spinalis.** Hierbei wird das Rückenmark durch eine subdurale, epidurale oder intraspinale Blutung oder durch Knochenfragmente komprimiert (siehe Lehrbücher der Chirurgie). Spinale Symptome entstehen je nach der Höhe und dem Ausmaß der Rückenmarksläsion.

9.5.2 Schleudertrauma der Halswirbelsäule

Bei einer Frontalkollision bzw. einem Auffahrunfall kann es bei fixiertem Oberkörper zu Hyperflexions- bzw. Hyperextensionstraumen der Halswirbelsäule kommen. Sie können zu Distorsionen der Zwischenwirbelgelenke, zu Zerrungen des Bandapparates der Wirbelsäule und sogar zu Luxationsfrakturen führen. Auch ohne radiologisch nachweisbare Veränderungen können Beschwerden entstehen – häufig nach einem Intervall von bis zu 16 Stunden. Die Beschwerden, schmerzhafte Bewegungseinschränkung der HWS, schmerzhafte Verspannung der nuchalen Muskulatur, Zwangs- oder Fehlhaltungen der HWS und Zephalgien (Kopfschmerzen), halten in der Regel einige Wochen an und können über viele Jahre persistieren.

9.5.3 Diagnostisches und therapeutisches Vorgehen bei Wirbelsäulenverletzung

D Diagnostik
Vor allem beim Schwerverletzten und Bewußtlosen werden Wirbelsäulenverletzungen leicht übersehen. Bei Verdacht auf eine Wirbelsäulenverletzung wird folgendermaßen vorgegangen:
- Nach der ABC-Regel werden die Vitalfunktionen überprüft und ggf. stabile Kreislaufverhältnisse geschaffen.
- Es folgt die klinische neurologische Untersuchung.
- Nativ-Röntgenaufnahmen der Wirbelsäule werden in 2 Ebenen erstellt.
- Besteht der Verdacht auf eine Einengung des Wirbelkanals bzw. auf eine Kompression des Rückenmarks wird eine CT der Wirbelsäule, evtl. mit Kontrastmittel, in der entsprechenden Höhe angefertigt.

▽ Therapie
Patienten mit Wirbelsäulen- bzw. Rückenmarksverletzungen müssen sachgemäß von mindestens drei Personen umgelagert und schonend (Luftkissen, Halskrawatte) transportiert werden, um weitere iatrogene Schädigungen zu vermeiden. Lassen sich radiologisch keine Läsionen nachweisen, wird konservativ behandelt (z. B. Ruhe, Halskrawatte). Liegt eine Luxation oder eine Fraktur vor, so kann bei einem unauffälligen neurologischen Befund eine konservative Therapie in Betracht kommen, anderenfalls ist eine Operation angezeigt (siehe Lehrbücher der Chirurgie).

Ein traumatisches Querschnittssyndrom wird nach der Akutversorgung intensiv mit Rehabilitationsmaßnahmen wie z. B. Krankengymnastik, Behandlung der Blasen-Mastdarm-Störungen und medikamentöser Therapie der sich entwickelnden Spastik behandelt.

9.6 Zusammenfassung

Unter **Schädelprellungen** versteht man Verletzungen der Kopfschwarte ohne Beteiligung des Gehirns. **Schädelbrüche** teilt man nach ihrer Lokalisation am Schädel in Kalottenbrüche (Linearfraktur, Impressionsfraktur), Schädelbasisbrüche (vorderer, mittlerer und hinterer Schädelbasisbruch), Frakturen des Gesichtsschädels (Le Fort I, II und III) oder Kombinationen aus diesen Formen ein. Die Schwere eines Schädel-Hirn-Traumas wird im allgemeinen mit der Glasgow-Koma-Skala (GCS) beschrieben.

Die **Commotio cerebri (Gehirnerschütterung)** ist eine reversible Funktionsstörung des ZNS ohne Substanzschädigung des Gehirns. Das Leitsymptom ist die Bewußtlosigkeit, die bis zu einer Stunde dauern kann. Zusätzlich können eine Amnesie, vestibuläre Symptome und vegetative Störungen entstehen. Die Diagnose wird klinisch gestellt, in der CCT wird ein Substanzdefekt oder eine intrakranielle Blutung ausgeschlossen. Im allgemeinen ist eine baldige Mobilisierung anzustreben, dauerhafte Schäden sind nicht zu erwarten.

Die **Contusio cerebri (Hirnquetschung)** geht mit einem Substanzdefekt des Gehirns einher. Oft entsteht sie im Rahmen eines Polytraumas. In der Regel stößt das Gehirn an der Stelle des Aufpralls am Knochen an (Coup), an der gegenüberliegenden Seite entsteht durch Unterdruck eine zusätzliche Schädigung des Gehirns (Contrecoup). Die Bewußtseinsstörung dauert in der Regel länger als eine Stunde. Zerebrale Herdsymptome, eine traumatische Psychose, Zeichen eines erhöhten Hirndruckes und vegetative Störungen können auftreten. Nach der Primärversorgung sollte jeder bewußtlose Patient eine CCT erhalten. CCT/MRT zeigen den Kontusionsherd und evtl. auch den Contre-coup. Oft müssen die Patienten intensivmedizinisch behandelt und ein erhöhter Hirndruck gesenkt werden. Eine sichere Prognose läßt sich nicht stellen.

Die wichtigsten traumatischen intrakraniellen Blutungen sind das epidurale, subdurale und intrazerebrale Hämatom. Das **epidurale Hämatom** liegt zwischen dem Schädelknochen und der Dura. Meist handelt es sich um eine arterielle Blutung aus der A. meningea media. Nach der primären Bewußtlosigkeit kann der Verletzte kuzfristig aufklaren und trübt dann wieder ein. Eine kontralaterale Hemiparese und eine ipsilaterale Pupillenerweiterung können sich entwickeln. Der Nachweis einer hyperdensen bikonvexen Raumforderung zwischen dem Gehirn und der Kalotte in der CCT sichert die Diagnose. Ein raumforderndes Hämatom muß bald operiert werden.

Das **subdurale Hämatom** entwickelt sich akut oder chronisch aus einer Blutung im Subduralraum. Bei der akuten Form ähnelt die Symptomatik der des epiduralen Hämatoms, dabei fehlt aber die kurzfristige Aufhellung des Bewußtseins. Das chronische subdurale Hämatom entsteht häufig ohne eruierbares Trauma und macht sich durch Kopfschmerzen und psychische Veränderungen bemerkbar. In der CCT zeigt sich eine hyperdense (akutes subdurales Hämatom) oder iso- bis hypodense (chronisches subdurales Hämatom) mondsichelförmige Raumforderung zwischen dem Gehirn und der Kalotte. Raumfordernde subdurale Hämatome sollen ebenfalls operiert werden.

Das **intrazerebrale Hämatom** ist eine Blutung in das Hirnparenchym. Nach einer Bewußtlosigkeit kann der Patient vorübergehend aufklaren. Neurologische Defizite finden sich entsprechend der Lokalisation der Blutung. Die CCT dient der Diagnosesicherung und der Verlaufskontrolle. Kleine statische Hämatome müssen nicht operiert werden, bei großen Hämatomen mit einer Massenverschiebung ist die Operation indiziert. Während eine Commotio cerebri in der Regel folgenlos ausheilt, ist insbesondere nach einer Contusio mit **Folgeschäden** wie z. B. Wesensveränderungen (z. B. Antriebslosigkeit), neuropsychologischen Störungen (v. a. Sprachstörungen) und einer allgemeinen Leistungsschwäche zu rechnen. Ein **traumatisches Anfallsleiden** entwickelt sich meist innerhalb der ersten zwei Jahre nach dem Schädel-Hirn-Trauma. Als Gefäßkomplikationen können eine **Fistel zwischen der A. carotis und dem Sinus carvernosus** oder eine **Dissektion** der A. carotis interna oder der A. vertebralis entstehen.

Nach einem vorübergehend erhöhten Hirndruck kann sich der Hirnmantel funktionell vom Hirnstamm trennen **(Dezerebrationssyndrom)**. Ist der **dissoziierte Hirntod** eingetreten, so ist der Mensch biologisch tot. Klinisch ist dieser Zustand durch eine Bewußtlosigkeit und den Ausfall der Spontanatmung und der Hirnstammreflexe bei weitgehend erhaltener Kreislauffunktion charakterisiert. Im EEG wird eine Null-Linie abgeleitet und in der zerebralen Angiographie zeigt sich ein Stillstand der zerebralen Zirkulation.

Die **Contusio spinalis** ruft je nach Lokalisation und segmentaler Höhe der Schädigung ein entsprechendes spinales Syndrom hervor. Akut entwickelt sich ein spinaler Schock, dem sich ein Querschnittssyndrom oder Symptome einer zentralen Rückenmarksschädigung (Paresen und dissoziierte Empfindungsstörungen) anschließen. Die Funktionsstörungen des Rückenmarkes bilden sich oft nicht vollständig zurück. Bei einer vollständiger Querschnittslähmung entwickelt sich eine Eigentätigkeit des Rückenmarkes.

Dem **Schleudertrauma** liegt eine Hyperextension oder Hyperflexion der HWS beim Auffahrunfall zugrunde. Es können Distorsionen, aber auch Frakturen entstehen. Bei Distorsionen kann die Symptomatik mit einer Latenz von bis zu 16 Stunden mit Nacken- und Kopfschmerzen einsetzen. In der Regel bildet sie sich innerhalb von Wochen zurück.

Wirbelsäulenverletzte müssen vorsichtig umgelagert und transportiert werden. Röntgen-Nativaufnahmen und die CT der Wirbelsäule können über Frakturen oder Luxationen Aufschluß geben.

10 Nicht-epileptische anfallsartige Erkrankungen

10.1 Synkope

Definition
Unter einer Synkope wird eine anfallsartige, Sekunden bis Minuten andauernde Bewußtlosigkeit mit gleichzeitigem Tonusverlust infolge einer Minderdurchblutung des Gehirns verstanden.

Ätiologie und Pathogenese
Synkopen entstehen durch eine kurzfristige Mangeldurchblutung des Gehirns, meist infolge eines systemischen Blutdruckabfalls. In etwa der Hälfte der Fälle läßt sich keine Ursache für die Synkope finden. Etwa die Hälfte der Fälle mit bekannter Ursache ist kardialen Ursprungs.
Man kann folgende Synkopen-Typen unterscheiden:
- **Kardiogene Synkopen** können durch bradykarde (z. B. Adam-Stokes-Anfall bei AV-Block III. Grades) oder tachykarde Rhythmusstörungen, Vitien (v. a. Aortenstenose) und Herzerkrankungen (z. B. obstruktive Kardiomyopathie) verursacht sein.
- **Reflektorische Synkopen** entstehen durch eine Vagusreizung. Beispiele sind die psychisch ausgelöste vasovagale Synkope, das Karotissinus-Syndrom, die Schlucksynkope und die trigeminovagale Synkope. Bei der trigeminovagalen Synkope unterscheidet man die okulovagale Synkope, die bei starkem Druck auf die Augäpfel auftritt, und eine Synkope nach Reizung trigeminaler Afferenzen, z. B. beim Waschen des Gesichtes mit kaltem Wasser.
- **Pressorisch-reflektorische Synkopen** werden durch eine Verminderung des venösen Blutrückstroms zum Herzen und eine Vagusreizung verursacht. Beispiele sind die Lach- oder Hustensynkope (der Pathomechanismus entspricht dem Valsalva-Manöver) und die Miktionssynkope.
- Die **Blutmangelsynkope** tritt bei Orthostase und nach einem raschen Blutverlust mit Hypovolämie auf.

K Klinik
Die Synkope setzt entweder plötzlich ein oder kündigt sich den Patienten z. B. durch ein „Schwarzwerden vor den Augen" an. Die Patienten verlieren das Bewußtsein und stürzen zu Boden oder sinken in sich zusammen. Die Bewußtlosigkeit währt in der Regel nur einige Sekunden, selten Minuten. Ein kurzer, nicht länger als 10 Sekunden dauernder Streckkrampf, evtl. mit klonischen Zuckungen, kann auftreten. Dies wird auf die generelle Eigenschaft von Nervenzellen, in Hypoxie zu depolarisieren, zurückgeführt. Bald kehrt das Bewußtsein mit voller Orientierung zurück.

D Diagnostik
Zunächst wird durch eine ausführliche Anamnese/Fremdanamnese nach einer möglichen Ursache gefahndet. Wichtig ist die genaue Beschreibung der Auslösesituationen. Entsprechend der Häufigkeit der Synkopenursachen muß vor allem nach Herzerkrankungen gefragt werden. Blutdruckmessungen, Schellong-Test, EKG, Langzeit-EKG und Routineblutuntersuchungen sollten durchgeführt werden. Besteht der Verdacht auf eine neurologische Genese, werden eine CCT/MRT und ein EEG veranlaßt.

Differentialdiagnose
Einige der wichtigsten Differentialdiagnosen sind:
- **Einfacher Sturz.** Der Patient bleibt immer bei vollem Bewußtsein. Ursachen sind z. B. Stolpern bei einer Sehstörung, eine Gangstörung oder eine allgemeine Schwäche.
- **Drop attack.** Diese kurze Durchblutungsstörung im vertebrobasilären Stromgebiet geht in der Regel nicht mit einer Bewußtseinstrübung einher. Der Ausschluß erfolgt durch die Dopplersonographie bzw. die Angiographie.
- **Zerebraler Krampfanfall.** Typisch sind ein plötzlicher Beginn, ein eher zyanotisches Gesicht, oft gefährliche Stürze mit Verletzungen, ein tonisch-klonischer Krampf, Zungenbiß, Stuhl- und Urinabgang und evtl. eine Bewußtlosigkeit für wenige Minuten (s. Kap. 4). Die Diagnose wird durch das EEG bzw. Provokations-EEG gesichert.
- **Psychogener Anfall.** Er weist ein relativ uneinheitliches Anfallsbild auf. Der Patient schlägt z. B. wild um sich, nimmt dabei – jedoch selten – auch Verletzungen in Kauf, hat die Augen fest zugekniffen, sogar Urin- und Stuhlabgang kommen vor und ein Anfall kann Stunden andauern. Alle Zusatzuntersuchungen sind unauffällig.

T Therapie
Im Vordergrund steht die Beseitigung der Ursache: z. B. wird bei bradykarden Herzrhythmusstörun-

gen ein Herzschrittmacher implantiert, psychogene Anfälle werden mit Psychotherapie behandelt. Bei einer symptomatischen medikamentösen Dauertherapie mit Sympathomimetika oder Sekale-Alkaloiden besteht die Gefahr, einen Hypertonus im Liegen zu induzieren.

10.2 Tetanie

Definition
Tetanie ist ein Syndrom neuromuskulärer Übererregbarkeit, das durch den typischen tetanischen Anfall gekennzeichnet ist. Der tetanische Anfall äußert sich in einer vorübergehenden Tonisierung distaler Extremitätenmuskeln (manifeste Tetanie). Treten tetanische Symptome (s.u.) nach einer Provokation auf, so spricht man von latenter Tetanie.

Ätiologie
Es werden zwei Tetanie-Gruppen unterschieden:
- **Hypokalzämische Tetanie.** Eine echte Hypokalzämie tritt im Rahmen verschiedener Erkrankungen auf:
  - Hypoparathyreoidismus
  - Pseudohypoparathyreoidismus
  - Mangel- bzw. Fehlernährung, relativer Mangel bei erhöhtem Bedarf (z. B. Schwangerschaft)
  - verminderte Kalziumresorption durch den Darm (z. B. bei Gastroenterititiden mit Diarrhö, bei Sprue oder Zöliakie)
  - Kalziummangel bei einer akuten Pankreatitis
  - Vitamin-D-Mangel.
- **Normokalzämische Tetanie.** Diese Form ist weitaus häufiger. Durch eine Alkalose wird Kalzium vermehrt an Proteine gebunden, dadurch sinkt der Serumspiegel des freien, ionisierten Kalziums. Mögliche Ursachen sind:
  - idiopathisch
  - Hyperventilation
  - „Säureverlust" nach häufigem oder längerem Erbrechen.

Pathogenese
Ein Mangel an freiem Ca^{2+} oder an Mg^{2+} führt zur erhöhten Permeabilität der Zellmembranen für Na^+ und K^+. Folge ist eine erhöhte Erregbarkeit von Nervenzellen. Tetanische Symptome werden zum Teil durch die gesteigerte Erregbarkeit motorischer, sensibler (z. B. Steigerung der Eigenreflexe durch Aktivierung von Muskelspindeln) oder vegetativer Nervenfasern sowie durch eine gesteigerte neuromuskuläre Erregbarkeit erklärt. Aber auch eine zentrale Bahnung spinaler Reflexe wird diskutiert.

K Klinik
Nach uncharakteristischen Vorboten wie einem allgemeinen Unbehagen stellen sich Mißempfindungen an den Händen und Füßen sowie um den Mund und auf der Zunge ein. Anschließend können sich schmerzhafte tonische Krämpfe der distalen Extremitätenmuskulatur und der mimischen Muskulatur entwickeln. Typisch sind die **Karpopedalspasmen**: Pfötchenstellung der Hände (Beugung im Hand- und Fingergrundgelenk, Finger gestreckt), Beugung im Ellenbogengelenk sowie Streckung im Knie- und Sprunggelenk. Die Krämpfe können sich von distal nach proximal ausbreiten. Im Gesicht stechen der Lidkrampf und der Spitzmund hervor. Ist die glatte Muskulatur mitbetroffen, so können sich Kardia-, Pylorus- und Darmspasmen, eine Blasentonisierung sowie ein lebensbedrohlicher Laryngospasmus entwickeln. Das Bewußtsein ist meist voll erhalten, nur selten leicht getrübt.

D Diagnostik
Ein typischer Anfall ist klinisch nicht zu verkennen, im Intervall ist nach den möglichen Zeichen der Tetanie zu suchen:
- **Provokation durch Hyperventilation.** Durch 3 bis 5 Minuten Hyperventilation wird ein tetanischer Anfall ausgelöst.
- **Chvostek-Zeichen.** Wird der Fazialisstamm bzw. seine Aufzweigung vor dem Kiefergelenk beklopft, so löst dieser mechanische Reiz Zuckungen eines großen Teils der mimischen Muskulatur aus. Schwache Zuckungen weisen lediglich auf einen vegetativ labilen Menschen hin.
- **Lust-Zeichen.** Wird der N. peroneus beklopft, hebt sich der laterale Fußrand leicht an.
- **Trousseau-Zeichen.** Die Stauung der Blutzufuhr am Oberarm führt zu Mißempfindungen und typischen Krämpfen der Hand.

Folgende Zusatzuntersuchungen werden durchgeführt:
- **EKG.** Die QT-Zeit ist verlängert.
- **Labor.** Im Serum werden Ca^{2+}, Mg^{2+}, Phosphat, Kalziumbindungskapazität und entsprechende Parameter zur Abklärung der Ursache (z. B. PTH) bestimmt.
- **EMG.** Spontan oder nach Provokation (Ischämie, Hyperventilation) treten gruppierte Mehrfachentladungen auf, die bei der hypokalzämischen Form nach einer Injektion von Kalzium nicht mehr nachzuweisen sind.

▽ Therapie
Im Vordergrund steht die Beseitigung der Auslösefaktoren:
- **Normokalzämische Tetanie.** War eine Hyperventilation die Ursache, läßt man den Patienten über einen Plastikbeutel rückatmen. Hatte Erbrechen die Tetanie ausgelöst, wird die Elektrolytstörung ausgeglichen.
- **Hypokalzämische Tetanie.** Akut wird Kalziumsalz i.m. oder langsam i.v. infundiert. Langfristig muß die Grunderkrankung behandelt werden (z. B. Gabe von Vitamin D).

10.3 Narkolepsie

Definition

Die Narkolepsie ist eine Hypersomnie (abnorm starkes Schlafbedürfnis), die durch eine erhöhte Schläfrigkeit am Tage mit imperativen Schlafanfällen, ein automatisches Verhalten, einen gestörten Nachtschlaf, Schlaflähmungen (dissoziiertes Erwachen), hypnagoge Halluzinationen und affektiven Tonusverlust (Kataplexie) gekennzeichnet ist.

Ätiologie und Pathogenese

Die Narkolepsie kann symptomatisch oder idiopathisch sein. Da bei Narkoleptikern v. a. der HLA-Typ DR2 im Vergleich zur Normalbevölkerung überdurchschnittlich häufig nachzuweisen ist, wird eine genetische Disposition vermutet. Symptomatisch kann die Narkolepsie im Rahmen von Hirnschädigungen des mesodienzephalen Übergangs auftreten (z. B. bei Enzephalitiden oder einer Encephalomyelitis disseminata). Zur Pathogenese gibt es noch keine schlüssigen Erklärungen.

K Klinik

Die idiopathische Narkolepsie beginnt meist in der Pubertät mit der Tagesschläfrigkeit. Der affektive Tonusverlust folgt in der Regel mit einer Latenz von mehreren Jahren. Normalerweise besteht die Erkrankung lebenslang, Spontanremissionen können jedoch vorkommen.

- **Tagesschläfrigkeit.** Überwiegend in entspannten Situationen wird der Patient von einem Schlafdrang überfallen, er muß sich setzen oder hinlegen und schläft ein. In der Regel wacht er nach etwa 10–20 Minuten erholt auf. Dies kann sich alle 2–3 Stunden wiederholen. Häufig tritt statt des Schlafanfalls auch nur eine Vigilanzminderung ein, für deren Dauer eine Amnesie besteht.
- **Automatisches Verhalten.** Einfache Tätigkeiten können während des Halbschlafes oder der Vigilanzminderung fortgeführt werden.
- **Gestörter Nachtschlaf.** Die normale Periodik der Schlafzyklen ist gestört: verfrühtes Einschlafen mit verfrühter erster REM-Phase, häufiger Wechsel der Schlafstadien und häufigeres Erwachen.
- **Schlaflähmung (Wachanfall oder dissoziiertes Erwachen).** Während dieses wenige Minuten dauernden, meist als quälend empfundenen Zustandes klaren Bewußtseins beim Einschlafen oder Aufwachen besteht Bewegungsunfähigkeit und Sprachlosigkeit. Der Zustand endet spontan, kann aber auch durch äußere Reize unterbrochen werden.
- **Hypnagoge Halluzinationen.** Diese bedrohlichen oder quälenden visuellen, taktilen, kinetischen oder akustischen Phänomene (Alpträume) kommen während der Schlaflähmung, des Einschlafens oder auch während des Non-REM-Schlafes vor.
- **Affektiver Tonusverlust (Kataplexie).** Durch eine überraschende emotionale Bewegung (z. B. Lachen, Erschrecktwerden) kann ein plötzlicher Tonusverlust ausgelöst werden. Er kann auf die Kopfmuskulatur beschränkt sein. Betrifft er jedoch die gesamte Körpermuskulatur, stürzt der Patient zu Boden. Bei vollem Bewußtsein kann der kataplektische Anfall Sekunden bis einige Minuten anhalten.

D Diagnostik

Die Patienten weisen während der **EEG-Aufzeichnung** einen polyzyklischen, unterbrochenen Schlafrhythmus auf, bei welchem die Schlafstadien D und E (d.h. mittlerer und tiefer Schlaf) selten und verkürzt vorkommen. Dieser Rhythmus hat Ähnlichkeit mit dem von Neugeborenen und Säuglingen.

Differentialdiagnose

Das **Schlafapnoe-Syndrom** ist eine wichtige Differentialdiagnose. In der Regel sind männliche Patienten betroffen, die durch sehr lautes Schnarchen, motorische Unruhe im Schlaf und schwere Erweckbarkeit auffallen. Typisch ist, daß die Atmung bis zu einer Minute unwillkürlich sistiert und anschließend nach einem Zusammenzucken wieder einsetzt. Während des Schlafes treten mehrfach Apnoe-Phasen auf, wodurch die Sauerstoffsättigung des Blutes vermindert ist. Tagsüber sind die Patienten müde und leiden unter einer pathologischen Einschlafneigung, Konzentrations- und Gedächtnisstörungen. Weiterhin können die Patienten Persönlichkeitsveränderungen entwickeln. Beim **obstruktiven Schlafapnoe-Syndrom** ist der Luftstrom in den oberen Atemwegen wiederholt beeinträchtigt, während beim selteneren **zentralen Schlafapnoe-Syndrom** die Atemmuskulatur vorübergehend ruht.

Das **Pickwick-Syndrom** ist durch Adipositas und Hypersomnie gekennzeichnet. Außerdem können sich eine Polyglobulie, eine pulmonale Hypertonie und eine Rechtsherzinsuffizienz entwickeln.

T Therapie

Eine Umstellung der Lebensgewohnheiten (z. B. gleichbleibender Tagesrhythmus, Meiden von Alkohol, Milchprodukten und Nikotin) wirkt sich auf die Narkolepsie günstig aus. Medikamentös können Psychostimulanzien wie L-Ephedrin (Suchtgefahr!), L-Dopa oder β-Blocker versucht werden.

10.4 Schwindelsyndrome

Peripher-vestibuläre Schwindelsyndrome sind der benigne paroxysmale Lagerungsschwindel, die

Neuritis vestibularis und der Morbus Menière. Eine nicht-vestibuläre Schwindelform ist der phobische Attackenschwindel. Diese häufigen Schwindelarten sind von den zentral-vestibulären Schwindelformen abzugrenzen. Zentral-vestibuläre Schwindelformen werden in erster Linie von Durchblutungsstörungen im vertebrobasilären Stromgebiet bzw. durch Hirnstamminfarkte, Entzündungen (Encephalomyelitis disseminata, Enzephalitis), infratentorielle Tumoren, zerebelläre Degenerationen oder Intoxikationen verursacht.

10.4.1 Benigner paroxysmaler Lagerungsschwindel

Epidemiologie
Der benigne paroxysmale Lagerungsschwindel ist die häufigste Labyrinthschwindelform. Er kommt bevorzugt im Alter von 50–70 Jahren vor.

Pathogenese
Spontan oder traumatisch bedingt löst sich degeneriertes Utrikulus-Otolithen-Material ab und lagert sich der Cupula, überwiegend des hinteren Bogenganges, an (Cupulolithiasis). Physiologischerweise haben Cupula und Endolymphe das gleiche spezifische Gewicht. Liegt der Cupula Otolithenmaterial mit einem höheren spezifischen Gewicht an, wird sie durch Drehbeschleunigung stärker ausgelenkt. Einige Phänomene dieses Lagerungsschwindels können besser erklärt werden, wenn man annimmt, daß der hintere Bogengang durch eine Art Otolithenpfropf verstopft wird und die Cupula durch Sog bzw. Druck ausgelenkt wird (Canalolithiasis).

K Klinik
Eine Reklination des Kopfes oder eine Seitlagerung des Kopfes zur Läsionsseite führt zu einem heftigen Drehschwindel und einem zum unten liegenden Ohr schlagenden, rotierenden Nystagmus von 10–60 Sekunden Dauer. Beim Aufrichten schlägt der Nystagmus in die Gegenrichtung und der Schwindel ist dann nicht mehr so stark. Bei mehrmaliger Wiederholung dieses Manövers kann sich die Symptomatik mildern bzw. erschöpfen. In der Regel bildet sich der paroxysmale Lagerungsschwindel im Verlauf von Wochen bis Monaten spontan zurück.

Differentialdiagnose
In erster Linie sind Formen des zentralen Lagerungsschwindels abzugrenzen. Hier liegen die Läsionen nahe dem Vestibulariskern im Bereich um den 4. Ventrikel. Der Schwindel ist oft gering, der Nystagmus hält lange an, schlägt in der Seitenlage meist zum oben liegenden Ohr und ist konstant reproduzierbar.

▼ Therapie
Eine medikamentöse Behandlung ist aufgrund der Pathogenese nicht möglich.
- **Lagerungstraining.** Der Patient sitzt mit geschlossenen Augen auf der Bettkante und legt sich im Abstand von 30 Sekunden abwechselnd auf die rechte und die linke Seite. Dabei soll sich das Otolithenmaterial ablösen und in anderen Labyrinthräumen verteilen, wo es die Gleichgewichtsfunktion nicht mehr beeinträchtigt.
- **Operation.** Bei einem therapieresistenten chronischen paroxysmalen Lagerungsschwindel kann eine Durchtrennung des hinteren ampullären Nerven erwogen werden.

10.4.2 Neuritis vestibularis

Epidemiologie
Die Neuritis vestibularis (akute periphere Vestibularisstörung) ist nach dem gutartigen paroxysmalen Lagerungsschwindel die zweithäufigste Ursache für Schwindel bei neurologisch erkrankten Patienten. Sie kommt bevorzugt im Alter zwischen 50 und 60 Jahren vor.

Ätiologie
Als Ursache der Neuritis vestibularis wird ein Virusbefall des N. vestibularis oder ein parainfektiöses immunologisches Geschehen angenommen.

K Klinik
Die Symptome setzen meist akut ein:
- starker, langanhaltender Drehschwindel mit Fallneigung zur gesunden Seite
- Übelkeit und Erbrechen
- rotierender Spontannystagmus zur gesunden Seite
- Untererregbarkeit des gleichseitigen horizontalen Bogenganges bei der thermischen Prüfung.

Die Symptomatik klingt in der Regel über ein bis zwei Wochen langsam ab, so daß nach drei Wochen meist keine Beschwerden mehr bestehen. Dieser Spontanverlauf erfolgt durch eine zentrale Kompensation des ausgefallenen Vestibularisinputs und/oder eine Heilung der peripheren Vestibularisläsion.

▼ Therapie
Bei starker Übelkeit und Erbrechen wird bis zum dritten Tag symptomatisch mit **Antivertiginosa** (z. B. 100 mg Dimenhydrinat) behandelt. Da sie die zentrale Kompensation hemmen, werden sie abgesetzt, sobald der Patient nicht mehr erbricht. Zur Förderung der zentralen Kompensation beginnt anschließend die **Übungsbehandlung.** Sie besteht zunächst aus einem Kompensationstraining (v. a. in Form von Augenbewegungen), dann aus einem physikalischen Training mit Krankengymnastik (z. B. Stand- und Gehübungen).

10.4.3 Phobischer Attacken-Schwankschwindel

Epidemiologie

Phobischer Schwindel ist die dritthäufigste neurologische Schwindelform.

Ätiologie und Pathogenese

Beim phobischen Attacken-Schwankschwindel äußert sich die Phobie in der Regel nicht durch direkte Angst, sondern durch einen spontan oder situativ (z. B. beim Überqueren einer Brücke, beim Treppensteigen, in Kaufhäusern oder in Konzerthallen) auftretenden Schwindel. Dadurch fühlt sich der Patient organisch krank. Häufig sind Menschen mit zwanghafter Charakterstruktur betroffen.

K Klinik

Die Erstmanifestation liegt überwiegend im mittleren Lebensalter, häufig in belastenden Lebenssituationen. Bei bestimmten Gelegenheiten oder spontan treten kurze Schwindelattacken mit Gleichgewichtsstörungen (z. B. subjektiv empfundene Stand- und Gangunsicherheit) auf. Manchmal besteht ständig eine latente Unsicherheit. Die begleitende Angst ist dem Patienten oft nicht bewußt und muß in der Anamnese erfragt bzw. erkannt werden. Der phasenhafte Verlauf erstreckt sich über Monate und Jahre. Bald können sich eine Konditionierung, eine Generalisierung sowie ein Vermeidungsverhalten einstellen.

T Therapie

Die Erkrankung wird mit Verhaltenstherapie und evtl. mit Antidepressiva (z. B. Imipramin) behandelt.

10.4.4 Morbus Menière

Epidemiologie

Der Morbus Menière ist die vierthäufigste neurologische Schwindelform und beginnt häufig zwischen dem 30. und 60. Lebensjahr.

Ätiologie und Pathogenese

Dem Morbus Menière liegt ein endolymphatischer Hydrops zugrunde, der wahrscheinlich durch eine verminderte Resorption der kaliumreichen Endolymphe im Ductus und vor allem im Saccus endolymphaticus hervorgerufen wird. Diskutiert werden auch eine fehlerhafte Produktion der Endolymphe oder ein Verschluß des Ductus endolymphaticus. Anfallsauslösend sollen septische Herde (im Bereich der Kieferhöhlen oder an den Zähnen), eine streßbedingte vegetative Dysfunktion, psychische Faktoren, metabolische Störungen oder immunpathologische Veränderungen sein.

K Klinik

Die charakteristischen Symptome können anfangs einzeln, dann in unterschiedlichen Kombinationen auftreten:
- **Drehschwindelanfälle.** Sie gehen mit Übelkeit und Erbrechen einher und sind immer von einem horizontalen Spontannystagmus begleitet. Die Anfälle setzen plötzlich ein, erreichen innerhalb von Minuten ihre maximale Intensität und dauern in der Regel eine halbe Stunde bis zwei Stunden, selten einen ganzen Tag. Zwischen den gehäuft auftretenden Anfällen können monatelange, teils auch jahrelange, anfallsfreie Intervalle liegen.
- **Innenohrschwerhörigkeit.** Sie tritt einseitig, anfallsartig auf und betrifft v. a. tiefe Frequenzen. Im Tonaudiogramm zeigt sich eine typische wannenförmige Hörschwellenkurve. Anfangs bessert sich die Schwerhörigkeit im Intervall, später nur noch unvollständig, so daß die Hörleistung ständig abnimmt und der Patient schließlich taub werden kann. Als Zeichen des Haarzellschadens ist das Recruitment (Lautheitsausgleich) positiv.
- **Tinnitus.** Er ist einseitig und während des Anfalls stärker als im Intervall. Zusätzlich wird in der Tiefe des Ohres ein **Druckgefühl** empfunden.

T Therapie
- **Akuttherapie.** Der Anfall wird mit Bettruhe und Antiemetika oder Sedativa behandelt. Anschließend werden durchblutungsfördernde Maßnahmen (z. B. HAES-Infusion), eine Natriumreduktion durch Diuretika (z. B. Hydrochlorothiazid) und eine evtl. notwendige Kreislaufstabilisation durchgeführt.
- **Dauertherapie.** Die Durchblutungsförderung und die Natriumreduktion können auch im Intervall durchgeführt werden. Prophylaktisch werden eine natriumarme und kaliumreiche Kost, die Reduktion von Genußmitteln (Rauchverbot) und die Vermeidung von Streß und psychischer Belastung empfohlen.

Ist die Krankheit konservativ nicht zu beeinflussen, können folgende Operationen in Frage kommen: Saccotomie, Ausschaltung des Vestibularorgans (Einbringen ototoxischer Medikamente, z. B. Gentamicin), Durchtrennung des N. vestibularis oder Zerstörung des häutigen Labyrinths.

10.5 Zusammenfassung

Synkopen sind anfallsartige, Sekunden bis Minuten anhaltende Zustände von Bewußtlosigkeit mit gleichzeitigem Tonusverlust. Ursache ist eine Minderdurchblutung des Gehirns. Am häufigsten sind kardiale Ursachen wie bradykarde oder tachykarde Rhythmusstörungen, Vitien (v. a. Aortenklappenstenose) oder Herzerkrankungen (z. B. obstruktive Kardiomyopathie). Seltener sind reflektorische Synkopen, pressorisch-reflektorische Synkopen oder Blutmangelsynkopen. Die Patienten werden für Sekunden (selten Minuten) bewußtlos, dabei stürzen sie oder sinken in sich zusammen. Die synkopenauslösenden Faktoren müssen beseitigt bzw. vermieden und die bekannten Ursachen behandelt werden.

Der **tetanische Anfall** ist Ausdruck einer neuromuskulären Übererregbarkeit, die auf einen relativen Kalziummangel (z. B. Absinken des freien Kalziums bei Hyperventilation) oder einen absoluten Kalziummangel (z. B. Hypokalzämie beim Hypoparathyreoidismus) zurückzuführen ist. Der Anfall kündigt sich durch Mißempfindungen an und manifestiert sich in tonischen Krämpfen. Typisch sind die Pfötchenstellung der Hände und die Streckung im Fuß- und Kniegelenk. Ist die glatte Muskulatur betroffen, so kann sich unter Umständen ein lebensbedrohlicher Laryngospasmus entwickeln. Im Intervall kann der Anfall durch Hyperventilation provoziert werden. Therapeutisch wird der Spiegel des freien Kalziums angehoben (z. B. durch Rückatmung über einen Plastikbeutel bei einer Hyperventilation, durch die Gabe von Kalziumsalzen bei der Hypokalzämie und durch die Behandlung der Grunderkrankung).

Die **Narkolepsie** ist eine Hypersomnie, die v. a. durch imperative Schlafanfälle, einen affektiven Tonusverlust (Kataplexie) und Schlaflähmungen charakterisiert ist. Ätiologie und Pathogenese sind weitgehend unklar. Die idiopathische Narkolepsie beginnt meist in der Pubertät und besteht in der Regel lebenslang. Therapeutisch steht die Umstellung auf einen regelmäßigen Lebensrhythmus im Vordergrund.

Die häufigsten **peripheren Schwindelsyndrome** sind der benigne paroxysmale Lagerungsschwindel, die Neuritis vestibularis, der phobische Attacken-Schwankschwindel und der Morbus Menière. Der **benigne paroxysmale Lagerungsschwindel** wird durch eine Cupulolithiasis bzw. Canalolithiasis hervorgerufen. Er tritt anfallsweise auf, wird durch Lageänderungen des Kopfes ausgelöst, dauert bis zu einer Minute und ist von einem rotierenden Nystagmus begleitet. Die Prognose ist gut, die Therapie besteht v. a. in Lagerungstraining. Die **Neuritis vestibularis** ist durch einen akut einsetzenden langanhaltenden Drehschwindel mit Fallneigung, Übelkeit, Erbrechen und Nystagmus charakterisiert. Die Symptomatik klingt in der Regel über Wochen langsam ab. Bis zum dritten Tag werden symptomatisch Antivertiginosa gegeben, anschließend wird die zentrale Kompensation des einseitigen Vestibularisausfalls durch Übungsbehandlungen gefördert. Der **phobische Attacken-Schwankschwindel** äußert sich oft situationsbedingt in kurzen Schwindelattacken mit Gleichgewichtsstörungen, die von einer oft unbewußten Angst begleitet sind. Die Erkrankung wird mit Verhaltenstherapie und evtl. mit Antidepressiva behandelt. Dem **Morbus Menière** liegt ein endolymphatischer Hydrops zugrunde. Die klassischen Menière-Anfälle bestehen aus einem Drehschwindel mit Spontannystagmus, einer einseitigen Innenohrschwerhörigkeit und einem einseitigem Tinnitus. Akut wird symptomatisch behandelt (Bettruhe, Antiemetika oder Sedativa). Anschließend und im Intervall werden v. a. durchblutungsfördernde Maßnahmen und eine Natriumreduktion durchgeführt. Bei Therapieresistenz kann eine Operation erwogen werden.

11
Schmerzsyndrome

11.1 Allgemeines zum Schmerz

11.1.1 Definitionen

Schmerz (s. a. Kap. 2.2) ist im weiteren Sinne eine unangenehme Wahrnehmung, die mit vegetativen und psychischen Begleiterscheinungen einhergehen kann. Er ist mit einer tatsächlichen oder potentiellen Gewebsschädigung assoziiert. Der **akute Schmerz** dauert in der Regel nicht länger als einen Monat. Schmerzen können die normale Heilungszeit überdauern, bestehen sie länger als ein halbes Jahr, werden sie als **chronische Schmerzen** bezeichnet. Einige wichtige Definitionen sind:
- **Allodynie** bezeichnet Schmerzen, die durch normalerweise nicht schmerzhafte Reize ausgelöst werden.
- **Anaesthesia dolorosa** heißen Schmerzen in einer gefühllosen Region.
- **Hyperästhesie** ist eine verstärkte Empfindlichkeit auf äußere (schmerzhafte oder nicht schmerzhafte) Reize (Herabsetzung der Schwelle bei Temperatur- und Berührungsreizen).
- **Hyperalgesie** ist eine verstärkte Schmerzempfindlichkeit auf schon normalerweise schmerzhafte Reize (Herabsetzung der Schmerzschwelle).
- **Hyperpathie** ist eine Überempfindlichkeit auf schwer zu unterscheidende, oft wiederholt einwirkende Reize, wobei die empfundenen Schmerzen ausstrahlen und lange anhalten (erhöhte Schmerzschwelle, nach deren Überschreiten jedoch eine übermäßige schmerzhafte Empfindung erfolgt).
- **Hypästhesie** ist eine verminderte Empfindlichkeit auf äußere (schmerzhafte oder nicht schmerzhafte) Reize.
- **Hypalgesie** ist eine verminderte Schmerzempfindlichkeit auf normalerweise schmerzhafte Reize.

11.1.2 Physiologie und Pathophysiologie des Schmerzes

Nozizeptoren sind freie, nicht korpuskuläre Nervenendigungen im Gewebe, die auf überschwellige gewebsschädigende oder potentiell gewebsschädigende Reize reagieren. Sie können in der Regel mechanisch (z. B. Nadelstich, Quetschung), thermisch (Kälte oder Hitze) und/oder chemisch (z. B. durch Prostaglandine oder Bradykinine) gereizt werden. Noxen, die das Gewebe bedrohen, können z. B. Bakterien (Infektionen), eine Mangeldurchblutung (Ischämie), eine mechanische Gewalteinwirkung, Hitze oder große Kälte sein.

In den Schmerzfasern wird entweder direkt oder über die Freisetzung von Mediatorstoffen (wie Prostaglandine, Bradykinine oder Serotonin) ein Aktionspotential ausgelöst. In einem pathophysiologisch veränderten Gewebe – z. B. während einer Entzündung – können Nozizeptoren sensibilisiert werden, d.h. ihre Reizschwellen werden – wahrscheinlich durch algetische Substanzen wie Prostaglandine, Leukotriene, Bradykinine, ein Absinken des pH-Wertes, Substanz P, Histamin, Serotonin u. a. – herabgesetzt. Ausgelöste Aktionspotentiale werden entweder über dünne markhaltige, schnelleitende Aδ-Fasern (der Gruppe III) oder über marklose, langsam leitende C-Fasern (der Gruppe IV) weitergeleitet. Im Rückenmark werden die nozizeptiven Afferenzen im Hinterhorn auf Neurone umgeschaltet (Transmitter der exzitatorischen Synapsen sind Glutamat, Substanz P, calcitonin gene related peptide (CGRP) sowie weitere Aminosäuren und Neuropeptide), die auf segmentaler Höhe kreuzen und im Tractus spinothalamicus zum Thalamus ziehen. Vom medialen Thalamus wird die nozizeptive Information v. a. zum frontalen Kortex, zum limbischen System, zum Hypothalamus und zur Hypophyse, vom lateralen Thalamus zum somatosensorischen Kortex weitergeleitet (Abb. 11-1 a).

Demgegenüber stehen verschiedene Mechanismen der **Schmerzhemmung**, die auf unterschiedlichen Ebenen wie z. B. dem Rückenmark oder dem Hirnstamm wirken. Zum einen kann die Hemmung auf segmentaler Ebene im Rückenmark durch endogene Opioide, GABA und Glycin als Transmitter erfolgen. Zum anderen gibt es aus dem Mittelhirn absteigende Bahnen, die auf spinaler Ebene hemmend wirken, wobei Opioide, Serotonin, Noradrenalin und Dopamin als inhibitorische Transmitter beteiligt sein sollen. Diese absteigenden Bahnen nehmen im Mittelhirn ihren Ursprung in umschriebenen Regionen des zentralen Höhlengraus (weiterhin sollen Bahnen vom Nucleus raphé magnus und der Formatio reticularis ausgehen), deren Aktivierung sowohl durch elektrische Reizung als auch durch Mikroinjektion von Morphin eine Analgesie hervorruft (Abb. 11-1 b). Die Mechanismen der Hemmung können

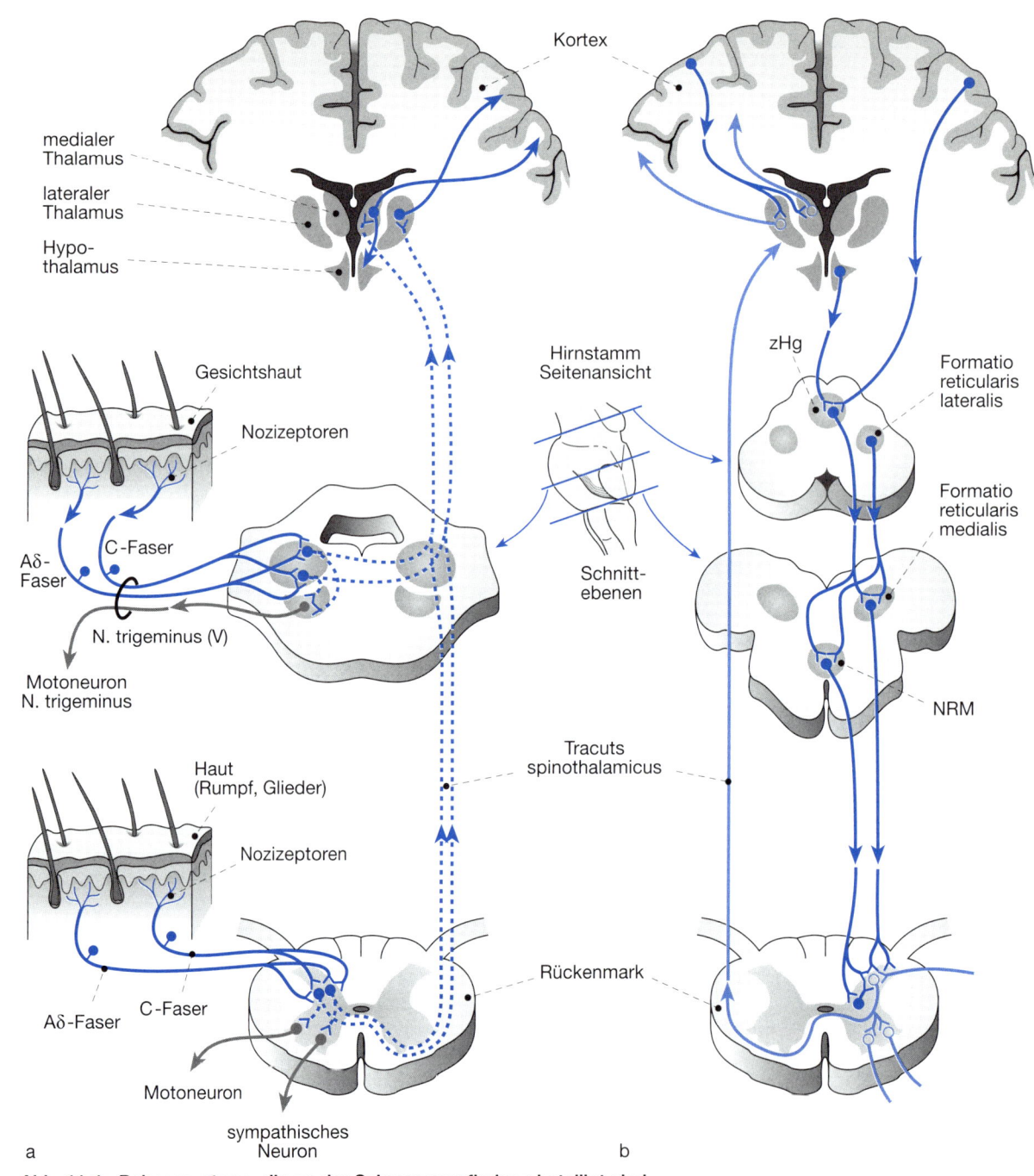

Abb. 11-1 Bahnensysteme, die an der Schmerzempfindung beteiligt sind.
a: Nozizeptive afferente Leitungsbahnen. Schmerzimpulse gelangen über Aδ-Fasern und C-Fasern aus der Peripherie (Haut, Gesichtshaut) ins Hinterhorn des Rückenmarkes bzw. zu den Hirnnervenkernen, werden dort umgeschaltet und im Tractus spinothalamicus zum Thalamus weitergeleitet. Vom lateralen Thalamus ziehen Bahnen zum somatosensorischen Kortex, vom medialen Thalamus zum frontalen Kortex, limbischen System, Hypothalamus und zur Hypophyse.
b: Absteigendes schmerzhemmendes System. Zum einen kann die Hemmung auf segmentaler Ebene im Rückenmark durch endogene Opioide, GABA und Glycin als inhibitorische Transmitter erfolgen. Zum anderen gibt es aus dem Mittelhirn absteigende Bahnen, die auf spinaler Ebene hemmend wirken. Diese absteigenden Bahnen nehmen im Mittelhirn ihren Ursprung in umschriebenen Regionen des zentralen Höhlengraues (zHg), der Formatio reticularis und vom Nucleus raphé magnus (NRM) (modifiziert nach Schmidt, Thews [28]).

z. B. durch afferente Impulse (wie elektrische Nervenstimulation), durch Morphin oder durch Streß aktiviert werden.
Stark vereinfacht kann man sagen, daß ein Ungleichgewicht aus afferenten Impulsen und hemmenden Einflüssen bei der Schmerzentstehung eine wesentliche Rolle spielt, wobei das Ungleichgewicht auf unterschiedlichen Ebenen entstehen kann. Therapeutische Maßnahmen versuchen dieses Ungleichgewicht zu beseitigen.

Allgemeines zum Schmerz

11.1.3 Diagnostische Möglichkeiten

Durch die **Anamnese** soll eine möglichst genaue örtliche (Wo sind die Schmerzen, strahlen sie aus?), zeitliche (Wann treten sie auf, wie lange sind sie ununterbrochen/unterbrochen vorhanden?), qualititive (Wie sind die Schmerzen?) und quantitative (Wie stark sind die Schmerzen?) Charakterisierung des Schmerzes erfolgen. Erkrankungen oder Verletzungen sowie psychische oder soziale Belastungen können den Schmerz hervorrufen bzw. beeinflussen. Eine gründliche **körperliche Untersuchung** muß alle Möglichkeiten einer Schmerzursache beleuchten (z. B. orthopädische Untersuchung des Bewegungsapparates). Es gibt keine Untersuchung, die Schmerzen objektiv erfassen kann. Hier behilft man sich mit einigen **indirekten Verfahren:**

- In der Klinik wird häufig eine **numerische Skala** verwendet. Der Patient soll die empfundene Schmerzintensität mit einer Zahl zwischen 0 und 10 angeben, wobei 0 keinen Schmerz und 10 einen maximal vorstellbaren Schmerz bedeuten.
- Mit Hilfe einer **verbalen Skala** kann man die Schmerzintensität und ihre affektive Komponente abschätzen. Der Patient gibt die Schmerzintensität in einer von 5 Stufen (kein, schwacher, starker, sehr starker und extremer Schmerz) an, ebenso die affektive Komponente (neutraler, irritierender, beunruhigender, quälender oder unerträglicher Schmerz).
- Zur Verlaufsdokumentation, aber auch zur Erfolgskontrolle von Therapiemaßnahmen kann man den Patienten ein **Schmerztagebuch** führen lassen. Darin werden Schmerzintensität, Allgemeinbeschwerden, Schmerzverhalten, affektive Beeinträchtigung und Medikamentenverbrauch festgehalten.
- Beim Versuch der objektiven Messung von Schmerz finden v. a. **somatosensibel evozierte Potentiale (SSEP)** Anwendung. Die Amplitude der späten Komponenten evozierter Potentiale ist sowohl von der Reizintensität als auch von der Stärke der subjektiven Empfindung abhängig. Schmerzreize können z. B. durch elektrische Reize oder durch Hitzeeinwirkung über einen gepulsten Laserstrahl gesetzt werden. Sowohl die Schmerzintensität als auch die Amplituden der schmerzevozierten Potentiale nehmen mit steigenden Morphinplasmaspiegeln ab.

11.1.4 Therapiemöglichkeiten

Medikamentöse Therapie
Viele Schmerzmittel unterliegen der Betäubungsmittelverschreibungsverordnung. Deren Grundsätze, Bestimmungen und Verschreibungshöchstmengen können in Lehrbüchern der Pharmakologie nachgeschlagen werden und müssen bei der Verschreibung der Schmerzmedikation beachtet werden.

- **Opioid-Analgetika.** Opioide aktivieren das körpereigene schmerzhemmende System im limbischen System, im periaquäduktalen Höhlengrau und auf Rückenmarksebene durch Bindung an Opioidrezeptoren, deren physiologische Liganden u. a. Enkephaline sind. Neben der analgetischen haben alle Opioide eine antitussive Wirkung. Die Morphin-artigen Analgetika unterscheiden sich nicht im Wirkspektrum, lediglich in der analgetischen Dosis. Wichtige Vertreter dieser Gruppe sind neben Morphin:
  - **Codein.** Das Abhängigkeitsrisiko ist relativ gering und die antitussive Wirkung gut (schon in Dosen, die noch nicht analgetisch wirken).
  - **Levomethadon.** Die Metabolisierung ist langsamer als bei Morphin, so daß das Entzugssyndrom protrahierter und mit nicht so ausgeprägter Symptomatik verläuft.
  - **Pethidin.** Es zeichnet sich durch eine kürzere Wirkungsdauer, eine geringer ausgeprägte Miosis und eine geringere spasmogene Wirkung auf die glatte Muskulatur des Darmes aus.
  - **Fentanyl.** Es hat eine sehr kurze Wirkungsdauer und reichert sich aufgrund seiner guten Lipidlöslichkeit schnell im ZNS an, verteilt sich aber ebenso schnell wieder in andere Gewebe, was zum Wirkungsabfall führt.

  Eine weitere Gruppe wird von Partial-Agonisten und -Antagonisten des Morphins gebildet. Sie besetzen unterschiedliche Opioid-Rezeptortypen mit unterschiedlicher Affinität. Wichtige Vertreter sind:
  - **Pentazocin.** Die analgetische Wirkung ist geringer als bei Morphin.
  - **Buprenorphin.** Seine analgetische Wirkung ist stark, jedoch weist Morphin eine größere maximal erreichbare Analgesie auf.
  - **Tramadol.** Die analgetische Wirkung ist geringer als bei Morphin und Buprenorphin, jedoch treten seltener und schwächer ausgeprägte Nebenwirkungen auf.

- **Antipyretisch wirkende Analgetika.** Ihr gemeinsamer Wirkmechanismus beruht auf einer Hemmung der Prostaglandinsynthese. Durch die Verminderung der Sensitivität von Nozizeptoren haben sie eine periphere analgetische Wirkung. Zusätzlich wird eine zentrale analgetische Wirkung angenommen. Wichtige Vertreter sind:
  - **Acetylsalicylsäure (ASS).** Dieses potente Schmerzmittel weist zusätzlich eine antipyretische und eine antiphlogistische Wirkung auf. In niedriger Dosierung bewirkt es eine Hemmung der Thrombozytenaggregation.
  - **Paracetamol.** Es hat neben der analgetischen lediglich eine antipyretische Wirkung.
  - **Pyrazol-Derivate (z.B. Metamizol).** Wegen der Gefahr einer Agranulozytose soll Metamizol

nur bei starken Schmerzen und hohem Fieber gegeben werden.
- **Propionsäure-Derivate (z.B. Ibuprofen).** Die Wirkungen von Ibuprofen entsprechen weitgehend denen von ASS. Eine bessere Verträglichkeit im Vergleich zu ASS ist noch nicht sicher nachgewiesen.
- **Adjuvante Schmerztherapeutika.** Diese Gruppe umfaßt Substanzen, die entweder selbst analgetisch wirken, die Wirkung von Opioiden verstärken oder schmerzlindernd wirken, obwohl sie keine allgemeine analgetische Wirkung aufweisen. Zu den wichtigen Vertretern zählen:
  - **Antidepressiva.** Trizyklische Antidepressiva sollen neben der antidepressiven auch eine davon unabhängige analgetische Wirkung bei neuropathischen Schmerzen haben. Bevorzugt kommen Imipramin, Clomipramin, Amitriptylin und Doxepin zum Einsatz.
  - **Neuroleptika.** Sie verstärken die Opioidwirkung. Wegen der möglichen Entwicklung von Spätdyskinesien ist bei ihrer Gabe als adjuvantes Schmerztherapeutikum Zurückhaltung geboten.
  - **Tranquilizer und zentrale Muskelrelaxanzien.** Tranquilizer wie Benzodiazepinderivate verringern schmerzerzeugende Muskelspasmen und die Angst vor Schmerzen. Zentrale Muskelrelaxanzien (z.B. Baclofen) verringern den erhöhten Muskeltonus, der durch Muskelverspannungen Schmerzen hervorruft.
  - **Glukokortikoide.** Durch ihre entzündungshemmende und abschwellende Wirkung können sie bei Arthritis, Tendovaginitis, Lumbalgie, Nerven- und Hinterwurzelkompression, Tumoren und erhöhtem Hirndruck schmerzlindernd wirken.
  - **Kalzitonin.** Es steht im Vordergrund der Behandlung von Schmerzen durch Knochenmetastasen.
  Somatostatin. Die intrathekale Gabe von Somatostatin kann bei therapieresistenten Tumorschmerzen erfolgreich sein.
  - **Clonidin.** Über α$_2$-Adrenozeptoren aktiviert es spinale und supraspinale schmerzhemmende Mechanismen. Gute Erfolge zeigen sich in Kombination mit Opioiden.
  - **Carbamazepin.** Zusammen mit anderen Antikonvulsiva wirkt es bei Nervenschmerzen mit einschießendem Charakter (z.B. Trigeminusneuralgie).

Die WHO hat zur Behandlung des Tumorschmerzes ein Stufenschema erarbeitet. Auch bei der Behandlung chronischer Schmerzen anderer Genese kann dieses Schema erfolgreich zum Einsatz kommen. Wenn eine Stufe keinen anhaltenden Therapieerfolg zeigt, wird zur nächsten Stufe übergegangen. Adjuvante Schmerztherapeutika können je nach Schmerzursache in jeder Stufe versucht werden.

1. Stufe: Nichtopioidanalgetika (z.B. ASS, Paracetamol)
2. Stufe: schwachwirkendes Opioid (z.B. Codein, Levomethadon, Tramadol oder Buprenorphin) in Kombination mit Nichtopioidanalgetika
3. Stufe: starkwirkendes Opioid (z.B. Morphin) in Kombination mit Nichtopioidanalgetika, Opioide können auch epidural oder intrathekal gegeben werden.

Lokalanästhetische Verfahren

Nerven- oder Sympathikusblockaden können sowohl diagnostische Informationen über die Beteiligung eines bestimmten Nerven oder des Sympathikus an Schmerzsyndromen als auch prognostische Information über den Erfolg einer operativen Neurolyse liefern. Sie können auch einen therapeutischen Effekt haben, indem sie Schmerz beseitigen, sympathische Aktivität ausschalten und den Circulus vitiosus unterbrechen (Schmerz und sympathische Aktivität verstärken sich gegenseitig). Alle Lokalanästhetika können allergische Reaktionen hervorrufen, im schlimmsten Fall einen anaphylaktischen Schock. Auf diese Möglichkeit sollte man immer vorbereitet sein (z.B. Adrenalin zur Hand haben). Mögliche Verfahren sind:

- **Triggerpunktinfiltration, Nervenblockade, Neurolyse und Kryoanalgesie.**
  - **Myofasziale Triggerpunkte** sind 0,5–1 cm große Areale über Muskeln, Faszien oder Sehnen, von denen spontan oder auf Druck starke und ausstrahlende Schmerzen ausgehen können. Die Entstehung ist noch unklar. Bevorzugt sind die Schulter-, Hals- und Kaumuskulatur betroffen. Eine Infiltration der Triggerpunkte mit einem Lokalanästhetikum kann zu einer vorübergehenden oder bleibenden Schmerzlinderung führen.
  - Zur **Nervenblockade** wird in der Regel ein Lokalanästhetikum in die direkte Umgebung des Nervs injiziert. Hierfür sind genaue anatomische Kenntnisse über den Verlauf peripherer Nerven notwendig. Das Auffinden motorischer Nerven wird durch einen Elektrostimulator erleichtert.
  - Die **Neurolyse** soll einen Nerven dauerhaft ausschalten. Sie kann an peripher-somatischen, sympathischen oder intraspinalen (in der Regel nur bei rein sensiblen) Nerven durchgeführt werden, nachdem eine reversible Nervenblockade mit einem Lokalanästhetikum erfolgreich war. Dazu wird hochprozentiger Alkohol oder Phenol in den Nerven injiziert. (Cave: Der Begriff Neurolyse wird jedoch auch für die operative Dekompression eines Nervenengpaßsyndroms, z.B. eines Karpaltunnelsyndroms, verwendet!)
  - Bei der **Kryoanalgesie** wird durch Kälteeinwirkung ein reversibler Blockadeeffekt hervorge-

rufen. Eine Kältesonde (–70 bis –120 °C) wird für mehrere Minuten an den Nerven (z. B. an einen Trigeminusast bei der Trigeminusneuralgie oder an einen Interkostalnerv beim Postthorakotomieschmerz) gehalten. In der Literatur werden unterschiedliche Erfolge angegeben.
- **Plexusblockade.** Ebenso wie einzelne Nerven kann auch der **Plexus brachialis** mit Lokalanästhetika blockiert werden. Zur Punktion gibt es spezielle stumpfe Plexuskanülen. Der Zugang erfolgt interskalenär (zwischen den Mm. scalenus anterior und medius), supraklavikulär oder axillär nach Anlage einer lokalanästhetischen Hautquaddel. Komplikationen können eine Gefäßpunktion oder durch Hämatome bedingte Nervendruckläsionen, sowie ein Horner-Syndrom, eine Rekurrensparese, eine Phrenikusparese (nur bei interskalenärem und supraklavikulärem Zugang), ein Pneumothorax (nur bei supraklavikulärem Zugang) oder eine hohe Spinalanästhesie (nur bei interskalenärem Zugang) sein.
- **Sympathikusblockade.** Sie erfolgt in der Regel durch Injektion eines Lokalanästhetikums (z. B. Bupivacain). Zur Blockade des Ganglion cervicale superius sind Lokalanästhetika aber kontraindiziert.
  - Bei der **Ganglion-stellatum-Blockade** erfolgt die Punktion in der Regel von vorne am Hals in Höhe des Ringknorpels. Als Komplikationen kommen Fehlinjektionen in Gefäße, in den Spinal- oder Epiduralraum, toxische Reaktionen sowie ein Pneumothorax oder die Punktion der Trachea bzw. des Ösophagus vor.
  - Die Punktion des **lumbalen Grenzstranges** sollte nach einer Probeinjektion mit wasserlöslichem Kontrastmittel unter Röntgenkontrolle erfolgen. Sie wird in Höhe L1–L3 von dorsal und lateral in schräger Stichrichtung nach medial am Wirbelkörper vorbei durchgeführt. Als Komplikation kann eine Spinalwurzelblockade auftreten. Die Aorta oder die Vena cava kann punktiert werden, ebenso die Niere. Ein Pneumothorax kommt selten vor. Versehentlich kann eine Spinal- oder Epiduralanästhesie hervorgerufen werden.
  - Der **Plexus coeliacus** liegt auf Höhe des 12. Brust- und des 1. Lendenwirbelkörpers vor der Aorta. Bei der Punktion von dorsal wird die Lage durch Kontrastmittelinjektion bei Durchleuchtung kontrolliert, bei der Punktion von ventral mittels Ultraschall. Komplikationen sind Punktionen großer Gefäße und beim dorsalen Zugang zusätzlich ein Pneumo- oder Chylothorax. Sehr selten wurde eine Querschnittslähmung beschrieben. Beim ventralen Zugang besteht zusätzlich die Gefahr, daß sich eine Peritonitis entwickelt.
  - Bei der **intravenösen sympathikolytischen Regionalanästhesie** wird ein Antisympathotonikum, meist Guanethidin, in eine blutleere Extremität gespritzt. Die Blutsperre muß etwa 20 Minuten belassen werden, damit sich das Sympathikolytikum im Gewebe verteilen kann. Spezielle Komplikationen sind nicht beschrieben. Die Behandlung muß meist 5–6mal wiederholt werden, anschließend kann eine monatelange Beschwerdefreiheit bestehen.
- **Regionalanästhesie.** Dabei werden Nerven einer ganzen Körperregion blockiert. Man unterscheidet die Spinal- und die Epiduralanästhesie.
  - Bei der **Spinalanästhesie** wird der Spinalkanal ähnlich wie bei der Entnahme von Liquor punktiert, das Lokalanästhetikum intrathekal appliziert, wobei die Spinalwurzeln schnell und komplett blockiert werden. Bei Oberkörper- und Kopftieflage besteht die Gefahr einer Atemdepression.
  - Der Epiduralraum kann im gesamten Verlauf des Spinalkanals punktiert werden **(Epiduralanästhesie).** Das Lokalanästhetikum muß nach der Injektion durch die Dura zu den Spinalwurzeln diffundieren, die Wirkung setzt also verzögert ein und die Dosis muß höher als bei der Spinalanästhesie gewählt werden.

Physikalische Verfahren und Naturheilverfahren
- **Traditionelle Verfahren.** In der Schmerztherapie werden bis heute blutentziehende und schweißtreibende Maßnahmen sowie die Derivation (Hautausleitung durch blasen- und pustelerzeugende Substanzen) angewandt. Mögliche Anwendungen sind der **Aderlaß** bei Kopfschmerzen eines Hypertonikers, **Schröpfverfahren** bei Myogelosen, Muskelhartspann oder Myotendinosen sowie Ansetzen von **Blutegeln** bei akuten Schmerzen durch abszedierende Prozesse, chronischen Schmerzen eines postthrombotischen Syndroms oder bei Arthrosen. Eine Steigerung der Hautdurchblutung und der Schweißabsonderung durch Erwärmung mittels Tiefenwärmegerät **(diaphoretische Therapie)** kann Schmerzen im Rahmen rheumatischer Erkrankungen oder Muskelverspannungen lindern. Hautreizungen können zur Hautrötung, Blasen- oder Pustelbildung führen. Diese als **Derivation** bezeichneten Methoden werden bei Lumbalgien, Postdiskektomie-Syndrom, Periarthritis humeroscapularis, Arthrosen und Spondylosen therapeutisch versucht.
- **Akupunktur.** Nach heutiger Vorstellung werden durch die Akupunktur körpereigene Mechanismen der Schmerzhemmung auf fast allen Ebenen aktiviert. Die Hauptanwendungen der Akupunktur im Bereich der Schmerztherapie sind Migräne, Kopf- und Rückenschmerzen sowie andere schmerzhafte Erkrankungen des Bewe-

gungsapparates. Bei Schmerzzuständen werden normalerweise 5–20 Sitzungen durchgeführt. In einer Sitzung werden 15–20 Akupunkturnadeln aus Stahl mit einem Durchmesser von 0,25–0,3 mm und einer Länge von 15–50 mm an speziellen Hautpunkten gesetzt. Diese bleiben 15–30 Minuten im Körper und werden mehrfach manuell stimuliert, d. h. gedreht, gehoben oder gesenkt. Zusätzlich kann die Wirkung noch durch eine Elektrostimulation über die Nadeln verstärkt werden.

- **Transkutane Nervenstimulation (TENS).** Eine gepulste elektrische Stimulation im Bereich der schmerzhaften Hautareale oder über dem Verlauf der Nerven, die diese Hautareale versorgen, soll spinale Mechanismen der Schmerzhemmung aktivieren. Es wird zwischen einer niedrigfrequenten, akupunkturähnlichen und einer hochfrequenten Stimulation unterschieden. Wichtige Indikationen sind u. a. Schmerzen nach einer peripheren Nervenschädigung, Neuralgien, Kausalgien, der Phantomschmerz, Tumorschmerzen sowie Schmerzen bei Kniegelenksaffektionen.
- **Physiotherapie.** Krankengymnastik kann v. a. bei Schmerzen im Bereich des Bewegungsapparates sehr hilfreich sein und ist insbesondere bei längerer Behandlungsdauer passiven Verfahren wie der Massage vorzuziehen.

Psychologische Verfahren
Psychologische Verfahren können grundsätzlich bei allen chronischen Schmerzsyndromen Anwendung finden. Es stehen verschiedene Methoden zur Verfügung:
- **Verhaltenstherapeutische Methoden.** Hierbei soll der Patient Fertigkeiten zur Schmerzbewältigung erlernen und trainieren. Diese Methode spricht v. a. Patienten mit chronischen Schmerzen an, die die Schmerzen übermäßig interpretieren, hilf- und hoffnungslos werden, ja sogar in Angst und Depression verfallen können.
- **Psychophysiologische Verfahren.** Entspannungstechniken wie die progressive Muskelrelaxation oder das autogene Training können v. a. bei Schmerzsyndromen, die mit Verspannungen der Muskulatur einhergehen, erfolgreich sein. Beim Biofeedback werden Parameter wie die Muskelspannung z. B. durch eine elektromyographische Ableitung sichtbar bzw. hörbar gemacht. Mit Hilfe der Rückkoppelung soll der Patient lernen, diese Parameter zu beeinflussen.

11.2 Kopf- und Gesichtsschmerzen

Im Gehirn selbst gibt es keine Schmerzrezeptoren, es ist also nicht schmerzempfindlich. Schmerzrezeptoren kommen in allen extrakraniellen Weichteilen und intrakraniell in Teilen der basalen Pia und der Dura, in den venösen Sinus, in den Arterien der Dura, in den basalen Hirnarterien und in den Nerven mit sensiblen Afferenzen vor. Zunächst sollen aus neurologischer Sicht häufige und wichtige Kopf- (Migräne, Cluster-, Spannungs- und Analgetika-Kopfschmerz) und Gesichtsschmerzen (Trigeminusneuralgie, Costen-Syndrom und atypischer Gesichtsschmerz) vorgestellt werden. Die Diagnose muß klinisch gestellt werden, da es keine sicheren Zusatzuntersuchungen zur Diagnosesicherung gibt. Zusatzuntersuchungen dienen häufig nur zum Ausschluß einer organischen Ursache der Kopfschmerzen (z. B. eines Hirntumors). Abschließend wird ein kurzer Überblick über das weite Feld der Differentialdiagnosen des Kopf- und Gesichtsschmerzes gegeben.

11.2.1 Migräne

Epidemiologie
Frauen leiden häufiger unter Migräne als Männer. Die Krankheit beginnt überwiegend in der Pubertät.

Pathogenese
Nach heutigen Vorstellungen kommt es während einer hypoxisch bedingten Vasokonstriktion der A. carotis externa und der A. carotis interna zunächst zu neuronalen Reizerscheinungen (z. B. Flimmerskotom), später zu Ausfallssymptomen (z. B. Skotom). Die Kopfschmerzen treten anschließend während einer Vasodilatation im Gefäßgebiet der A. carotis externa auf. Serotonin soll dabei ein bedeutender pathophysiologischer Faktor sein. Manchmal können tagelange, kontinuierliche Kopfschmerzen folgen. Während dieser Zeit sind die Gefäßwände ödematös geschwollen und vasoparalytisch und die Durchblutungsgeschwindigkeit ist verlangsamt.

K Klinik
Häufig, aber nicht immer, ist der Kopfschmerz halbseitig lokalisiert, wobei die Seite auch während eines Anfalls wechseln kann. Der Schmerz hat einen pulsierenden Charakter. Übelkeit bis hin zum Erbrechen treten hinzu. Es besteht eine Überempfindlichkeit gegenüber äußeren Reizen, v. a. Geräuschen, aber auch Licht. Häufig beginnen die Attacken morgens. Manche Patienten können Auslösefaktoren wie Periodenblutung, bestimmte Nahrungsmittel (z. B. Alkohol, Schokolade, Käse), Schlafmangel oder Wetterwechsel (Föhn) angeben. Je nach Symptomatik können verschiedene Migräneformen unterschieden werden:
- **Migräne ohne Aura (einfache Migräne, common migraine).** Wiederholte typische Kopfschmerzattacken können 4–72 Stunden dauern.
- **Migräne mit Aura (klassische Migräne).** Die Kopfschmerzen kündigen sich durch neurologische Reiz- oder Ausfallserscheinungen wie

Kopf- und Gesichtsschmerzen

Gesichtsfeldausfälle (z. B. Skotom), halbseitige Sensibilitätsstörungen, Lähmungen und Sprachstörungen an. Die neurologische Symptomatik entwickelt sich in 5–20 Minuten und dauert nicht länger als eine Stunde an. Gelegentlich folgen auf die neurologischen Symptome keine Kopfschmerzen, dann spricht man von einem sog. Migräneäquivalent (temporäre monokuläre Skotome oder eine monokuläre Erblindung werden z. B. als **retinale Migräne** bezeichnet). Bei einer nur visuellen Aura spricht man von einer **ophthalmischen Migräne**.

Sonderformen der Migräne sind:
- **Fokale Migräne (migraine accompagnée, complicated migraine).** Die neurologische Symptomatik überdauert die Kopfschmerzen. Selten kann sich ein ischämischer Insult mit bleibender neurologischer Symptomatik, der im CCT nachweisbar ist, entwickeln.
- **Basilarismigräne.** Zusätzliche Hirnstammsymptome (Schwindel, Tinnitus, Hörstörung, Doppelbilder, Ataxie) oder eine Paraparese der Beine und schließlich schwere okzipitale Kopfschmerzen sowie eine Bewußtseinsverlust treten dabei auf.
- **Ophthalmoplegische Migräne.** Nach dieser seltenen Form mit einer unvollständigen Lähmung der Nn. abducens und oculomotorius kann eine dauerhafte Augenmuskellähmung bestehen bleiben.

▼ **Therapie**
- **Akuttherapie.** Der Anfall wird mit Antiemetika (z. B. Domperidon, Metoclopramid), peripheren Analgetika (z. B. Paracetamol, Acetylsalicylsäure), Ergotamintartrat (es hilft in der Regel nur bei einer rechtzeitigen Einnahme, wenn die Aura bemerkt wird) und bei Therapieresistenz auch mit Sumatriptan (ein spezifischer Serotonin-Agonist) behandelt.

Cave:
Sowohl Ergotamintartrat als auch Sumatriptan sind bei koronarer Herzkrankheit oder Hypertonus kontraindiziert. Ergotamintartrat darf wegen der Gefahr eines Ergotismus nicht als Dauertherapie und Sumatriptan nicht in Kombination mit Ergotaminpräparaten verabreicht werden!

- **Dauertherapie.** β-Blocker (z. B. Propanolol), Kalziumantagonisten (z. B. Flunarizin) oder evtl. Serotoninantagonisten werden im Intervall über 2–3 Monate als Prophylaxe verordnet.

11.2.2 Cluster-Kopfschmerz (Bing-Horton-Syndrom)

Epidemiologie
Der Cluster-Kopfschmerz kommt wesentlich seltener vor als die Migräne. Der Erkrankungsgipfel liegt um das 35. Lebensjahr. Überwiegend erkranken Männer.

Pathogenese
Gesichert scheint lediglich, daß es während des Anfalls zu einer Vasodilatation im Gefäßgebiet der A. carotis externa kommt. Weiterhin scheint Histamin eine Rolle bei der Entstehung des Cluster-Kopfschmerzes zu spielen.

K **Klinik**
Die äußerst heftigen Kopfschmerzattacken setzen plötzlich ein, dauern 15 Minuten bis 3 Stunden, sind während eines Anfalls streng einseitig und von unerträglich stechendem Charakter. Sie sind von vegetativen Symptomen wie Miosis, Tränenfluß, konjunktivaler Injektion, Lidschwellung, Rötung des Gesichtes und Nasensekretion begleitet. Weiterhin können Übelkeit, Erbrechen oder Lärm- und Lichtempfindlichkeit vorkommen. Oft treten die Attacken immer zur gleichen Zeit, häufig kurz nach dem Zubettgehen, auf. Sie können durch Alkohol oder Nitroglycerin ausgelöst werden.

Zwei unterschiedliche Verlaufsformen können sich herauskristallisieren: Meist häufen sich die Schmerzattacken mit unterschiedlicher täglicher Frequenz in Zeitabschnitten von Wochen und Monaten, worauf längere beschwerdefreie Perioden folgen. Selten werden die Schmerzen chronisch, d.h. es kommt zu keinen spontanen Remissionsphasen oder nur zu kurzen beschwerdefreien Intervallen. Das Auftreten neurologischer Ausfälle ist nicht beschrieben.

Differentialdiagnose
Die **chronische paroxysmale Hemikranie** ähnelt sehr dem Cluster-Kopfschmerz und weist folgende besondere Merkmale auf:
- Es treten täglich mindestens 8 Kopfschmerzattacken auf.
- Die Attacken dauern etwa 5–30 Minuten.
- Überwiegend sind Frauen betroffen.
- Die Kopfschmerzen sprechen auf Indometacin an. Innerhalb von 1–2 Tagen ist mit einem Wirkungseintritt zu rechnen.

▼ **Therapie**
- **Akuttherapie.** Bei der Behandlung der Anfälle steht die Sauerstoffinhalation an erster, die Gabe von Ergotaminen oder Sumatriptan an zweiter Stelle.
- **Dauertherapie.** Zur Anfallsprophylaxe sollen Triggerfaktoren vermieden werden, medikamentös werden Kalziumantagonisten (z. B. Verapamil), Lithium oder Steroide (z. B. Prednison) empfohlen.

11.2.3 Spannungskopfschmerz

Epidemiologie

Der Spannungskopfschmerz (tension headache, früher vasomotorischer Kopfschmerz) ist sehr weit verbreitet und beginnt bevorzugt im jüngeren Erwachsenenalter (15.–30. Lebensjahr).

Pathogenese

Als Ursache werden Verspannungen der Hinterkopf- und Nackenmuskulatur angeschuldigt. Grundlage der Muskelverspannungen sollen emotionale Konflikte, private oder berufliche Belastungen, depressive Stimmungslagen oder längeranhaltende Kopffehlhaltungen sein. Oft besteht gleichzeitig eine Migräne, die die Verspannungen hervorrufen kann.

K Klinik

Der Schmerz hat einen dumpf-drückenden Charakter und ist in der Regel beidseits. Er setzt langsam ein, ist von mittelschwerer Intensität und tritt gelegentlich für 1–2 Tage auf. Normalerweise wird der Nachtschlaf nicht gestört. Beim chronischen Spannungskopfschmerz ist die Zeitspanne mit Kopfschmerzen mindestens genauso lang wie die beschwerdefreie Zeit.

T Therapie

Beim akuten Kopfschmerz wird Acetylsalicylsäure oder Paracetamol gegeben. Belastungen sollen gemieden werden. Autogenes Training, Krankengymnastik oder physikalische Therapie können erfolgreich sein. Als medikamentöse Dauertherapie kann Amitriptylin versucht werden. Eine Dauertherapie mit Benzodiazepinen ist wegen der Gefahr einer Toleranz- und Abhängigkeitsentwicklung nicht indiziert!

11.2.4 Analgetika-induzierter Kopfschmerz

Epidemiologie

Der Erkrankungsgipfel Analgetika-induzierter Kopfschmerzen liegt um das 40. Lebensjahr, Frauen sind häufiger betroffen. (Diese Tatsache erklärt sich aus einem langjährigen Medikamentenmißbrauch bei Kopfschmerzen, die in einem früheren Alter entstanden sind, und einem Überwiegen der Frauen als Betroffene bei diesem „ursprünglichen" Kopfschmerz.)

Ätiologie und Pathogenese

Die Entstehung des Analgetika-induzierten Kopfschmerzes ist noch unbekannt. Die ursprünglich zugrundeliegenden Kopfschmerzen sind in erster Linie Migräne, seltener Spannungskopfschmerzen oder Kopfschmerzen nach einem Schädel-Hirn-Trauma, manchmal auch nach einem HWS-Schleudertrauma. Fast immer werden Mischpräparate bzw. verschiedene Medikamente gleichzeitig genommen. Häufige Substanzen sind: Ergotamine, Paracetamol (und Phenacetin), Acetylsalicylsäure, Koffein, Barbiturate, Kodein, Pyrazolonderivate, Spasmolytika und Antihistaminika. Nach einem langjährigen und steigenden Medikamentenmißbrauch (das Vollbild entwickelt sich normalerweise in 2–10 Jahren) kommt es zu einem Dauerkopfschmerz, der vom ursprünglichen Kopfschmerz unabhängig ist. Es scheint auch eine gewisse Prädisposition zum Analgetika-induzierten Kopfschmerz – evtl. gekoppelt an eine allgemeine Kopfschmerzdisposition – zu bestehen, da bei Patienten, die aus anderen Gründen (z. B. rheumatoide Arthritis) dieselben Medikamente in ähnlicher Dosierung nehmen, keine Häufung von Dauerkopfschmerzen festzustellen ist.

K Klinik

Nach entsprechend langem Medikamentenmißbrauch stellt sich ein sehr häufiger (meist täglicher), diffuser, drückender Dauerkopfschmerz gleichbleibender Intensität ein. Zusätzlich finden sich verschiedene Organschäden wie Niereninsuffizienz, Anämie, Gastritis, peptische Ulzera, Leberschäden, kardiovaskuläre Erkrankungen, Ergotismus oder Blasenkarzinome.

T Therapie

Unter stationären Bedingungen erfolgt der Entzug der Medikamente und die Patienten werden aufgeklärt, daß die Kopfschmerzen durch die Schmerzmittel verursacht wurden. Analgetika können plötzlich abgesetzt werden, Psychopharmaka wie Benzodiazepine müssen ausgeschlichen werden.

11.2.5 Trigeminusneuralgie

Epidemiologie

Die Trigeminusneuralgie (Tic douloureux) beginnt im höheren Lebensalter, durchschnittlich um das 50. Lebensjahr. Frauen sind häufiger betroffen als Männer.

Ätiologie

Überwiegend kommt die **idiopathische** Form vor. Eine **symptomatische Trigeminusneuralgie** kann durch folgende Erkrankungen bzw. Prozesse, die den Hirnstamm oder die Basis der hinteren Schädelgrube betreffen, verursacht sein:

- Encephalomyelitis disseminata (am häufigsten)
- Tumoren wie eine basale Meningeosis carcinomatosa oder Neoplasmen an der Schädelbasis (häufig Akustikusneurinom am Kleinhirnbrückenwinkel!)
- Aneurysmen
- periphere Nervenläsionen wie ein traumatisches Neurom oder entzündliche Prozesse wie Entzündungen der Nasennebenhöhlen, des Mittelohres oder eines Zahns.

Der Befall des 1. Trigeminusastes, der gleichzeitige

Kopf- und Gesichtsschmerzen 141

Befall aller drei Äste (Prozesse an der Schädelbasis) oder eine doppelseitige Trigeminusneuralgie sprechen fast immer für eine symptomatische Trigeminusneuralgie.

Pathogenese
Bei der idiopathischen Form wird möglicherweise die hintere Trigeminuswurzel an der hinteren Wurzeleintrittszone komprimiert, am häufigsten durch elongierte, arteriosklerotisch veränderte Gefäßäste der A. cerebelli superior. Die mechanische Irritation des Nervs könnte nach kleinsten Läsionen zu abnormen Nebenschlüssen (Ephapsen) im peripheren Nerv führen, die dann die Schmerzattacken auslösen.

K Klinik
Die Schmerzen schießen blitzartig ein, meist in das Versorgungsgebiet eines Trigeminusastes, sind äußerst heftig und von brennendem Charakter. Die Schmerzattacken dauern Sekunden bis Minuten und treten einzeln oder in Serien auf (bis zu 100/Tag). Sie können durch bestimmte Auslöser wie Kauen, Sprechen, mimische Bewegungen, Berührungen oder auch nur einen Luftzug getriggert werden. Im Anschluß an eine Attacke kann für Sekunden bis Minuten kein Schmerzanfall mehr ausgelöst werden.

T Therapie
- **Medikamentöse Therapie.** Mittel der Wahl sind in absteigender Reihenfolge Carbamazepin, Phenytoin und Baclofen.
- **Operation.** Bei älteren Patienten wird die wenig belastende und relativ risikoarme Thermokoagulation des Ganglion Gasseri nach Sweet durchgeführt (jedoch kann postoperativ eine Anaesthesia dolorosa auftreten). Jüngere Patienten werden mit der mikrovaskulären Dekompression nach Janetta/Gardner behandelt: Dabei kann das Einbringen eines Muskelstückchens oder Kunststoffschwämmchens die ständige mechanische Irritation der Trigeminuswurzel beseitigen.

11.2.6 Costen-Syndrom

Pathogenese
Beim Costen-Syndrom rufen wahrscheinlich Bißanomalien und Dysfunktionen im Bereich des Kiefergelenks durch funktionelle Muskelspasmen Gesichtsschmerzen hervor. Zusätzlich soll ein psychischer Faktor eine wichtige Rolle bei der Schmerzentstehung spielen.

K Klinik
Langanhaltende, dumpfe Gesichtsschmerzen mit einem Maximum in der Präaurikulargegend können ins Ohr, in die Orbita und in die Stirn ausstrahlen. Kauen oder Zähneknirschen (Bruxismus) können die Schmerzen auslösen oder verstärken. Das Kiefergelenk ist druckdolent, es weist eine Fehlstellung auf und die Kaumuskulatur zeigt einen Muskelhartspann.

T Therapie
Physikalische Maßnahmen des Kieferorthopäden stehen im Vordergrund, evtl. können trizyklische Antidepressiva oder Tranquilizer (Cave: Abhängigkeit!) zur Anwendung kommen.

11.2.7 Atypischer Gesichtsschmerz

Epidemiologie
Überwiegend Frauen jüngeren bis mittleren Lebensalters sind vom atypischen Gesichtsschmerz betroffen.

Pathogenese
Die Entstehung des atypischen Gesichtsschmerzes ist noch unbekannt. Es könnte sich um eine primär psychosomatische Erkrankung im Sinne eines Konversionssyndroms handeln. Andererseits vermutet man eine vaskuläre Genese. Alternativ bzw. ergänzend steht die Hypothese im Raum, daß der atypische Gesichtsschmerz eine spezielle Form der sympathischen Reflexdystrophie sei.

K Klinik
Der Schmerz ist von mittelgradiger Intensität, schwer lokalisierbar und keinem Nervenversorgungsgebiet zugeordnet. Das Zentrum des Schmerzes liegt gewöhnlich über der Wange, dem Oberkiefer und den Zähnen und er kann zum Ohr, Rachen, Hals, in den Schultergürtel oder den Arm ausstrahlen. Der Schmerzcharakter ist dumpf drückend. In der Regel fehlen typische Auslösefaktoren oder vegetative Begleiterscheinungen.

D Diagnostik
Die Diagnose kann erst nach dem Ausschluß anderer Arten von Kopfschmerzen und einer organischen Ursache gestellt werden (s.u.).

T Therapie
Bei **Dauerschmerzen** werden trizyklische Antidepressiva (Amitriptylin oder Clomipramin) gegeben. Beim **episodisch auftretenden Schmerz** wird mit Carbamazepin oder Baclofen behandelt.

11.2.8 Differentialdiagnose des Kopf- und Gesichtsschmerzes

Kopfschmerzen sind ein überaus häufiges Phänomen und können verschiedenste organische Ursachen haben:
- **Postpunktioneller Kopfschmerz.** Der dumpf pochende Kopfschmerz tritt nach einer Liquorpunktion auf und wird diffus, überwiegend okzipital empfunden. Er verstärkt sich beim Auf-

stehen und ist von Tinnitus, Schwindel, Hörminderung und Übelkeit begleitet.
- **Glossopharyngeusneuralgie und Okzipitalisneuralgie.** Wie bei der Trigeminusneuralgie kommt es zu typischen, einschießenden, heftigsten Schmerzattacken im Versorgungsgebiet des N. glossopharyngeus oder des N. occipitalis major.

An folgende Grunderkrankung muß bei Kopfschmerzen immer gedacht werden:
- **Arteriitis temporalis (Morbus Horton, Riesenzellarteriitis).** Ein Mischbild mit der Polymyalgia rheumatica ist möglich. Der dumpf stechende Schmerz ist temporal bis frontal lokalisiert. Er wird durch Kauen verstärkt und ist in der Regel von Fieber und Gelenkschmerzen begleitet. Die Temporalarterie ist druckdolent und tastbar verhärtet. BSG und CRP sind erhöht, eine Leukozytose ist nachweisbar.
- **Zerebrovaskuläre Ursachen.** Eine Subarachnoidalblutung, ein ischämischer Insult, eine Karotisdissektion, eine intrazerebrale Blutung oder eine Sinusvenenthrombose können Kopfschmerzen verursachen.
- **Entzündliche Erkrankungen.** Entzündungen der Nasennebenhöhlen (v. a. Sinusitis frontalis) oder eine Meningitis sind mögliche Ursachen der Schmerzen.
- **Erkrankungen mit erhöhtem Hirndruck** sind z. B. zerebrale Tumoren oder andere Raumforderungen, ein Hydrozephalus, ein Pseudotumor cerebri, (Hirndrucksyndrom bei Sinusvenenthrombose, Meningitis etc.).
- **Andere Krankheiten,** die Kopfschmerzen auslösen können, sind eine Hypertonie, eine Hypoglykämie oder ein Glaukomanfall.

„Harmlos", d.h. sie schädigen das Gehirn nicht, sind Kopfschmerzen
- nach Alkoholgenuß („Kater"), nach der Einnahme von Nitraten oder nach dem Verzehr bestimmter Nahrungsmittel
- bei einer Erkältung (Grippe)
- nach einer Schädelprellung oder Commotio
- nach Husten oder nach schwerer körperlicher Betätigung
- beim Aufenthalt in großen Höhen (Gebirge)
- nach der Dialyse
- psychogene Kopfschmerzen bei einer larvierten Depression, einer hysterisch-hypochondrischen Persönlichkeit oder einer psychosomatischen Störung.

11.3 Ausgewählte Schmerzsyndrome

11.3.1 Schmerzen nach peripherer Nervenläsion

Pathogenese

Ungeklärt ist noch, inwieweit periphere und zentrale Regenerationsphänomene eine Rolle bei der Schmerzentstehung spielen. In der Peripherie spielen möglicherweise ephaptische Phänomene (Ausbildung direkter Nervenfaserkontakte infolge einer Schädigung der Myelinscheiden, die ein Überspringen elektrischer Signale ermöglichen sollen) zwischen vegetativen Fasern und Schmerzfasern eine Rolle. Kausalgien sollen sich vor allem im Versorgungsgebiet peripherer Nerven, die besonders viele sympathische Fasern enthalten (z. B. N. medianus, N. tibialis), entwickeln.

K Klinik

Periphere Nervenläsionen können im Versorgungsgebiet des betroffenen Nerven Allodynien und Hyperpathien verursachen. Gelegentlich folgen auch eine sympathische Reflexdystrophie (s. u.) bzw. eine Kausalgie (s.u.), die sich dann auf den gesamten distalen Bereich einer Extremität ausbreiten können.

T Therapie
- Der schmerzlindernde Effekt der transkutanen Nervenstimulation (TENS) hält Minuten bis höchstens zwei Tage an.
- Bei periodisch auftretenden Schmerzen werden Carbamazepin oder einschleichend Clonazepam verabreicht.
- Chronische Schmerzen werden mit Amitriptylin oder Clomipramin behandelt.
- Ein tastbarer Neuromknoten kann evtl. operiert werden.
- Bei Kausalgien kann eine regionale Sympathikusblockade oder alternativ die intravenöse Gabe von Kalzitonin versucht werden.

11.3.2 Sympathische Reflexdystrophie

Definition

Die Definition der sympathischen Reflexdystrophie (SRD) ist noch im Wandel. Gegenwärtig versteht man darunter eine Trias von vegetativen, sensiblen und motorischen Störungen im distalen Bereich einer Extremität infolge eines schädigenden Ereignisses. Synonyme gleichartiger Krankheitsbilder sind posttraumatisches Ödem, Sudeck-Dystrophie, Algodystrophie oder Kausalgie. Unter Kausalgie versteht man im allgemeinen eine schwere Form der SRD nach einer Nervenläsion.

Pathogenese

Die Entstehung der SRD ist noch ungeklärt, nach heutigen Erkenntnissen läßt sie sich folgendermaßen darstellen: Ein schädigendes Ereignis führt zur Erregung von Nozizeptoren. Diese löst – wahrscheinlich auf Rückenmarksebene – eine sympathische Vasokonstriktion aus. Die resultierende venöse Abflußbehinderung soll ein Ödem hervorrufen. Dadurch werden sowohl der interstitielle als auch der intraossäre Druck erhöht. Hierdurch werden erneut Nozizeptoren erregt, was einen

Ausgewählte Schmerzsyndrome

Circulus vitiosus einleitet. Diese Vorstellung zur Pathogenese würde auch den Wechsel des Schmerzcharakters (dem Schmerz beim auslösenden schädigenden Ereignis folgt ein neuartiger Schmerz) sowie die Abhängigkeit der Schmerzen von der Extremitätenlage (wird die Extremität hochgelagert, sind die Schmerzen geringer, wird sie tiefgelagert, sind sie stärker) erklären.

Weiterhin könnte peripher eine (chemisch-adrenerge bzw. ephaptische) Kopplung zwischen sympathischen, efferenten Fasern und afferenten Schmerzfasern die Schmerzen hervorrufen. Auch periphere und zentrale Sensibilisierungsvorgänge im nozizeptiven System werden diskutiert.

K Klinik

Auslösende schädigende Ereignisse sind überwiegend Traumen unterschiedlichster Art (von geringfügigen Verletzungen bis hin zu Frakturen und Nervenschädigungen), selten kann eine viszerale Schädigung (z. B. Herzinfarkt) das auslösende Ereignis sein. Die Symptomatik entwickelt sich meist akut oder mit einer Latenz von Tagen bis Wochen:

- **Vegetative Symptome.** Die Extremität ist distal generalisiert geschwollen und die Durchblutung gestört (die Hand ist meist warm, selten kalt). Die Haut der betroffenen Extremität erscheint glänzend, rötlich-livide verfärbt und marmoriert.
- **Sensible Symptome.** An die Stelle der Schmerzen nach der primären Schädigung tritt ein diffuser, in der Tiefe lokalisierter Spontanschmerz (Schmerzwechsel). Die Schmerzen sind abhängig von der Extremitätenlage (s.o.), sie können ausstrahlen und sind typischerweise nachts verstärkt. Distale Gelenke können bewegungsabhängig schmerzhaft sein.
- **Motorische Symptome.** Die grobe Kraft ist vermindert, selten kann eine Plegie auftreten. Oft stellt sich an der oberen Extremität ein Halte- bzw. Aktionstremor ein.

Bei längerer unbehandelter Krankheitsdauer stellen sich trophische Störungen der Haut und der Hautanhangsgebilde (Nagelwachstumsstörung, vermehrter Haarwuchs, Hyperkeratosen, braune indurierte Haut oder palmare Fibrose) ein. Die Bewegungsfähigkeit der Extremität kann eingeschränkt sein. Mit der Rückbildung des Ödems können sich schließlich Kontrakturen einstellen, Haut und Muskulatur werden atrophisch.

D Diagnostik

Die SRD ist eine klinische Diagnose. Folgende Zusatzkriterien können die Diagnose stützen, alleine jedoch nicht sichern:

- Die Messung der Hauttemperatur zeigt eine für die SRD typische Seitendifferenz von durchschnittlich 2 °C.
- Die Symptome sprechen auf eine intravenöse regionale Sympathikusblockade (diagnostische Guanethidin-Blockade) an.
- Nach einem längeren Verlauf kann röntgenologisch eine distale Osteoporose mit einer diffusen, fleckförmigen oder periartikulären Entkalkung nachgewiesen werden.

Differentialdiagnose
Die wichtigsten Differentialdiagnosen sind:
- Kompartmentsyndrom
- Phlegmone
- tiefe Venenthrombose
- akuter Arterienverschluß.

T Therapie

- **Sympathikusblockade.** Mögliche Verfahren sind entweder die Blockade des Ganglion stellatum, die Blockade des lumbalen Grenzstrangs oder die intravenöse Guanethidingabe in Blutleere (s. o.).
- **Krankengymnastik und physikalische Therapie.** Lymphdrainage, Bäderbehandlung, Hochlagerung der Extremität etc. sollten möglichst immer durchgeführt werden. Dabei sollten die Schmerzen so gering wie möglich gehalten werden, um den Circulus vitiosus nicht zu fördern.
- **Medikamentöse Therapie.** Steroide, nichtsteroidale Antirheumatika, Kalzitonin, Sympathikolytika u. a. können oral angewendet werden, wobei keines der verschiedenen Medikamente die anderen deutlich in der Wirkung übertrifft.

Prognose
Die Prognose hängt entscheidend vom Zeitpunkt der Diagnosestellung und des Therapiebeginns ab. Je früher die sympathikolytische Therapie begonnen wird, um so sicherer wirkt sie. Auch eine Heilung ist dann möglich. Sind schon Bewegungsstörungen und Kontrakturen eingetreten, ist trotz Therapie oft mit dauerhaften Funktionseinbußen zu rechnen.

11.3.3 Zentraler Schmerz und Thalamusschmerz

Ätiologie und Pathogenese
Sind bei einer zentralen Läsion (vaskulärer, traumatischer oder iatrogener Genese) inhibitorische Systeme der Schmerzkontrolle betroffen, so können Schmerzen schon bei geringsten peripheren Reizen ungehemmt entstehen. Zusätzlich wird eine starke psychische Komponente angenommen. Diese Schmerzen sind therapeutisch schwer beeinflußbar. Ein Beispiel ist der Schmerz im Rahmen des Thalamussyndroms (s. Kap. 2.3).

K Klinik

Typische Schmerzformen sind Hyperpathie und Allodynie. Häufig sind die Patienten psychisch verändert, sie werden gereizt, mürrisch oder depressiv.

▽ Therapie
Ein Behandlungsversuch mit Psychopharmaka wie Amitriptylin, Clomipramin, evtl. Haloperidol oder Levomepromazin (cave: Spätdyskinesien) ist indiziert.

11.3.4 Stumpf- und Phantomschmerz

Definition
Phantomschmerzen sind Schmerzempfindungen in einem amputierten – also tatsächlich nicht mehr vorhandenen – oder denervierten Körperteil. **Stumpfschmerzen** hingegen sind Schmerzempfindungen im Bereich eines Amputationsstumpfes.

Pathogenese
Phantomschmerzen weisen einen komplexen Entstehungsmechanismus auf. Im Bereich der peripheren Nervendurchtrennung können sich Kurzschlüsse verschiedener Nervenendigungen bilden. Über diese sogenannten pathologischen Synapsen oder Ephapsen können z. B. sympathische Impulse direkt sensible Fasern erregen. Außerdem nehmen auf spinaler Ebene schmerzhemmende Mechanismen ab, was auf einen veränderten peripheren Informationszufluß zurückgeführt wird. Ebenso kommt es im Thalamus und in den kortikalen Projektionsfeldern zu Veränderungen der Schmerzwahrnehmung, man spricht auch von einer Zentralisation des Schmerzes.
Stumpfschmerzen können einerseits durch eine direkte Reizung von Nozizeptoren (z. B. durch Entzündung, Ischämie oder mechanischen Druck) entstehen, andererseits können sich Neurome entwickeln, in denen aussprossende Axone empfindlich auf chemische oder mechanische Reize (Beklopfen des Neuroms) reagieren und in denen sich Kurzschlüsse, z. B. zwischen vegetativen (sympathischen) und sensiblen Fasern, bilden können.

K Klinik
Phantomschmerzen beginnen meist bald nach der Amputation. Der Schmerzcharakter ist unterschiedlich, jedoch klagen die Patienten überwiegend über attackenförmig auftretende Schmerzen, seltener über einen dauerhaften Schmerz.
Der postoperative Wundschmerz ist der akute **Stumpfschmerz**. Der chronische Stumpfschmerz ist zum einen ein nozizeptiver Dauerschmerz, der bald nach der Operation beginnt und in der Regel genau lokalisiert werden kann, zum anderen können sich – Wochen bis Monate nach der Operation – Schmerzen in Form einer Neuralgie entwickeln. Sie treten typischerweise attackenförmig auf, sind häufig brennend und schwer zu lokalisieren.

D Diagnostik
Die Diagnose wird klinisch gestellt.

▽ Therapie
Der nozizeptive Stumpfschmerz wird, wenn möglich, kausal behandelt, d. h. Beseitigung von Entzündung, Ischämie oder mechanischem Druck. Beim neuralgiformen Stumpfschmerz oder beim Phantomschmerz gibt es verschiedene Therapiemöglichkeiten:
- TENS
- Carbamazepin (v. a. bei attackenartigen Schmerzen), evtl. Opioide
- Kalzitonin
- Exzision eines zugrundeliegenden Neuroms.

11.3.5 Malignomschmerzen

Definition
Unter Malignom- oder Tumorschmerzen werden unterschiedliche Schmerzsyndrome zusammengefaßt, die direkt oder indirekt von einem Tumor hervorgerufen werden.

Ätiologie und Klinik
Der Tumor selbst kann auf verschiedene Art Schmerzen verursachen, hervorzuheben sind:
- Knochenmetastasen oder primäre Knochentumoren können durch die Reizung von Nozizeptoren durch Druck oder durch die Freisetzung von Mediatoren wie Bradykinin oder Prostaglandinen direkt einen Knochen- bzw. Periostschmerz hervorrufen.
- Infiltriert oder komprimiert der Tumor periphere Nerven, so können neben Ausfalls- und Reizerscheinungen neuropathische Schmerzen auftreten.
- Weichteilschmerzen werden durch die Reizung von Nozizeptoren verursacht, wenn der Tumor die quergestreifte Muskulatur oder das Bindegewebe infiltriert hat.

Auch im Rahmen der Tumorbehandlung können Schmerzen entstehen. Die Chemotherapie kann schmerzhafte Polyneuropathien oder eine Mukosaentzündung hervorrufen.

▽ Therapie
- **Medikamentöse Therapie.** Grundsätzlich wird nach dem Stufenschema der WHO (s.o.) vorgegangen. Tumorschmerzen im Final- oder Präfinalstadium stellen eine eindeutige Indikation für Opioide dar.
- **Neurochirurgische Therapie.** Operative Maßnahmen kommen erst dann in Frage, wenn die medikamentöse Therapie versagt bzw. wegen ihrer Nebenwirkungen oder Komplikationen abgebrochen werden muß:
  – Implantation einer epiduralen Stimulationssonde
  – Implantation einer Stimulationssonde in den Ventrobasalkomplex des Thalamus oder ins periaquäduktale Grau

- Implantation von Pumpen zur kontinuierlichen intrathekalen Morphingabe
- Chordotomie. Sie kann als letzte Möglichkeit durchgeführt werden, wenn die Prognose der Grunderkrankung unter einem Jahr Überlebenszeit liegt. Dabei wird der Tractus spinothalamicus mittels Koagulation durchtrennt. Schmerzrezidive in Form eines Deafferenzierungsschmerzes sowie Läsionen der Pyramidenbahnen sind gefürchtete Komplikationen.

11.4 Zusammenfassung

Schmerz im weiteren Sinne ist eine unangenehme Wahrnehmung, die durch eine tatsächliche oder potentielle Gewebsschädigung hervorgerufen wird. Akute Schmerzen halten nicht länger als einen Monat an, von chronischen Schmerzen spricht man, wenn die Schmerzen länger als ein halbes Jahr dauern. Schmerzen entstehen durch eine Reizung von Nozizeptoren, die Impulse werden über dünne markhaltige, schnellleitende Aδ-Fasern (der Gruppe III) oder über marklose, langsamleitende C-Fasern (der Gruppe IV) zu Neuronen im Hinterhorn des Rückenmarks weitergeleitet. Nach Umschaltung und Kreuzung auf die Gegenseite ziehen die Fasern im Tractus spinothalamicus zum Thalamus. Von dort erreichen Schmerzimpulse den somatosensorischen Kortex, den frontalen Kortex, das limbische System, den Hypothalamus und die Hypophyse. Dem stehen verschiedene Mechanismen der Schmerzhemmung auf spinaler Ebene und durch absteigende Bahnen aus dem zentralen Höhlengrau gegenüber. Endogene Opioide spielen eine große Rolle. Zur Beurteilung der subjektiven Schmerzintensität wird häufig eine numerische Skala verwendet: Der Patient soll seinen Schmerz zwischen 0 (kein Schmerz) und 10 (maximal vorstellbarer Schmerz) einschätzen. Für die Schmerztherapie stehen mehrere Möglichkeiten zur Verfügung: eine medikamentöse Behandlung, lokalanästhetische Methoden, physikalische Verfahren, Naturheilverfahren, die Physiotherapie, psychologische Verfahren und als letzte Möglichkeit – insbesondere bei Tumorschmerzen – neurochirurgische Methoden.

Kopf- und Gesichtsschmerzen sind ein sehr häufiges Phänomen. Aus neurologischer Sicht sind v. a. die Migräne, der Cluster-, Spannungs- und Analgetika-induzierte Kopfschmerz, die Trigeminusneuralgie, das Costen-Syndrom und der atypische Gesichtsschmerz interessant.

Der einfache **Migräneanfall** ist ein typisch pulsierender, meist einseitiger Kopfschmerz mit Übelkeit und Erbrechen. Der klassische Migräneanfall kündigt sich durch neurologische Reiz- oder Ausfallserscheinungen (z. B. Flimmerskotom oder Skotom) an. Die neurologische Symptomatik kann den Kopfschmerz überdauern (fokale Migräne). Die Therapie besteht im Anfall aus Antiemetika, peripheren Analgetika und/oder Ergotaminpräparaten. Prophylaktisch können im Intervall β-Blocker, Kalziumantagonisten oder evtl. Serotoninantagonisten versucht werden.

Der **Cluster-Kopfschmerz (Bing-Horton-Syndrom)** ist durch plötzlich einsetzende, heftigste Kopfschmerzattacken mit vegetativen Begleiterscheinungen charakterisiert. Die Anfälle werden mit Sauerstoffinhalation, in zweiter Wahl mit Ergotaminpräparaten oder Sumatriptan behandelt. Prophylaktisch sollen Triggerfaktoren gemieden werden, medikamentös können Kalziumantagonisten, Lithium oder Steroide versucht werden.

Der **Spannungskopfschmerz** ist ein längeranhaltender, dumpf-drückender Schmerz, dessen Grundlage Verspannungen der Nackenmuskulatur, v. a. im Rahmen psychischer Belastungen, sein sollen. Der akute Kopfschmerz wird mit Acetylsalicylsäure oder Paracetamol behandelt, außerdem werden entspannungsfördernde Maßnahmen (z. B. autogenes Training) therapeutisch versucht, längerfristig kann Amitriptylin gegeben werden.

Die **Trigeminusneuralgie** ist durch heftigste, einschießende Gesichtsschmerzattacken im Versorgungsgebiet eines Astes des N. trigeminus charakterisiert. Die Anfälle können durch Auslösefaktoren wie Berührung oder Kauen getriggert werden. Der symptomatischen Trigeminusneuralgie kann eine Erkrankung im Hirnstamm oder der hinteren Schädelgrube zugrunde liegen, am häufigsten ist die Encephalomyelitis disseminata (MS) mit Hirnstammbefall. Bei der idiopathischen Form wird eine mechanische Nervenirritation, durch Kontakt mit einem Gefäß, vermutet. Therapeutisch wird Carbamazepin, Phenytoin oder Baclofen gegeben, bei Therapieresistenz kann eine Operation in Erwägung gezogen werden.

Das **Costen-Syndrom** soll durch eine Störung im Bereich des Kiefergelenks verusacht werden und ist meist von einer starken psychischen Komponente überlagert. Ein langanhaltender, dumpfer Schmerz in der Präaurikularregion kann durch Kauen oder Druck auf das Kiefergelenk ausgelöst werden. Zur Behandlung kommen physikalische Maßnahmen des Kieferorthopäden, evtl. auch Antidepressiva in Betracht.

Der **atypische Gesichtsschmerz** ist eine Ausschlußdiagnose. Er ist schwer lokalisierbar, keinem Nervenversorgungsgebiet zuzuordnen, von mittelmäßiger Intensität und wird v. a. über der

Wange, dem Oberkiefer und den Zähnen empfunden. Beim Dauerschmerz werden Antidepressiva, beim episodischen Schmerz Carbamazepin oder Baclofen gegeben.

Periphere Nervenläsionen können Allodynien und Hyperpathien verursachen. Behandelt werden kann mit TENS, bei periodisch auftretenden Schmerzen mit Carbamazepin, bei chronisch auftretenden Schmerzen mit Amitriptylin, evtl. kommt die Operation eines tastbaren Neuromknotens in Frage.

Die **sympathische Reflexdystrophie** (SRD) ist durch die Trias von vegetativen (generalisierte Schwellung, gestörte Durchblutung mit lokaler Temperaturstörung), motorischen (Minderung der groben Kraft) und sensiblen (diffuser, in der Tiefe lokalisierter Spontanschmerz nach einem „Schmerzwechsel") Störungen im distalen Bereich einer Extremität infolge eines schädigenden Ereignisses charakterisiert. Bei der Entstehung scheint die sympathische Vasokonstriktion eine entscheidende Rolle zu spielen. Die SRD ist eine klinische Diagnose. Röntgenologisch kann nach einem längeren Verlauf eine distale Osteoporose nachgewiesen werden. Die Behandlung erfolgt durch die Sympathikusblockade, Krankengymnastik und physikalische Therapie sowie die Gabe verschiedener Medikamente (z. B. Steroide oder nichtsteroidale Antirheumatika).

Zentrale Läsionen unterschiedlicher Genese können inhibitorische Systeme der Schmerzkontrolle betreffen und dadurch **zentrale Schmerzsyndrome** bzw. einen **Thalamusschmerz** hervorrufen. Typisch sind Hyperpathie und Allodynie. Häufig treten psychische Veränderungen auf. Ein Behandlungsversuch mit Psychopharmaka ist indiziert.

Phantomschmerzen sind Schmerzempfindungen in einem amputierten oder denervierten Körperteil. Sie treten meist bald nach der Amputation, attackenförmig auf. **Stumpfschmerzen** hingegen sind Schmerzempfindungen im Bereich des Amputationsstumpfes und können als nozizeptiver Dauerschmerz oder in Form einer Neuralgie in Erscheinung treten. Der nozizeptive Stumpfschmerz wird, wenn möglich, kausal behandelt: Beseitigung von Entzündung, Ischämie oder mechanischem Druck. Beim neuralgiformen Stumpfschmerz oder beim Phantomschmerz können verschiedene Therapiemöglichkeiten wie TENS, Carbamazepin (v. a. bei attackenartigen Schmerzen), evtl. Opioide oder Kalzitonin versucht werden.

Unter **Malignom**- oder **Tumorschmerzen** werden unterschiedliche Schmerzsyndrome zusammengefaßt, die direkt oder indirekt von einem Tumor hervorgerufen werden. Sie können durch Knochenmetastasen, eine direkte Infiltration des Tumors bzw. die Kompression eines peripheren Nerven oder durch die Tumorbehandlung verursacht werden. Neben der medikamentösen Therapie stehen neurochirurgische Verfahren zur Verfügung.

12 Allgemeinerkrankungen und Vergiftungen mit Beteiligung des ZNS

Viele internistische Erkrankungen (z. B. Gefäßerkrankungen, kardiogene Embolien, Herzrhythmusstörungen, Kollagenosen) können sich neurologisch manifestieren (z. B. als zerebrale Ischämie, Synkope, Polyneuropathie, Kopfschmerzen). Hier soll eine Auswahl von Allgemeinerkrankungen mit Schwerpunkt auf der neurologischen Symptomatik vorgestellt werden. Außerdem ist das Gehirn bei vielen Vergiftungen oder Medikamentenüberdosierungen mitbetroffen.

12.1 Paraneoplastische Syndrome

Definition
Unter paraneoplastischen Syndromen werden metabolische, dystrophische und/oder degenerative Symptome zusammengefaßt, die bei einer Tumorerkrankung auftreten können und indirekt, d.h. nicht durch den Primärtumor selbst oder durch seine Metastasen, verursacht werden. Paraneoplastische Syndrome können auch das Nervensystem betreffen.

Ätiologie und Pathogenese
Oft sind paraneoplastische Syndrome auf humorale Fernwirkungen des Primärtumors (z. B. ektopische Bildung von [Peptid-]Hormonen) zurückzuführen. Die pathophysiologischen Mechanismen, die bei einer Tumorerkrankung zu neurologischen Störungen führen, sind weitgehend ungeklärt.

K Klinik
Neurologische Störungen können sich schon manifestieren, bevor der Primärtumor entdeckt wird. Ist die Ursache einer der folgenden neurologischen Störungen unklar, muß immer auch nach einem Tumor gefahndet werden:
- **Myopathie.** Bei ca. 15% aller Erwachsenen mit Polymyositis/Dermatomyositis wird ein Karzinom als Ursache gefunden (s. Kap. 14.6.2).
- **Myasthenisches Syndrom (Lambert-Eaton-Syndrom).** Diese Störung der peripheren cholinergen Transmission tritt bevorzugt beim kleinzelligen Bronchialkarzinom, seltener bei anderen Karzinomen auf. Im Gegensatz zur Myasthenia gravis (s. Kap. 14.7) kommt es im mittleren Lebensalter zunächst zur myasthenen Ermüdbarkeit der Muskulatur des Beckengürtels und erst später zur Ptose, Schluckstörung und zum Doppelsehen. Neben der Muskelschwäche findet man eine Hyporeflexie, Parästhesien, eine Aufhebung des Vibrationsempfindens und/oder eine vegetative Dysfunktion (z. B. trockener Mund).
  Ein typisches elektrophysiologisches Merkmal ist ein Amplitudenanstieg (Inkrement) bei der hochfrequenten Nervenstimulation (z. B. 30 Stimuli/sec) oder durch eine 10 sec anhaltende maximale Muskelkontraktion. Dieser Effekt wird auf eine kumulative Kalziumanhäufung durch die „Dauerkontraktion" hervorgerufen. Diese Anhäufung soll eine verbesserte Acetylcholinfreisetzung bewirken. Hingegen ist das normale motorische Muskelsummenaktionspotential nach einmaliger supramaximaler Nervenstimulation in der Regel im Vergleich zur Norm erniedrigt und bei einer repetitiven Nervenstimulation von 3 Stimuli/sec kommt es häufig zu einer Amplitudenabnahme (Dekrement).
- **Polyneuropathie** (s. Kap. 13.4). Diese paraneoplastische Komplikation kommt häufig beim Bronchialkarzinom vor. Etwa 75% der Fälle sind rein sensible Formen mit Parästhesien, einer sensiblen Ataxie und einer Reflexabschwächung, bei den übrigen Fällen treten zusätzlich motorische Ausfälle auf. Im Liquor ist das Eiweiß oft erhöht.
- **Zerebelläre Degeneration.** Im Zerebellum findet man einen Verlust an Purkinje-Zellen, eine Atrophie des Nucleus dentatus des Kleinhirns und eine Gliaproliferation. Diesen Prozessen liegt häufig ein Bronchialkarzinom zugrunde. Eine Ataxie der Extremitäten, die an den Beinen stärker ausgeprägt ist als an den Armen, eine Rumpfataxie, eine Dysarthrie und seltener auch ein Nystagmus stellen sich über Monate rasch progredient ein.

▽ Therapie
Neben der Behandlung des Primärtumors werden die neurologischen Störungen symptomatisch (z. B. Diaminopyridin zur Förderung der präsynaptischen Acetylcholin-Freisetzung beim Lambert-Eaton-Syndrom) therapiert.

12.2 Funikuläre Spinalerkrankung

Definition

Bei der funikulären Spinalerkrankung führt ein Mangel an Viamin B_{12} zu einem degenerativen Entmarkungsprozeß, der vorwiegend das Rückenmark betrifft.

Ätiologie

Der Viamin-B_{12}-Mangel kann auf unterschiedliche Art entstehen:
- **verminderte Zufuhr** bei streng vegetarischer Ernährung, Anorexie etc.
- **Resoptionsstörungen**
  - Intrinsic-Faktor-Mangel bei perniziöser Anämie (atrophische Autoimmungastritis mit Bildung von Autoantikörpern gegen Parietalzellen und/oder den Intrinsic-Faktor) und nach Gastrektomie
  - im Rahmen eines Malabsorptionssyndroms (z.B. bei Sprue/Zöliakie, Morbus Crohn)
  - nach einer Ileumresektion (im Ileum werden isoliert Viamin B_{12} und Gallensäuren resorbiert)
- **gesteigerter Bedarf** in der Schwangerschaft, bei hämolytischer Anämie, malignen Tumoren etc.
- durch **Medikamente** wie Zytostatika, Colchicin, Kaliumchlorid, einige Antimalariamittel.

Ein Mangel an Folsäure scheint ursächlich auch eine Rolle zu spielen. Unklar ist jedoch noch, ob ein isolierter Folsäuremangel eine funikuläre Spinalerkrankung hervorrufen kann.

Pathogenese

Vitamin B_{12} kommt in Fleisch, Innereien und Eigelb vor, Folsäure in Leber und grünen Pflanzen. Beide Vitamine spielen eine wichtige Rolle bei der DNA-Synthese. Vitamin-B_{12}-Mangelerscheinungen stellen sich in der Regel erst nach einem Zeitraum von bis zu zwei Jahren ein, da körpereigene Vorräte so lange ausreichen können. Der Pathomechanismus des Entmarkungsprozesses ist noch ungeklärt. Pathologische Veränderungen findet man überwiegend im Rückenmark, insbesondere im Hals- und Brustmark, selten im Marklager des Großhirns und im Fasciculus und Tractus opticus. Unscharf begrenzte Entmarkungsherde liegen anfangs verstreut, bevorzugt in den Hintersträngen, den Kleinhirnseitensträngen und den Pyramidenseitensträngen. Die Herde fließen zusammen und bilden eine spongiöse Dystrophie mit sogenannten Lückenfeldern. Hierbei geht die anfängliche Markscheidenschädigung in eine Axonschädigung über. Die Lückenfelder vernarben schließlich gliös (Sklerose). Auch periphere Nerven können von einem Markscheidenzerfall – zunächst ohne Axonschädigung – befallen sein.

K Klinik

Die Krankheit weist eine sehr variable Symptomatik auf und verläuft unbehandelt chronisch progredient.

- **Störungen der Hinterstränge** äußern sich als brennende, unangenehme Parästhesien, die sich nach proximal ausbreiten können, als Störung der Lagewahrnehmung und des Vibrationsempfindens und als sensible Ataxie. Sie betreffen überwiegend die Beine.
- **Zeichen der Pyramidenbahnschädigung** sind eine spastische Parese, v.a. der Beine, ein gesteigerter Muskeltonus, gesteigerte Muskeleigenreflexe und ein positives Babinski-Zeichen.
- **Vegetative Symptome** können z.B. Urinretention, Blasenatonie, Obstipation und Impotenz sein.
- **Psychische Störungen** treten als Konzentrationsstörung, Apathie, Reizbarkeit, aber auch als Bewußtseinsstörung, paranoide oder depressive Symptome bis hin zu einer exogenen Psychose auf.

Häufig läßt sich auch eine Polyneuropathie nachweisen. Manchmal findet man eine glatte, rote, brennende Zunge (atrophische Glossitis, Hunter-Glossitis). Die neurologische Symptomatik kann einer megaloblastären Anämie vorausgehen!

D Diagnostik

Wird nach entsprechender Anamnese und Symptomatik ein Vitamin-B_{12}-Mangel festgestellt, konzentriert sich die Ursachensuche auf den Gastrointestinaltrakt (z.B. Vitamin-B_{12}-Resorptionstest nach Schilling). Außerdem werden hämatologische Untersuchungen durchgeführt (s. Lehrbücher der Inneren Medizin).

Differentialdiagnose

Die neurologische Symptomatik muß von folgenden Erkrankungen abgegrenzt werden:
- **Encephalomyelitis disseminata.** Bei einer chronisch-progredienten, spinalen Verlaufsform der E.d. dienen Zusatzuntersuchungen (s. Kap. 7) zur Diagnosesicherung. Auch bei der spinalen Verlaufsform können zerebrale Herde fast immer in der MRT oder durch VEP nachgewiesen werden und typische Liquorveränderungen (z.B. oligoklonale Banden) kommen vor.
- **Friedreich-Ataxie.** Sie tritt überwiegend im Kindesalter auf, entwickelt sich wesentlich langsamer als die funikuläre Spinalerkrankung und weist zusätzlich eine zerebelläre Ataxie, eine Hohlfußbildung und Wirbelsäulenveränderungen auf.

T Therapie

Eine sofortige Behandlung mit Vitamin-B_{12}-Präparaten kann den Entmarkungsprozeß aufhalten und evtl. zur Rückbildung bringen. Die Vitamin-B_{12}-Gabe ist – je nach Ursache – lebenslang not-

12.3 Morbus Whipple

Ätiologie und Pathogenese
Beim Morbus Whipple führen noch nicht identifizierte Bakterien – möglicherweise Corynebakterien – zu einer Ansammlung von PAS-positiven Makrophagen v.a. in der Dünndarmmukosa, aber auch in anderen Organen, z.B. im ZNS.

K Klinik
Vor, gleichzeitig mit oder nach der gastrointestinalen Symptomatik mit Diarrhö/Steatorrhö, Abdominalschmerzen und Malabsorptionssyndrom kommt es in etwa 10% der Fälle zu einer neurologischen Symptomatik. Dabei stehen eine progressive Demenz, eine Ophthalmoplegie und Myoklonien im Vordergrund. Es zeigen sich aber auch eine Apathie bis hin zum Koma, Krämpfe, eine Muskelschwäche, Sensibilitäts- und Koordinationsstörungen und Hirnnervensymptome.

D Diagnostik
Die Diagnose kann nur durch eine histologische Untersuchung einer **Duodenal-** oder **Jejunalbiopsie** gesichert werden. Im Liquor zeigt sich häufig eine Pleozytose. Granulomatöse Läsionen im Gehirn können in der CCT oder besser MRT nachgewiesen werden.

T Therapie
Eine antibiotische Behandlung mit ZNS-gängigen Antibiotika (z.B. Trimethoprim-Sulfamethoxazol) muß mindestens einen Monat lang durchgeführt werden.

12.4 Akute intermittierende Porphyrie

Definition
Die akute intermittierende Porphyrie ist die häufigste Form der akuten hepatischen Porphyrie, einer Gruppe von Stoffwechselerkrankungen mit erblichem Enzymdefekt und konsekutiv gestörter Porphyrinsynthese im blutbildenden System und in der Leber.

Ätiologie und Pathogenese
Die Erkrankung wird autosomal-dominant vererbt. Die Aktivität der Uroporphyrinogen-I-Synthetase ist vermindert. Durch einen Rückkoppelungsmechanismus ist die Aktivität der δ-Aminolävulinsäure-Synthetase gesteigert. Die δ-Aminolävulinsäure- und Porphobilinogen-Konzentrationen im Serum und Urin sind erhöht. Neuropathologisch kommt es zu einem ausgedehnten Markscheidenzerfall im gesamten sympathischen Nervensystem, in peripheren somatischen Nerven und im Großhirn, sowie zu einer Schädigung von Neuronen im Rückenmark (motorische Vorderhörner) und im Kortex.

K Klinik
Die Erkrankung manifestiert sich in der Regel im mittleren Lebensalter, sehr variabel, meist mit abdomineller Symptomatik (kolikartige abdominelle Schmerzen, Erbrechen, Obstipation, gelegentlich Diarrhö, Meteorismus). In etwa der Hälfte der Fälle kommt es zu einer neurologischen Symptomatik:
- Die **vegetative Dysregulation** tritt in Form von Tachykardie, Hypertonie, Schweißausbrüchen, Singultus, Übelkeit und Erbrechen auf.
- **Peripher-neurologische Reiz- und Ausfallssymptome** äußern sich – ähnlich einer Polyneuropathie – als sensible Reizsymptome wie Schmerzen oder Hyperpathie, als Paresen mit distaler Betonung der oberen Extremität (Fallhand), proximaler Betonung der unteren Extremität (Watschelgang) und mit frühzeitigen Muskelatrophien.
- **Zerebrale Symptome** sind zerebrale Krampfanfälle, Hemiparesen, neuropsychologische Störungen oder exogene Psychosen (häufig ein delirantes Syndrom).

Die Krankheit verläuft intermittierend schubförmig. Die Krankheitsmanifestation oder schubartige Krisen können durch Streß oder porphyrinogene Stoffe (z.B. Alkohol, Sexualhormone und verschiedene Medikamente wie Barbiturate) ausgelöst werden.

D Diagnostik
In der porphyrischen Krise – evtl. auch im Intervall – ist der Urin dunkel gefärbt. Porphobilinogen läßt sich im Urin durch den Hösch-Test oder den Schwartz-Watson-Test nachweisen.

T Therapie
Im Mittelpunkt der Therapie steht die Beseitigung bzw. Vermeidung auslösender Noxen. Im Schub wird bei gleichzeitiger forcierter Diurese (unter Kontrolle des Wasser- und Elektrolythaushaltes) Glukose infundiert und evtl. zusätzlich Hämarginin gegeben. Durch die Hämarginingabe soll die Induktion der δ-Aminolävulinsäure-Synthetase in der Leber gedrosselt werden. Symptomatisch werden eine Hypertonie mit β-Blockern, Schmerz mit Acetylsalicylsäure und evtl. Morphinderivaten behandelt. Zur Sedierung kann Chlorpromazin gegeben werden.

12.5 Hepatolentikuläre Degeneration (Morbus Wilson)

Definition

Die hepatolentikuläre Degeneration (Morbus Wilson) ist eine autosomal-rezessiv vererbte Krankheit, bei der es infolge einer Störung des Kupferstoffwechsels zu Kupferablagerungen in der Leber, in der Niere, in bestimmten Gehirnregionen und in der Hornhaut kommt.

Ätiologie und Pathogenese

Einerseits ist die biliäre Ausscheidung von Kupfer gestört, andererseits wird aufgrund eines angeborenen Enzymdefekts kein funktionstüchtiges Coeruloplasmin, an das etwa 95% des Serumkupfers gebunden ist, gebildet. Daraus resultieren ein erhöhter Serumspiegel an freiem Kupfer, eine erhöhte Kupferausscheidung im Urin und eine vermehrte Kupferablagerung in der Leber, der Niere, dem Gehirn und der Hornhaut. Die Ablagerungen in der Leber führen über eine Fettleber und eine chronische Hepatitis zu einer Leberzirrhose. Im Gehirn liegen die Ablagerungen bevorzugt in den Stammganglien, besonders im Putamen, später auch in bestimmten Regionen des Kleinhirns und führen zu degenerativen Veränderungen. Im Auge kommt es in der Hornhaut zu einer ringförmigen Kupfereinlagerung (Kayser-Fleischer-Kornealring).

K Klinik

Die Krankheit manifestiert sich in der Regel zwischen dem 15. und 20. Lebensjahr. Anfangs richtet sich das klinische Bild nach dem bevorzugten Organbefall.
- **Neurologische Symptome.** Extrapyramidale Bewegungsstörungen wie ein akinetisch-rigides Parkinson-Syndrom, aber auch choreatische, athetotische und dystonische Hyperkinesen, eine Dysarthrie und Dysphagie stehen im Vordergrund. Später können sich zerebelläre Bewegungsstörungen mit Nystagmus und skandierendem Sprechen entwickeln.
- **Psychische Veränderungen.** Konzentrationsmangel, Gedächtnisstörungen, Reizbarkeit, Aggressivität und Affektlabilität treten auf, später entwickelt sich ein dementielles Syndrom.
- Eine akute, dann chronische Hepatitis kann schließlich in eine **Leberzirrhose** übergehen.
- Der **Kayser-Fleischer-Kornealring** ist pathognomonisch.
- Seltener sind **Nierenfunktionsstörungen** und eine **hämolytische Anämie**.

D Diagnostik
- Typischerweise sind im **Serum** das freie Kupfer erhöht und der Coeruloplasmingehalt erniedrigt. Da das kupferbindende Coeruloplasmin erniedrigt ist, ist das gesamte Serumkupfer vermindert!
- Die Kupferausscheidung im **Urin** ist erhöht.
- Im **Leberbiopsat** läßt sich evtl. ein erhöhter Kupfergehalt nachweisen.

T Therapie und Prognose

Der Patient erhält eine lebenslange kupferarme Diät und zur Steigerung der Kupferausscheidung D-Penicillamin. Bei einem frühen Therapiebeginn kann der Verlauf günstig beeinflußt werden, in schweren Fällen kann der Tod nach einigen Jahren durch die Dekompensation der Leberzirrhose eintreten.

12.6 Leberinsuffizienz

Definition

Unter einer **hepatischen Enzephalopathie** versteht man im allgemeinen eine Bewußtseinsstörung bis hin zum Koma infolge eines akuten oder chronischen Leberversagens.

Ätiologie

Ursachen der hepatischen Enzephalopathie sind eine akute oder chronische Leberinsuffizienz.
- Die **akute Leberinsuffizienz** kann durch eine fulminante Virushepatitis, Hepatotoxine (Medikamente wie Paracetamol, Knollenblätterpilz oder Chemikalien wie Tetrachlorkohlenstoff), seltener durch eine akute Schwangerschaftsfettleber, ein Budd-Chiari- oder Reye-Syndrom (s.u.) verursacht sein.
- Die **chronische Leberinsuffizienz** ist die Folge einer Leberzirrhose unterschiedlicher Genese. Dabei sind Alkohol und eine chronische Hepatitis die häufigsten, ein biliäre Zirrhose, eine Hämochromatose, der Morbus Wilson oder ein α_1-Antitrypsinmangel seltenere Ursachen.

Pathogenese

Einerseits ist die Entgiftungsfunktion der Leber gestört, andererseits werden toxische Substanzen an der Leber vorbeigeleitet (Kollateralen bei portaler Hypertension). Eine pathogenetisch wichtige Rolle spielt Ammoniak, das in der Muskulatur und der Niere, v.a. aber beim Abbau von stickstoffhaltigen Nahrungsbestandteilen durch intestinale Mikroorganismen entsteht. Einerseits ist Ammoniak direkt toxisch, andererseits verursacht es durch eine vermehrte Glutaminbildung einen Mangel an α-Ketoglutarsäure, wodurch die aerobe Glykolyse im ZNS beeinträchtigt wird. Außerdem entstehen im Darm durch den bakteriellen Abbau Merkaptane, kurz- und mittelkettige Fettsäuren und Phenole, die die Decarboxylierung wichtiger Aminosäuren hemmen. Dadurch wird der Neurotransmitterstoffwechsel verändert (z.B. Verminderung exzitatorischer Neurotransmitter wie Dop-

amin, Norepinephrin und Vermehrung inhibitorischer Neurotransmitter wie Serotonin).
Häufige auslösende Faktoren sind:
- gastrointestinale Blutungen
- ein gesteigerter Proteinkatabolismus (z.B. im Rahmen infektiöser Prozesse, von Operationen oder Traumen)
- eine übermäßige Proteinzufuhr
- eine unkontrollierte Therapie mit Sedativa oder eine intensive Diuretikatherapie (dabei entwickelt sich eine Alkalose, bei der die renale Ammoniakbildung gesteigert ist und verstärkt freies Ammonium ins Gehirn diffundieren kann).

K Klinik
Die hepatische Enzephalopathie kann in 4 Stadien eingeteilt werden, die nicht unbedingt mit dem Ammoniakspiegel im Serum korrelieren müssen.
- **Stadium I.** Psychische Veränderungen (psychische Labilität, depressive oder euphorische Stimmung), psychomotorische Störungen (Ruhelosigkeit oder Apathie), Schlafstörungen, eine Einschränkung der intellektuellen Leistungsfähigkeit und der Koordination (ein feiner Indikator ist die Handschrift!), ein Flattertremor (flapping tremor) und typischerweise eine Asterixis („Flügelschlagen", intermittierender ruckartiger Verlust des Haltetonus mit unregelmäßigen Korrekturbewegungen bei ausgestrecktem Arm) kennzeichnen dieses Stadium.
- **Stadium II.** Somnolenz, Verwirrtheit, Desorientierung, Gedächtnisstörungen, Nesteln, Grimassieren und Ataxie sind typische Symptome.
- **Stadium III.** Die Patienten sind soporös, evtl. deutlich verwirrt, zeitlich und örtlich desorientiert und weisen artikulatorische Sprechstörungen, einen Rigor der Muskulatur und eine Reflexsteigerung auf.
- **Stadium IV.** Im letzten Stadium befindet sich der Patient im Koma, sein Muskeltonus ist schlaff und der Kornealreflex erloschen.

Eine Sonderform ist das **Reye-Johnson-Syndrom,** das bei Kindern und Jugendlichen auftritt. Diese nichtikterische hepatische Enzephalopathie ist durch ein akutes Hirnödem und eine akute Leberzellverfettung gekennzeichnet. Ursächlich werden Virusinfekte (z.B. Influenza A und B, Herpes- oder Epstein-Barr-Viren) und Toxine (v.a. Acetylsalicylsäure) angeschuldigt. Nach uncharakteristischen Vorboten wie Fieber, Husten und Erbrechen entwickelt sich rasch die neurologische Symptomatik. Sie besteht aus Stupor bis zum Koma, zerebralen Krampfanfällen, einer sympathischen Überaktivität und einem Verlust zentraler Reflexe. Neben einer symptomatischen Therapie muß das Hirnödem behandelt werden. Bei einer frühzeitigen Behandlung ist die Letalität 5–10%, bei einer verzögerten Therapie bis zu 60%.

D Diagnostik
Neben der Suche nach der Ursache der Leberinsuffizienz sind folgende Zusatzuntersuchungen wichtig:
- **Laboruntersuchung.** Im Serum sind der Ammoniakspiegel, die Leberenzyme und die cholestaseanzeigenden Enzyme erhöht (die Höhe korreliert jedoch nicht mit dem Grad der Enzephalopathie) und die Parameter für die Syntheseleistung der Leber (Cholinesterase, Quick, Albumin) erniedrigt.
- **EEG.** Die auftretenden Allgemeinveränderungen sind nicht spezifisch, jedoch wichtig für die Diagnose und die Verlaufsbeurteilung.

T Therapie
Die auslösende Ursache (z.B. gastrointestinale Blutung) wird behandelt und oft ist eine intensivmedizinische Überwachung erforderlich (Überwachung von Elektrolytspiegeln etc.). Diätetische Maßnahmen umfassen eine ausreichende Kalorienzufuhr bei gleichzeitiger Eiweißreduktion. Die Darmreinigung und -sterilisation geschieht mit Einläufen und Abführmitteln (z.B. Lactulose) und durch die Gabe nichtresorbierbarer Antibiotika (z.B. Neomycin oral). In Fällen schwersten irreversiblen Leberversagens kommt eine Lebertransplantation in Frage.

12.7 Niereninsuffizienz

Ätiologie
- Ein **akutes Nierenversagen** kann prärenal (z.B. Schock), renal (z.B. Nierenarterienverschluß) oder postrenal (Abflußbehinderung der ableitenden Harnwege) verursacht sein.
- Eine **chronische Niereninsuffizienz** kann bei einer Glomerulonephritis, einer interstitiellen Nephritis/Pyelonephritis, Zystennieren, einer hypertonisch-vaskulären Nephropathie und anderen Nierenerkrankungen auftreten.

Pathogenese
Nierenfunktionsstörungen führen sowohl zur Retention toxischer Substanzen, insbesondere von Harnstoff (Azotämie), aber auch von Kreatinin, Harnsäure und anderen organischen und anorganischen Substanzen, als auch zu Störungen des Elektrolyt- und Wasserhaushaltes. Der genaue Mechanismus, der die Mitbeteiligung des Nervensystems verursacht, ist noch nicht bekannt. Einerseits kommt es zu einer Enzephalopathie, andererseits zu einer Polyneuropathie. Auch eine zu rasch durchgeführte Dialyse kann zu einer Enzephalopathie führen (Dialysedysäquilibrium-Syndrom). Bei der langjährigen Dialysebehandlung wird eine Aluminiumretention mit Ablagerungen im ZNS als Ursache der Enzephalopathie diskutiert (Dialyseenzephalopathie-Syndrom).

K Klinik

Charakteristisch für die einzelnen Erscheinungsbilder sind:

- **Nephrogene Enzephalopathie bei akutem Nierenversagen.** Im Vodergrund stehen Bewußtseinsstörungen bis zum Koma oder in Form einer exogenen Psychose (überwiegend als delirantes Syndrom). Neurologische Symptome sind Tremor, Myoklonien, Reflexsteigerung, aber auch Reflexabschwächung, Kopfschmerzen, Doppelsehen, Gesichtsfeldeinschränkungen oder Amaurose.
- **Enzephalopathie bei chronischem Nierenversagen.** Langsam stellt sich ein neurasthenisches Syndrom ein. Es ist durch rasche Ermüdbarkeit, körperliche Schwäche, vegetative Labilität, Merk- und Konzentrationsstörungen, Reizbarkeit, Affektlabilität und Schlafstörungen gekennzeichnet. Neurologisch sind die Patienten häufig unauffällig.
- **Dialysedysäquilibrium-Syndrom.** Kopfschmerzen, Übelkeit (Erbrechen) und Muskelkrämpfe während oder kurz nach der Dialyse sind typisch. In schweren Fällen können eine exogene Psychose oder zerebrale Krampfanfälle auftreten.
- **Dialyseenzephalopathie-Syndrom.** Langsam progredient stellen sich psychische Störungen wie dementielle Symptome (Gedächtnisstörung, Beeinträchtigung des abstrakten Denkens), aber auch psychotische Symptome (depressive oder euphorische Stimmung, Halluzinationen, paranoide Gedanken etc.) ein. Neurologisch fallen Tremor, Myoklonien, Asterixis und zerebrale Krampfanfälle auf, Leitsymptom ist eine dysarthrische Sprechstörung.
- **Nephrogene Polyneuropathie.** Sie imponiert zunächst als überwiegend sensible, später auch als motorische Polyneuropathie. Typisch ist das Syndrom der „restless legs". Dabei treten v. a. nachts und im Liegen Par- und Dysästhesien (schmerzhafte Empfindungen) in den distalen Abschnitten der Beine auf und der Patient kann die Beine im Liegen nicht ruhighalten.

D Diagnostik

Die internistische Diagnostik soll die Art der Nierenstörung klären. Das EEG ist bei Enzephalopathien häufig allgemeinverändert und zeigt den Schweregrad der ZNS-Schädigung an.

T Therapie

Im Vordergrund steht die optimale Dialysebehandlung.

12.8 Alkoholerkrankung

Definition

Der **akute** Alkoholmißbrauch führt zum Alkoholrausch, beim **chronischen** Alkoholismus liegt ein ständiger oder periodischer Alkoholmißbrauch – mit oder ohne Suchterscheinungen – vor. Er führt häufig zu einem sozialen Abstieg, psychischen Störungen und körperlichen Schäden. Nach Jellinek werden je nach dem Trinkverhalten 5 Typen von Alkoholikern unterschieden:

- **α-Trinker** sind Konfliktbetäubungstrinker mit intermittierender psychischer Abhängigkeit, aber der Fähigkeit zur Enthaltsamkeit.
- **β-Trinker** sind Gelegenheits- oder Verführungstrinker.
- **γ-Trinker** sind physisch, später auch psychisch abhängig (mit Toleranzsteigerung und Abstinenzsymptomen).
- **δ-Trinker** sind wie die γ-Trinker, zusätzlich unfähig zur Abstinenz („Spiegeltrinker").
- **ε-Trinker** neigen zu episodischen Alkoholexzessen.

Epidemiologie

In Mitteleuropa sind etwa 1–3% der Menschen alkoholabhängig.

Ätiologie

Bei der Entstehung des Alkoholismus spielen die Wirkung des Alkohols selbst, anlagebedingte Persönlichkeitsstrukturen und Umweltfaktoren wie die sozialen Bedingungen eine Rolle.

Pathogenese

Die Menge an Alkohol, die für die Leber schädlich ist, ist individuell verschieden. Sie hängt u. a. von evtl. Vorerkrankungen, einer Mangel- oder Fehlernährung und vom Geschlecht ab. Frauen haben eine deutlich geringere Kapazität der Alkoholdehydrogenase als Männer. Die toxische Grenze für die Entwicklung einer Leberzirrhose liegt für Frauen bei etwa 20 g reinem Ethanol, für Männer bei etwa 60 g pro Tag. Chronischer Alkoholkonsum schädigt neben der Leber (Fettleber, Hepatitis, Leberzirrhose) das Pankreas (Pankreatitis), den Magen (Gastritis) und das Herz (Kardiomyopathie). Er führt zur alkoholtoxischen Porphyrie, zu einem Folsäuremangel mit hyperchromer Anämie und zur alkoholtoxischen Embryopathie (s. Kap. 15.1.1). Mehr und mehr setzt sich die Erkenntnis durch, daß schon regelmäßiger „normaler Alkoholkonsum" (z. B. 1–2 Halbe Bier/Tag) u. a. zu einer Blutdrucksteigerung führen kann und somit einen Risikofaktor für einen Hirninfarkt darstellt.

K Klinik

Die Beteiligung des Nervensystems kann eine unterschiedliche Symptomatik hervorrufen. Typisch für den **akuten Alkoholismus** sind folgende Zustände:

- **Einfacher und komplizierter Rausch.** Der Alkoholeinfluß verursacht individuell unterschiedliche Symptome wie Enthemmung, Stimulation und Euphorie, Gereiztheit, Konzentrations- und

Denkstörungen, aber auch depressive Verstimmung bis hin zur Suizidalität. Neurologisch stehen Gleichgewichtsstörungen (zerebelläre Ataxie, Dysarthrie, Schwindel) im Vordergrund. Bei einem hohen Alkoholkonsum kommt es zu Bewußtseinsstörung bis hin zum Koma. Der komplizierte Rausch ist ein ausgeprägter einfacher Rausch und muß vom pathologischen Rausch abgegrenzt werden.

- **Pathologischer Rausch.** Auch nach der Aufnahme geringer Alkoholmengen kommt es zu ausgeprägten Erregungs- und Dämmerzuständen mit Verkennung der Situation. Die Patienten sind entweder überaus ängstlich oder wütend und äußerst aggressiv. Nach Minuten bis Stunden schließt sich ein Terminalschlaf an. Nach dem Erwachen besteht eine Amnesie. Ursächlich wird eine Alkoholintoleranz vermutet, die auf eine Hirnerkrankung oder auch eine Allgemeinerkrankung zurückgeführt werden kann.

Der **chronische Alkoholismus** kann verschiedene Auswirkungen auf das Nervensystem haben:

- **Alkoholdelir (Delirium tremens).** Das Alkoholdelir kann während fortgesetzten Trinkens (Kontinuitätsdelir) und nach plötzlichem Alkoholentzug – meist nach 1–3 Tagen – (Abstinenzdelir) auftreten. Symptome sind Bewußtseinsstörungen im Sinne von verwirrtem, zusammenhangslosem Denken, Desorientiertheit, wahnhaftem Erleben (typisch sind optische Halluzinationen), motorische Unruhe und Bewegungsdrang. Tremor und vegetative Begleitsymptome (weite Pupillen, Schwitzen, Tachykardie, Blutdruckschwankungen etc.) sind körperliche Anzeichen eines Alkoholdelirs. Es kann sich durch Prodromalsymptome v. a. vegetativer Art (s. o.) ankündigen. Als Komplikation können zerebrale Krampfanfälle auftreten. Eine medikamentöse Behandlung erfolgt stationär, mit Benzodiazepinen oder Clomethiazol, evtl. Butyrophenonen (z. B. Haloperidol). Gegen die vegetativen Erscheinungen helfen am besten β-Blocker.

> **Cave!**
> Bei der Behandlung des Alkoholdelirs mit Clomethiazol besteht akut die Gefahr einer Atemdepression und bei längerer Gabe die Gefahr, daß sich eine „Distraneurin®-Sucht" entwickelt!

- **Alkoholhalluzinose.** Bei dieser seltenen Komplikation nach längerem Alkoholkonsum kommt es bei klarem Bewußtsein zu akustischen Halluzinationen. Die Patienten hören Stimmen, die schlecht über sie sprechen. Sie sind ängstlich, gequält, manche versuchen den Stimmen zu entfliehen. Nach dem Absetzen des Alkohols klingt die Halluzinose in der Regel ab.
- **Wernicke-Korsakow-Syndrom.** Das Syndrom beruht auf einem Thiamin-(=Vitamin-B_1-)Mangel, der an erster Stelle durch den chronischen Alkoholismus, aber auch durch Mangelernährung, Dysenterie, Kachexie bei fortgeschrittenen Karzinomen (v. a. des Gastrointestinaltraktes), Leberzirrhose oder schwere Infektionskrankheiten hervorgerufen werden kann. Der Thiamin-Mangel führt zu einem spongiösen Gewebszerfall, zur Kapillarproliferation und -dilatation. Gelegentlich treten petechiale Blutungen, überwiegend in den Corpora mamillaria, auf. Akut setzen Augenmuskel- und Blickparesen (häufig auch eine internukleäre Ophthalmoplegie), ein Nystagmus, eine zerebelläre Ataxie und psychische Störungen wie Halluzinationen, Erregungszustände, aber auch eine Antriebslosigkeit ein **(Wernicke-Syndrom)**. Eine **Korsakow-Psychose** kann sich daran anschließen, aber sich beim chronischen Alkoholmißbrauch auch eigenständig, langsam entwickeln. In der Psychose sind die Patienten falsch orientiert, sie konfabulieren und weisen eine ausgeprägte Störung der Merkfähigkeit, v. a. des Kurzzeitgedächtnisses auf. Die Therapie besteht in der rechtzeitigen Gabe hoher Dosen von Vitamin B_1. Hat sich ein Korsakow-Syndrom schon eingestellt, so ist die Prognose eher ungünstig.
- **Zentrale pontine Myelinolyse.** Überwiegend beim chronischen Alkoholmißbrauch, aber auch beim Morbus Wilson, bei Elektrolytstörungen (häufig liegt eine zu rasche Korrektur einer Hyponatriämie vor) und anderen Grunderkrankungen kommt es zu einer Myelinolyse im zentralen Brückenbereich. Diese meist symmetrischen Läsionen im Brückenfuß verursachen eine Symptomatik, die von leichten Zeichen einer Pyramidenbahnläsion über eine Tetraparese mit horizontaler Blicklähmung bei erhaltenem Bewußtsein bis hin zum Locked-in-Syndrom reichen kann.
- **Kleinhirnrindenatrophie.** Die Krankheit setzt meist in der zweiten Lebenshälfte ein. Häufigste Ursache ist der chronische Alkoholismus. Kleinhirnatrophien werden aber auch bei einem Medikamentenabusus, Schwermetallintoxikationen, einer Kachexie, Karzinomen oder bei der Chemotherapie mit Cisplatin oder Methotrexat beobachtet. Wie die Degeneration zustande kommt, ist unbekannt. Makroskopisch findet man symmetrische Atrophien des Kleinhirnvorderlappens, mikroskopisch gehen v. a. Purkinje-Zellen zugrunde. Klinisch steht die Ataxie der Beine im Vordergrund, an den Armen ist sie geringer ausgeprägt, eine Dysarthrie tritt erst spät auf, ein Nystagmus ist selten. Eine spezielle Therapie gibt es nicht, bei einer Alkoholgenese wird Vitamin B_1 gegeben, durch eine Alkoholabstinenz kann eine Besserung eintreten.
- **„Tabak-Alkohol-Amblyopie".** Ernährungsstörungen mit Vitaminmangel rufen eine bilaterale Demyelinisierung markhaltiger Fasern im Ver-

lauf der Sehbahn hervor. Klinisch imponiert eine beidseitige Sehstörung mit Verschlechterung des Visus. Die Gabe von Vitaminen der B-Gruppe und eine ausreichende Ernährung können die Symptomatik – v. a. in den Frühstadien – bessern.
- **Polyneuropathie.** Bei individueller Disposition kann ein jahrelanger Alkoholabusus alle Schweregrade einer Polyneuropathie hervorrufen. Typisch ist eine Beeinträchtigung der Lagewahrnehmung (s. a. Kap. 13.4.2).

▽ **Therapie**

Da Alkoholiker es nicht schaffen, kontrolliert zu trinken, ist eine absolute Alkoholabstinenz das langfristige Ziel. Die Umstellung erfolgt stufenweise:
- Kontaktaufnahme mit Motivation
- Entgiftungsphase mit vollständigem Alkoholentzug
- Entwöhnungsphase mit Wiedererlangung der Unabhängigkeit
- Nachsorgephase mit beruflicher und gesellschaftlicher Rehabilitation.

Hierbei können Selbsthilfeorganisationen wie die „Anonymen Alkoholiker" hilfreich sein. Prophylaktisch sollen Frauen darauf hingewiesen werden, daß Alkoholkonsum während der Schwangerschaft das Kind gefährdet (s. Kap. 15.1.1). Ebenso sollte das Bewußtsein geweckt werden, daß schon „normaler Alkoholkonsum" schädlich sein kann (s. o.).

12.9 Vergiftungen mit Metallen und Erstickungsgasen

Neurotoxische Syndrome haben kein charakteristisches morphologisches oder klinisches Bild. Metallvergiftungen sind häufig arbeitsmedizinisch relevante Erkrankungen, Intoxikationen mit Erstickungsgasen ereignen sich meist akzidentiell oder in suizidaler Absicht. Hier soll auf die Symptomatik verschiedener Vergiftungen – mit Schwerpunkt auf den neurologischen Symptomen – und kurz auf die Behandlung eingegangen werden.

Blei

Blei wird eingeatmet oder über die Haut bzw. im Magen-Darm-Trakt resorbiert. Es beeinflußt die Hämsynthese und hemmt die δ-Aminolävulinsäure-Dehydratase, die δ-Aminolävulinsäure-Konzentration im Blut und im Urin steigt an. Die Beeinflussung des Nervensystems ist noch ungeklärt, periphere Nerven weisen eine axonale Degeneration auf.
Typische klinische Zeichen sind:
- Bauchkoliken und Obstipation
- blasse Haut **(Bleikolorit)**
- hämolytische Anämie (mit basophiler Tüpfelung der Erythrozyten)
- dunkler Zahnfleischrand **(Bleisaum)**
- Kopfschmerzen
- zerebrale Krampfanfälle
- delirantes Syndrom
- eine sich langsam entwickelnde Polyneuropathie mit typischem Befall des N. radialis (Fallhand).

Therapeutisch werden Chelatbildner (z. B. Dimercaptol) gegeben, bei einer akuten Vergiftung wird zusätzlich der Magen gespült.

Quecksilber

Metallisches Quecksilber wird gut über die Lunge, organische und anorganische Quecksilberverbindungen werden über die Lunge, die Haut oder den Magen-Darm-Trakt aufgenommen. Der genaue Wirkmechanismus ist noch unklar. Morphologische Veränderungen sind v. a. in der Groß- und Kleinhirnrinde sowie im Rückenmark nachweisbar. Typische klinische Zeichen sind:
- Bei der akuten Vergiftung stehen allgemeine Symptome wie Reizhusten, Dyspnoe, Fieber, Übelkeit, Erbrechen (bei organischem und anorganischem Quecksilber auch Verätzungen des Magen-Darm-Traktes) und Durchfälle im Vordergrund.
- Bei der chronischen organischen oder anorganischen Quecksilbervergiftung entwickeln sich neurologische Symptome wie Konzentrations- und Leistungsschwäche und ein feinschlägiger Intentionstremor. Später kommen Kopfschmerzen, delirante oder depressive Syndrome hinzu. Organische Quecksilberverbindungen können Gesichtsfeldausfälle, eine zerebelläre Ataxie, Parästhesien oder Symptome, die denen einer amyotrophen Lateralsklerose ähneln, hervorrufen.

Therapeutisch werden Chelatbildner gegeben, nach dem Einatmen von Quecksilberdämpfen wird eine Lungenödemprophylaxe, nach einer Ingestion eine Magenspülung durchgeführt.

Mangan

Mangan wird durch Einatmen oder Ingestion aufgenommen. Es soll zu einer Degeneration von Nervenzellen, überwiegend im Putamen, Nucleus caudatus, Globus pallidum und Thalamus kommen.
- Bei der akuten Vergiftung stehen Übelkeit, Erbrechen, Oberbauchschmerzen und ein Temperaturanstieg im Vordergrund. Diese Symptome klingen in der Regel spontan ohne Folgen wieder ab. Entwickelt sich eine Manganpneumonie, so ist die Prognose ernster.
- Die chronische Vergiftung führt zu einem Parkinson-Syndrom. Bei der Schriftprobe findet man typischerweise eine Zitterschrift mit zunehmender Kleinschrift.

Chelatbildner sind nur bei der akuten Vergiftung erfolgversprechend, bei der chronischen Vergiftung wird L-Dopa gegeben.

Thallium

Thallium wird in Form von Flugstaub eingeatmet oder verschluckt. Histologisch kommt es – neben noch nicht gut beschriebenen zentralen Veränderungen – peripher zu einem Axonuntergang und einem sekundären Markscheidenzerfall. Nach einer akuten Thalliumvergiftung stellen sich folgende Symptome ein:
- Akut treten Übelkeit, Erbrechen, ein retrosternaler Schmerz und Bauchschmerzen mit einer spastischen Obstipation auf.
- Brennender Durst.
- Nach einigen Tagen entwickelt sich eine Polyneuropathie. Typisch sind Parästhesien und heftige Schmerzen an den Füßen und Händen, insbesondere eine Hyperpathie der Fußsohle (**burning feet**). Paresen kommen bevorzugt an der unteren Extremität vor.
- Nach etwa einer Woche entwickeln sich Schlafstörungen.
- Nach einer Woche können eine Tachykardie, Blutdrucksteigerungen, ein vermehrter Speichelfluß und Fieber hinzukommen.
- Ebenfalls nach einer Woche beginnt ein generalisierter Haarausfall. Ab der 3.–4. Woche können an den Finger- und Zehennägeln weiße Querstreifen (**Mees-Bänder**) nachgewiesen werden.
- Zentrale Symptome sind Myoklonien und zerebrale Krampfanfälle sowie psychische Auffälligkeiten wie Affektlabilität, Reizbarkeit und exogene Psychose.

Therapeutisch wird innerhalb der ersten Stunden nach der Vergiftung eine Magenspülung durchgeführt. Eisenhexazyanoferrat bindet Thallium im Darm, verhindert dadurch die Rückresoption und unterbricht so den enteralen Thalliumkreislauf.

Arsen

Das geruchs- und geschmacksfreie Arsen kann durch Ingestion oder Einatmen aufgenommen werden. Die Symptomatik ähnelt der der Thalliumvergiftung.
- Bei der akuten Arsenvergiftung stehen choleraähnliche Durchfälle, Verwirrtheit, zerebrale Krampfanfälle und Kreislaufstörungen im Vordergrund.
- Bei der chronischen Vergiftung entwickeln sich symmetrische Hyperkeratosen an den Handflächen und Fußsohlen, eine abnorme Pigmentation (**Arsenmelanose**), ein Haarausfall, Mees-Bänder der Nägel, eine Konjunktivitis und eine Polyneuropathie. Im Gegensatz zur Polyneuropathie bei der Thalliumvergiftung sind die obere und die untere Extremität gleich stark befallen.

Akut wird eine Magenspülung durchgeführt, als Antidot kann Dimercaptol gegeben werden.

Kohlenmonoxid

Die Affinität von Kohlenmonoxid (CO) zum Hämoglobin ist 300fach höher als die von Sauerstoff. Somit behindert Kohlenmonoxid den Sauerstofftransport.
- Bei der akuten Vergiftung trübt das Bewußtsein ein und die Haut verfärbt sich kirschrot (ab einem HbCO von 40%). Bei ca. 60% HbCO kommt es zur Bewußtlosigkeit, bei ca. 70% tritt normalerweise der Tod ein. Dauerschäden in Form eines Parkinson-Syndroms und/oder psychischer Veränderungen wie kognitiven Einbußen bis hin zur Demenz, Affektlabilität, Depressionen und Wahnvorstellungen können bestehen bleiben.

Betroffene sollten sofort aus dem Gefahrenbereich entfernt werden und Sauerstoff – evtl. reinen Sauerstoff mit Überdruckbeatmung – erhalten.

Blausäure

Blausäure (HCN) blockiert aufgrund seiner hohen Affinität zu dreiwertigem Eisen die Zytochromoxidase.
- Bei ausreichend hohen Mengen von Blausäure soll die akute Vergiftung innerhalb von Sekunden zum Tod führen.
- Niedrigere Dosierungen verursachen ein rosiges Aussehen, Reizungen der Schleimhäute, Übelkeit, Kopfschmerzen, eine Eintrübung des Bewußtseins und zerebrale Krämpfe. Sie können durch die Atemlähmung den Tod herbeiführen. Typisch ist der Bittermandelgeruch der Atemluft. Bleibende Dauerschäden sind denen der Kohlenmonoxidvergiftung ähnlich, selten kann auch eine Polyneuropathie auftreten.

Therapeutisch wird einerseits Natriumthiosulfat gegeben, um Schwefel zur enzymatischen Thiocyanatbildung (das viel weniger toxisch als Cyanid ist) bereitzustellen, andererseits wird die Methämoglobinbildung gefördert, z. B. durch p-Dimethylaminophenol, an dessen dreiwertiges Eisen Cyanid bindet.

Schwefelwasserstoff

Schwefelwasserstoff (H_2S), ein intensiv nach faulen Eiern riechendes Gas, wird eingeatmet. Der Wirkungsmechanismus ist noch ungeklärt, wahrscheinlich wird ein Enzym der Atmungskette blockiert. Die Symptomatik ähnelt der der Blausäurevergiftung.

12.10 Medikamenten- und Drogenüberdosierungen

Medikamenten- und Drogenüberdosierungen beeinflussen häufig das Nervensystem. Daher stehen die neurologischen Symptome meist im Vordergrund. Hier soll insbesondere auf in der Neurologie verwendete Substanzen eingegangen werden.

Die Wirkungsweise der einzelnen Substanzen wird kurz wiederholt.
Therapeutisch gelten – wie für alle akuten Vergiftungen – folgende Grundregeln:
- Sicherung der Vitalfunktionen, evtl. unter Einsatz intensivmedizinischer Maßnahmen
- Beendigung weiterer Giftresorption (z. B. Entfernen aus einem Gefahrenbereich)
- Beschleunigung der Giftausscheidung (z. B. durch Hämodialyse).

Ist die Substanz bekannt, empfiehlt sich ein Anruf bei einer „Giftzentrale", um Informationen über spezielle Maßnahmen gegen diese Substanz zu erhalten.

Barbiturate
In niedrigen Dosen greifen Barbiturate an Teilen der Formatio reticularis an, in höheren Dosen werden die Hirnrinde und andere ZNS-Bereiche gelähmt. Sie binden an GABA-Rezeptoren.
Klinische Symptome sind:
- Bewußtseinstrübung bis zum Koma
- Abschwächung der Reflexe
- Hypothermie
- zentrale Atemlähmung
- eine negativ-inotrope Wirkung am Herzen und eine Gefäßschädigung führen zur Schocksymptomatik.

Diphenhydramin
Diphenhydramin ist als H_1-Rezeptor-Antagonist ein Antihistaminikum und verursacht bei einer Überdosierung:
- zunächst Unruhe, Verwirrtheit, Fieber und Tachykardie, später psychotische Zustände
- zerebrale Krampfanfälle, die überwiegend tonisch-klonisch sind
- gesteigerte Reflexe und Pyramidenbahnzeichen
- Mundtrockenheit, Brennen im Rachen, Schluck- und Sprachstörungen
- Sehstörungen
- Magen-Darm- und Blasenatonie
- anticholinerges Syndrom, das einer Atropinvergiftung ähnelt, und Mydriasis.

Benzodiazepine
Benzodiazepine greifen bevorzugt am limbischen System an. Sie verstärken in der Regel die inhibitorische Wirkung von endogener γ-Aminobuttersäure (GABA) am $GABA_A$-Rezeptor und führen zu:
- Müdigkeit und Schläfrigkeit, erst bei hoher Dosis Stupor oder Koma
- Nystagmus, Ataxie, Sprachstörungen
- Abschwächung der Reflexe und Hypotonie
- Atemdepression.

Neuroleptika
Neuroleptika wirken in der Regel als Dopamin-Rezeptor-Antagonisten. Zeichen der Überdosierung sind:
- eine zentrale Dämpfung und Sedierung
- bei schwerer Intoxikation Koma, Kreislaufdepression und kardiotoxische Wirkung
- Symptome eines Parkinson-Syndroms
- die anticholinerge Wirkung – ähnlich einer Atropin-Vergiftung – ist bei den verschiedenen Neuroleptika unterschiedlich stark.

Trizyklische Antidepressiva
Trizyklische Antidepressiva steigern die Konzentration von Noradrenalin und/oder Serotonin im synaptischen Spalt, in der Regel indem sie den Abbau oder die präsynaptische Wiederaufnahme der Transmitter hemmen.
- Im Vordergrund der Symptomatik steht die anticholinerge Wirkung, die zu trockener Haut und Schleimhäuten, Mydriasis und Fieber führt.
- Zentral werden Erregungszustände bis hin zum deliranten Syndrom, eine Ataxie und Pyramidenbahnzeichen hervorgerufen.
- Supraventrikuläre Tachykardien oder auch Kammertachykardien, eine negativ-inotrope Wirkung sowie Erregungsausbreitungs- und Erregungsüberleitungsstörungen sind Auswirkungen auf das Herz.
- Eine Atemdepression und zerebrale Krampfanfälle sind weitere Folgen der Überdosierung von trizyklischen Antidepressiva.

Phenytoin
Phenytoin hat eine blockierende Wirkung auf den schnellen Natriumeinstrom, fördert den basalen Kaliumausstrom und verringert dadurch die Erregbarkeit von Nervenzellen (Membranpotentialstabilisator). Ab einem bestimmten Plasmaspiegel von Phenytoin nimmt bei zunehmender Plasmaspiegelkonzentration die Eliminationsgeschwindigkeit relativ gesehen langsamer zu, d. h. eine therapeutische Dosis kann leicht toxische Plasmaspiegel hervorrufen. Klinische Symptome sind dann:
- Erbrechen, Schwindel, Übelkeit, zerebelläre Ataxie (bei einer längeranhaltenden Intoxikation kann es sogar zu irreversiblen Kleinhirnschädigungen kommen)
- Halluzinationen, aber auch Bewußtseinsstörungen bis hin zum Koma
- Bradyarrhythmien bei schwerer Intoxikation.

Carbamazepin
Carbamazepin scheint die neuronale Hemmung zu fördern und kann folgende Symptome verursachen:
- Kopfschmerzen, Verwirrung, Schwindel, Ataxie, Tremor, Schläfrigkeit
- Sinustachykardien, Erregungsbildungs- und Erregungsüberleitungsstörungen
- selten ein Lungenödem
- Leber- und Nierenschäden bzw. -funktionsstörungen
- Leukopenie.

Valproinsäure
Die krampfhemmende Wirkung von Valproat ist wahrscheinlich auf eine verstärkte Hemmwirkung von GABA zurückzuführen.
Symptome sind:
- Schwindel, Übelkeit und Erbrechen
- Bewußtseinseintrübung bis hin zum Koma
- Atemdepression
- Leberschäden bis hin zum Leberversagen.

Cannabis
Der Wirkungsmechanismus des Cannabis ist noch nicht geklärt. Die klinische Symptomatik besteht aus:
- Übelkeit, Erbrechen
- Konjunktivitis
- psychischen Veränderungen mit Aggressivität oder depressiver Verstimmung.

Halluzinogene
Der Wirkungsmechanismus der Halluzinogene (z. B. LSD) ist noch nicht bekannt. Sie verursachen:
- Übelkeit, Erbrechen
- Mydriasis
- Tachykardie, Anstieg der Körpertemperatur
- Tremor, Parästhesien, gesteigerte Reflexerregbarkeit
- Euphorie mit abruptem Wechsel zu Dysphorie, Halluzinationen bis hin zu psychotischen Episoden.

Amphetamine und Cocain
Amphetamine fördern die Freisetzung von Noradrenalin und Dopamin. Cocain führt zu einer passiven Diffusion von Noradrenalin in den synaptischen Spalt und hemmt die präsynaptische Wiederaufnahme von Noradrenalin, zentral auch die Wiederaufnahme von Dopamin. Sie verursachen:
- Vasokonstriktion mit Blutdruckanstieg und Wärmestau, Koronarspasmen mit Herzinfarkt sind möglich, Tachykardie und Tachyarrhythmie
- Atemlähmung
- Cocain kann einen Schock verursachen: Erregung, Blässe, reflektorische Bradykardie und Koma
- psychische Störungen mit Halluzinationen bis hin zu deliranten Syndromen
- Extremitätentremor.

Opiate
Opiate greifen an Endorphinrezeptoren an (s. a. Kap. 11.1.2) und führen zu:
- Bewußtseinseintrübung bis hin zum Koma
- Miosis!
- Atemdepression mit Zyanose
- kalte Haut, niedrige Körpertemperatur, Tonusverlust der Skelettmuskulatur, abgeschwächte/aufgehobene Reflexe, evtl. Pyramidenbahnzeichen, Obstipation durch erhöhten Darmtonus und verminderte Propulsion.

12.11 Zusammenfassung

Das Nervensystem kann im Rahmen **paraneoplastischer Syndrome** (indirekte Tumorsymptome, die oft auf einer humoralen Fernwirkung beruhen) betroffen sein. Neurologische Manifestationen können Myopathien (Polymyositis/Dermatomyositis), myasthenische Reaktionen (Lambert-Eaton-Syndrom), Polyneuropathien oder eine zerebelläre Degeneration sein. Ist die Ursache einer dieser neurologischen Störungen unklar, muß deshalb immer auch nach einem Tumor gefahndet werden.
Bei der **funikulären Spinalerkrankung** kommt es durch einen Mangel an Vitamin B_{12} zu einem degenerativen Entmarkungsprozeß, der vorwiegend das Rückenmark betrifft. Ursachen können eine verminderte Zufuhr, eine gestörte Resorption (z. B. Intrinsic-Faktor-Mangel bei perniziöser Anämie), ein gesteigerter Bedarf oder die Einnahme bestimmter Medikamente sein. Die Krankheit verläuft unbehandelt chronisch progredient und kann sich sehr variabel, mit Symptomen einer Hinterstrangschädigung, Zeichen einer Pyramidenbahnschädigung, vegetativen Symptomen und psychischen Störungen manifestieren. Diagnostisch steht – neben hämatologischen Parametern – der Schilling-Test im Vordergrund. Die Behandlung erfolgt mit Vitamin-B_{12}-Präparaten.
Beim **Morbus Whipple** kommt es in etwa 10% der Fälle zu einer neurologischen Manifestation. Es zeigen sich v. a. eine progressive Demenz, eine Ophthalmoplegie und Myoklonien, aber auch eine Apathie bis hin zum Koma, Krämpfe, eine Muskelschwäche, Sensibilitäts- und Koordinationsstörungen sowie Hirnnervensymptome.
Die **akute intermittierende Porphyrie** wird autosomal-dominant vererbt. Die δ-Aminolävulinsäure- und Porphobilinogen-Konzentration im Serum und Urin sind erhöht. Meist kommt es zu einer abdominellen Symptomatik (z. B. Koliken), zusätzlich zu vegetativen Dysregulationen, peripher-neurologischen Reiz- und Ausfallsymptomen (ähnlich einer Polyneuropathie) und zu zerebralen Symptomen wie Hemiparesen, psychischen Störungen etc. Die Krankheit verläuft schubweise. Manifestation oder schubartige Kri-

sen können durch bestimmte Faktoren wie Streß oder porphyrinogene Stoffe (z. B. Alkohol) ausgelöst werden. Die Diagnose wird durch den Nachweis von Porphobilinogen im Urin gefestigt. Die Therapie ist überwiegend symptomatisch.

Die **hepatolentikuläre Degeneration (Morbus Wilson)** ist eine autosomal-rezessive Erbkrankheit, bei der der Kupferstoffwechsel gestört ist. Das freie Kupfer, dessen Serumspiegel erhöht ist, lagert sich überwiegend in der Leber, dem Gehirn (hier v. a. in den Stammganglien, später auch im Kleinhirn) und in der Hornhaut ab. Die Folgen sind eine Fettleber, eine chronische Hepatitis und eine Leberzirrhose, extrapyramidal-motorische Bewegungsstörungen (Parkinson-Syndrom), später zerebelläre Symptome, psychische Veränderungen und ein Kayser-Fleischer-Kornealring. Die Behandlung besteht in einer lebenslangen kupferarmen Diät und der Gabe von D-Penicillamin.

Unter der **hepatischen Enzephalopathie** wird im allgemeinen eine Bewußtseinsstörung bis hin zum Koma infolge eines akuten oder chronischen Leberversagens verstanden. Einerseits ist die Entgiftungsfunktion der Leber gestört, andererseits werden toxische Substanzen an der Leber vorbeigeleitet (Kollateralen bei portaler Hypertension). Dabei spielt Ammoniak eine wichtige Rolle. Gastrointestinale Blutungen, ein gesteigerter Proteinmetabolismus, eine übermäßige Proteinzufuhr, die unkontrollierte Gabe von Sedativa oder eine intensive Diuretikatherapie sind häufige auslösende Faktoren. Die hepatische Enzephalopathie manifestiert sich in vier Stadien der Bewußtseinsstörung von leichten psychischen Veränderungen bis hin zum Koma. Oft ist eine intensivmedizinische Überwachung notwendig, in schweren Fällen kann eine Lebertransplantation in Frage kommen. Das Ammoniak wird durch diätetische Maßnahmen (wie Eiweißreduktion) und die Darmreinigung reduziert.

Bei einem akuten oder chronischen **Nierenversagen** kann es durch noch ungeklärte Ursachen zu einer Mitbeteiligung des Nervensystems kommen. Die Enzephalopathie beim akuten Nierenversagen führt zu Bewußtseinsstörungen bis hin zum Koma oder zur exogenen Psychose. Bei der Enzephalopathie in Zusammenhang mit einem chronischen Nierenversagen steht ein neurasthenisches Syndrom im Vordergrund. Das **Dialysedysäquilibrium-Syndrom** ist durch Kopfschmerzen, Übelkeit (Erbrechen) und Muskelkrämpfe während oder kurz nach der Dialyse gekennzeichnet. Bei der **nephrogenen Polyneuropathie** treten zunächst sensible, später auch motorische Symptome auf. Typisch ist das Syndrom der „restless legs".

Der **akute Alkoholmißbrauch** führt zum Alkoholrausch. Der einfache und der komplizierte Rausch äußern sich in Enthemmung, Gereiztheit, Euphorie, aber auch in depressiver Verstimmung. Neurologisch stehen Gleichgewichtsstörungen im Vordergrund. Beim pathologischen Rausch kommt es zu ausgeprägten Erregungs- oder Dämmerzuständen mit Verkennung der Situation. Ein **chronischer Alkoholmißbrauch** kann zu vielen verschiedenen Syndromen führen. Beim **Alkoholdelir (Delirium tremens)** entstehen während fortgesetzten Trinkens oder nach dem plötzlichen Alkoholentzug ein delirantes Syndrom (u. a. Desorientiertheit und wahnhaftes Erleben) und vegetative Begleitsymptome (weite Pupillen, Schwitzen, Blutdruckschwankungen etc.). Die **Alkoholhalluzinose** äußert sich durch akustische Halluzinationen bei klarem Bewußtsein. Das **Wernicke-Korsakow-Syndrom** beruht auf einem Thiamin-(=Vitamin-B_1-)Mangel. Es äußert sich akut durch Augenmuskel- und Blickparesen (häufig auch durch eine internukleäre Ophthalmoplegie), einen Nystagmus, eine zerebelläre Ataxie und leichte psychische Störungen. Daran schließen sich Symptome einer Psychose an. Die Patienten sind falsch orientiert, konfabulieren und weisen eine ausgeprägte Störung der Merkfähigkeit, v. a. des Kurzzeitgedächtnisses auf. Diese Psychose kann sich beim chronischen Alkoholmißbrauch auch eigenständig und langsam entwickeln. Bei der **zentralen pontinen Myelinolyse** verursachen symmetrische Läsionen im Brückenfuß eine Symptomatik, die von leichten Zeichen einer Pyramidenbahnläsion über eine Tetraparese mit horizontaler Blicklähmung bei erhaltenem Bewußtsein bis hin zum Lockedin-Syndrom reichen kann. Im Vordergrund der **Kleinhirnrindenatrophie** beim chronischen Alkoholismus stehen eine Ataxie der unteren Extremität, später kommt eine Dysarthrie hinzu, selten entwickelt sich ein Nystagmus. Die „**Tabak-Alkohol-Amblyopie**" führt durch die bilaterale Demyelinisierung markhaltiger Fasern im Verlauf der Sehbahn zu einer beidseitigen Sehstörung mit Verschlechterung des Visus. Typisch für die **alkoholische Polyneuropathie** ist eine Beeinträchtigung der Lagewahrnehmung.

Neurotoxische Syndrome (Vergiftungen mit Metallen oder Erstickungsgasen) zeigen kein charakteristisches morphologisches oder klinisches Bild. Neurologische Symptome zeigen sich unter anderem bei Blei-, Quecksilber-, Mangan-, Thallium-, Kohlenmonoxid-, Blausäure- und Schwefelwasserstoffvergiftungen.

Medikamenten- und **Drogenüberdosierungen** führen in der Regel zu einer Beeinträchtigung des Bewußtseins bis hin zum Koma. Wie bei allen akuten Vergiftungen gelten folgende Grundregeln: Sicherung der Vitalfunktionen, Beendigung weiterer Giftresorption und Beschleunigung der Giftausscheidung.

13 Erkrankungen des peripheren Nervensystems

Die Zeichen einer peripheren Lähmung sind im Kapitel 2.1 aufgeführt, zur Lokalisation und Abschätzung des Schweregrades einer Nervenläsion dienen neben dem klinisch-neurologischen Befund EMG und NLG (s. Kap. 1.2.1). Schädigungen des peripheren Nervensystems können grundsätzlich auf einer der drei „Etagen" liegen: peripherer Nerv, Plexus(anteil) oder Nervenwurzel. Man spricht dann auch von einer Mononeuropathie. Liegen neurologische Ausfälle im Versorgungsgebiet mehrerer Nerven, so spricht man von einer Polyneuropathie, einer Polyneuroradikulopathie oder einer Mononeuritis multiplex (s. Kap. 2.1).

13.1 Radikuläre Syndrome

In diesem Kapitel werden schwerpunktmäßig Bandscheibenvorfälle besprochen, auf radikuläre Symptome anderer Ursachen wird kurz unter der Differentialdiagnose eingegangen. Akute radikuläre Symptome bei Bandscheibenvorfällen sind im Lumbosakralbereich häufiger als im Zervikalbereich. Hingegen sind Wurzelirritationen durch Bandscheibendegeneration häufiger im Zervikal- als im Lumbalbereich. Im Thorakalbereich sind spondylogene Ursachen der radikulären Symptome äußerst selten. Hier kommen eher eine beginnende Gürtelrose (thorakaler Herpes zoster, s. Kap. 6.3.1), ein in eine Head-Zone projizierter Schmerz bei einer Erkrankung der inneren Organe (s. Abb. 2-3) oder ein intraspinaler Tumor in Betracht.

Definition und Ätiologie
Nervenwurzelkompressionen im Spinalkanal oder in den Foramina intervertebralia verursachen radikuläre Syndrome. Sie können degenerativ (z. B. Bandscheibendegeneration), traumatisch (z. B. HWS-Schleudertrauma, epidurales Hämatom), neoplastisch (z. B. Meningeosis carcinomatosa, Wurzelneurinom), infektiös (z. B. epiduraler Abszeß) oder rheumatisch (z. B. rheumatoide Arthritis der HWS) verursacht sein. Häufig sind eine Vorwölbung (**Protrusion**) der in der äußeren Faserschicht noch intakten Bandscheibe, ein hernienartiges Vortreten (Vorfall, **Prolaps**) oder eine **Sequestrierung** des inneren Anteils der Bandscheibe (Nucleus pulposus) in die Foramina intervertebralia oder in den Spinalkanal. Im klinischen Sprachgebrauch werden die Begriffe Bandscheibenvorfall, Diskusprolaps und Diskushernie synonym verwendet. Beim lateralen Bandscheibenvorfall, der zwischen zwei Wirbelkörpern erfolgt, ist die Höhe der betroffenen Nervenwurzel stets die des unteren Wirbelkörpers: Bei einem Bandscheibenvorfall zwischen den Wirbelkörpern L4 und L5 ist z. B. die Nervenwurzel L5 betroffen. (Dies hängt damit zusammen, daß es 7 zervikale Wirbelkörper und 8 zervikale Nervenwurzeln gibt, wobei die erste [rein motorische] Nervenwurzel zwischen dem Hinterhaupt und dem ersten Wirbelkörper austritt.)

Pathogenese
Die Bandscheibe (Discus intervertebralis) besteht aus einem bindegewebigen, knorpeligen Anulus fibrosus, der einen Gallertkern (Nucleus pulposus) umgibt. Diese Zwischenwirbelscheibe dient als Puffer zwischen zwei Wirbelkörpern. Im Rahmen degenerativer Veränderungen der Wirbelsäule kommt es zu radiären Rissen im Anulus fibrosus. Unter einer Druckbelastung kann der Nucleus pulposus in diese Risse vordringen und sie vergrößern. So kommt es zur Protrusion, zum Prolaps und schließlich zur Sequestrierung. Eine Lockerung der Bandscheibe führt zu knöchernen Reaktionen (Osteochrondrose, Osteophytenbildung, Spondylose), die ihrerseits die Zwischenwirbellöcher oder den Spinalkanal einengen können.

K Klinik
Reizungen spinaler Nervenwurzeln verursachen im allgemeinen folgende Symptome:
- Schneidende, stechende **Schmerzen** entsprechend des segmentalen Ausbreitungsgebietes der Wurzel sind bei einer akuten Schädigung fast immer vorhanden.
- Typische **Sensibilitätsstörungen** im zugehörigen Dermatom sind Parästhesien, Hypästhesien und Hypalgesien.
- Fakultativ können **motorische Ausfälle** hinzutreten, die sich häufig erst nach den Sensibilitätsstörungen einstellen: Schlaffe Paresen, Atrophien und Reflexabschwächungen oder -ausfälle entsprechen der radikulären Innervation (die Reflexabschwächung bzw. der -ausfall beruht einerseits auf der Unterbrechung des afferenten Schenkels des Reflexbogens und kann sich so-

mit früh einstellen, andererseits auf den schlaffen Paresen).

13.1.1 Zervikaler Bandscheibenvorfall

Pathogenese
Bandscheibenvorfälle der Halswirbelsäule sind seltener als die der Lendenwirbelsäule. Ein **medioposteriorer Vorfall** führt zur Kompression des Rückenmarks. Der häufigere **posterolaterale Vorfall** komprimiert lediglich eine Nervenwurzel, überwiegend sind die Wurzeln C6 und C7 betroffen. Durch eine Drehung des Kopfes zur kranken Seite und eine gleichzeitige Überstreckung der Halswirbelsäule kann die Nervenwurzel gedehnt werden, was die Symptomatik verstärkt.

K Klinik
Der **mediopsteriore Vorfall** verursacht durch eine Kompression des Rückenmarks eine spastische Paraparese, Symptome einer Hinterstrangschädigung und Blasenstörungen. Der **posterolaterale Vorfall** manifestiert sich überwiegend akut mit Nackenschmerzen. Ihnen folgen mit einer Latenz von Stunden bis Tagen radikuläre Schmerzen, Paresen und Sensibilitätsstörungen entsprechend der Höhe der betroffenen Wurzel. Die Beweglichkeit der Halswirbelsäule ist stark eingeschränkt, die paravertebrale Muskulatur enorm verspannt (Muskelhartspann). In Tab. 13-1 sind die zervikalen Nervenwurzelsyndrome zusammengefaßt.

D Diagnostik
Der Verdacht auf eine zervikale Wurzelkompression ergibt sich aus der Anamnese und der klinischen Untersuchung. Zusatzuntersuchungen sichern die Diagnose:
- **Elektrophysiologische Untersuchungen.** Die Denervierung läßt sich im EMG erst 10–12 Tage nach Beginn einer Axon- oder Motoneuronschädigung nachweisen. F-, H-Welle und SSEP zeigen eine Latenzverzögerung.
- **Bildgebende Verfahren.** In der Nativ-Röntgenuntersuchung stellen sich degenerative Veränderungen der knöchernen Wirbelsäule dar. In der zervikalen CT oder der MRT kann der Bandscheibenvorfall direkt nachgewiesen werden. Die CT-Myelographie erlaubt die Unterscheidung eines Vorfalls von einem Osteophyten. Selten ist eine Myelographie notwendig, um die Wurzeltaschen oder die Ausdehnung möglicher spinaler Tumoren darzustellen.

Differentialdiagnose
Wurzelkompressionssyndrome müssen von **peripheren Nervenläsionen** und von **Plexusschäden** abgegrenzt werden. Eine radikuläre zervikale Symptomatik kann auch durch folgende Erkrankungen verursacht werden:
- **Chronische Bandscheibendegeneration.** Eine Spondylose der HWS und die Bildung von Osteophyten können die Foramina intervertebralia einengen. Daraus resultierende radikuläre Syndrome manifestieren sich überwiegend im

Betroffene Nervenwurzel	Sensibilitätsstörung und Schmerzen	Paresen/ Atrophien	Funktionsausfall bzw. Schwäche	Reflexabschwächung /-ausfall
C5	– Hautareal über dem M. deltoideus, – Ausstrahlung in die Oberarmaußenseite und zwischen die Schulterblätter möglich	– M. deltoideus – M. biceps brachii	– Abduktion im Schultergelenk zwischen 30 und 90° – Armbeugung	Bizepssehnenreflex (BSR)
C6	– Radialseite des Unterarms – Schmerzen auch am lateralen Oberarm, – Ausstrahlung bis in den Daumen	– M. biceps brachii – M. brachioradialis	Armbeugung	Bizepssehnenreflex (BSR)
C7	– Dorsalseite des Ober- und Unterarms, – Ausstrahlung bis in den Zeige- und Mittelfinger	M. triceps brachii	Unterarmstreckung	Trizepssehnenreflex (TSR)
C8	– Ulnarseite des Unterarms, – Ausstrahlung bis in den Ring- und Zeigefinger	kleine Handmuskeln, insbesondere Muskeln des Hypothenars	Abduktion des kleinen Fingers	– Trizepssehnenreflex (TSR) – Trömner-Reflex

Tab. 13-1 Zervikale Nervenwurzelsyndrome

höheren Alter. In der Regel wird konservativ therapiert (durch intermittierendes Tragen einer Halskrawatte, vorsichtige Traktion und Krankengymnastik), eine Operation ist nur selten indiziert (z. B. bei einem langanhaltenden monoradikulären Schmerzsyndrom mit einer nachgewiesenen knöchernen Ursache).

- **Facetten-Syndrom.** Überlastungen der Facettengelenke können zu Arthrosen führen. Arthrotisch und mechanisch bedingte Gelenksveränderungen führen häufig zu Blockierungen, denen eine verminderte Beweglichkeit der HWS folgt. Diese rufen weitere Überlastungsbeschwerden hervor. Typischerweise entstehen bei einer Haltungs- und Bewegungsüberlastung drückende Schmerzen in der Tiefe, häufig mit Bewegungseinschränkungen der Halswirbelsäule. Fehlbewegungen der Wirbelsäule verursachen einschießende Schmerzen. Hingegen bleibt die Sensibilität erhalten und es treten keine Paresen auf. Zu diagnostischen und therapeutischen Zwecken kann unter Röntgenkontrolle ein Lokalanästhetikum infiltriert werden. Daneben werden chirotherapeutische Manipulationen durchgeführt und ein wirbelsäulengerechtes Verhalten eingeübt.

- **Chronisch zervikale Myelopathie.** Degenerative Bandscheibenveränderungen verursachen ein Vordringen der Bandscheibe nach dorsal und Knochenveränderungen (Spondylose, Osteophyten). Eine Höhenminderung des Zwischenwirbelraums führt zu einer Faltenbildung der Ligamenta flava. Diese Prozesse engen den Spinalkanal und die Foramina intervertebralia ein. Bei einem konstitutionell engen Spinalkanal können die Veränderungen schon ab dem 30.–40. Lebensjahr symptomatisch werden. In der Regel manifestiert sich die zervikale Myelopathie jedoch bevorzugt bei Männern im 5. und 6. Lebensjahrzehnt. In neutraler (gerader) Stellung, in manchen Fällen auch erst bei Bewegung, werden das Rückenmark und die Nervenwurzeln direkt komprimiert und zusätzlich durch die Verminderung der Blutzufuhr geschädigt. Langsam progredient stellen sich in unterschiedlicher Ausprägung Symptome der Wurzeln C5–C7, eine spastische Paraparese und leichte Symptome einer Hinterstrangschädigung ein. Die CT-Myelographie und die MRT können das Ausmaß der Spinalkanaleinengung und evtl. das Ausmaß der Kompression des Rückenmarks aufzeigen. Elektrophysiologisch (SSEP, MEP) kann eine Schädigung der langen Bahnen (Hinterstränge, Pyramidenbahnen) nachgewiesen werden. Da der Spontanverlauf sehr variabel ist, sollte bevorzugt konservativ (Halskrawatte) therapiert und die Operationsindikation streng gestellt werden (nur bei einer schweren spastischen Paraparese oder chronischen therapieresistenten Progredienz).

▼ Therapie

Die konservative Behandlung zervikaler Bandscheibenvorfälle umfaßt:
- Halskrawatte
- vorsichtige Traktion
- Muskelrelaxation (z. B. Diazepam)
- Schmerzbekämpfung mit Analgetika (z. B. Paracetamol) oder durch Kryotherapie der Paravertebralmuskulatur
- Antiphlogistika (z. B. Diclofenac)
- Krankengymnastik und Stärkung der Paravertebralmuskulatur (erst nach Besserung der Symptomatik).

Operationsindikationen zur ventralen oder dorsolateralen Diskektomie sind:
- ein akuter medialer Bandscheibenvorfall, der Symptome der Kompression des Rückenmarks hervorruft (absolute OP-Indikation)
- ein lateraler Bandscheibenvorfall, der deutliche Lähmungen ohne Besserungstendenz verursacht
- ein therapieresistentes Schmerzsyndrom, das radiologisch auf einen Bandscheibenvorfall zurückzuführen ist.

13.1.2 Lumbaler Bandscheibenvorfall

Pathogenese

Wegen des aufrechten Gangs des Menschen ist seine Wirbelsäule – insbesondere die untere lumbale Wirbelsäule und die Verbindung zum Os sacrum – wesentlich stärker belastet als die von Vierbeinern. Dadurch entstehen die oben erwähnten degenerativen Bandscheibenveränderungen, die bevorzugt im lumbosakralen Übergang zum Vorfall führen. Ein **lateraler Vorfall** komprimiert am häufigsten die Wurzeln L5 und S1, seltener L4. Ein **mediolateraler Vorfall** kann mehrere Wurzeln betreffen und ein **medioposteriorer Vorfall** komprimiert verschiedene Wurzeln in unterschiedlicher Kombination oder sogar die gesamte Cauda equina. Eine Erhöhung des intraspinalen Druckes (beim Husten, Pressen, Niesen) verstärkt die Wurzelkompression. Lumbale Bandscheibenvorfälle manifestieren sich überwiegend im 4. und 5. Lebensjahrzehnt. Prädisponierend wirken angeborene Anomalien der lumbalen Wirbelsäule (z. B. Spondylolyse, Spondylolisthesis, Sakralisation des 5. Lendenwirbelkörpers, Lumbalisation des 1. sakralen Wirbelkörpers), die durch die statische Fehlbelastung zu einer vorzeitigen Bandscheibendegeneration führen.

K Klinik

Häufig bestehen über längere Zeit Lumbalgien (Kreuzschmerzen), manchmal auch akute, zunächst segmentale, meist stechende Kreuzschmerzen ohne Wurzelirritation (Lumbago, „Hexenschuß"). Nach einem Verhebetrauma, insbesondere beim Heben schwerer Last, bei schnellen Drehbewegungen, beim Bücken oder seltener ohne erkennbaren äußeren Auslöser manifestiert sich der Bandscheibenvorfall mit radikulär ausstrahlenden Schmerzen und Mißempfindungen (Parästhesien). Anschließend können entsprechend der betroffen Wurzel Sensibilitätsstörungen, eine Abschwächung der Reflexe und Lähmungen hinzukommen. Der radikuläre Schmerz kann sowohl durch eine Erhöhung des intraspinalen Druckes als auch durch eine Dehnung der entsprechenden Nervenwurzel (Nervendehnungsschmerz) hervorgerufen bzw. verstärkt werden. Tabelle 13-2 listet die lumbalen Nervenwurzelsyndrome auf.

Ein akuter medioposteriorer Bandscheibenvorfall ist seltener als ein lateraler und verursacht eine Kompression mehrerer Wurzeln bzw. der gesamten Cauda equina **(Kaudasyndrom)**. Die Symptome sind beidseitige, plötzliche, heftige Schmerzen an der lateralen Hälfte des Beins und Fußes (das Schmerzareal ähnelt einer „Reithose"), positive Nervendehnungszeichen und die Verstärkung der Schmerzen beim Husten, Niesen oder Pressen. Nach einigen Stunden lassen die Schmerzen nach und es entwickeln sich Hypästhesien, beidseitige Fußsenkerparesen und schlaffe periphere Lähmungen entsprechend der betroffenen Wurzeln. Der PSR fällt aus, Blasen- und Mastdarmstörungen treten auf. (Der Restharn wird mittels Einmalkatheterisierung oder Sonographie bestimmt und der Analsphinktertonus wird geprüft).

> **Merke:**
> Das Kaudasyndrom (dringender Verdacht besteht beim Auftreten von Blasen- und Mastdarmstörungen) ist ein neurochirurgischer Notfall!

Diagnostik

Der Verdacht auf eine lumbale Wurzelkompression ergibt sich aus der Anamnese und der klinischen Untersuchung. Zusatzuntersuchungen sichern die Diagnose:

- **Elektrophysiologische Untersuchungen.** Die Denervierung läßt sich mittels EMG in den „Leitmuskeln" einer Wurzel erst 10–12 Tage nach Beginn einer Axon- oder Motoneuronschädigung nachweisen. F-, H-Welle und SSEP zeigen eine Latenzverzögerung.
- **Bildgebende Verfahren.** Die Nativ-Röntgenaufnahmen sind häufig normal, die degenerativen Veränderungen stehen nicht in direkter Beziehung zu den radikulären Symptomen. Die Diagnosesicherung erfolgt mit der spinalen CT oder MRT (Abb. 13-1). Eine Myelographie ist nur noch indiziert, wenn die übrigen bildgebenden Verfahren unauffällig sind oder wenn ein Tumor ausgeschlossen werden soll.

Tab. 13-2 Lumbale Nervenwurzelsyndrome

Betroffene Nervenwurzel	Sensibilitätsstörung und Schmerzen	Paresen/ Atrophien	Funktionsausfall bzw. Schwäche	Reflexabschwächung/ -ausfall	Nervendehnungsschmerz
L3	vom Gesäß quer über die Oberschenkelvorderseite zur medialen Knieseite	– M. quadriceps femoris – häufig auch Adduktoren	– Streckung im Kniegelenk – Adduktion im Hüftgelenk	– Patellarsehnenreflex (PSR) – oft auch Adduktorenreflex	– positives umgekehrtes Lasègue-Zeichen
L4	von der lateralen Oberschenkelvorderseite über die Patella zur Unterschenkelinnenseite	– M. quadriceps femoris – M. tibialis anterior	– Streckung im Kniegelenk – Heben des Fußes	– Patellarsehnenreflex (PSR)	– positives umgekehrtes Lasègue-Zeichen
L5	vom Gesäß über die Außenseite des Oberschenkels, die Schienbeinkante und den Fußrücken bis zur Großzehe	– M. extensor halucis longus – M. tibialis anterior – M. tibialis posterior – Mm. glutei medius und minimus	– Heben der Großzehe – Heben des Fußes (Fersenstand) – Supination – Hüftabduktion	– Tibialis-posterior-Reflex	– positives Lasègue-Zeichen
S1	vom dorsalen Oberschenkel über den dorsolateralen Unterschenkel zur Fußaußenseite	– Mm. peronei – M. triceps surae – Glutealmuskulatur (v.a. M. gluteus maximus) – ischiokrurale Muskulatur (z.B. M. biceps femoris)	– Heben des Fußaußenrandes – Senken des Fußes (Zehenstand) – Hüftstreckung – Beugung im Knie	– Achillessehnenreflex (ASR)	– positives Lasègue-Zeichen

zu dauerhaften Kreuzschmerzen führen. Charakteristischerweise stellen sich nach einer bestimmten Gehstrecke Symptome wie krampfartige Schmerzen, Mißempfindungen und Lähmungen ein. Sie bilden sich innerhalb kurzer Zeit zurück, wenn der Patient stehenbleibt oder sich setzt. Als Ursache nimmt man einen Durchblutungsmangel der Cauda equina an, der sich bei Belastung manifestiert und durch einen engen Spinalkanal begünstigt wird. Bei einer Lordosierung der Wirbelsäule nimmt die Weite des Spinalkanals ab, die Symptome verstärken sich daher beim Bergabgehen. Der Nachweis kann durch die spinale CT oder MRT geführt werden. Die konservative Therapie besteht aus Krankengymnastik (mit dem Ziel der Beckenaufrichtung im Stehen) und dem Vermeiden jeglicher Lordosierung, ggf. muß operiert werden (z. B. Laminektomie).
- **Tumoren** (z. B. Neurinom, Metastase)
- **entzündliche Erkrankungen** (z. B. Lyme-Borreliose)
- **Morbus Bechterew und andere rheumatische Erkrankungen.** Charakteristisch für den Morbus Bechterew (ankylosierende Spondylarthritis) sind:
  – Sakroileitis. Nachts und morgens treten Rückenschmerzen auf, die ins Bein ausstrahlen können. Das Ileosakralgelenk ist klopfschmerzhaft.
  – Spondylitis. Sie beginnt mit Schmerzen im thorakolumbalen Übergangsbereich der Wirbelsäule, später kommt es zur Bewegungseinschränkung.
  – entzündliche Reaktionen anderer Gelenke
  – schmerzhafte Entzündungen der Sehnenansätze (Enthesopathien), insbesondere der Achillessehne
  – verschiedene Organmanifestationen wie Iritis, Kardiopathie oder Aortitis (evtl. mit Aortenklappeninsuffizienz).
- **Muskelhartspann der paravertebralen Muskulatur** (der nicht durch eine radikuläre Reizung hervorgerufen wurde). Muskelhartspann ist ein reflektorischer Dauertonus eines gesamten Muskelbauches der quergestreiften Muskulatur. Er kann z. B. auch bei einer relativ geringen Beinlängendifferenz mit Beckenschiefstand und kompensatorischer skoliotischer Fehlhaltung der Wirbelsäule entstehen. Im Gegensatz dazu sind Myogelosen druckschmerzhafte Muskelverhärtungen einzelner Muskelfasern, die z. B. durch eine längere Fehlbeanspruchung verursacht sind.
- **Psychogene Rückenschmerzen.** Sie sind eines der häufigsten psychischen Schmerzsyndrome, die sich als Konversionssymptom manifestieren und das psychovegetative Korrelat von Angst, Depression oder narzißtischer Kränkung sein können. Typisch sind ein langer chronischer

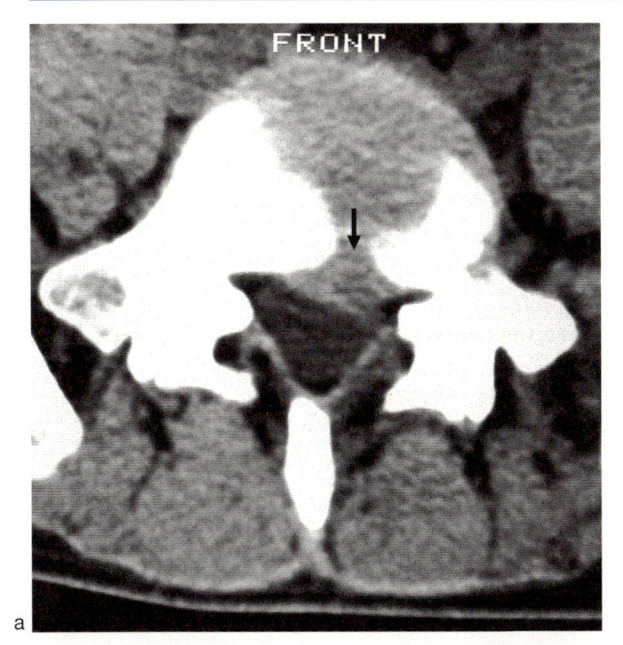

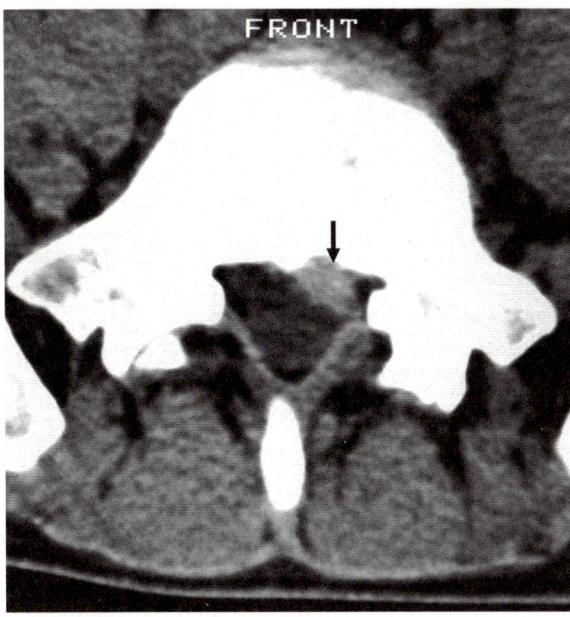

Abb. 13-1 a und b: Mediolateraler Bandscheibenprolaps im CT, der nach kaudal sequestriert ist (Pfeile).

Differentialdiagnose
Während an der oberen Extremität Nervenläsionen häufiger als Wurzelkompressionen sind, überwiegen an der unteren Extremität radikuläre Syndrome gegenüber Nervenschädigungen. Wurzelkompressionssyndrome müssen von **peripheren Nervenschädigungen** und von Schäden des **Plexus lumbosacralis** abgegrenzt werden. Differentialdiagnostisch ist auch an folgende Erkrankungen zu denken:
- **Syndrom des engen Spinalkanals (Claudicatio spinalis).** Ein konstitutionell enger lumbaler Spinalkanal kann bei zusätzlichen degenerativen Wirbel- und Bandscheibenveränderungen

Verlauf, die erfolglose Suche nach den Schmerzursachen und kein Ansprechen auf eine somatische Therapie.

▼ Therapie
Prophylaktische Maßnahmen, die auch jedem „Gesunden" angeraten werden können, sind:
- Kräftigung der Rücken- und Bauchmuskulatur
- Haltungsschulung (z. B. Sitzen mit „geradem" Rücken) und deren konsequente Anwendung
- Gewichtsabnahme
- Meiden von Sportarten, die die Wirbelsäule belasten, wie Brustschwimmen, alpines Skifahren, Tennis und Fußball. Günstig für die Wirbelsäule und die Rückenmuskulatur sind u. a. Rückenschwimmen, Skilanglauf, Tischtennis und Volleyball.

In der Regel ist ein **konservativer Behandlungsversuch** von 3–4 Wochen gerechtfertigt. Er umfaßt:
- Stufenbett, Traktion, Bewegungstherapie und Analgesie
- später Krankengymnastik zur Kräftigung der Rücken- und Bauchmuskulatur und Haltungsschulung.

Zeigt sich kein Erfolg, kann bei persistierenden Schmerzen eine **Operation** in Erwägung gezogen werden, wenn die Schmerzen durch einen radiologisch gesicherten Vorfall erklärt werden können. Absolute Operationsindikationen sind:
- Kompressionssyndrom der Cauda equina
- ausgeprägte akute Lähmungen.

13.2 Plexuserkrankungen

13.2.1 Plexus brachialis

Definition
Im Plexus brachialis verflechten sich die Axone der Nervenwurzeln C4–Th12, um sich anschließend wieder in unterschiedlicher Gruppierung zu den einzelnen Armnerven zusammenzufinden. Man teilt die Läsionen in obere, mittlere und untere sowie komplette Plexuslähmungen ein.

Ätiologie
Der Plexus kann auf unterschiedliche Art geschädigt werden und verursacht dann Ausfälle, die sich über mehrere Segmente erstrecken. Am häufigsten ist die traumatische Armplexuslähmung, die durch eine Schulterluxation, Klavikula- oder Akromionfrakturen, plötzlichen kräftigen Zug am Arm (z. B. beim Motorradfahrer, der sich beim Sturz am Lenker festhält; hierbei kann es auch zum Wurzelausriß kommen) oder ein Geburtstrauma verursacht sein kann. Weitere Ursachen sind exogene (z. B. Tragen eines Rucksackes, schlechte Lagerung des Arms während einer Narkose) oder endogene (z. B. Raumforderungen wie Lymphknotenmetastasen oder Pancoast-Tumor) Druck- und Strahlenschädigungen (z. B. durch eine Bestrahlungstherapie).

K Klinik
- **Obere Plexuslähmung** (Erb-Duchenne-Lähmung). Bei dieser häufigsten Form einer Plexuslähmung sind die Nervenwurzeln C5 und C6 betroffen. Die Lähmung umfaßt die Schulterabduktion und -außenrotation, die Armbeugung, gelegentlich auch die Armstreckung, die Supination und die Dorsalextension der Hand. Der Arm hängt schlaff und nach innen rotiert herab. Fakultativ bestehen sensible Ausfälle von der Schulter über die Außenseite des Oberarms bis zur radialen Seite des Unterarms. Der Bizepssehenenreflex (BSR) ist abgeschwächt oder erloschen.
- **Mittlere Plexuslähmung.** Diese sehr seltene Form hat eine ähnliche Symptomatik wie das C7-Wurzelsyndrom. Man findet eine Schwäche der Hand- und Fingerstrecker und sensible Ausfälle am dorsalen Unterarm sowie am Handrücken. Der Trizepssehnenreflex kann abgeschwächt sein.
- **Untere Plexuslähmung** (Déjerine-Klumpke-Lähmung). Sie betrifft die Segmente C8 und Th1. Damit sind alle kleinen Handmuskeln, gelegentlich auch die langen Fingerbeuger, selten die Handgelenksbeuger, gelähmt. Sensible Ausfälle bestehen am ulnaren, vorderen Unterarm sowie am ulnaren Handbereich. Der Trizepssehnenreflex kann abgeschwächt sein, ebenso kann der Trömner-Reflex abgeschwächt sein bzw. fehlen.
- **Komplette Plexuslähmung.** Sie besteht aus einer variablen Kombination der oberen und unteren Plexuslähmung.

Sonderformen
- **Neuralgische Schulteramyotrophie.** Sie wurde früher **Armplexusneuritis** genannt und hat eine entzündlich-allergische Genese. Akut entwickeln sich reißende, sehr heftige Schmerzen in der Schulterregion, die in den Oberarm, selten bis in den Unterarm ausstrahlen. Bald schließen sich Paresen einzelner Muskeln der Schulter und des Oberarms an. Die Schmerzen bilden sich in der Regel innerhalb einer Woche wieder zurück, während die Paresen bis zu Monaten bestehen bleiben können.

Verschiedene Kompressionssyndrome an der oberen Thoraxapertur rufen v. a. eine untere Plexuslähmung hervorrufen:
- **Skalenus- oder Halsrippensyndrom.** Ursache ist eine Engstelle zwischen den Mm. scalenus anterior und medius, die durch eine Halsrippe verstärkt werden kann. Die Symptomatik beginnt in der Regel im 2.–3. Lebensjahrzehnt mit Schmerzen in der Schulter, die in die ulnare Seite des Unterarms und der Hand ausstrahlen. Stellen sich neurologische Ausfälle ein, so ent-

sprechen sie der unteren Armplexusparese. Die Skalenuslücke wird durch das Adson-Manöver (tiefe Inspiration nach Drehung des Kopfes zur kranken Seite und Neigung des Kopfes nach hinten) verengt.
- **Kostoklavikularsyndrom.** Eine Engstelle zwischen der Klavikula und der ersten Rippe verursacht eine ähnliche Symptomatik wie das Skalenussyndrom. Durch Senken der Schulter nach unten und nach hinten lassen sich die Beschwerden provozieren.
- **Hyperabduktionssyndrom.** Bei diesem seltenen Syndrom knicken beim elevierten und abduzierten Arm der Gefäß- und Nervenstrang am M. pectoralis minor ab.

D Diagnostik
Eine Plexuslähmung ist eine klinische Diagnose und zunächst als Symptom aufzufassen, dessen Ursache (s.o.) man eruieren muß.

Differentialdiagnose
Plexuslähmungen des Arms müssen von **peripheren Nervenläsionen** und von **Affektionen zervikaler Nervenwurzeln** abgegrenzt werden.
Die Unterscheidung zwischen einer Plexusläsion und einem **Wurzelausriß** ist oft schwierig. Differentialdiagnostisch helfen dabei folgende Befunde:
- Kurz nach einem Trauma findet sich beim Wurzelausriß Blut im Liquor.
- Für einen Ausriß sprechen ein Sensibilitätsausfall und fehlende SSEP bei erhaltener distaler Erregbarkeit sensibler Nervenfasern, da das Spinalganglion distal von einem Wurzelausriß liegt!
- Relativ sicher läßt sich ein Wurzelausriß mit Hilfe einer Myelographie – bei der sich dann die Wurzeltaschen leer darstellen – nachweisen.

▽ Therapie
Im Vordergrund steht die Behandlung bzw. Beseitigung der Ursache (z. B. die operativer Entferung einer Halsrippe). **Traumatisch** bedingte Plexusläsionen können zunächst konservativ therapiert werden. Der Arm wird auf einer Abduktionsschiene ruhiggestellt und später mit Krankengymnastik behandelt. Stellt sich keine Besserung ein oder ist der Plexus schon primär durchtrennt, so wird er operativ wiederhergestellt. Die **neuralgische Schulteramyotrophie** wird konservativ behandelt, im Akutstadium erhält der Patient Kortikoide und Schmerzmittel.

13.2.2 Plexus lumbosacralis
Defintion
Der Plexus lumbalis wird aus den Wurzeln Th12/L1–L4, der Plexus sacralis aus den Wurzeln L4–S3 gebildet.

Ätiologie
Eine Schädigung des Plexus lumbosacralis ist sehr selten. Sie kann durch Raumforderungen im Becken (Tumor/Malignom, Psoashämatom, Gravidität/Geburt), durch internistische Grunderkrankung (Vaskulitis, diabetische Amyotrophie), traumatisch (schwere Beckenverletzungen) oder iatrogen (Operation) verursacht werden.

K Klinik
Die Symptomatik kann sehr variabel sein, je nachdem welche Plexusanteile mitbetroffen sind.
- **Plexus lumbalis.** Sensibilitätsstörungen finden sich an der Vorderseite des Oberschenkels und des Inguinalbereichs. Motorische Ausfälle zeigen sich in einer Schwäche bei der Hüftbeugung, der Außenrotation und Adduktion des Oberschenkels und bei der Streckung des Kniegelenks.
- **Plexus sacralis.** Sensibilitätsstörungen betreffen das Gesäß, die dorsale Seite des Oberschenkels, den Unterschenkel (mit Ausnahme des Versorgungsgebietes des N. saphenus) und den Fuß. Motorische Ausfälle äußern sich in einer Schwäche bei der Hüftextension, -abduktion, -innenrotation und der Beugung des Kniegelenks sowie Paresen aller Muskeln des Unterschenkels und des Fußes.

D Diagnostik
Die Diagnose wird in der Regel klinisch gestellt, anschließend muß die Ursache gesucht werden.

Differentialdiagnose
Differentialdiagnostisch kommen Wurzelläsionen, eine Schädigung der Cauda equina oder periphere Nervenläsionen in Frage.

▽ Therapie
Im Vordergrund stehen die Beseitigung der Ursache und die konservative Behandlung (z. B. Krankengymnastik).

13.3 Erkrankungen einzelner peripherer Nerven

Zunächst werden allgemeine Ursachen, die Pathogenese, diagnostische Möglichkeiten und Therapieprinzipien peripherer Nervenläsionen beschrieben. Im anschließenden speziellen Teil wird die spezielle Ätiologie und Symptomaik einzelner Nerven beschrieben. Zusätzlich wird auf wichtige Hirnnervenlähmungen wie die Fazialisparese, die Lähmung des N. accessorius und des N. hypoglossus eingegangen.

Ätiologie
Periphere Nervenläsionen sind meistens mechanisch bedingt:

- **Druck/Quetschung.** Der Nerv kann von außen oder innen geschädigt werden: durch falsche Lagerung (z. B. „Parkbanklähmung"), falsch angelegte Verbände, Gipsverbände oder Schienen, unsachgemäße Injektionen, Knochenfrakturen (z. B. Radialislähmung bei der Humerusschaftfraktur), Knochenveränderungen (z. B. Kallusbildung), Tumoren, Hämatome und andere Raumforderungen (z. B. Zysten).
- Der Nerv kann durch unphysiologische Bewegungen bzw. Traumen (z. B. Peroneuslähmung bei Ruptur des fibulotalaren Bandsystems) „gezerrt" werden.
- Ein Messerschnitt verursacht eine direkte, scharfe Durchtrennung des Nervs.

Pathogenese

Periphere Nervenläsionen können in drei Schweregrade unterteilt werden.
- **Neurapraxie.** Bei der überwiegend durch Druck verursachten primären Markscheidenschädigung werden die Axone nicht unterbrochen. Sie führt zu einer vorübergehenden Funktionsstörung des Nerven, die sich in der Regel spontan wieder vollständig zurückbildet.
- **Axonotmesis.** Bei der überwiegend durch Quetschung/chronischen Druck verursachten axonalen Schädigung werden die Nervenhüllen nicht unterbrochen. Distale Axonanteile degenerieren und werden durch das Vorwachsen proximaler Axonanteile ersetzt. Die Regenerationsgeschwindigkeit beträgt etwa 1 mm/Tag. Daher dauert die Rückbildung der Lähmung länger. Sie setzt spontan ein, sobald der Nerv vom Druck befreit ist.
- **Neurotmesis.** Vor allem durch Schnittverletzungen werden Axone und Nervenhüllen vollständig durchtrennt. Erst nach einer Nervennaht ist ein Aussprossen proximaler Axonanteile möglich. Da nicht mehr alle Axone vorwachsen können und davon auch nicht alle den „richtigen Anschluß" erlangen, kommt es lediglich zu einer Defektheilung. Die volle Kraft kann nicht mehr erreicht werden, es treten pathologische Mitbewegungen (Synkinesien) auf und die Sensibilität bleibt unvollständig.

D Diagnostik

Im Vordergrund stehen die Anamnese und die klinisch-neurologische Untersuchung (s. a. Kapitel 2.1). Nach der Untersuchung kann man bei guten anatomischen Kenntnissen der Nerven und ihrer Versorgungsgebiete die Diagnose schon mit hoher Sicherheit stellen. Die Anamnese sollte die Ursache und Art der Nervenschädigung aufdecken, um diese in Zukunft vermeiden zu können (z. B. Peroneuslähmung durch Druck beim Übereinanderschlagen der Beine, sog. „Einschlafen" des Beins). NLG und EMG dienen zur Objektivierung und Abschätzung des Schweregrades einer Nervenschädigung, zur Abgrenzung zentraler Lähmungen, zur Lokalisation der Läsion und zur Verlaufskontrolle.

T Therapie

Je nach dem Ausmaß der Nervenschädigung wird konservativ oder operativ behandelt. Die Grundzüge der Therapiemöglichkeiten sollen hier dargestellt werden:
- **Konservative Therapie.** Sie umfaßt Krankengymnastik, Elektrotherapie (ihr Erfolg ist umstritten) und Hilfsmittel wie Schienen und orthopädische Schuhe (z. B. bei einer Peroneuslähmung).
- **Medikamentöse Therapie.** Bei Bedarf werden nichtsteroidale Antiphlogistika zur Schmerzlinderung, Entzündungshemmung und Abschwellung eines Ödems gegeben. Ein Mangel an Vitaminen der B-Gruppe kann Neuropathien hervorrufen (s. Kap. 13.4). Umgekehrt ist jedoch für Nervenschädigungen anderer Art nicht nachgewiesen, daß diese Vitamine in hohen Dosen dann die Nervenregeneration fördern.
- **Operative Therapie.** Im allgemeinen wird heute die mikrochirurgische Technik der interfaszikulären Nervennaht mit Adaptation einzelner Faszikel bevorzugt. Diese kann – v. a. nach offenen Verletzungen – als primäre oder frühe sekundäre Naht (3–4 Wochen nach der Verletzung) zum Einsatz kommen. Bei einer schweren Druckschädigung muß die Ursache (z. B. Hämatome) beseitigt werden. Sind keine Reinnervationszeichen nachweisbar, kann nach etwa 6 Monaten eine Spätoperation durchgeführt werden.

13.3.1 Periphere Fazialisparese

Ätiologie

Häufig kann keine Ursache für eine Fazialisparese gefunden werden, sie wird dann als **idiopathisch** bezeichnet. Bekannte Ursachen sind:
- Zoster oticus oder Zoster im Segment C3/C4 (s. Kap. 6.3.1)
- Lyme-Borreliose. Gelegentlich tritt eine beidseitige Fazialisparese auf. Der Patient kann sich oft nicht mehr an einen Zeckenbiß errinnern, da dieser lange (bis zu Monaten) zurückliegen kann (s. Kap. 6.3.11).
- Tumoren im Kleinhirnbrückenwinkel (z. B. Neurinome, Meningeome, Fibrosarkome)
- diffuse (entzündliche oder blastomatöse) Erkrankungen der Meningen
- Schädelbasisbrüche mit einer Felsenbeinfraktur
- Mastoiditis, Otitis media (mit Cholesteatom)
- bösartiger Parotistumor (gutartige verursachen keine Fazialisparese!)

K Klinik

Je nach der Lokalisation der Schädigung im Verlauf des N. facialis treten folgende Symptome auf (Abb. 13-2):

Erkrankungen einzelner peripherer Nerven

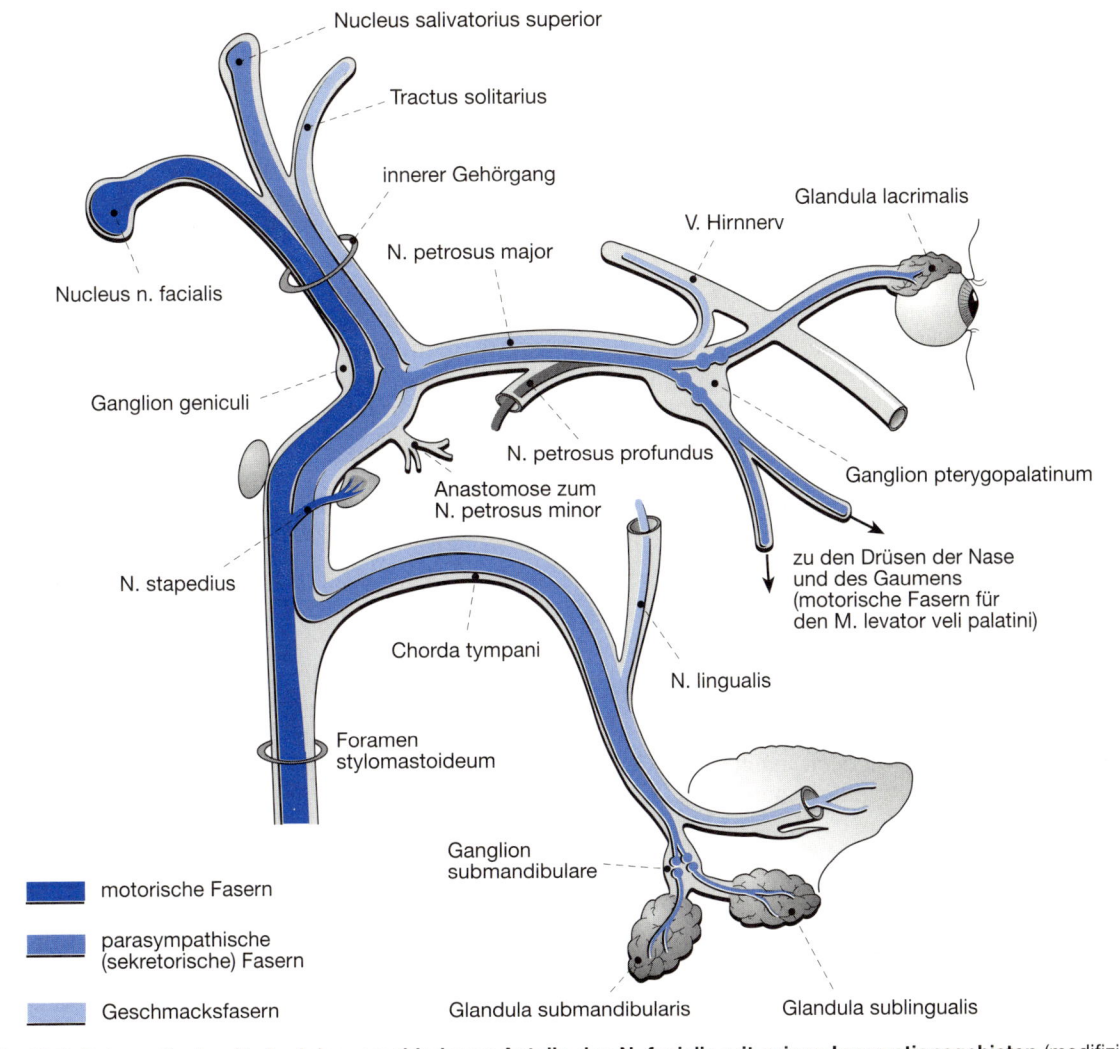

Abb. 13-2 Schematischer Verlauf der verschiedenen Anteile des N. facialis mit seinen Innervationsgebieten (modifiziert nach Miehlke [20]).

- **Einseitige schlaffe Lähmung der mimischen Muskulatur.** Bei der peripheren Fazialisparese sind auch die Stirnmuskeln betroffen (s. a. Kap. 1.1.2, Untersuchung der Hirnnerven).
- **Geschmacksstörung auf den vorderen zwei Dritteln der Zunge.** Die afferenten, sensiblen Fasern erreichen den N. facialis über die Chorda tympani und verlassen ihn wieder über den N. petrosus major, um mit dem V. Hirnnerven nach zentral zu ziehen.
- **Abnahme der Speichelsekretion.** Ursache ist eine Läsion des N. intermedius zwischen dem zugehörigen Ganglion geniculi und dem Abgang der Chorda tympani.
- **Ipsilaterale Hyperakusis.** Die Fazialisläsion liegt proximal des Abgangs des N. stapedius. Der Stapediusreflex ist ausgefallen (physiologischerweise verursachen laute Töne eine reflektorische Kontraktion des M. stapedius, diese wird über die Gehörknöchelchenkette auf das Trommelfell übertragen und läßt sich in Form von Druckschwankungen nachweisen).
- **Abnahme der Tränensekretion.** Die Nervenfasern erreichen die Glandula lacrimalis über den N. petrosus major. Die Läsion des N. facialis liegt proximal vom Ganglion geniculi. Die Tränensekretion wird mit dem Schirmer-Test (Befeuchtung eines am Unterlid eingehängten Fließpapiers) geprüft.

Sonderform

Das **Melkersson-Rosenthal-Syndrom** wird durch drei Symptome charakterisiert:
- Faltenzunge (Lingua plicata)
- rezidivierende einseitige Lippen- und Gesichtsschwellungen (gelegentlich mit Schmerzen)
- rezidivierende Fazialislähmungen.

Das Syndrom wird mit Steroiden behandelt.

D Diagnostik
Die Diagnose wird klinisch gestellt. Wenn oben genannte Ursachen ausgeschlossen sind, liegt eine idiopathische Fazialisparese vor. Das Ausmaß und der Verlauf der Axondegeneration werden mit elektrophysiologischen Methoden untersucht. Deren Ergebnisse lassen auch eine prognostische Aussage zu. Folgende Testverfahren werden angewendet:
- Nervenerregbarkeitstest (excitability test)
- Bestimmung der distalen Latenz
- transkranielle Magnetstimulation (nach neueren Erkenntnissen soll mit dieser Methode bei einer idiopathischen Fazialisparese die Läsion im Fazialiskanal lokalisiert werden können)
- Blinkreflex (Orbicularis-oculi-Reflex)
- Elektromyographie.

Differentialdiagnose
Bei der **einseitigen zentralen Fazialisparese** ist das Stirnrunzeln beidseits möglich, da die kortikobulbäre Projektion zu den Fazialiskernen bilateral angelegt ist.

T Therapie
Die Behandlung richtet sich nach der Ursache (s. o.). Da bei der idiopathischen Fazialisparese eine entzündliche Schwellung im Verlauf des Fazialiskanals vermutet wird, empfehlen einige Autoren, über einige Tage Steroiden zu geben und sie dann auszuschleichen. Wichtig sind aktive Übungen der mimischen Muskulatur vor dem Spiegel.

Verlauf und Prognose
Etwa drei Viertel aller idiopathischen Fazialisparesen bilden sich spontan vollständig zurück, beim übrigen Viertel kommt es zu einer Defektheilung. Dabei können folgende Restschäden bestehen bleiben:
- **Fazialiskontraktur.** Die vorher schlaff gelähmten mimischen Muskeln sind unter einer leichten Dauerkontraktion. Sie geht stets mit pathologischen Mitbewegungen (Synkinesien) einher: Bei Mundbewegungen, z. B. beim Lachen, verengt sich die Lidspalte oder die Wangenmuskulatur kontrahiert sich beim Lidschluß.
- **Phänomen der „Krokodilstränen".** Dieses Phänomen ist sehr selten. Dabei kommt es beim Essen nicht nur zur Speichel- sondern auch zur Tränensekretion.

Die inkomplette Fazialisparese hat eine gute Prognose, bei einer kompletten Lähmung bleibt der Ausgang unsicher.

13.3.2 N. accessorius

Ätiologie
Tumoren an der Hirnbasis, destruierende Prozesse an der Schädelbasis, am häufigsten aber Operationen am Hals (Neck-dissection, Lymphknotenbiopsie) bzw. Verletzungen im lateralen Halsdreieck können Schädigungen des N. accessorius verursachen.

K Klinik
Die Drehung des Kopfes zur Gegenseite ist abgeschwächt (M. sternocleidomastoideus), das Schulterblatt hängt herab und ist nach außen gefallen (M. trapezius). Der M. levator scapulae kann die Schulterblatthaltefunktion des M. trapezius teilweise übernehmen und wölbt sich dann durch die Hypertrophie strangförmig hervor.

Therapie
Ein durchtrennter N. accessorius sollte durch eine Nervennaht adaptiert werden, da die Prognose einer Spontanheilung sonst schlecht ist.

13.3.3 N. hypoglossus

Ätiologie
Die Ursache einer Schädigung des N. hypoglossus kann intrakraniell (z. B. Neurinom, meningeale Blastose) oder extrakraniell (Operationen wie die Tonsillektomie oder die Desobliteration der A. carotis interna, übergreifende eitrige Entzündungen) sein.

K Klinik
Beim Herausstrecken der Zunge weicht sie deutlich zur Seite der Nervenläsion ab, die betroffene Zungenhälfte ist atrophisch und Faszikulationen können auftreten.

Differentialdiagnose
Von den peripheren Hypoglossusparesen müssen supranukleäre und nukleäre Lähmungen sowie die Pseudobulbärparalyse unterschieden werden:
- **Supranukleäre Läsion** (z. B. Infarkt). Die Zunge weicht beim Herausstrecken nur gering zur kontralateralen Seite der Läsion ab. Es finden sich keine Atrophie und kein Faszikulieren.
- **Nukleäre Läsion** (z. B. bei progressiver Bulbärparalyse). Da die Hypoglossuskerne dicht nebeneinander liegen, sind in der Regel beide Kerne von einer Schädigung betroffen. Die Zunge kann nicht mehr herausgestreckt werden, der Patient hat Probleme beim Schlucken und Sprechen (die Sprache wird verwaschen, „bulbär").
- **Pseudobulbärparalyse.** Beidseitige, meist ischämisch bedingte Läsionen der kortikobulbären Faserverbindungen führen zu einer erheblichen Beeinträchtigung des Schluckens und des Sprechens. Sie sind relativ leicht von einer isolierten Hypoglossusparese zu unterscheiden.

Erkrankungen einzelner peripherer Nerven

13.3.4 N. thoracicus longus

Ätiologie

In seinem langen Verlauf kann der N. thoracicus longus auf vielfältige Art, z. B. durch Druck auf den Nerven in der medialen Achselhöhle (z. B. durch eine Krücke) oder eine iatrogene Schädigung bei der Entfernung axillärer Lymphknoten geschädigt werden.

K Klinik

Der M. serratus anterior fixiert den medialen Skapularand am Brustkorb. Ist er gelähmt, so verlagert sich der Unterrand der Skapula nach medial und etwas nach oben, der mediale Skapularand steht vom Thorax ab (Skapula alata).

13.3.5 N. dorsalis scapulae, Nn. subscapulares, N. thoracodorsalis, Nn. pectorales medialis et lateralis, N. suprascapularis

N. dorsalis scapulae, Nn. subscapulares, N. thoracodorsalis, Nn. pectorales medialis et lateralis und N. suprascapularis werden selten isoliert geschädigt, meist sind sie im Rahmen einer Plexuslähmung mitbetroffen. Die Folgen einer isolierten Schädigung dieser Nerven werden daher nur kurz dargestellt:
- **N. dorsalis scapulae.** Durch die Lähmung der Mm. rhomboidei verlagert sich das Schulterblatt nach lateral, die Schulterblätter können nicht mehr zusammengeführt werden.
- **Nn. subscapulares.** Die Adduktion und Innenrotation im Schultergelenk sind abgeschwächt (Mm. subscapularis und teres major).
- **N. thoracodorsalis.** Die Adduktion und Innenrotation im Schultergelenk sind abgeschwächt (M. latissimus dorsi).
- **Nn. pectorales medialis et laterales.** Die Adduktion im Schultergelenk ist abgeschwächt (Mm. pectorales).
- **N. suprascapularis.** Die Abduktion im Schultergelenk ist leicht, die Außenrotation deutlicher abgeschwächt (Mm. supraspinatus und infraspinatus).

13.3.6 N. axillaris

Ätiologie

Häufige Ursachen einer Schädigung des N. axillaris sind Verletzungen wie eine Humerusfraktur im Collum chirurgicum, eine Luxation des Schultergelenks (insbesondere nach vorne) oder eine starke Prellung der Schulter.

K Klinik

Durch den Ausfall des M. deltoideus ist die Abduktion und Elevation des Armes über 30–40 Grad nicht möglich (bis zu diesem Grad erfolgt die Armhebung durch den M. supraspinatus). Durch die Atrophie des M. deltoideus treten die knöchernen Umrisse der Schulter deutlich hervor. Sensible Ausfälle findet man über dem mittleren Anteil des M. deltoideus.

13.3.7 N. musculocutaneus

Ätiologie

Stumpfe Schultertraumen, evtl. mit einer Fraktur oder Luxation (häufig zusätzliche Schädigung des N. axillaris) oder die sog. Beschäftigungslähmung bei anstrengender manueller Arbeit können den N. musculocutaneus schädigen. Iatrogen kann eine paravenöse Injektion zu einer isolierten sensiblen Schädigung (N. antebrachii cutaneus lateralis) führen.

K Klinik

Sensible Ausfälle finden sich an der radialen Seite des proximalen Unterarms. Die Unterarmbeugung (Mm. biceps und brachialis) ist abgeschwächt.

13.3.8 N. radialis

Ätiologie

Je nachdem wo der N. radialis in seinem Verlauf (Abb. 13-3) geschädigt wird, resultieren folgende Lähmungen:
- **Untere Radialislähmung.** Der Ramus superficialis kann am radialen und distalen Unterarm (z. B. Venenpunktionen, Operationen oder Druck), der Ramus profundus bei proximalen Radiusverletzungen und deren Behandlungen (z. B. Frakturen, Luxationen) geschädigt werden. Das **Supinatorsyndrom** entsteht durch eine chronische Konstriktion des Ramus profundus an dessen Eintritt in den M. supinator durch abnorm verlaufende Gefäße oder fibröses Gewebe.
- **Mittlere Radialislähmung.** Die Schädigung erfolgt entweder durch Druck von außen (Parkbanklähmung) oder durch Humerusschaftfrakturen und deren Behandlung.
- **Obere Radialislähmung.** Der Nerv wird in der Achselhöhle geschädigt (z. B. durch Krücken oder einen Thoraxgips).

K Klinik

Die Symptomatik richtet sich nach der Lokalisation der Nervenläsion. Je weiter proximal sie liegt, desto mehr Symptome treten hinzu (s. Abb. 13-3).
- **Untere Radialislähmung.** Sensibilitätsstörungen (s. a. Abb. 1-1) findet man am radialen Handrücken, der Dorsalseite des Daumens und des Zeigefingers und der radialen Seite des Mittelfingers (Ramus superficialis). Die Finger können in den Grundgelenken nicht gestreckt werden. Der **Daumen** kann in der Handebene nicht gestreckt bzw. abduziert werden (der M. abductor pollicis longus und der M. extensor pollicis bre-

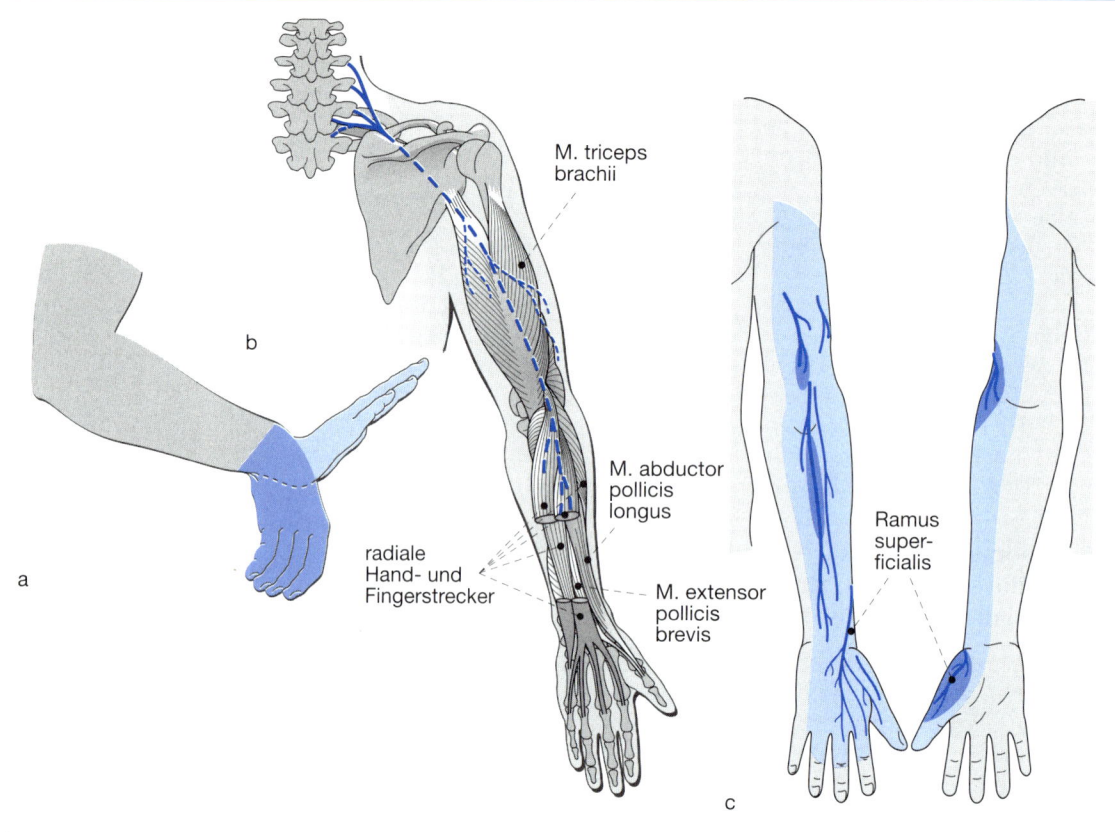

Abb. 13-3 N. radialis.
a: **Fallhand.** Bei der mittleren Radialislähmung (Läsion im Bereich des Oberarms) fallen die radialen Handstrecker aus.
b: **Verlauf des N. radialis und seiner Äste.** Motorisch versorgt er den M. triceps brachii, die radialen Hand- und Fingerstrecker, den M. abductor pollicis longus und den M. extensor pollicis brevis.
c: **Sensible Versorgung der Haut.** Vom N. radialis werden der radiale Handrücken, die Dorsalseite des Daumens und des Zeigefingers, die radiale Seite des Mittelfingers (Ramus superficialis) und die Dorsalseite des Unter- und Oberarms sensibel versorgt (modifiziert nach Kahle [14]).

vis werden vom Ramus profundus innerviert. Bei Anspannung dieser beiden Muskeln wird die volare Sehne der Tabatière sicht- und tastbar). Das **Supinatorsyndrom** ist durch langsam progrediente Ausfälle des Ramus profundus gekennzeichnet.
- **Mittlere Radialislähmung.** Die Sensibilitätsstörungen sind an der Dorsalseite des Unterarms lokalisiert. Der Ausfall der radialen Handstrecker führt zur Fallhand.
- **Obere Radialislähmung.** Die Sensibilitätsstörungen befinden sich an der Dorsalseite des Oberarms. Zusätzlich fällt der M. triceps brachii aus. Der TSR ist abgeschwächt oder erloschen.

13.3.9 N. medianus

Ätiologie
Der N. medianus kann in seinem ganzen Verlauf (Abb. 13-4) geschädigt werden:
- **Distale Medianuslähmung.** Überwiegende Ursachen sind Frakturen, Operationen und scharfe Verletzungen im Bereich des Handgelenks und des distalen Unterarms (z. B. Schnittverletzung bei einem Suizidversuch). Eine Sonderform ist das Karpaltunnelsyndrom (s. u.).
- **Proximale Medianuslähmung.** Medianusläsionen im Bereich des Oberarms und des Ellenbogens sind selten. Sie können z. B. bei einer suprakondylären Humerusfraktur oder beim Einrenken einer Luxation des Ellenbogengelenks auftreten. Auch Punktionen oder paravenöse Injektionen in der medialen Ellenbeuge können den Nerv schädigen.

K Klinik
Die Symptomatik richtet sich wiederum nach der Lokalisation der Nervenläsion (s. Abb. 13-4). Bei einer länger bestehenden Medianusläsion entwickeln sich oft trophische Störungen der Haut und der Nägel, weil der Nerv besonders viele vegetative Fasern enthält.
- **Distale Medianuslähmung.** Eine Nervenschädigung in Höhe des Karpaltunnels führt zu einer Sensibilitätsstörung der Volarseite der Hand, die vom Daumen bis zur radialen Seite des Mittelfingers (s. a. Abb. 1-1) reicht, sowie zur Lähmung und Atrophie der Mm. abductor pollicis

Erkrankungen einzelner peripherer Nerven

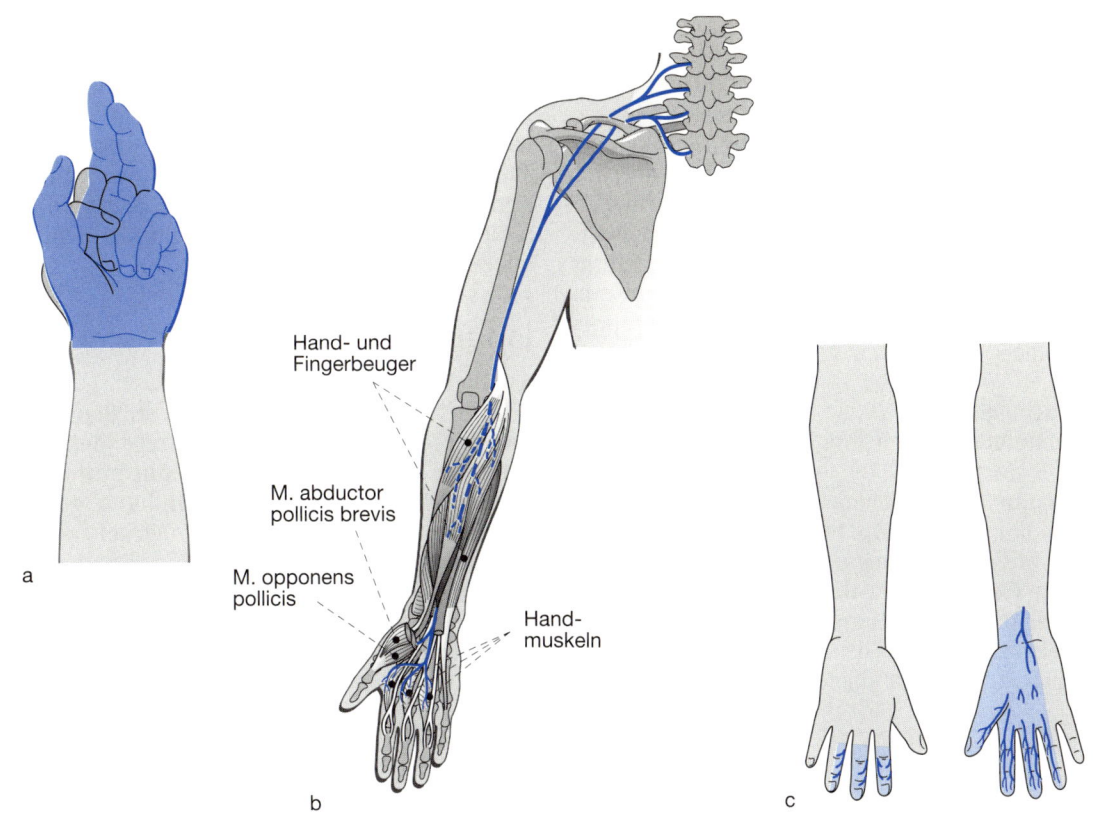

Abb. 13-4 N. medianus.
a: **Schwurhand.** Bei einer proximalen Medianuslähmung (Läsion im Bereich des Oberarms oder Ellenbogens) fallen die langen Hand- und Fingerbeuger aus. Der Daumen und der Zeigefinger können nicht mehr, der Mittelfinger nur teilweise gebeugt werden.
b: **Verlauf des N. medianus und seiner Äste.** Motorisch versorgt er die Hand- und Fingerbeuger, einen Teil der Handmuskeln, den M. abductor pollicis brevis und den M. opponens pollicis.
c: **Sensible Versorgung der Haut.** Vom N. medianus wird die Haut von der volaren Seite des Daumens bis zur radialen Hälfte des Mittelfingers sensibel versorgt (modifiziert nach Kahle [14]).

brevis und opponens pollicis. Der Patient kann den Daumen nicht rechtwinklig zur Handfläche abduzieren. (Die Kraft wird im Seitenvergleich geprüft, indem der Patient die Hand mit der Dorsalseite auf den Tisch legt und den Daumen nach oben drücken soll.) Außerdem kann er die Daumenspitze nicht zur Spitze des kleinen Fingers führen. Das oft erwähnte „Flaschenzeichen" (es soll positiv sein, wenn beim Greifen einer Flasche die Hautfalte zwischen Daumen und Zeigefinger nicht fest anliegt) ist in der Praxis eher unzuverlässig.

Wird der Nerv im distalen Unterarm vor dem Karpaltunnel geschädigt, so sind alle vom N. medianus versorgten Handmuskeln gelähmt (insbesondere auch die beiden radialen Mm. lumbricales!). Dadurch ist die Daumenfunktion stark eingeschränkt bzw. aufgehoben, der Daumenballen atrophiert (Thenaratrophie).

- **Proximale Medianuslähmung.** Hierbei kommt es zu einem zusätzlichen Ausfall der langen Hand- und Fingerbeuger. Daumen und Zeigefinger können nicht mehr, der Mittelfinger nur teilweise gebeugt werden. (Die Beugung des Ring-

fingers und des kleinen Fingers erfolgen durch die beiden ulnaren Mm. lumbricales, die vom N. ulnaris versorgt werden.) Beim Versuch des Faustschlusses entsteht die sog. **Schwurhand**. Außerdem sind die Pronation und die Beugung der Hand abgeschwächt.

Karpaltunnelsyndrom

Ätiologie
Beim Karpaltunnelsyndrom wird der N. medianus durch eine Druckerhöhung unter dem Ligamentum carpi volare komprimiert. Entweder ist das Volumen der im Kanal befindlichen Strukturen zu groß oder der Kanal ist eingeengt (Engpaßsyndrom). Mögliche Ursachen sind z.B. eine Gravidität, eine Überbelastung des Handgelenks durch häufige Extension, eine entzündliche Hohlhandschwellung, die rheumatoide Arthritis, eine Hypothyreose oder Akromegalie.

K Klinik
Vom Karpaltunnelsyndrom sind überwiegend Frauen zwischen dem 40. und 60. Lebensjahr be-

troffen. Die Krankheit beginnt mit Schmerzen und Parästhesien im Bereich der Volarseite des Daumens, des Zeigefingers und v. a. des Mittelfingers. Die Mißempfindungen können in die Hand und in den gesamten Unterarm ausstrahlen. Sie treten zunächst nachts, später auch am Tage auf. Schließlich stellen sich eine Hyp- oder Dysästhesie (Hyperalgesie) ein. Diese Sensibilitätsstörungen erschweren Tätigkeiten, für die „Fingerspitzengefühl" benötigt wird, erheblich. Die Lähmung und Atrophie der Mm. abductor pollicis brevis und opponens pollicis kommen im Verlauf eher spät hinzu.

Ⓓ Diagnostik
Lehrbuchmäßig sollten drei Zeichen nachweisbar sein:
- **Hoffmann-Tinel-Zeichen.** Beim Beklopfen des N. medianus am Karpaltunnel treten elektrisierende Mißempfindungen auf.
- **Phalen-Test.** Die Parästhesien lassen sich durch Hyperextension im Handgelenk auslösen.
- **Umgekehrter Phalen-Test**. Häufig führt auch die Hyperflexion im Handgelenk zu Parästhesien.

▼ Therapie
Findet man eine Ursache für das Karpaltunnelsyndrom (s.o.), so kann es sich schon bei deren Behandlung bzw. Beseitigung bessern. Konservativ wird mit Ruhigstellung und Schienung behandelt, evtl. erfolgen lokale Injektionen von Steroiden und Lokalanästhetika. Bei Progredienz oder Therapieresistenz wird das Ligamentum carpi volare operativ gespalten.

13.3.10 N. ulnaris
Ätiologie
Eine Schädigung des N. ulnaris an den Prädilektionsstellen (Abb. 13-5) führt zu folgenden Paresen:
- **Distale Ulnarisparese.** Der Ramus profundus des N. ulnaris kann in der Hohlhand geschädigt werden (z. B. bei längerer Druckeinwirkung durch einen Schraubenziehergriff oder eine Fahrradlenkstange). In der **Loge de Guyon** an der Handgelenksbeugeseite kann ein Engpaßsyndrom entstehen. Ursachen sind z. B. entzündliche Weichteilprozesse wie die rheumato-

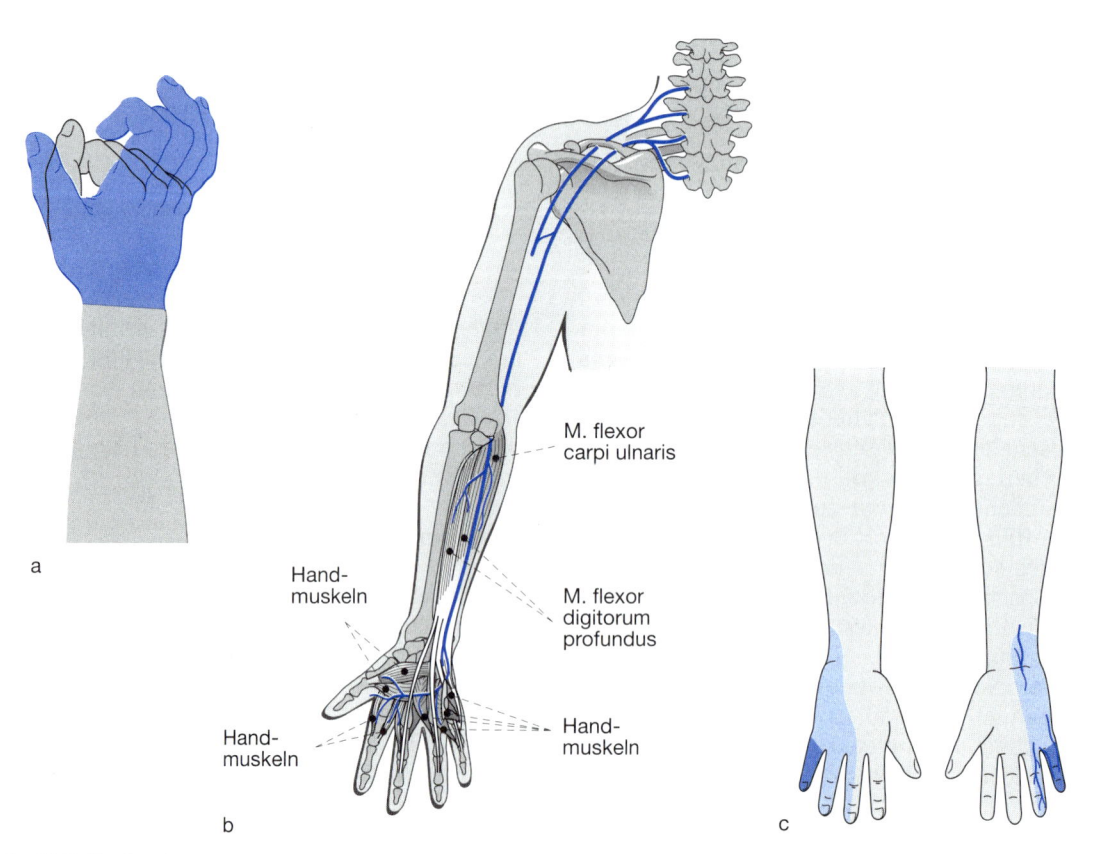

Abb. 13-5 N. ulnaris.
a: Krallenhand. Wird der Ramus profundus geschädigt (distale Ulnarislähmung), kommt es auch zum Ausfall der Mm. interossei, abductor und opponens digiti minimi und der ulnaren Mm. lumbricales.
b: Verlauf des N. ulnaris und seiner Äste. Motorisch versorgt er den M. flexor carpi ulnaris, die ulnare Hälfte des M. flexor digitorum profundus und einen Teil der Handmuskeln.
c: Sensible Versorgung der Haut. Vom N. ulnaris werden das ulnare Handdrittel, der kleine Finger und die ulnare Seite des Ringfingers sensibel versorgt (modifiziert nach Kahle [14]).

Erkrankungen einzelner peripherer Nerven

ide Arthritis, eine lokale Kompression durch ein Ganglion oder einen Weichteiltumor oder ein akutes Trauma.
- **Proximale Ulnarisparese.** Häufig wird der Nerv durch seine exponierten Lage im Sulcus ulnaris im Bereich des Ellenbogens geschädigt (z. B. bei Frakturen oder schlecht angepaßten Gipsverbänden). An dieser Stelle wird auch das **Sulcus-Ulnaris-Syndrom** verursacht. Wiederholte Druckeinwirkung durch zu langes Aufstützen auf dem Ellenbogen führt zu repetitiven geringen Nervenschädigungen. Durch arthrotische oder posttraumatische Knochenveränderungen ist auch eine chronische Nervenkompression möglich.

K Klinik

Die Ulnarislähmung ist eine sehr häufige periphere Parese. Die Symptome entwickeln sich je nach Lokalisation der Nervenschädigung (s. Abb. 13-5).
- **Distale Ulnarisparese.** Der Ausfall des **Ramus profundus** ruft eine Schwäche der vom N. ulnaris versorgten Handmuskeln hervor, die zu folgenden Symptomen führt:
  – Die Finger können nicht mehr gespreizt oder adduziert werden (Mm. interossei dorsalis und palmaris).
  – Der kleine Finger kann nicht mehr opponiert werden (Mm. abductor und opponens digiti minimi).
  – Die Finger, v. a. der kleine Finger und der Ringfinger, sind in den Grundgelenken überstreckt und in den Mittel- und Enggelenken gebeugt. Dadurch sehen die Finger wie Krallen aus (Ausfall der beiden ulnaren Mm. lumbricales).
  – Der Daumen kann nicht mehr adduziert werden (M. adductor pollicis). Wird der Patient aufgefordert, ein Blatt Papier zwischen dem gestreckten Daumen und dem gestreckten Zeigefinger zu halten, so ist ihm das nur möglich, wenn das Endglied des Daumens durch den M. flexor pollicis longus (N. medianus) gebeugt wird (Froment-Zeichen).
  Bei ausgeprägten Paresen resultiert die sog. **Krallenhand**.
  Ist der **Ramus superficialis** mitbetroffen, treten Sensibilitätsstörungen im ulnaren Handdrittel, am kleinen Finger und der ulnaren Seite des Ringfingers auf. Beim **Syndrom des Ulnartunnels (Loge de Guyon)** bestehen zusätzlich Schmerzen im Handgelenk, die in den kleinen Finger, den Ringfinger und evtl. in den Unterarm ausstrahlen.
- **Proximale Ulnarisparese.** Wird der Nerv im Bereich des Ellenbogens geschädigt, kommen folgende Symptome hinzu:
  – Die Handbeugung und die ulnare Abduktion sind geringgradig geschwächt.
  – Das Beugen der Fingerendglieder des kleinen Fingers und des Ringfingers bereitet Schwierigkeiten. Sie sind auf den Ausfall des M. flexor carpi ulnaris und des ulnaren Anteils des M. flexor digitorum profundus zurückzuführen.

Das **Sulcus-Ulnaris-Syndrom** zeigt charakteristischerweise eine Atrophie des Spatium interosseum I und des Hypothenars, eine Hakenstellung des Ringfingers und des kleinen Fingers sowie Sensibilitätsstörungen auf der ulnaren Handkante, auf dem kleinen Finger und der ulnaren Hälfte des Ringfingers.

Merke:
Die typischen Lähmungen bei Läsionen der großen Armnerven lassen sich durch die motorische Prüfung des Daumens unterscheiden:
- **N. radialis.** Der Daumen kann in der Handebene nicht gestreckt bzw. abduziert werden. (Die Prüfung ist auch an der Sehne des M. abductor pollicis longus möglich!)
- **N. medianus.** Der Patient kann den Daumen nicht rechtwinklig zur Handfläche abduzieren und die Spitze des Daumens nicht zur Spitze des kleinen Fingers führen (den Daumen opponieren).
- **N. ulnaris.** Der Daumen kann nicht mehr adduziert werden (Froment-Zeichen).

13.3.11 N. cutaneus femoris lateralis

Ätiologie

Der N. cutaneus femoris lateralis verläßt das Becken etwas unterhalb der Spina iliaca anterior superior durch das Leistenband, um in einem rechten Winkel in Richtung Oberschenkel zu ziehen. An dieser Stelle kann der Nerv direkt verletzt werden (z. B. bei Operationen am Beckenkamm). Gleichzeitig stellt diese Durchtrittsstelle einen Engpaß dar, an dem durch chronische mechanische Schädigungen ein Kompressionssyndrom entstehen kann. Es wird durch Faktoren wie z. B. zu enge Kleidung, einen schweren Hängebauch, eine starke Beanspruchung der am Leistenband ansetzenden Muskulatur (Schwangerschaft, übertriebenes Bauchmuskeltraining etc.) oder eine überdurchschnittlich lange Streckhaltung im Hüftgelenk (z. B. langes Liegen) verstärkt bzw. ausgelöst.

K Klinik

Die Sensibilitätsstörungen treten im Bereich der lateralen Vorderseite des Oberschenkels auf. Eine chronische Reizung des Nerven führt zum Krankheitsbild der **Meralgia paraesthetica**. Parästhesien und brennende Schmerzen werden später von einer Hyp- oder Anästhesie abgelöst. Diese Beschwerden können oft durch Hüftbeugung gemildert werden. Gelegentlich besteht eine Druckdolenz an der Durchtrittsstelle des Nerven. Ist der Leidensdruck stark, kann die Infiltration eines

Lokalanästhetikums Linderung verschaffen, selten ist eine Neurolyse in Erwägung zu ziehen.

13.3.12 N. femoralis

Ätiologie

Der N. femoralis verläuft auf dem M. psoas und verläßt das Becken unter dem Leistenband. In seinem Verlauf kann er durch ein ausgedehntes Psoashämatom (bei Antikoagulation oder Hämophilie), im Rahmen einer Operation (z. B. Appendektomie), einer Arterienpunktion oder durch Tumoren unterschiedlicher Genese geschädigt werden. Der **N. saphenus** kann im Canalis adductorius chronisch komprimiert werden.

K Klinik

Sensibilitätsstörungen treten an der medialen Vorderseite des Ober- und Unterschenkels auf (letztere durch die Schädigung des N. saphenus, s. a. Abb. 1-1). Eine chronische Reizung des **N. saphenus** im Adduktorenkanal verursacht Schmerzen an der Innen- und Vorderseite des Unterschenkels. Bei einer Femoralisschädigung zeigt sich als motorischer Ausfall eine Schwäche bei der Hüftbeugung (M. iliopsoas) und der Kniestreckung (M. quadriceps). Sie bereitet dem Patienten vor allem beim Treppensteigen Schwierigkeiten.

13.3.13 N. obturatorius

Ätiologie

Läsionen des N. obturatorius sind selten. Beckenfrakturen, eine Hernia obturatoria oder Raumforderungen bzw. Entzündungen am Canalis obturatorius kommen als Ursachen in Frage.

K Klinik

Die Adduktion im Hüftgelenk ist abgeschwächt, der Adduktorenreflex vermindert oder erloschen. Sensibilitätsstörungen kommen in einem kleinen Bereich etwas oberhalb und medial des Kniegelenks vor. Die Reizung des Nerven verursacht Schmerzen, die ins Knie ausstrahlen können **(Howship-Romberg-Phänomen)**.

13.3.14 N. gluteus superior und N. gluteus inferior

Ätiologie

Eine häufige Ursache einer Schädigung des N. gluteus superior und des N. gluteus inferior ist die Spritzenlähmung durch eine intragluteale Injektion. Die Nerven können aber auch direkt durch Traumen geschädigt werden.

K Klinik

Beim Einbeinstand auf dem betroffenen Bein sinkt das gegenüberliegende Becken (der gesunden Seite) nach unten ab **(Trendelenburg-Zeichen)**. Dadurch entsteht beim Gehen der Eindruck eines Watschelgangs (Ausfall der Mm. gluteus medius und minimus, die vom N. gluteus superior innerviert werden). Die Streckung im Hüftgelenk ist abgeschwächt, was sich beim Treppensteigen bemerkbar macht (Ausfall des M. gluteus maximus, der vom N. gluteus inferior innerviert wird).

13.3.15 N. tibialis

Ätiologie

Der N. tibialis ist in der Kniekehle relativ gut geschützt und wird hier nur durch gravierende Traumen geschädigt (suprakondyläre Femurfraktur, Tibiafraktur). Zu einer chronischen Kompression des N. tibialis im Tarsaltunnel (um den inneren Knöchel und unter dem Ligamentum laciniatum) kann es nach Frakturen des Malleolus medialis, einem Bänderriß oder einer -zerrung oder selten auch ohne ersichtliche Ursache kommen.

K Klinik

Die Lähmung der Fuß- und Zehenflexoren führt zur Unfähigkeit, auf den Zehen zu gehen oder zu stehen. Die Zehen können nicht mehr gespreizt werden. Der ASR und der Tibialis-posterior-Reflex sind abgeschwächt bzw. ausgefallen. Die Sensibilitätsstörung betrifft die Wade, die Fußsohle und die Beugeseite der Zehen (s. Abb. 1-1). Häufig kommt es zu trophischen Störungen bis hin zum Ulkus.

- Beim **Tarsaltunnelsyndrom** bestehen schmerzhafte Parästhesien der Fußsohle, die durch Gehen verstärkt werden. Später treten sensible Ausfälle und Paresen der kleinen Fußmuskeln hinzu. Dadurch können die Zehen auf der kranken Seite nicht so gut gespreizt werden wie auf der gesunden.
- Bei der **Morton-Metatarsalgie** bildet sich durch die chronische Irritation eines Digitalnerven ein Pseudoneurom im Intermetatarsalraum. Es macht sich bei der Belastung des Fußes, v. a. in engen Schuhen, durch Schmerzen im Bereich des Neuroms bemerkbar. Diese Schmerzen strahlen in der Regel in die Zehen aus. Später kann sich daraus ein Dauerschmerz entwickeln.

13.3.16 N. peroneus

Ätiologie

Schäden des N. peroneus (N. fibularis) können durch verschiedene Traumen wie die Fraktur des Fibulaköpfchens, eine Luxation des Kniegelenks oder eine Distorsion des Sprunggelenks mit plötzlicher Überdehnung des Nerven entstehen. Außerdem wird der Nerv häufig am Fibulaköpfchen durch Druck geschädigt. Druckschäden entstehen, wenn das Fibulaköpfchen eines Bewußtlosen auf einer Kante aufliegt (z. B. falsche Lagerung bei einer OP), ein Gipsverband zu eng angelegt wird, die Beine im Sitzen übereinandergeschlagen werden oder eine längere Hockstellung eingenommen wird.

K **Klinik**
Sensibilitätsstörungen (s. Abb. 1-1) treten an der Außenseite des Unterschenkels und des lateralen, proximalen Fußrückens (N. peroneus superficialis) sowie an einem Hautareal zwischen der großen und der benachbarten Zehe (N. peroneus profundus) auf. Ein Ausfall der Extensoren von Fuß und Zehen (N. peroneus profundus) und der Mm. peronei (N. peroneus superficialis) führt dazu, daß der Patient den Fuß nicht mehr anheben kann. Der Fersengang wird unmöglich, das Gangbild gleicht einem **Steppergang:** Das Bein muß bei jedem Schritt wesentlich höher als normal gehoben werden, damit der herabhängende Fuß nicht über den Boden schleift. Bei einer länger bestehenden Lähmung atrophiert die prätibiale Muskulatur.

13.3.17 N. ischiadicus

Ätiologie
Traumen, die das Hüftgelenk betreffen, wie eine Hüftgelenksluxation oder eine Beckenfraktur sind häufige Ursachen einer Schädigung des N. ischiadicus. Auch eine unsachgemäße intragluteale Injektion kann den Nerv treffen (intramuskuläre Injektionen werden lege artis im oberen äußeren Quadranten der glutealen Muskulatur mit Stichrichtung senkrecht zur Oberfläche vorgenommen).

K **Klinik**
Da sich der Nerv in variabler Höhe in den N. peroneus und den N. tibialis teilt, setzt sich die Symptomatik von Läsionen des N. ischiadicus aus unterschiedlichen Symptomen der Schädigung beider Nerven (s.o.) zusammen.

13.4 Polyneuropathien

Definition
Polyneuropathie (PNP) ist ein Überbegriff für Erkrankungen des peripheren Nervensystems unterschiedlichster Ätiologie, die mehrere benachbarte Nerven, Nervenwurzeln und/oder die Plexus in unterschiedlichem Ausmaß betreffen können. Polyneuropathien entzündlicher oder infektiöser Genese werden häufig auch als Polyneuritis bzw. Polyneuroradikulitis bezeichnet. Unter einer Mononeuritis multiplex versteht man die Erkrankung mehrerer nicht benachbarter Nerven.

Ätiologie
Nach ihrer Häufigkeit kommen in erster Linie folgende Ursachen in Betracht:

- Diabetes mellitus (etwa 30% der Fälle)
- chronischer Alkoholmißbrauch (etwa 30% der Fälle)
- Landry-Guillian-Barré-Syndrom (bis zu 13% der Fälle)
- Bannwarth-Syndrom (lymphozytäre Meningoradikuloneuritis bei Lyme-Borreliose, bis zu 10% der Fälle)
- hereditäre Polyneuropathien (bis zu 5% der Fälle, die wichtigste Gruppe sind die hereditären motorisch-sensiblen Neuropathien, HMSN)
- paraneoplastische Syndrome (z.B. beim kleinzelligen Lungenkarzinom, anderen Karzinomen, Leukämien, Lymphomen, bis zu 4% der Fälle)
- Malabsorption und Mangelernährung, insbesondere Vitamin B_1-, B_6-, B_{12}- und Folsäuremangel (bis zu 3% der Fälle)
- toxische Stoffe (bis zu 3% der Fälle)
  - Medikamente (Zytostatika wie Vincristin, Cisplatin, Doxorubicin, Taxol; Antibiotika wie Sulfonamide, Aminoglykoside, Chloramphenicol; Amiodaron, Lithium, Indometacin u.v.a.m.)
  - Metalle (Arsen, Thallium, Blei, Quecksilber u.a.)
  - organische Verbindungen (Benzol, DDT, Tetrachlorkohlenstoff, Hexacarbone u.a.)
- virale oder bakterielle Infekte (u.a. Diphtherie, Tetanus, Botulismus, Lepra, Herpes zoster, infektiöse Mononukleose, Zytomegalie, AIDS, Brucellose und Leptospirose, bis zu 3% der Fälle)
- vaskuläre Ursachen (Kollagenosen wie die Panarteriitis nodosa oder die rheumatoide Arthritis, bis zu 2% der Fälle)
- selten bei Porphyrie, Paraproteinämie, Hypo-/Hyperthyreose, Hyperlipidämie, Amyloidose, Schwangerschaft und Urämie (Niereninsuffizienz)

In bis zu 20% der Fälle bleibt die Ursache ungeklärt.

Pathogenese
Histologisch lassen sich drei unterschiedliche Schädigungen feststellen:
- **Myelinopathie.** Eine Schädigung der Markscheiden findet sich z.B. beim Landry-Guillain-Barré-Syndrom oder der HMSN I und III.
- **Axonopathie.** Eine Axonschädigung tritt z.B. alkoholbedingt, bei der toxischen Polyneuropathie (Vincristin, Triarylphosphat) oder den hereditären sensiblen Neuropathien (HSN) I–IV auf.
- **Vaskulopathie.** Die Vasa nervorum werden z.B. im Rahmen einer Panarteriitis nodosa oder eines Lupus erythematodes geschädigt.

K **Klinik**
In unterschiedlicher Ausprägung und Kombination ist eine Polyneuropathie durch folgende Symptome gekennzeichnet:

- **Sensibilitätsstörungen** sind häufig Störungen der Tiefensensibilität und des Lagesinns sowie des Berührungs-, Schmerz- und Temperaturempfindens.
- **Sensible Reizerscheinungen** treten als Parästhesien (Kribbeln, Prickeln, Ameisenlaufen), Kälte-, Wärmeparästhesien (burning feet) und Schmerzen auf.
- **periphere (schlaffe) Lähmungen**
- **Motorische Reizerscheinungen** äußern sich überwiegend in schmerzhaften Muskelkrämpfen.
- **Vegetative Störungen** sind u.a. trophische Störungen von Haut und Nägeln, Störungen der Gefäßregulation und der Schweißsektretion, Impotenz, Blasen- und Mastdarmstörungen und Störungen der vagalen Herzinnervation.

Entsprechend dem Nervenbefall können unterschiedliche Manifestationstypen beschrieben werden:
- distal-betonter Befall der Extremitäten/proximal-betonter Befall von Becken- und Schultergürtel
- symmetrisches/asymmetrisches Befallsmuster
- überwiegend sensibel (z.B. paraneoplastische Polyneuropathie, Vitaminmangel, Hypothyreose)/motorisch (z.B. Landry-Guillain-Barré-Syndrom)/vegetativ (z.B. diabetische Polyneuropathie oder PNP bei Porphyrie)
- Schwerpunktpolyneuropathien (umschriebene Schädigung im Bereich eines Plexus, wobei andere Nerven meist nur subklinisch befallen sind; z.B. neuralgische Schulteramyotrophie)
- Hirnnervenpolyneuropathie (z.B. Miller-Fisher-Syndrom, Polyneuritis cranialis).

Verlauf
Die meisten Polyneuropathien entwickeln sich über Monate bis Jahre **chronisch progredient**. Normalerweise führen sie nicht zu vollständigen Paresen, es bestehen aber auch keine guten Aussichten auf Besserung. Demgegenüber stehen **akute/subakute** Verläufe, die sich in der Regel von distal nach proximal ausbreiten und deren Symptomatik innerhalb von 1–2 Wochen maximal ausgeprägt ist. Die aufsteigende Lähmung kann die gesamte Rumpfmuskulatur – bis hin zur Atemlähmung – erfassen. Unabhängig davon können auch Hirnnerven befallen sein. Zwischen diesen beiden extremen Verlaufsformen sind alle Übergänge möglich.

Diagnostik
Anamnese und klinische Untersuchung führen zur Verdachtsdiagnose einer Polyneuropathie. Durch die Messung der **NLG** (v.a. zur Unterscheidung von Demyelinisierung und Axonschädigung) und mittels **EMG** lassen sich die Nervenschäden objektivieren und das Ausmaß der Erkrankung, einschließlich subklinischer Läsionen, erfassen. Anschließend sollten zur Klärung der Ursache folgende **Zusatzuntersuchungen** durchgeführt werden:
- Blutglukose (Tagesprofil, HbA_{1c}, ggf. oraler Glukosebelastungstest)
- Leberwerte (γ-GT, GOT, GPT, alkalische Phosphatase, Bilirubin)
- Entzündungszeichen (BSG, CRP, Differentialblutbild, Elektrophorese)
- antinukleäre Antikörper und Rheumafaktoren zum Ausschluß einer rheumatoiden Arthritis oder eines SLE
- Retentionswerte (Kreatinin, Harnstoff)
- Schilddrüsenwerte (TSH, T3, T4)
- Vitamine, v.a. Vitamin B_{12} und Folsäure (Schilling-Test)
- Liquor (mikrobiologische Untersuchungen und spezifische Antikörpertiter). Eine Eiweißerhöhung im Liquor zeigt eine Wurzelbeteiligung an. Ist dabei die Zellzahl nicht erhöht, ist ein Gullian-Barré-Syndrom wahrscheinlich (differentialdiagnostisch kommen bei dieser Konstellation spinale Raumforderungen in Frage).
- Tumorsuche
- toxische Substanzen im Blut und Urin (z.B. Blei, Aluminium, Thallium, Quecksilber, Mangan, Zink)
- ggf. Muskel- oder Nervenbiopsie.

Therapie
Im Vordergrund steht die Behandlung der Grunderkrankung. Symptomatische Therapieprinzipien allgemeiner polyneuropathischer Symptome sind:
- **Parästhesien/Schmerzen** werden mit feuchten Wickeln, α-Liponsäure, Amitriptylin, Carbamazepin, Clomipramin u.a. behandelt.
- **Motorische Reizerscheinungen/Krämpfe** werden mit Wechselfußbädern, Benzodiazepinen (keine Langzeittherapie!), Baclofen, Magnesium u.a. therapiert.
- Bei **Kausalgien** kann ggf. eine Regionalanästhesie mit Guanethidin (Sympathikolyse) oder Kalzitonin versucht werden.
- Vor allem bei **Lähmungen** sind physikalische Maßnahmen, eine Dekubitus- und Thromboseprophylaxe indiziert. Krankengymnastik beugt Muskel- und Gelenkskontrakturen vor. Eine entsprechende Lagerung verhindert Nervendruckläsionen und eine gute Fußpflege verringert die Gefahr trophischer Störungen.

13.4.1 Diabetische Polyneuropathie

Pathogenese
Die diabetische Polyneuropathie kommt überwiegend bei schlecht eingestellten Diabetikern vor, insbesondere, wenn der Glykohämoglobinwert über 10% liegt. Vermutlich akkumuliert Sorbitol (ein unphysiologisch anfallender Alkohol der Glukose) in den Schwann-Zellen und wird osmotisch wirksam. Darüber hinaus soll es zu einer Verar-

mung des Myelins an Myo-Inosit kommen. Beides führt zur Schädigung der Schwann-Zellen und somit zum Zerfall der Markscheiden. Erst sekundär entwickelt sich eine Axonschädigung.

K Klinik
In der Regel ist die untere Extremität stärker betroffen als die obere. Schon früh sind die Muskeleigenreflexe abgeschwächt bzw. ausgefallen. Typisch sind:
- **Sensible und motorische Reizerscheinungen.** Mißempfindungen (z. B. burning feet) und schmerzhafte Muskelkrämpfe betreffen v. a die Oberschenkel- und Wadenmuskulatur.
- **Sensible Ausfälle.** Das Vibrationsempfinden und die Lagewahrnehmung sind gestört (sensible Ataxie). Es finden sich strumpf- bzw. handschuhförmige Störungen der Oberflächensensibilität und des Schmerz- bzw. Temperaturempfindens.
- **Motorische Ausfälle.** Die Paresen bzw. Paralysen/Atrophien sind entweder distal betont, dann oft symmetrisch, oder proximal betont und asymmetrisch.
- **Hirnnervenbeteiligung.** Häufig sind Paresen der äußeren Augenmuskeln (N. oculomotorius, N. abducens und seltener N. trochlearis) und Pupillenanomalien. Andere Hirnnerven (N. olfactorius, N. opticus, N. facialis, N. vestibulocochlearis) sind selten betroffen.
- **Vegetative Störungen.** Es finden sich u. a. Blasen-, Mastdarmstörungen, Impotenz, Tachykardie, orthostatische Hypotonie, Fußödeme, eine Störung der Schweißsekretion und der Hauttrophik (schwere, oft schmerzlose Ulzerationen, insbesondere der Fußsohle).

▽ Therapie
Im Vordergrund steht eine optimale Einstellung des Diabetes mellitus.

13.4.2 Alkoholische Polyneuropathie

Pathogenese
Chronischer Alkoholmißbrauch verursacht die Polyneuropathie. Ursächlich werden sowohl direkt toxische als auch metabolische Faktoren infolge der Malnutrition (v. a. Vitamin-B_1-Mangel) vermutet. Man unterscheidet eine chronische Verlaufsform mit vorwiegender Markscheidenschädigung und eine akute Verlaufsform mit vorwiegend axonaler Schädigung.

K Klinik
Die Symptomatik kann der der diabetischen Polyneuropathie sehr ähnlich sein:
- Frühzeitig sind die Muskeleigenreflexe (v. a. der ASR) und das Vibrationsempfinden abgeschwächt.
- Die sensiblen Ausfälle sind distal betont, insbesondere die Lagewahrnehmung ist gestört. Mißempfindungen und Schmerzen treten in den Füßen und Unterschenkeln auf, hinzu kommen Wadenkrämpfe.
- Häufig sind schwerpunktmäßig einzelne Nerven betroffen: N. ulnaris, N. peroneus, N. radialis und N. femoralis (oft handelt es sich um Druckläsionen dieser Nerven).
- Eine Hirnnervenbeteiligung liegt in der Regel nicht vor.
- Bei schweren Verlaufsformen kann sich innerhalb weniger Wochen das Vollbild einer Polyneuropathie ausbilden.
- Häufige vegetative Störungen sind trophische Störungen und Ödeme und Ulzera der unteren Extremität.

▽ Therapie
Unter einer Alkoholabstinenz kann sich die Polyneuropathie zumindest teilweise zurückbilden. Zusätzlich wird Vitamin B_1 gegeben.

13.4.3 Landry-Guillain-Barré-Syndrom

Definition
Das Landry-Guillain-Barré-Syndrom ist eine entzündlich-allergisch verursachte Polyneuropathie. Sie ist durch eine aufsteigende Lähmung sowie typische Liquorveränderungen charakterisiert. Man kann eine akute von einer chronischen Verlaufsform unterscheiden.

Pathogenese
Da es beim Landry-Guillain-Barré-Syndrom bevorzugt zu einer Demyelinisierung der Nervenwurzeln kommt, wird es oft auch als Polyradikulitis bezeichnet. Die beiden Verlaufsformen sollen durch unterschiedliche Immunreaktionen hervorgerufen werden.
- **Akute Verlaufsform.** Sie tritt in über zwei Dritteln der Fälle postinfektiös, in den übrigen Fällen idiopathisch auf. Gehen Infekte (meist Zytomegalievirus und Epstein-Barr-Virus) voraus, so entwickelt sich die Polyneuritis mit einer Latenz von 1–2 Wochen akut bis subakut. Andere Auslöser können eine kurz zuvor verabreichte Impfung, körperliche Belastung oder ein Trauma sein. Humoral vermittelte Immunreaktionen werden als Ursache angenommen.
- **Chronische Verlaufsform.** Die Symptomatik entwickelt sich über Wochen bis Monate langsam progredient oder rezidivierend, subakut bis chronisch. Bei dieser überwiegend idiopathischen Polyneuritis (vorausgehende Infekte sind selten) wird eine zellvermittelte Immunreaktion als pathogenetisch wirksamer Faktor angesehen.

K Klinik
Je nach Verlaufsform stehen folgende Symptome im Vordergrund:

- **Akute Verlaufsform**
  - Der Beginn ist durch symmetrische, distale, schlaffe Paresen der Beine mit Areflexie gekennzeichnet. Manchmal beginnt die Krankheit auch mit distalen Parästhesien und starken Rückenschmerzen.
  - Das Ausmaß sensibler Ausfälle ist in der Regel gering.
  - Die Lähmung kann über die Rumpfmuskulatur und die obere Extremität nach kranial aufsteigen **(Landry-Paralyse).** Ist das Zwerchfell mitbetroffen, wird eine Beatmung notwendig.
  - Eine Hirnnervenbeteiligung, v. a. des N. facialis, des N. trigeminus, des motorischen Anteils des N. vagus, des N. accessorius und/oder des N. hypoglossus ist häufig.
  - Autonome Störungen (z. B. Tachy- oder Bradyarrhythmie mit Blutdruckschwankungen) sind für plötzliche Todesfälle verantwortlich.
  - In über zwei Dritteln der Fälle bildet sich die Krankheit klinisch wieder vollständig zurück, in den übrigen Fällen bleiben Residuen der Symptomatik vorhanden. Gelegentlich kommt es im akuten Stadium durch kardiale oder pulmonale Komplikationen zu einem tödlichen Ausgang.

  Sonderformen sind:
  - Das **Miller-Fisher-Syndrom** ist durch die Trias Ophthalmoplegie, Ataxie und Areflexie gekennzeichnet. Häufig treten Paresen des VII., IX. und X. Hirnnerven hinzu.
  - Die **Polyneuritis cranialis** ist durch einen multiplen, symmetrischen Hirnnervenbefall charakterisiert.
- **Chronische Verlaufsform.** Sie unterscheidet sich neben dem zeitlichen Verlauf durch folgende Punkte von der akuten Verlaufsform:
  - Die sensiblen Störungen sind deutlicher ausgeprägt (es treten sogar seltene, rein sensible Verlaufsformen auf).
  - Es kommt zu keiner beatmungspflichtigen Ateminsuffizienz.
  - Eine Hirnnervenbeteiligung ist seltener.
  - Die Symptomatik bildet sich selten vollständig zurück, meist ist nur eine klinische Stabilisierung möglich, oft verschlechtert sich das Bild erneut.

D Diagnostik
Charakteristisch ist der Liquorbefund: Als **dissociation albuminocytologique** bezeichnet man eine Eiweißerhöhung ohne Zellzahlerhöhung (dieser Befund ist sonst nur noch bei raumfordernden Prozessen im Spinalkanal zu erheben). Ein empfindliches elektrophysiologisches Kriterium ist eine Verzögerung oder ein Verlust der F-Welle. Es ist in der Regel schon innerhalb der ersten beiden Wochen nachweisbar.

T Therapie
Neben der symptomatischen Behandlung (z. B. Schmerzbekämpfung, Thromboseprophylaxe) sind je nach Verlaufsform folgende Maßnahmen angezeigt:
- Die **akute Verlaufsform** wird mit einer Plasmapherese (Plasmaaustauschbehandlung) oder Immunglobulinpräparaten i.v. therapiert. Bei kardialen oder pulmonalen Komplikationen ist eine intensivmedizinische Behandlung notwendig.
- Bei der **chronischen Verlaufsform** werden Kortikosteroide (evtl. zusätzlich Azathioprin oder Cyclophosphamid), die Plasmapherese oder Immunglobulinpräparate i.v. angewendet.

13.4.4 Hereditäre Polyneuropathien

Definition
Die hereditären motorisch-sensiblen Neuropathien (HMSN) sind autosomal-dominant, autosomal-rezessiv oder X-chromosomal-rezessiv vererbte Erkrankungen, denen ein degenerativer Prozeß in den peripheren Nerven zugrunde liegt. Dieser Prozeß führt zu einer chronisch fortschreitenden Polyneuropathie. Elektroneurographisch und morphologisch kann man zwei Arten unterscheiden: Bei der HMSN Typ I und III überwiegt eine **Demyelinisierung** (deutlich verzögerte NLG), bei der HMSN Typ II eine **axonale Degeneration** (normale oder gering verzögerte NLG).

K Klinik
Typische Symptome sind:
- **Sensible Reizerscheinungen** treten als distale Mißempfindungen, Schmerzen (bei Kälte) und Muskelkrämpfe (v. a. nachts) auf.
- **Sensible Ausfälle** sind strumpf- und handschuhförmige Störungen der Oberflächen- und Tiefensensibilität (Typ I zeigt keine sensible Ataxie).
- **Symmetrische, distal betonte, periphere Paresen** betreffen zunächst die Fuß- und Unterschenkelmuskulatur, Faszikulationen und Atrophien treten auf. Später werden auch die kleinen Handmuskeln und die Oberschenkel befallen. Die Atrophien rufen Deformitäten wie den Hohlfuß, den Equinovarus-Fuß mit Krallenzehen oder die Krallenhand hervor. Die Unterschenkel können bei einer ausgeprägten Atrophie stelzenhaft erscheinen. Zunächst sind der ASR, dann der PSR, schließlich der BSR und der TSR erloschen. Entsprechend den peripheren Lähmungen (N. peroneus und N. tibialis) wird der Gang ungeschickt und die Kranken ermüden rasch.
- **Trophische Störungen** der Haut und des Nagelwachstums sind häufig.
- Gelegentlich kann man **verdickte Nerven** tasten.

Klinisch unterscheiden sich die beiden Arten nur wenig.
Bei der sehr seltenen **axonalen Degeneration** (Typ II) ist die untere Extremität stärker betroffen als die

obere. Die Ataxie ist sehr ausgeprägt. Es kommt zu deutlichen Muskelatrophien. Die Reflexe sind erloschen. Die Nerven sind nicht verdickt. Die Manifestation erfolgt erst spät.

Bei der häufigeren **Demyelinisierung** (Typ I und III) findet man die ersten Krankheitserscheinungen oft schon zwischen dem 6. und 13. Lebensjahr, die Krankheit entwickelt sich chronisch über Jahrzehnte.

Zusätzlich zur Polyneuropathie können andere Symptome auftreten (z. B. Spastik bei Typ V, Optikusatrophie bei Typ VI, Retinitis pigmentosa bei Typ VII).

▼ **Therapie**

Es wird symptomatisch behandelt, da keine kausale Therapie bekannt ist.

13.5 Zusammenfassung

Das wichtigste **radikuläre Syndrom** ist die Wurzelkompression durch einen Bandscheibenvorfall. Aufgrund degenerativer Veränderungen der Wirbelsäule kann sich die Bandscheibe vorwölben (Protrusion), hernienartig vortreten (Prolaps) oder sequestrieren. Ein **lateraler Bandscheibenvorfall** ist durch segmentale Schmerzen und Sensibilitätsstörungen und je nach Schwere auch durch motorische Ausfälle charakterisiert. Sie entsprechen der radikulären Innvervation, zervikal sind hauptsächlich C6 und C7 betroffen, lumbal L5 und S1. **Mediale Bandscheibenvorfälle** führen zervikal zu einer Kompression des Rückenmarks, lumbal in der Regel zur Kompression der Cauda equina. Bandscheibenvorfälle können direkt in der CT oder MRT nachgewiesen werden, eine Myelographie ist selten notwendig. Zunächst sollte ein konservativer Therapieversuch unternommen werden, eine Operationsindikation besteht bei medialen Bandscheibenvorfällen mit neurologischen Ausfällen sowie bei lateralen Bandscheibenvorfällen, die deutliche Paresen oder ein therapieresistentes Schmerzsyndrom hervorrufen.

Im **Plexus** verflechten sich die Axone mehrerer Wurzeln, um ihn anschließend in neuer Gruppierung als periphere Nerven zu verlassen. Das typische motorische und sensible Ausfallsmuster einer Plexusschädigung entspricht daher weder dem einer peripheren Nervenläsion noch dem einer Nervenwurzelschädigung. Plexusläsionen können folgende Ursachen haben: Trauma, Druck von außen oder innen, entzündlich-allergische Genese oder sie treten im Rahmen internistischer Grunderkrankungen auf. Bei Verdacht auf eine Plexusschädigung muß nach deren Ursache gefahndet werden, um diese dann gezielt behandeln zu können.

Die häufigsten Ursachen **peripherer Nervenläsionen** sind mechanisch, wie z. B. Druck, Zerrung oder direkte Durchtrennung durch einen Schnitt. Nervenschädigungen haben in der Regel typische motorische und sensible Ausfälle im Versorgungsbereich des Nerven zur Folge. Ist ein Nerv chronischem Druck ausgesetzt, so können Kompressionssyndrome mit den Leitsymptomen Schmerz und Schwäche/Atrophie entstehen. Die Diagnose einer Nervenläsion wird klinisch gestellt, sie kann durch die EMG-/NLG-Untersuchung objektiviert und der Schweregrad der Schädigung abgeschätzt werden. Ist die Nervenhülle intakt, so kann spontan eine Reinnervation erfolgen. Ist der Nerv komplett durchtrennt, kann nur eine operative Adaptation der Nervenenden zu einer „Defektheilung" führen.

Von den Hirnnerven ist sehr häufig der **N. facialis** betroffen. Bei der peripheren Fazialisparese findet man eine einseitige schlaffe Lähmung der mimischen Muskulatur einschließlich der Stirnmuskulatur, Geschmacksstörungen auf den vorderen zwei Dritteln der Zunge, eine ipsilaterale Hyperakusis und eine Störung der Speichelsekretion und der Tränenproduktion. Wird eine Ursache für die Fazialisparese gefunden (z. B. Lyme-Borreliose, Zoster), so wird diese behandelt, bei der idiopathischen Form werden Kortikosteroide gegeben.

An der oberen Extremität wird häufig der N. radialis, N. medianus und/oder N. ulnaris geschädigt. Läsionen des **N. radialis** führen zu Sensibilitätsstörungen im zugehörigen Innervationsgebiet (s. Abb. 1-1), der Daumen kann in der Handebene nicht abduziert werden, bei der mittleren Radialisparese tritt durch den Ausfall der radialen Handstrecker eine Fallhand hinzu. Läsionen des **N. medianus** führen zu typischen Sensibilitätsstörungen (s. Abb. 1-1), der Daumen kann nicht opponiert werden (z. B. den kleinen Finger erreichen). Wird der Nerv im Karpaltunnel komprimiert, kann sich ein typisches Schmerzsyndrom entwickeln. Bei der proximalen Schädigung kommt es zur sog. Schwurhand. Läsionen des **N. ulnaris** führen zu typischen Sensibilitätsstörungen (s. Abb. 1-1), der gestreckte Daumen kann nicht adduziert werden, bei einer Schädigung des Ramus profundus kommt es zusätzlich zu einer sog. Krallenhand.

Wichtige Nervenschädigungen der unteren Extremität betreffen den N. tibialis und den N. peroneus (N. fibularis). Läsionen des **N. tibialis** führen zu entsprechenden Sensibilitätsstörungen (s. Abb. 1-1), einer Schwäche der Fuß- und Zehen-

flexoren (der Zehenstand wird unmöglich) und zu trophischen Störungen. Läsionen des **N. peroneus** führen zu entsprechenden Sensibilitätsstörungen (s. Abb. 1-1) und einer Schwäche der Fuß- und Zehenextensoren (der Fersenstand wird unmöglich).
Polyneuropathien sind Erkrankungen des peripheren Nervensystems mit Befall mehrerer benachbarter Nerven, Nervenwurzeln oder des Plexus. Häufigste Ursachen sind der **Diabetes mellitus** und der **chronische Alkoholabusus**. Die Symptomatik ist durch eine unterschiedliche Kombination und Schwere von motorischen und sensiblen Reizerscheinungen (Krämpfe, Schmerzen), motorischen und sensiblen Ausfällen und vegetativen Störungen gekennzeichnet. Eine Objektivierung der Nervenläsionen und eine Abschätzung des Schweregrades erfolgt mittels elektrophysiologischer Untersuchungen (EMG, NLG). Neben der symptomatischen Behandlung (z. B. Schmerzbekämpfung) muß die Ursache – falls bekannt – therapiert werden. Das **Landry-Guillain-Barré-Syndrom** ist eine entzündlich-allergisch verursachte Polyneuropathie, die durch eine aufsteigende Lähmung charakterisiert ist. Diese bildet sich in der Regel spontan zurück, kann aber auch zu lebensbedrohlichen Atem- und Herz-Kreislauf-Störungen führen. Typisch ist eine Eiweißerhöhung ohne Zellzahlerhöhung im Liquor. Den **hereditären Polyneuropathien** liegt überwiegend ein erblicher degenerativer Prozeß des peripheren Nervensystems zugrunde. Diese heterogene Gruppe von Polyneuropathien entwickelt sich meist chronisch progredient.

14 Myopathien

14.1 Progressive Muskeldystrophien

Definition

Progressive Muskeldystrophien sind erbliche, chronisch verlaufende Erkrankungen, die zu einem fortschreitenden Untergang der Skelettmuskulatur führen. Sie weisen unterschiedliche Erbgänge auf, sporadische Formen sind selten.

Pathogenese

Progressive Muskeldystrophien sollen auf einer erblich bedingten Störung des Fermentstoffwechsels beruhen. Diese führt zu folgenden typischen, aber nicht pathognomonischen Veränderungen: Die Aktivität der Kreatinphosphokinase (CPK) ist im Muskel vermindert und im Serum erhöht. Außerdem sind Aldolasen, LDH und Transaminasen vermehrt im Serum nachweisbar. Im histologischen Muskelquerschnitt sind die Durchmesser der Muskelfasern sehr unterschiedlich. Unregelmäßig angeordnet findet man atrophische zwischen kompensatorisch hypertrophierten Fasern. Zunächst ist das interstitielle Bindegewebe, später auch das Fettgewebe deutlich vermehrt. Makroskopisch erscheinen die Muskeln blaßgelb, schmächtig und derb.

Klinik

Die Krankheitsverläufe der verschiedenen Muskeldystrophien sind extrem unterschiedlich, jedoch immer chronisch progredient. Muskeldystrophien entwickeln in der Regel folgende Symptome:
- Die Muskelatrophien und muskulären Lähmungen mit Hypotonie sind keiner Nervenwurzel, keinem Plexus und keinem peripheren Nerv zuzuordnen!
- Die Muskeleigenreflexe sind relativ lange erhalten (solange der Muskel genügend Kraft hat, die Reflexantwort auszuführen)!
- Es treten keine sensiblen Defizite oder trophischen Störungen auf.
- Man findet keine Faszikulationen.

Die häufigen, speziellen Verlaufsformen sind in Tab. 14-1 zusammengefaßt.

Diagnostik

Diagnostisch wichtig sind die Familienanamnese und der typische klinische Verlauf. Durch folgende Zusatzuntersuchungen wird die Diagnose erhärtet:
- **EMG.** Man sieht für Muskelerkrankungen typische, niedrige, kurze Einzelamplituden sowie ein relativ dichtes Aktivitätsmuster bei schon geringer tonischer Muskelkontraktion.
- **Serum-CPK.** Sie ist meist schon präklinisch erhöht. Bei schnell progredienten Verlaufsformen kann die CPK bis auf das 50fache der Norm ansteigen, im Endstadium kann sie aber wieder abfallen. Die Bestimmung muß morgens, nüchtern und nach körperlicher Ruhe erfolgen, da bei Muskelaktivität die Werte erhöht sein können. Beim X-chromosomal-rezessiven Erbgang können Konduktorinnen erkannt werden, da bei ihnen die CPK-Aktivität konstant erhöht ist.
- **Muskelbiopsie.** Sie zeigt das Bild einer degenerativen Myopathie mit unregelmäßig verteilten zahlreichen Faseruntergängen neben kompensatorisch hypertrophen Fasern.

Therapie

Eine kausale Therapie ist nicht bekannt. Symptomatisch wird zur Kontrakturprophylaxe und zur Stärkung des Muskels eine angepaßte Krankengymnastik durchgeführt. Wichtig sind eine gute psychologische Führung des Patienten und eine Aufklärung über die Krankheit (auch der Familienangehörigen). Eine Konduktorin ist bei Kinderwunsch darauf hinzuweisen, daß sie die Krankheit auf ihre Kinder übertragen kann.

14.2 Hereditäre Myotonien

Definition

Myotonien sind erbliche Muskelerkrankungen unterschiedlichen Schweregrades, bei denen es zu einer myotonen Reaktion kommt: einer abnorm langanhaltenden Muskelkontraktion mit verzögerter Erschlaffung des Muskels. Die hier beschriebenen Erkrankungen werden autosomal-dominant vererbt.

Pathogenese

Die verzögerte Muskelerschlaffung nach Aussetzen eines physiologischen Reizes wie Innervation, mechanische Irritation (z. B. durch Beklopfen des Muskels) oder durch elektrische Stimulation wird auf eine wiederholte, unabhängige Aktivität einzelner Muskelfasern zurückgeführt.

Tab. 14-1 Häufige Verlaufsformen der progressiven Muskeldystrophie		
	Erbgang, Lokalisation des defekten Gens und defektes Genprodukt	Verlauf und Prognose
Typ Duchenne	– X-chromosomal-rezessiv – abnormes Gen auf dem kurzen Arm des X-Chromosoms – Dystrophin fehlt bzw. ist stark vermindert	– Beginn zwischen dem 3. und 5. Lebensjahr – **Rollstuhlpflicht** zwischen dem 7. und 12. Lebensjahr – nur selten werden die Patienten älter als 25 Jahre
Typ Becker-Kiener (**gutartiges Pendant zum Typ Duchenne**)	– X-chromosomal-rezessiv – identische Genlokalisation wie beim Typ Duchenne – Dystrophin ist lediglich reduziert und weist ein abnormes Molekulargewicht und eine veränderte biologische Aktivität auf	– Beginn zwischen dem 6. und 20. Lebensjahr – spätere Manifestation und deutlich langsamerer Verlauf als beim Typ Duchenne – Gehfähigkeit bleibt häufig bis ins Erwachsenenalter erhalten
fazioskapulohumeraler Typ	– autosomal-dominant mit fast vollständiger Penetranz – abnormes Gen auf dem Chromosom 4 – defektes Genprodukt ist noch unbekannt	– Beginn in der Regel im 2. Lebensjahrzehnt – relativ **gutartiger Verlauf** – Lebenserwartung meist nicht signifikant verkürzt
Gliedergürteldystrophie	– autosomal-rezessiv – abnormes Gen auf dem Chromosom 15 – defektes Genprodukt ist noch unbekannt	– **sehr variable** klinische Verlaufsformen mit unterschiedlich ausgeprägten Schweregraden

K Klinik
- Die Patienten klagen über eine „Muskelsteife".
- Überwiegend sind die Extremitätenmuskeln betroffen.
- Die Myotonie verstärkt sich bei Kälte und läßt bei wiederholten Kontraktionen nach. Die myotone Reaktion wird durch Willkürbewegung (Aktionsmyotonie) oder durch Beklopfen des Muskels, z. B. mit dem Reflexhammer (Perkussionsmyotonie), ausgelöst. So ist beispielsweise die Muskelerschlaffung nach einem Händedruck verzögert.
- Von den kranialen Muskeln sind der M. orbicularis oculi (verzögerte Öffnung eines geschlossenen Lides) und die äußeren Augenmuskeln betroffen.

Spezielle Verlaufsformen sind:
- **Myotonia congenita Thomsen.** Die Krankheit ist durch eine generalisierte Myotonie und Hypertrophie der Skelettmuskulatur (athletisches Aussehen) charakterisiert. Die Krankheit ist gutartig und nicht lebensverkürzend.
- **Paramyotonia congenita Eulenberg.** Bei Kälte verstärkt sich die Myotonie und bei längerer Kälteeinwirkung können sogar vorübergehende Lähmungen eintreten.
- **Dystrophia myotonica Curschmann-Steinert.** Die Krankheit ist nach der progressiven Muskeldystrophie vom Typ Duchenne die zweithäufigste hereditäre degenerative Myopathie. Der Gendefekt ist auf dem langen Arm des Chromosoms 19 lokalisiert. Die Myotonie betrifft die kleinen Handmuskeln, die Vorderarme und die Zunge (verwaschene Sprache). Von der Muskeldystrophie sind überwiegend der M. sternocleidomastoideus, der M. brachioradialis und die peroneal innervierte Muskulatur, aber auch distale Arm-, Gesichts- und Augenmuskeln (ausgeprägte Facies myopathica mit Ptosis) sowie das Herz befallen. Weitere Symptome sind: eine frühzeitige Stirnglatze bei Männern, struppiges Haar bei Frauen, eine Cataracta myotonica, Herzrhythmusstörungen, Motilitätsstörungen im Bereich des Magen-Darm-Trakts, eine Hodenatrophie bzw. Ovarialinsuffizienz, psychische Veränderungen, wie Störungen des Antriebs und der Affektivität, und häufig Störungen der Intelligenz.

Sonderform
Eine nicht-hereditäre Sonderform ist das **Stiff-man-Syndrom.** Heute wird angenommen, daß es sich

Klinik	weitere Organmanifestationen
– Beginn der Muskelatrophien im Beckengürtel-Oberschenkel-Bereich (**Gowers-Zeichen:** das Kind kann sich nicht ohne Hilfe der Arme aufrichten) – ab dem 6. Lebensjahr „Watschelgang" und ausgeprägte Lendenlordose mit vorspringendem Bauch – frühzeitig **hypertrophe Waden** – Kontrakturen – Muskelschwäche und Atrophie befallen schließlich den Schultergürtel-Oberarm-Bereich – die Beteiligung der Rumpfmuskulatur führt zu einer Skoliose	– häufig Beteiligung anderer Organe – verschiedene Funktionsstörungen des Herzens bis hin zur therapie-refraktären Herzinsuffizienz sind häufig – Ateminsuffizienz – **mentale Retardierung** bei ca. 80% der Fälle
– Entwicklung der Muskelatrophien und -schwächen wie beim Typ Duchenne – charakteristisch ist eine **Wadenhypertrophie** – obere Extremität meist geringer befallen – Kontrakturen oder Skoliosen sind selten	– Herz (selten) – Intellekt ist in der Regel normal
– Befall der proximalen Arm- und Schultermuskulatur (hochstehende Schultern, Skapula alata) – Befall der Gesichtsmuskulatur (Patient kann nicht mehr pfeifen oder die Backen aufblasen) – Befall der Unterschenkel (M. tibialis anterior frühzeitig betroffen) – typische **Facies myopathica** mit wulstigen Lippen (Tapirschnauze), Neigung, den Mund etwas geöffnet zu halten, verringerten Stirn- und Nasolabialfalten und geringer Ptose	– Herz (selten) – gelegentlich sinuatriale Reizleitungsstörungen
– im Kindesalter mit Beginn im Beckengürtel-Oberschenkel-Bereich und späterem Übergreifen auf den Schultergürtel-Oberarm-Bereich – Typ Leyden-Moebius (deutlich später auftretende pelvifemorale Form) – Typ Erb (skapulohumerale Verlaufsform) – Gesichtsmuskulatur ist nicht betroffen	– Mitbeteiligung des Herzens ist möglich

dabei um eine Autoimmunerkrankung des ZNS mit einer Autoimmunreaktion gegen GABAerge Neurone handelt. (Auch wenn die Erkrankung nicht hereditär ist, wird sie wegen der myotonieähnlichen Muskelsteife und der myotonietypischen EMG-Merkmale hier beschrieben.) Das Stiff-man-Syndrom betrifft überwiegend erwachsene Männer. Es beginnt mit Rückenschmerzen. Später kommen symmetrische Dauerkontraktionen der paraspinalen Muskeln und schmerzhafte Muskelspasmen, die durch Bewegung verstärkt werden, hinzu.

D Diagnostik
Hereditäre Myotonien zeigen in der **EMG-Untersuchung** eine charakteristische Undulation der Frequenz und Amplitude der Potentiale. Diese Undulation tritt spontan, bei mechanischer Irritation oder nach Beenden einer Willküraktivität auf. Wird das Signal akustisch dargestellt, kann man ein typisches „Sturzkampfbombergeräusch" hören.

T Therapie
Bei einer geringen Ausprägung der Symptome ist oft keine Therapie notwendig. Sind die Patienten durch die myotone Reaktion beeinträchtigt, kann nach Ausschluß einer kardialen Reizleitungsstörung Mexiletin gegeben werden. Bei einer kardialen Kontraindikation kann man auch Phenytoin versuchen.

14.3 Hereditäre episodische Lähmungen

Definition
Die hereditären episodischen Lähmungen sind eine Gruppe autosomal-dominant vererbter Erkrankungen, bei denen es durch eine episodische Depolarisierung der Muskelfasermembranen zu sich spontan zurückbildenden Paresen bis Paralysen kommt.

K Klinik
- **Episodische hypokaliämische Lähmung.** Die Lähmungsattacken beginnen meist zwischen dem 10. und 20. Lebensjahr. Während der Lähmung, die Stunden bis Tage dauern kann, strömt Kalium aus dem Serum in die Muskelzelle ein, die Folge ist eine Hypokaliämie. Spontananfälle treten überwiegend nachts und in den frühen

Morgenstunden auf. Die Anfälle können durch kohlenhydratreiche Nahrung, die orale Gabe von Glukose und die subkutane Injektion von Insulin, sowie durch starke körperliche Belastung provoziert werden. Im Anfall sind Herzrhythmusstörungen möglich. Das EMG zeigt ein Fehlen jeglicher elektrischer Aktivität. Akut wird Kalium gegeben, Auslösefaktoren sind zu meiden.

- **Episodische hyperkaliämische Lähmung.** Die Lähmungsattacken beginnen überwiegend vor dem 10. Lebensjahr. Die Anfälle sind häufiger, aber kürzer als bei der hypokaliämischen Lähmung. Im Anfall kommt es zu einem Kaliumaustritt aus der Muskelzelle mit konsekutiver Hyperkaliämie. Kälte, Hunger und Entspannung nach körperlicher Arbeit können Anfälle auslösen. Im Anfall sind Herzrhythmusstörungen möglich. Eine Akutbehandlung ist meist nicht notwendig (bei einer schweren Attacke sind eine Glukose-Insulin-Gabe und/oder zwei Hübe Salbutanol, evtl. 0,5–2 g Kalziumglukonat langsam intravenös unter EKG- und Serumkaliumkontrolle möglich). Auslösefaktoren sind zu meiden, günstig sind eine kohlenhydratreiche Nahrung und eine leichte, kontinuierliche Muskelarbeit.
- **Episodische normokaliämische Lähmung.** Die Symptomatik dieser sehr seltenen Erkrankung ähnelt in Ausmaß und zeitlichem Ablauf den Paresen der episodischen hypokaliämischen Lähmung. Während des Anfalls kommt es jedoch zu keiner Änderung des Serumkaliumspiegels.

14.4 Hereditäre metabolische Myopathien

Definition
Hereditären metabolischen Myopathien liegt ein biochemischer Defekt innerhalb der Muskelfasern zugrunde. Die Störung kann im Kohlenhydrat-, Lipid-, Mitochondrien- oder Purinstoffwechsel liegen. Bis auf die heterogene Gruppe der mitochondrialen Stoffwechselstörungen, werden die hier beschriebenen Krankheiten autosomal-rezessiv vererbt.

K Klinik
- **Glykogenose Typ II (Morbus Pompe).** Ein Mangel an saurer Maltase führt zu einer Störung des Glykogenabbaus.
  - Bei der malignen, frühinfantilen Form zeigt sich ein angeborenes, muskulär bedingtes Floppy-infant-Syndrom. Die Betroffenen sterben im frühen Kindesalter infolge einer dilatativen Myopathie.
  - Die juvenile und die adulte Form beginnen mit einer Schwäche der proximalen Beinmuskulatur, die Atemhilfsmuskulatur kann frühzeitig mitbetroffen sein, später wird der Schultergürtel befallen. Das Herz zeigt keine klinische Manifestation.
- **Glykogenose Typ V (McArdle).** Weil die Muskelphosphorylase fehlt, ist der Glykogenabbau in der quergestreiften Skelettmuskulatur blockiert. Daraus entstehen belastungsabhängige, schmerzhafte Muskelkontrakturen, die sich in der Regel im Adoleszentenalter manifestieren. Bei stärkerer körperlicher Anstrengung kann es zu einer Rhabdomyolyse kommen, die sich durch dunklen Urin bemerkbar macht.
- **Muskulärer Karnitinmangel.** Mittel- und langkettige Fettsäuren können in der Muskelzelle nicht mehr durch die Mitochondrienmembran geschleust werden, die Fettsäuren werden im Zytoplasma abgelagert. Die Krankheit beginnt in der Regel im jugendlichen Alter mit einer zunehmenden Schwäche und Atrophie überwiegend in proximalen Muskeln. Sie verstärkt sich durch langes Fasten.
- **Systemischer Karnitinmangel.** Muskel-, Herz- und Leberkarnitin sind stark erniedrigt. Von Geburt an ist die Muskulatur hypoton. Die Schwäche ist phasenhaft und wird durch Fasten verstärkt. Bald treten nichtketotische Hypoglykämien und Leberfunktionsstörungen auf. Später entwickelt sich eine metabolisch-hepatische Enzephalopathie bei einem erhöhten Ammoniakspiegel im Serum.
- **Mitochondriale Stoffwechselstörungen.** Diese heterogene Gruppe ist durch eine morphologische Veränderung der Muskelmitochondrien (Vermehrung, Vergrößerung oder abnorme Strukturierung) und einen biochemischen Defekt (z. B. Cytochrom-c-Oxidase-Mangel) charakterisiert. Leitsymptome sind eine belastungsabhängige Muskelschwäche und eine Laktaterhöhung im Serum. Unterschiedliche Krankheitsbilder, die auch mit zusätzlichen Symptomen wie einer Demenz, einer Augenmuskelschwäche, einer Dystonie, Sehstörungen, Myoklonien, einer Ataxie etc. einhergehen, wurden beschrieben.

14.5 Endokrine Myopathien

Ätiologie
Im Rahmen endokriner Erkrankungen können Myopathien auftreten, die auf die jeweilige hormonelle Störung zurückzuführen sind. Die wichtigsten ursächlichen Erkrankungen sind: Hyper- und Hypothyreose, Hyperkortisolismus, Akromegalie, Morbus Addison, Conn-Syndrom, Hyperinsulinismus und primärer Hyperparathyreoidismus.

K Klinik
Hier wird der Schwerpunkt auf die Myopathie ge-

legt, die natürlich immer im Rahmen der Grunderkrankung zu sehen ist.
- **Hyperthyreose.** Ein Hypermetabolismus der Muskelzelle mündet schließlich in einen Proteinkatabolismus. Am Beginn einer Thyreotoxikose kann sich akut eine schnell generalisierte Muskelschwäche einstellen. Bei den chronischen hyperthyreoten Myopathien sind die Muskelschwächen und -atrophien proximal und beinbetont. Die Muskeleigenreflexe sind brüsk. Normalerweise ist die CPK im Serum nicht erhöht. Die **endokrine Orbitopathie** kann im Rahmen einer Hyperthyreose, aber auch bei der Euthyreose entstehen. Durch die lymphozytäre Infiltration und die Einlagerung von Glukosaminoglykanen in das periorbitale Gewebe und in die äußeren Augenmuskeln kommt es zu einem Exophthalmus und einer Motilitätsstörung der Augen, wodurch Doppelbilder auftreten.
- **Hypothyreose.** Bei einem Mangel an Schilddrüsenhormon ist der Proteinmetabolismus der Muskelzelle vermindert. Typisch ist die proximale Muskelschwäche ohne deutliche Atrophie. Die Muskeleigenreflexe sind abgeschwächt. Zusätzlich treten eine Steifheit, Myalgien, seltener Krämpfe auf. Die CPK im Serum ist meist leicht bis mittelstark erhöht.
- **Hyperkortisolismus.** Glukokortikoide führen, v. a. wenn ihre Serumspiegel erhöht sind, zu einem Eiweißkatabolismus. Neben den Zeichen des Cushing-Syndroms steht die Schwäche und Atrophie der Oberschenkelmuskulatur im Vordergrund. Diese erschwert z. B. das Treppensteigen. Die CPK im Serum ist nicht erhöht.
- **Akromegalie.** Zuviel Wachstumshormon verursacht eine Muskelhypertrophie, die nach Überschreiten einer gewissen Größe des Muskelfaserdurchmessers zu einem sekundär myopathischen Prozeß führt. Die deutlich muskulös erscheinenden Patienten weisen bei länger anhaltender Krankheit eine ausgeprägte Muskelschwäche auf.
- **Morbus Addison, Conn-Syndrom und Hyperinsulinismus.** Bei unterschiedlicher Ursache (Mangel an Glukokortikoiden, Überschuß an Mineralokortikoiden oder Insulin) und Pathogenese (arterielle Hypotonie, Hypokaliämie und Hypoglykämie) führen diese Erkrankungen zu einer episodischen generalisierten Muskelschwäche.
- **Primärer Hyperparathyreoidismus.** Deutliche Hypokalzämien rufen eine Adynamie hervor. Bei einer länger bestehenden Erkrankung können sich distal betonte Muskelatrophien entwickeln.

▼ Therapie
Wird die Grunderkrankung adäquat behandelt, sind die Myopathien meist reversibel.

14.6 Entzündliche Myopathien

14.6.1 Erregerbedingte Myositiden

Definition
Myositiden sind Entzündungen des gefäßführenden interstitiellen Bindegewebes des Skelettmuskels mit Beteiligung der Muskelfasern. Sie können durch unterschiedliche Erreger hervorgerufen werden.

Ätiologie
Häufig sind parasitäre Myositiden (Trichinella spiralis oder Larven des Schweinebandwurms Taenia solium) und virale Myositiden (Influenza-, Echo-, Herpes-, HIV, Hepatitis-, Coxsackieviren, insbesondere Coxsackie-B-Viren bei der Bornholmer Krankheit). Fokale Myositiden bei Toxoplasma- oder Borrelieninfektionen nehmen an Häufigkeit zu. Seltener sind bakterielle Myositiden (Staphylokokken, gasbildende Bakterien).

K Klinik
Neben allgemeinen und speziellen Infektionszeichen äußert sich der Befall der Muskulatur v. a. in einer Muskelschwäche und Muskelschmerzen, die sehr heftig werden können. Es kann zur Rhabdomyolyse mit Myoglobinurie und renalen Komplikationen kommen.

▼ Therapie
Die kausale Behandlung erfolgt – sofern möglich – erregerspezifisch. Symptomatische Maßnahmen (z. B. die Gabe von Analgetika) können notwendig werden.

14.6.2 Polymyositis und Dermatomyositis

Definition
Die Polymyositis und die Dermatomyositis gehören zu den Kollagenosen und können eine sehr variable Symptomatik aufweisen. Die Polymyositis ist durch Muskelsymptome, die Dermatomyositis zusätzlich durch Hautsymptome gekennzeichnet. Beide Erkrankungen können für Kollagenosen typische Begleitsymptome wie ein Raynaud-Phänomen, Arthralgien, intestinale oder pulmonale Symptome aufweisen.

Ätiologie und Pathogenese
Die Ursache ist unbekannt. Die Polymyositis ist auf eine rein zytotoxische, T-Zell-vermittelte Autoimmunreaktion gegen ein noch unbekanntes Antigen zurückzuführen. Bei der Dermatomyositis treten zusätzlich humorale Autoimmunmechanismen hinzu, die gegen die kleinen Gefäße des Muskels gerichtet sind. Jenseits des 40. Lebensjahres muß v. a. bei der Dermatomyositis an ein paraneoplastisches Syndrom gedacht werden.

K Klinik

- Die Muskelschwächen sind proximal betont (Schwäche beim Treppensteigen oder bei der Elevation der Arme).
- Oft, insbesondere bei akuten Verlaufsformen, klagen die Patienten über Muskelschmerzen.
- Nach etwa 4 Wochen können Atrophien sichtbar werden.
- Distale Muskeln sind in etwa einem Drittel der Fälle mitbeteiligt.
- Die Nacken-, Hals- und Schluckmuskulatur (Dysphagie) ist im Erwachsenenalter typischerweise mitbetroffen.
- Hauterscheinungen können den Muskelsymptomen vorauseilen oder sie begleiten. Symmetrische bläulich-violette Gesichtseryteme, die sich bis zum Hals und der Schulter erstrecken und mit einer geringen Ödemneigung einhergehen, prägen das Bild der Dermatomyositis. Auch Pigmentverschiebungen und Teleangiektasien kommen vor.
- Die Dermatomyositis tritt überwiegend im Kindes- und Jugendalter auf.

Komplikationen
Eine Atemlähmung oder ein Nierenversagen können bei der akuten Verlaufsform auftreten.

D Diagnostik

- **Labor.** Die Entzündungszeichen (BSG, CRP, Serum-IgG) sind meist, die CPK ist fast immer erhöht. Außerdem kann es zur Eosinophilie bei normaler Leukozytenzahl kommen.
- **EMG.** Es zeigt kleine polyphasische Potentiale motorischer Einheiten, Fibrillationspotentiale und positiv scharfe Wellen, jedoch keine Faszikulationen.
- **Muskelbiopsie.** Man findet eine Degeneration der Muskelfasern mit perivenösen entzündlichen Infiltraten und eine reaktive Regeneration mit Bindegewebsvermehrung.

▽ Therapie

Die Patienten erhalten hochdosiert Glukokortikoide (z. B. 80–100 mg Prednisolon/Tag), nach einer Besserung wird die Dosis langsam bis zur Erhaltungsdosis unter die Cushing-Schwelle reduziert. Eventuell kann der Einsatz von Azathioprin angezeigt sein. Im akuten Stadium ist Bettruhe, später Krankengymnastik zu empfehlen.

14.6.3 Polymyalgia rheumatica und Arteriitis temporalis

Definition
Die Polymyalgia rheumatica ist eine den Kollagenosen zuzuordnende Vaskulitis. Sie ist häufig mit der Arteriitis temporalis (Morbus Horton) kombiniert. Beide Erkrankungen gehören zu den Riesenzellarteriitiden.

Pathogenese
Aufgrund noch unbekannter Ursachen entstehen v. a. im Bereich der Arterienmedia von großen und mittleren Gefäßen Entzündungen mit riesenzellhaltigen Granulomen.

K Klinik

Überwiegend sind ältere Frauen betroffen. Die beiden Krankheitsbilder beginnen in der Regel schlagartig und gehen fließend ineinander über.

- **Polymyalgia rheumatica.** Typisch sind wandernde Schmerzen und ein Steifheitsgefühl in der Muskulatur. Die Beschwerden erreichen charakteristischerweise in der zweiten Nachthälfte und morgens (Morgensteifigkeit) ihren Höhepunkt. Die bevorzugte Lokalisation der Beschwerden ist proximal, die obere Extremität ist häufiger betroffen als die untere. Muskelschwächen sind eher selten und wahrscheinlich schmerzbedingt.
- **Arteriitis temporalis.** Typisch sind ein heftiger bitemporaler Kopfschmerz und eine verdickte und lokal druckschmerzhafte Temporalarterie. Temporäre oder permanente Gefäßverschlüsse können verschiedene Funktionsstörungen, insbesondere einen Visusverlust (A. centralis retinae), aber auch neurologische Defizite (intrakranielle Arterien), Hautnekrosen im Kalottenbereich und Zungenulzera verursachen. Seltener kommt es zu einer Mitbeteiligung der Koronararterien.

D Diagnostik

BSG und CRP sind fast immer erhöht! Rheumafaktoren oder antinukleäre Antikörper sind nicht nachweisbar, Serum-CPK und EMG zeigen Normalbefunde. Eine **Biopsie der A. temporalis** – nicht eine Muskelbiopsie – sichert die Diagnose.

▽ Therapie

Eine hochdosierte Glukokortikoidgabe führt oft schlagartig zur Beschwerdefreiheit und kann deshalb auch ex juvantibus als diagnostisches Kriterium herangezogen werden. Nach Besserung der Beschwerden und der Normalisierung der Laborparameter reduziert man die Dosis vorsichtig und langsam. Eine Erhaltungsdosis muß oft jahrelang gegeben werden. Der Patient muß sorgfältig überwacht werden, da eine Arteriitis temporalis jederzeit akut aufflackern und unter Umständen zur Erblindung führen kann.

14.7 Myasthenia gravis

Definition
Als myasthenes Syndrom bezeichnet man eine abnorme Ermüdbarkeit der Willkürmuskulatur, die sich während wiederholter phasischer oder länger andauernder tonischer Muskelanspannung einstellt und sich in der Regel bei Entlastung wieder

zurückbildet. Die abnorme Ermüdbarkeit wird auf eine gestörte neuromuskuläre Überleitung zurückgeführt. Strenggenommen fällt diese Erkrankung also nicht in die Gruppe der Myopathien.

Ätiologie und Pathogenese
Die Myasthenia gravis wird als eine erworbene Autoimmunerkrankung angesehen. Bestimmte Lymphozyten produzieren polyklonale Antikörper gegen Acetylcholinrezeptoren an der postsynaptischen Membran der motorischen Endplatte. Diese Antikörper blockieren die Acetylcholinrezeptoren und führen dadurch zu einer Störung der neuromuskulären Übertragung. Etwa zwei Drittel der Patienten weisen eine Thymushyperplasie auf und etwa 15% haben ein Thymom (ein Drittel der Thymome ist maligne).

Klinik
Die Symptomatik und der Verlauf sind sehr variabel. Ein kontinuierliches Fortschreiten, Remissionen, aber auch Rezidive können vorkommen. Grundsätzlich kann die Erkrankung in jedem Lebensalter auftreten. Frauen erkranken häufiger und früher als Männer.
- Meist beginnt die Erkrankung mit okulären Symptomen wie einer ein- oder beidseitigen Ptosis und intermittierenden Doppelbildern. Die Ptosis tritt v.a. gegen Abend, die Doppelbilder treten besonders beim Lesen auf. Auch eine rein okuläre Form kommt vor.
- Die Krankheit kann weitere Gesichtsmuskeln erfassen. Eine Facies myopathica (s. a. Tab. 14-1, Muskeldystrophie vom fazioskapulohumeralen Typ) ist die Folge. Die Stimme wird näselnd, Schluckstörungen und Heiserkeit können auftreten.
- Beim Übergreifen auf die Extremitäten wird zunächst die proximale, später die distale Muskulatur befallen (Watschelgang, Schwierigkeiten beim Treppensteigen).
- Sobald die Interkostalmuskulatur betroffen ist, kann sich eine Dyspnoe entwickeln.
- Im Endstadium kann sich eine ständige, nicht mehr rückbildungsfähige Schwäche der gesamten Willkürmuskulatur einstellen.
- In der myasthenischen Krise nehmen die myoplegischen Lähmungen rasch zu, es besteht die Gefahr einer Atemlähmung.
- Die Muskeleigenreflexe sind erhalten, sensible Störungen oder Faszikulationen gehören nicht zum Bild der Myasthenia gravis.

Diagnostik
- **Körperliche Untersuchung.** Während wiederholter Bewegungen (Öffnen und Schließen der Augen) oder bei einer tonischen Muskelkontraktion (z.B. Arme in vorgestreckter Position halten) stellt man ein Nachlassen der Muskelkraft (Ptosis bzw. Absinken der Arme) fest.

- **EMG.** Stimuliert man einen motorischen Nerv wiederholt mit 3 Reizen/sec, so nimmt die Amplitude des Muskelsummenaktionspotentials am zugehörigen Muskel deutlich ab (Dekrement).
- **Labor.** Die Bestimmung der Acetylcholinrezeptorantikörper im Serum ist höchst spezifisch. Der Antikörpertiter ist bei der generalisierten Myasthenia gravis fast immer, bei rein okulären Formen in etwa 45% der Fälle erhöht.
- **Tensilontest.** Insbesondere bei der okulären Myasthenie und bei einem grenzwertigen Antikörpertiter hilft der Tensilontest weiter. Bereits etwa eine Minute nach der intravenösen Gabe von Edrophoniumchlorid (einem Cholinesterasehemmer) bessert sich die bestehende myasthene Symptomatik deutlich.
- **Bildgebende Verfahren.** Die Thymusdrüse sollte zum Ausschluß eines Thymoms in der CT oder MRT dargestellt werden.

Differentialdiagnose
- Lambert-Eaton-Syndrom (s. Kap. 12.1). Beim Stimulationstest nimmt die Amplitude des Muskelsummenaktionspotentials zunächst zu.
- Äußerst selten sind kongenitale myasthene Syndrome, wobei die neuromuskuläre Übertragung an verschiedenen Stellen gestört sein kann.

Therapie
- Einige Medikamente (z.B. Aminoglykoside, Tetrazykline, Procainamid, Lidocain, Phenytoin, Diazepam, β-Blocker), die einen negativen Einfluß auf die neuromuskuläre Übertragung haben, sind bei einer gut eingestellten Myasthenia gravis nicht direkt kontraindiziert, müssen aber mit Vorsicht gegeben werden.
- Die Schwäche bei der Myasthenia gravis wird in leichten Fällen symptomatisch mit Cholinesterasehemmern (z.B. Pyridostigmin) behandelt. Ansonsten erfolgt zusätzlich eine immunsuppressive Behandlung mit Kortikosteroiden, Azathioprin oder Cyclophosphamid.
- In schweren Fällen kann eine Plasmaaustauschbehandlung durchgeführt werden.
- In vielen Fällen ist eine Thymektomie indiziert.
- Sowohl bei der myasthenischen Krise als auch bei einer Überdosierung von Cholinesterasehemmern, deren Symptome schwer voneinander zu unterscheiden sind, muß der Patient ggf. sofort intubiert und beatmet werden.

Prognose
Rein okuläre Formen haben eine relativ gute Prognose. Ein Übergreifen der Schwäche auf das Gesicht und den Pharynx verschlechtert die Prognose.

14.8 Zusammenfassung

Progressive Muskeldystrophien sind chronisch verlaufende Erkrankungen mit unterschiedlichen Erbgängen, bei denen Störungen des Fermentstoffwechsels zu einem fortschreitenden Untergang der Skelettmuskulatur führen. Einzelne Muskelfasern atrophieren, andere Fasern hypertrophieren. Außerdem vermehren sich das interstitielle Bindegewebe und das Fettgewebe. Die Verläufe unterscheiden sich erheblich, sind jedoch immer chronisch progredient. Typische Symptome sind Muskelatrophien und muskuläre Lähmungen mit Hypotonie. Die Muskeleigenreflexe sind relativ lange erhalten. Sensible Defizite, trophische Störungen oder Faszikulationen gehören nicht zum Bild der Muskeldystrophien. Das EMG zeigt eine myopathische Schädigung, die Serum-CPK ist erhöht und in der Muskelbiopsie sieht man unregelmäßig verteilte Faseruntergänge neben kompensatorisch hypertrophierten Fasern. Therapeutisch steht die symptomatische Behandlung mit Krankengymnastik im Vordergrund. Familienangehörige sollten über die Erblichkeit der Erkrankung aufgeklärt werden.

Myotonien sind erbliche Muskelerkrankungen unterschiedlichen Schweregrades, bei denen es zu einer myotonen Reaktion kommt: einer abnorm langanhaltenden Muskelkontraktion mit verzögerter Erschlaffung des Muskels. Diese verzögerte Muskelerschlaffung nach Aussetzen eines physiologischen Reizes wird auf eine wiederholte, unabhängige Aktivität einzelner Muskelfasern zurückgeführt. Es kommt zur „Muskelsteife". Überwiegend sind die Extremitätenmuskeln betroffen. Die Myotonie verstärkt sich bei Kälte und läßt bei wiederholten Kontraktionen nach. EMG-Potentiale zeigen bei der Willküraktivität eine Undulation von Frequenz und Amplitude („Sturzkampfbombergeräusch"). Eine Therapie ist in den meisten Fällen nicht notwendig, wenn doch können Mexiletin, Phenytoin oder Nifedipin versucht werden.

Episodische Lähmungen sind hereditäre Erkrankungen mit autosomal-dominanter Vererbung, bei denen es durch episodische Depolarisierungen der Muskelfasermembranen zu sich spontan zurückbildenden Paresen bis Paralysen kommt. Sie werden in hypo-, hyper- oder normokaliämische Lähmungen eingeteilt.

Hereditäre metabolische Erkrankungen mit Störungen des Kohlenhydrat-, Lipid-, Mitochondrien- oder Purinstoffwechsels können Myopathien hervorrufen. Häufige Stoffwechselmyopathien sind die Glykogenose Typ II (Morbus Pompe), die Glykogenose Typ V (McArdle), der muskuläre und der systemische Karnitinmangel und die mitochondrialen Stoffwechselstörungen. Im Rahmen **endokriner Erkrankungen** wie Hyper- und Hypothyreose, Hyperkortisolismus, Akromegalie, Morbus Addison, Conn-Syndrom, Hyperinsulinismus und primärem Hyperparathyreoidismus können Myopathien auftreten.

Erregerbedingte Myositiden können von Parasiten, Viren und Bakterien verursacht werden. In zunehmendem Maße kommen fokale Myositiden bei Toxoplasma- oder Borrelieninfektionen vor. Eine Muskelschwäche und Muskelschmerzen stehen im Vordergrund.

Die **Polymyositis** und die **Dermatomyositis** gehören zu den Kollagenosen und können eine sehr variable Symptomatik aufweisen. Die Polymyositis ist durch Muskelsymptome, die Dermatomyositis zusätzlich durch Hautsymptome gekennzeichnet. Beide können für Kollagenosen typische Begleitsymptome wie ein Raynaud-Phänomen, Arthralgien, intestinale oder pulmonale Symptome aufweisen.

Die **Polymyalgia rheumatica** und die **Arteriitis temporalis** gehören zu den Kollagenosen und sind häufig miteinander kombiniert. Bei der Polymyalgia rheumatica stehen wandernde Schmerzen und die Steifheit der Muskulatur im Vordergrund. Typisch für die Arteriitis temporalis sind der heftige bitemporale Kopfschmerz, die verdickte und lokal druckschmerzhafte Temporalarterie und eine Sehstörung.

Das **myasthene Syndrom** zeigt sich in einer abnormen Ermüdbarkeit der Willkürmuskulatur, die sich während einer wiederholten phasischen oder länger andauernden tonischen Muskelanspannung einstellt und sich in der Regel bei Entlastung wieder zurückbildet. Die abnorme Ermüdbarkeit wird auf eine gestörte neuromuskuläre Überleitung zurückgeführt. Die **Myasthenia gravis** wird als eine erworbene Autoimmunerkrankung angesehen, bei der bestimmte Lymphozyten polyklonale Antikörper gegen die Acetylcholinrezeptoren an der postsynaptischen Membran der motorischen Endplatte produzieren. Häufig besteht eine Assoziation mit einer Thymushyperplasie. Symptomatik und Verlauf sind sehr variabel. Typisch sind okuläre Symptome (Ptosis, Doppelbilder), eine Facies myopathica und der proximale, später distale Befall der Extremitätenmuskulatur. Ist die Interkostalmuskulatur betroffen, besteht die Gefahr der Ateminsuffizienz. Repetitive Nervenstimulation zeigt ein Dekrement der Amplitude des Muskelsummenaktionspotentials. Häufig sind Acetylcholinrezeptorantikörper im Serum nachweisbar. Ein positiver Tensilontest stützt die Diagnose. Die Therapie besteht aus der Gabe von Acetylcholinesterasehemmern, einer immunsuppressiven Behandlung und gegebenenfalls einer Thymektomie.

15
Fehlbildungen des ZNS und seiner Hüllen

Da die meisten dieser Erkrankungen vom Neuropädiater gesehen werden, liegt hier der Schwerpunkt auf solchen Fehlbildungen, die häufig bis ins Erwachsenenalter hinein Beschwerden verursachen bzw. im frühen Erwachsenenalter zum ersten Mal diagnostiziert werden. Andere Fehlbildungen werden der Vollständigkeit halber kurz erwähnt.

15.1 Fehlbildungen des Gehirns und seiner Hüllen

15.1.1 Intrauterin erworbene Schädigungen des Gehirns

In der zweiten Hälfte der Embryonalperiode (4. bis 8. Schwangerschaftswoche post conceptionem) findet eine intensive Organentwicklung (Organogenese) statt. In dieser Zeit ist die Sensibilität des Embryos gegenüber teratogenen Noxen am höchsten. Während der anschließenden Fetalperiode werden Fehlbildungen im Gehirn eher selten verursacht.

- **Rötelnembryopathie.** Eine Erstinfektion der Mutter während der Frühgravidität kann zur Infektion des Embryos bzw. Feten führen. Die klassische Trias der Rötelnembryopathie besteht aus Herzfehler, Katarakt und Schwerhörigkeit. Etwa 40% der betroffenen Kinder zeigen eine Mikrozephalie und sind geistig retardiert.
- **Zytomegalie-Infektion** (s. a. Kap. 6.3.3). Die Zytomegalie ist eine der häufigsten diaplazentar übertragenen Erkrankungen. Bei etwa 0,1% aller Neugeborenen führt eine Zytomegalie-Infektion zu viszeralen oder zerebralen Symptomen (Hepatitis, Hepatosplenomegalie, Anämie, Thrombozytopenie, Sepsis bzw. Mikrozephalie, Hydrozephalus, lymphozytäre Meningitis, periventrikuläre Verkalkungen, Neugeborenenkrämpfe und Chorioretinitis).
- **Konnatale HIV-Infektion** (s. a. Kap. 6.3.9). Eine HIV-Infektion des Feten erfolgt überwiegend prä-, seltener perinatal. Es entwickeln sich unspezifische Symptome wie Fieber und Gewichtsverlust, eine Pneumonie, AIDS-typische Infektionserkrankungen und andere HIV-assoziierte Erkrankungen wie z. B. Thrombozytopenie, Anämie, Kardiomyopathie, Hepatopathie, Nephropathie. HIV-typische maligne Tumoren sind z. B. Lymphome und das Kaposi-Sarkom. Eine HIV-Enzephalopathie ist durch progrediente neurologische Symptome gekennzeichnet: erworbene Fähigkeiten gehen wieder verloren (psychomotorischer Entwicklungsrückschritt) und es entwickeln sich symmetrische Bewegungsstörungen, eine erworbene Mikrozephalie und eine allgemeine Schwäche mit Zeichen einer Pyramidenbahnschädigung.
- **Alkoholembryopathie.** Sie ist die häufigste Embryopathie und durch Minderwuchs, Untergewicht, Mikrozephalie, geistige Retardierung, Muskelhypotonie und Hyperexzitabilität gekennzeichnet. Das Gesicht ist typisch verändert: niedrige, gerundete Stirn, verengte Lidspalten, verkürzter Nasenrücken, verstärkte Nasolabialfalte, Ptosis und Epikanthus. Außerdem können Herzfehler, Anomalien des äußeren Genitales, Hernien, Hämangiome, eine Hüftgelenksluxation und Steißbeingrübchen vorkommen.
- **Fetopathie bei der Toxoplasmose** (s. Kap. 6.4).

15.1.2 Infantile Zerebralparesen und zerebrale Bewegungsstörungen

Ätiologie
Perinatale Schäden (Entwicklungsstörungen, Icterus gravis), Geburtstraumen (Asphyxie, intrazerebrale Blutung) oder ein pränataler Schaden (Sauerstoffmangel) können unterschiedliche pathologisch-anatomische Veränderungen hervorrufen, die zu unterschiedlichen Bewegungsstörungen führen.

K Klinik
- **Spastische Diplegie der Beine (Little-Erkrankung).** Die Pachymikrogyrie oder die lobäre Sklerose können eine spastische Tonuserhöhung überwiegend der Adduktoren der Beine, der Strecker des Kniegelenks und der Plantarflektoren des Fußes hervorrufen. Beim Zehenspitzengang müssen die Beine mühsam aneinander vorbeigeschoben werden. Die Intelligenz ist in der Regel normal.
- **Infantile Hemiplegie.** Das Längen- und Dickenwachstum paretischer Gliedmaßen ist gestört. Häufig ist die Hemiplegie mit einer Athetose, einer Sprechstörung, einer Legasthenie oder einem deutlichen geistig-seelischen Entwicklungsrückstand, fast immer mit zerebralen Anfällen vergesellschaftet.

- **Extrapyramidale Bewegungsstörungen.** Bei einer diffusen hypoxischen Schädigung der Stammganglien entwickeln sich eine Choreoathetose oder eine Athétose double (s. Kap. 8.1.4). Die Intelligenz ist oft nur leicht eingeschränkt.
- **Angeborene zerebrale Ataxie.** Entwicklungsstörungen des Kleinhirns rufen eine zerebelläre Ataxie, einen Intentionstremor, Koordinations- und Sprechstörungen hervor.
- **Zerebrale Krampfanfälle.** Es können sowohl fokale als auch generalisierte Anfälle auftreten. In der Regel sind sie mit antiepileptischen Medikamenten schwer einstellbar.

15.1.3 Wichtige angeborene Fehlbildungen

Kraniostenosen sind abnorme Schädelformen und ihre möglichen klinischen Folgezustände. Sie entstehen durch vorzeitige Synostosen von Schädelnähten. Kompensatorisch wächst der Schädel in Richtung der nicht verschlossenen Nähte.
- Der **Dolichozephalus (Langschädel)** oder **Skaphozephalus (Kahnschädel)** entsteht durch den vorzeitigen Verschluß der Sagittalnaht.
- Der **Brachyzephalus (Rund- bzw. Breitschädel)** entsteht durch eine prämature Nahtsynostose der Koronar- bzw. Kranznaht.
- Der **Turrizephalus (Turmschädel)** entsteht durch vorzeitige Synostosen der Lambda-, Kranz- und Sagittalnaht.

Fast jeder Bereich des ZNS kann aplastisch, hypoplastisch oder dysplastisch angelegt sein:
- **Agyrie.** Die Großhirnwindungen fehlen.
- **Lissenzephalie.** Mit Ausnahme der Primärfurchen (Fissura rhinalis, Fissura hippocampi und Fissura splenialis) fehlen die Großhirnwindungen.
- **Pachygyrie.** Wenige, plumpe Windungen sind vorhanden.
- **Mikrogyrie.** Die Windungen sind abnorm klein und durch seichte Furchen unvollständig voneinander getrennt.
- **Mikropolygyrie.** Mikrogyrie mit erhöhter Anzahl der zu kleinen, fehlgebildeten Gehirnwindungen.
- **Mikrenzephalie.** Das gesamte Gehirn ist kleiner als normal (Gewicht unter 900 g).
- **Megalenzephalie.** Das gesamte Gehirn ist größer als normal (Gewicht je nach Alter und Geschlecht über 1180–1600 g).
- **Heterotopie.** Graue Substanz befindet sich an falschen Stellen, häufig im frontalen, okzipitalen oder periventrikulären Marklager oder um die Stammganglien. Sie kann dort bandförmig (laminär) oder kugelförmig angeordnet sein. Liegt eine isolierte Heterotopie vor, so hat sie meist keine klinische Bedeutung. Geht sie mit anderen Hirnfehlbildungen einher, so entwickeln sich häufig Fehlbildungssyndrome und/oder Anfallsleiden.

Im kraniozervikalen Übergangsbereich findet man folgende Fehlbildungen:
- **Arnold-Chiari-Fehlbildung.** Kleinhirnteile sowie die Medulla oblongata sind durch das Foramen Magnum in den Spinalkanal verschoben. Häufig entwickelt sich dabei ein Hydrocephalus internus occlusivus (s.u.).
- **Dandy-Walker-Syndrom.** Eine Atresie des Foramen Magendii und die Verlegung der Foramina Luschkae führen zu einem Hydrocephalus internus occlusivus.
- **Klippel-Feil-Syndrom.** Charakteristisch sind eine Spina bifida (s.u.) im Halsmark und eine Verschmelzung mehrerer Halswirbelkörper und Dornfortsätze zu einem Blockwirbel (Kurzhals mit tiefstehender Nacken-Haar-Grenze).
- **Basiläre Impression.** Ein- oder doppelseitig sind Skelettanteile des Foramen occipitale magnum und des obersten Halswirbels trichterförmig in die hintere Schädelgrube vorgewölbt.

15.1.4 Hydrozephalus

Nach pathogenetischen Gesichtspunkten unterscheidet man folgende Formen des Hydrozephalus:
- **Hydrocephalus internus occlusivus.** Eine Behinderung des Liquorabflusses (z. B. durch Tumoren im III. Ventrikel oder in der hinteren Schädelgrube, durch Aquäduktverschlüsse oder Obliteration der Foramina Luschkae und Magendii) führt zu einer Erweiterung der Hirnventrikel.
- **Hydrocephalus internus communicans.** Die Hirnventrikel sind erweitert, wobei die Verbindung zwischen den inneren und äußeren Liquorräumen erhalten ist (z. B. beim subduralen Hämatom).
- **Hydrocephalus externus.** Der Subarachnoidalraum ist erweitert.
- **Hydrocephalus e vacuo.** Bei einem primären Schwund von Hirnparenchym entwickeln sich ein Hydrocephalus internus und externus.
- **Hydrocephalus mal-/aresorptivus bzw. communicans.** Der Hydrocephalus malresorptivus des Erwachsenenalters wird aus historischen Gründen auch als „Normaldruckhydrozephalus" bezeichnet. Spontan oder nach einer Meningitis oder Subarachnoidalblutung ist die Resorptionsfläche des Liquors vermindert. Bei gleichbleibender Liquorproduktion kommt es zu einer intermittierenden Erhöhung des Liquordruckes, die das Hirnparenchym schädigt und zu einer Vergrößerung der Ventrikel auf Kosten des Parenchyms führt. Liquor tritt in das Hirnparenchym über, was durch eine periventrikuläre Dichteminderung als Ausdruck eines transependymären Ödems in der CCT/MRT nachgewiesen werden kann.

Klinisch imponiert eine Symptomentrias aus

Gangstörung, Inkontinenz und Demenz. Die Patienten fallen zunächst psychisch auf. Sie sind psychomotorisch verlangsamt, Konzentration und Merkfähigkeit lassen nach. Der Gang wird breitbasig, kleinschrittig, von trippelndem Charakter und unsicher, die Füße werden als schwer empfunden. Weiterhin stellt sich eine Paraspastik ein, der Körper versteift. Bald entsteht durch die Läsion des kortikalen Blasenzentrums eine Inkontinenz. Schließlich entwickelt sich der Zustand eines akinetischen Mutismus.

Die Diagnose wird hauptsächlich durch die CCT/MRT gesichert: Ohne nachweisbare Behinderung des Liquorabflusses sind die gesamten Ventrikelräume erweitert, wobei eine Vergröberung der Rindenfurchenzeichnung fehlt. Charakteristischerweise bessert sich die Symptomatik nach einer Liquorpunktion. Die Diagnose kann durch eine kontinuierliche Messung des Liquordruckes gesichert werden. Bei einer frühen Diagnosestellung, d.h. wenn noch kein irreversibler Schwund von Hirnparenchym eingetreten ist, kann die Symptomatik durch das Anlegen eines ventrikuloatrialen Shunts dauerhaft gebessert werden.

15.1.5 Phakomatosen

Definition
Unter Phakomatosen versteht man eine Gruppe neurokutaner Syndrome mit ektodermalen bzw. mesenchymalen Tumoren und angeborenen Gefäßveränderungen an der Haut, den Augen und im ZNS (Angiophakomatosen). Zu den Phakomatosen zählen folgende Krankheitsbilder:

Neurofibromatose (Morbus von Recklinghausen)
Die Neurofibromatose wird autosomal-dominant vererbt und ist durch multiple Neurofibrome und durch Hautveränderungen charakterisiert:
- Die Neurofibrome entwickeln sich aus den Nervenscheiden und können an peripheren Nerven, Nervenwurzeln oder (beim Typ II) auch intrakraniell an den Hirnnerven (insbesondere am N. vestibulocochlearis, seltener am N. opticus) lokalisiert sein. Sie verursachen periphere Paresen, radikuläre Defizite oder Symptome eines Akustikusneurinoms bzw. Sehstörungen. Selten kommen intrakranielle Tumoren mit zerebralen Anfällen und raumfordernden Symptomen vor.
- Die Hautveränderungen äußern sich zum einen in kutanen Neurofibromen, zum anderen in gelblich-braunen Flecken, den sog. Café-au-lait-Flecken.

Man unterscheidet u.a. eine Neurofibromatose Typ I und Typ II:
- Die Neurofibromatose Typ I (etwa 85% aller Neurofibromatosen) ist die ursprünglich von v. Recklinghausen beschriebene Form. Sie ist durch Irishamartome (Lisch-Knötchen), Optikusgliome und andere intrakranielle Astrozytome sowie Pseudarthrosen charakterisiert. Der genetische Defekt soll auf dem langen Arm des Chromosoms 17 liegen.
- Die Neurofibromatose Typ II zeichnet sich durch intrakranielle und spinale Schwannome und Meningeome aus. Sehr wahrscheinlich liegt der Gendefekt auf dem langen Arm des Chromosoms 22.

Von-Hippel-Lindau-Krankheit
Die von-Hippel-Lindau-Krankheit wird autosomal-dominant vererbt. Sie zeichnet sich durch eine Kombination von Angiomatose der Retina und einem oder mehreren Kleinhirnangiomen aus. Die Kleinhirnangiome machen sich im mittleren Lebensalter durch zerebelläre Symptome oder Zeichen eines erhöhten Hirndrucks bemerkbar. Eine frühzeitige operative Entfernung ist anzustreben.

Angiomatosis cerebrocutanea (Sturge-Weber-Syndrom)
Der Erbgang der Angiomatosis cerebrocutanea ist nicht einheitlich. Die Krankheit ist durch folgende Symptome gekennzeichnet:
- Naevi flammei im Versorgungsgebiet eines oder mehrerer Trigeminusäste
- verkalkte Angiome der Leptomeninx, die umschriebene Hirnatrophien und zerebrale Anfälle hervorrufen
- Angiom der Uvea des Auges, das ein Glaukom verursachen kann.

Neben zerebralen Anfällen findet man v. a. eine Intelligenzminderung und evtl. eine kontralaterale Hemiparese.

Tuberöse Sklerose (Morbus Pringle-Bourneville)
Die tuberöse Sklerose wird autosomal-dominant vererbt. Der Gendefekt liegt wahrscheinlich auf dem Chromosom 9.
Typisch sind:
- Als Adenoma sebaceum bezeichnet man multiple kleine, gelbliche bis rötliche, mäßig derbe, gut verschiebliche Knötchen mit glatter Oberfläche (Kollagenverdichtungen mit Gefäßerweiterungen in der Dermis), die im zentralen Gesichtsbereich liegen.
- Bis zu einige Zentimeter große, hypopigmentierte, weiße Flecken treten bevorzugt am Rumpf und an den Extremitäten auf. Betreffen diese Pigmentanomalien die Kopfhaut, so sind in den entsprechenden Arealen auch die Haare depigmentiert.
- Subunguale Fibrome werden als Koenen-Tumoren bezeichnet.
- Intrakranielle Verkalkungen sind häufig.

In den ersten Lebensjahren zeigen sich Debilität, zerebrale Krampfanfälle (zunächst oft als Blitz-Nick-Salaam-Krämpfe) und spastische Paresen. Zusätzlich können Nierentumoren, Rhabdomyome des Herzens, eine Atrophie der Sehnerven und Retinatumoren auftreten. Die Prognose ist eher ungünstig.

15.2 Fehlbildungen des Rückenmarks

15.2.1 Wichtige angeborene Fehlbildungen der Wirbelsäule und des Rückenmarks

Fehlbildungen des Rückenmarks und des Spinalkanals sind häufig kombiniert. Die **Spina bifida dorsalis** ist eine dysrhaphische Entwicklungsstörung des Neuralrohres (als Dysrhaphie bezeichnet man eine mangelhafte Rückenmarksanlage oder eine Störung des Schließungsprozesses der primären Neuralplatte). Man unterscheidet:
- **Spina bifida occulta.** Ein Wirbelspalt, in den weder Rückenmark noch Meningen vortreten, ist mit Haut bedeckt. Über dem Spalt zeigen sich häufig narbige Einziehungen, eine Hypertrichosis, ein Lipom oder ein Fibrom.
- **Spina bifida aperta.** Sie geht mit folgenden Fehlbildungen einher:
  - **Meningozele.** Durch einen Wirbelspalt treten Meningen aus, die von Haut bedeckt sind.
  - **Myelomeningozele.** Durch einen Wirbelspalt treten Meningen und zusätzlich Rückenmarks- oder Gehirngewebe aus.
  - **Myelomeningozystozele.** Neben Meningen, Rückenmarks- und Gehirngewebe treten zusätzlich flüssigkeitshaltige Anteile des Ventrikelsystems (bzw. Zentralkanals) aus.

Bei der **Rhachischisis (Anenzephalus)** hat sich das Neuralrohr nicht geschlossen. Die Wirbelsäule und das Rückenmark zeigen eine vollständige Fehlbildung, evtl. besteht eine Amyelie und die Gehirnanlage liegt als offene Neuralplatte vor.

15.2.2 Syringomyelie

Ätiologie und Pathogenese
Bei der **Syringomyelie** kommt es aus noch unbekanntem Grund zu einer röhrenförmigen Hohlraumbildung vorwiegend im zervikalen Rückenmark. Diese Hohlräume können mit dem Zentralkanal in Verbindung stehen und sind nur dann zum Teil mit Ependym ausgekleidet. Die Symptomatik (s.u.) entspricht der einer druckbedingten sekundären Degeneration zentromedullärer Bahnen und Neurone. Bei der **Syringobulbie** erstreckt sich der Prozeß über die Medulla oblongata bis zum Pons. Im Gegensatz dazu stellt die **Hydromyelie** eine bloße Ausweitung des Zentralkanals dar und der Hohlraum ist deshalb vollständig von Ependym ausgekleidet.

K Klinik
Die Syringomyelie manifestiert sich meist zwischen dem 10. und 30. Lebensjahr. Die kindliche Syringobulbie ist häufig mit anderen Anomalien wie einer Spina bifida occulta oder Fehlbildungen des kraniozervikalen Übergangs vergesellschaftet. Die Krankheit schreitet in der Regel – unterbrochen von stationären Phasen – chronisch progredient fort. Die Symptomatik richtet sich nach der Lokalisation der Schädigung im Rückenmark:
- Frühe Beschwerden sind eine dissoziierte Sensibilitätsstörung (s. Kap. 2.2), die auf der segmentalen Höhe des Prozesses, also überwiegend im Bereich der oberen Extremität, beginnt. Sind das Schmerz- und Temperaturempfinden stark vermindert, kann es zu schweren Verletzungen oder Verbrennungen kommen.
- Trophische Störungen sind durch die Schädigung der sympathischen Ganglienzellen im Seitenhorn des Rückenmarks verursacht. Die Hände sind z. B. geschwollen, die Haut ist kühl und livide verfärbt, die Nägel sind glanzlos und brüchig. Entkalkungen der Knochen können zu Spontanfrakturen führen.
- Ein Horner-Syndrom und Störungen der Schweißsekretion entwickeln sich nach einer Unterbrechung der zentralen sympathischen Fasern. Diese Unterbrechung führt außerdem zu bohrenden bis brennenden Schmerzen der oberen Extremität und des Thorax.
- Atrophische, schlaffe Lähmungen, evtl. mit Faszikulationen, werden durch die Schädigung der motorischen Vorderhörner hervorgerufen.
- Spastische Paraparesen der Beine mit Pyramidenbahnzeichen werden durch die Schädigung des Tractus corticospinalis verursacht.
- Eine Syringobulbie ist durch folgende Symptome charakterisiert:
  - ein horizontaler Nystagmus mit rotierender Komponente ohne Schwindelgefühl
  - eine einseitige Abschwächung des Kornealreflexes
  - häufig eine dissoziierte Empfindungsstörung im Gesicht
  - überwiegend im Gesicht lokalisierte Schmerzen
  - schlaffe Paresen infolge einer Schädigung der Hirnnervenkerne V, X, XI und XII.

D Diagnostik
Die Diagnose kann in der Regel mit der MRT gesichert werden, dabei ist die Höhlenbildung im Rückenmark gut zu erkennen. Der Liquorbefund ist in der Regel normal.

▼ Therapie
Symptomatisch werden die Spastik und die Schmerzen z. B. mit Baclofen, Analgetika oder Psychopharmaka behandelt. Bei einer deutlichen Progredienz kann eine neurochirurgische Intervention zur Senkung des Liquordruckes erwogen werden.

15.3 Zusammenfassung

Intrauterin erworbene **Gehirnschäden** können v. a. durch Infektionskrankheiten, aber auch durch teratogene Noxen wie Alkohol verursacht werden. Beispiele sind die Rötelnembryopathie, die Zytomegalie-Infektion, die konnatale HIV-Infektion, die Alkoholembryopathie und die Fetopathie bei der Toxoplasmose.

Infantile Zerebralparesen entstehen durch prä- oder perinatale Schäden oder durch Geburtstraumen. Sie können unterschiedliche pathologisch-anatomische Veränderungen hervorrufen, die zu unterschiedlichen Bewegungsstörungen führen. Wichtige Krankheitsbilder sind die spastische Diplegie der Beine (Little-Erkrankung), die infantile Hemiplegie, extrapyramidale Bewegungsstörungen, die angeborene zerebrale Ataxie und zerebrale Krampfanfälle.

Kraniostenosen sind abnorme Schädelformen und ihre möglichen klinischen Folgezustände. Sie entstehen durch vorzeitige Synostosen von Schädelnähten. Kompensatorisch wächst der Schädel in Richtung der nicht verschlossenen Nähte. Wichtige Formen sind der Dolichozephalus, der Brachyzephalus und der Turrizephalus.

Angeborene Fehlbildungen des ZNS sind meist aplastisch, hypoplastisch oder dysplastisch, z. B. Agyrie, Lissenzephalie, Pachygyrie, Mikrogyrie und Mikropolygyrie, Mikrenzephalie und Megalenzephalie.

Wichtige **Fehlbildungen im kraniozervikalen Übergangsbereich** sind die Arnold-Chiari-Fehlbildung, das Dandy-Walker-Syndrom, das Klippel-Feil-Syndrom und die basiläre Impression.

Ein **Hydrozephalus** ist eine Erweiterung der inneren und/oder äußeren Liquorräume. Eine sehr wichtige Form des Erwachsenenalters ist der Hydrocephalus malresorptivus. Spontan oder durch eine Meningitis oder eine Subarachnoidalblutung ist die Liquorresorptionsfläche verkleinert. Periodisch kommt es zu Erhöhungen des Liquordruckes, konsekutiv schwindet Hirnparenchym. Die typische Symptomatik besteht aus psychischen Veränderungen (dementielles Syndrom), einer Gangstörung, einer Paraspastik, einer Blaseninkontinenz und einem sich später entwickelnden akinetischen Mutismus.

Phakomatosen sind neurokutane Syndrome. Die **Neurofibromatose (Morbus von Recklinghausen)** wird autosomal-dominant vererbt und ist durch multiple Neurofibrome und durch Hautveränderungen charakterisiert. Man unterscheidet einen Typ I und einen Typ II. Die **von-Hippel-Lindau-Krankheit** wird autosomal-dominant vererbt und zeichnet sich durch die Kombination einer Angiomatose der Retina mit einem oder mehreren Kleinhirnangiomen aus. Die **Angiomatosis cerebrocutanea (Sturge-Weber-Syndrom)** hat einen uneinheitlichen Erbgang und ist durch Naevi flammei, durch verkalkte Angiome der Leptomeninx und ein Angiom der Uvea des Auges gekennzeichnet. Die **tuberöse Sklerose (Morbus Pringle-Bourneville)** wird autosomal-dominant vererbt und ist durch multiple kleine Knötchen im zentralen Gesichtsbereich (Adenoma sebaceum), hypopigmentierte, weiße Flecken, subunguale Fibrome (Koenen-Tumoren) und intrakranielle Verkalkungen charakerisiert.

Fehlbildungen des Rückenmarks und des Spinalkanals sind häufig kombiniert. Die **Spina bifida dorsalis** ist eine dysrhaphische Entwicklungsstörung des Neuralrohrs. Dabei auftretende Fehlbildungen sind die Spina bifida occulta, die Meningozele, die Myelomeningozele, die Myelomeningozystozele und die Rhachischisis (Anenzephalus).

Bei der **Syringomyelie** kommt es aus noch unbekanntem Grund zu einer röhrenförmigen Hohlraumbildung vorwiegend im zervikalen Rückenmark. Die Krankheit manifestiert sich meist zwischen dem 10. und 30. Lebensjahr und schreitet in der Regel – unterbrochen von stationären Phasen – chronisch progredient fort. Die Symptomatik entspricht der, die bei einer druckbedingten sekundären Degeneration zentromedullärer Bahnen und Neurone auftritt und richtet sich nach der Lokalisation der Schädigung im Rückenmark. Es können dissoziierte Sensibilitätsstörungen, trophische Störungen, ein Horner-Syndrom, Störungen der Schweißsekretion, atrophische, schlaffe Lähmung, evtl. mit Faszikulationen, und/oder eine spastische Paraparese der Beine mit Pyramidenbahnzeichen auftreten.

Weiterführende Literatur und Bildquellen

1. Benninghoff, A.: Anatomie. Makroskopische Anatomie, Embryologie und Histologie des Menschen. 2 Bände. 15. Aufl. Urban & Schwarzenberg, München – Wien – Baltimore 1994.
2. Benninghoff-Goertler: Lehrbuch der Anatomie des Menschen. 3. Band. Urban & Schwarzenberg, München – Berlin 1960.
3. Berchtold, R., H. Hamelmann, H.-J. Peiper, O. Trentz: Chirurgie. 3. Aufl. Urban & Schwarzenberg, München – Wien – Baltimore 1994.
4. Berlit, P.: Neurologie (Memorix Spezial). 3. Aufl. Chapman & Hall, London – Glasgow – Weinheim – New York – Tokyo 1994.
5. Boenninghaus, H. G.: Hals-Nasen-Ohrenheilkunde. 8. Aufl. Springer, Berlin – Heidelberg – New York – London – Paris – Tokyo – Hong Kong 1990.
6. Brandt, T., J. Dichgans, H. Ch. Diener: Therapie und Verlauf neurologischer Erkrankungen. 2. Aufl. Kohlhammer, Stuttgart – Berlin – Köln 1993.
7. Christian, W.: Klinische Elektroenzephalographie. Lehrbuch und Atlas. Thieme, Stuttgart 1968.
8. Classen, M., V. Diehl, K. Kochsiek: Innere Medizin. 3. Aufl. Urban & Schwarzenberg, München – Wien – Baltimore 1994.
9. Delank, H. W., W. Gehlen, G. Lausberg, E. Müller: Checkliste Neurologischer Notfälle. 2. Aufl. Thieme, Stuttgart – New York 1991.
10. Duke-Elder: System of Ophthalmology. Bd. 15. H. Kington, London 1958–1976.
11. Duus, P.: Neurologisch-topische Diagnostik. Thieme, Stuttgart 1976.
12. Forth, W., D. Henschler, W. Rummel, K. Starke: Allgemeine und spezielle Pharmakologie und Toxikologie. 6. Aufl. BI Wissenschaftsverlag, Mannheim – Leipzig – Wien – Zürich 1992.
13. Hopf, H. Ch., K. Poeck, H. Schliack: Neurologie in Praxis und Klinik in 3 Bänden. 2. Aufl. Thieme, Stuttgart – New York 1992.
14. Kahle, W., H. Leonhardt, W. Platzer: Taschenatlas der Anatomie. Band 3: Nervensystem und Sinnesorgane. 5. Aufl. Thieme, Stuttgart – New York 1986.
15. Kornhuber, H. H., G. Lisson, L. Suschka-Sauermann: Alcohol and obesity: A new look at high blood pressure and stroke. An epidemiological study in preventive neurology. Eur. Arch. Psychiatr. Neurol. Sci. 234 (1985) 357–362.
16. Krämer, H., unter Mitwirkung von R. Schleberger, A. Hedtmann und A. Rößler: Orthopädie. 2. Aufl. Springer, Berlin – Heidelberg – New York – London – Paris – Tokyo 1989.
17. Küchle, H. J., H. Busse: Taschenbuch der Augenheilkunde. 3. Aufl. Huber, Bern – Stuttgart – Toronto 1991.
18. Lehmann-Horn, F., A. Struppler: Therapieschemata Neurologie. 2. Aufl. Urban & Schwarzenberg, München – Wien – Baltimore 1994.
19. Matthes, A., H. Schneble: Epilepsien. 5. Aufl. Thieme, Stuttgart – New York 1992.
20. Miehlke, A.: Surgery of the Facial Nerve. 2nd ed. Urban & Schwarzenberg, München – Berlin – Wien 1973.
21. Mumenthaler, M.: Neurologie. 9. Aufl. Thieme, Stuttgart – New York 1990.
22. Niessen, K.-H.: Pädiatrie. 2. Aufl. VCH Verlagsgesellschaft mbH, Weinheim 1989.
23. Poeck, K.: Neurologie. 9. Aufl. Springer, Berlin – Heidelberg – New York – London – Paris – Tokyo – Hong Kong – Barcelona – Budapest 1994.
24. Pongratz, D. E.: Klinische Neurologie. Urban & Schwarzenberg, München – Wien – Baltimore 1992.
25. Prange, H.: Infektionskrankheiten des ZNS. Chapman & Hall, London – Glasgow – Weinheim – New York – Tokyo – Melbourne – Madras 1995.
26. Reim, M.: Augenheilkunde. 3. Aufl. Enke, Stuttgart 1990.
27. Riede, U.-N., H.-E. Schaefer, H. Wehner: Allgemeine und spezielle Pathologie. 2. Aufl. Thieme, Stuttgart – New York 1989.
28. Schmidt, R. F., G. Thews: Physiologie des Menschen. 23. Aufl. Springer, Berlin – Heidelberg – New York – London – Paris – Tokyo 1987.
29. Silbernagl, S., A. Despopoulos: Taschenatlas der Physiologie. 3. Aufl. Thieme, Stuttgart – New York 1988.
30. Sobotta, J.: Atlas der Anatomie des Menschen. Band 1. 20. Auflage, Urban & Schwarzenberg, München – Wien – Baltimore 1993.
31. Steigleder, G. K.: Dermatologie und Venerologie. 6. Aufl. Thieme, Stuttgart – New York 1992.
32. Stöhr, M., M. Bluthardt: Atlas der klinischen Elektromyographie und Neurographie. 3. Aufl. Kohlhammer, Stuttgart – Berlin – Köln 1993.
33. Striebel, H. W.: Therapie chronischer Schmerzen. Ein praktischer Leitfaden. Schattauer, Stuttgart – New York 1992.
34. Swash, M., Ch. Kennard: Scientific Basis of Clinical Neurology. Livingstone, Edinburgh – London – Melbourne – New York 1985.
35. Tölle, R.: Psychiatrie. 9. Aufl. Springer, Berlin – Heidelberg – New York – London – Paris – Tokyo – Hong Kong – Barcelona – Budapest 1991.
36. Trepel, M.: Neuroanatomie. Struktur und Funktion. Urban & Schwarzenberg, München – Wien – Baltimore 1995.
37. Widder, B.: Doppler-Sonographie der hirnversorgenden Arterien. Eine Einführung. Springer, Berlin – Heidelberg – New York – Tokyo 1985.
38. Wood, M. J., M. Anderson: Neurological Infections. Saunders, London – Philadelphia – Toronto – Sydney – Tokyo 1988.
39. Zenz, M., I. Jurna: Lehrbuch der Schmerztherapie. Wissenschaftliche Verlagsgesellschaft mbH, Stuttgart 1993.

Register

Halbfette Ziffern kennzeichnen die Hauptfundstelle

A
Abduzenslähmung 26
– Hirngefäßaneurysma 42
– Meningitis, tuberkulöse 80
– Migräne 139
– Zoster oticus 84
Absencen 50, 53–56
– atypische 50, 56
– ausgestaltete 53
– einfache (blande) 53
– retropulsive 53
– typische 50
Abszeß, spinaler, Meningitis, eitrige 78
Acetylcholinrezeptoren, Myasthenia gravis 187
Acetylsalicylsäure (ASS)
– Hirninfarkt 38
– Kopfschmerzen, analgetikainduzierte 140
– Schmerztherapie 135
Achillessehnenreflex 3
– Nervenwurzelsyndrom, lumbales 162
Achillodynie 163
Acrodermatitis atrophicans Herxheimer, Lyme-Borreliose 89
ACTH (adrenokortikotropes Hormon) 70
ADCA (autosomal-dominante zerebelläre Ataxie) 111
Addison-Syndrom, Myopathie 185
Adduktorenreflex 3
– Nervenwurzelsyndrom, lumbales 162
Adenoma sebaceum, tuberöse Sklerose 191
Aderlaß, Kopfschmerzen 137
Adie-Syndrom 25
Adipositas, Hirninfarkt 34
adrenokortikotropes Hormon (ACTH) 70
Adson-Manöver, Skalenus-/Halsrippensyndrom 165
Adversivanfälle, Stirnhirntumoren 63
AEP (akustisch evozierte Potentiale) 9
– Multiple Sklerose 98
Aδ-Fasern, Schmerzen 133
Affektlabilität
– Demenz, vaskuläre 113
– Enzephalopathie, nephrogene 152
– Kohlenmonoxidvergiftung 155
– Thalliumvergiftung 155
Affenhand 109

Afferenzen, nozizeptive, Schmerzen 133
Agrammatismus 28
Agraphie 28
– A.-cerebri-media-Verschluß 35
Agyric 190
AIDS (acquired immunodeficiency syndrome) 88, 110
– Leukenzephalopathie, multifokale, progressive 93
AIDS-dementia-complex 88
AIDS-Patienten 85
Akalkulie, A.-cerebri-media-Verschluß 35
Akinese 21
– Dopa-Entzugssyndrom 105
– Parkinson-Krankheit 104
akinetische Krise 105
Akromegalie
– Hypophysenadenom 70
– Myopathie 185
Aktionsmyotonie 182
Akupunktur
– Kopfschmerzen 137
– Migräne 137
– Rückenschmerzen 137
– Schmerztherapie 137
Akustikusneurinom 68
– Klinik 68
– Trigeminusneuralgie 140
akustisch evozierte Potentiale s. AEP
Akzessoriuslähmung 168
Alexie 28
– A.-cerebri-media-Verschluß 35
Algodystrophie 142
Alkalose, Krampfanfälle, zerebrale 50
Alkoholabusus s. Alkoholismus
Alkoholdelir 153
– Clomethiazol 153
Alkoholembryopathie 189
Alkoholerkrankung s. Alkoholismus
Alkoholgenuß, Kopfschmerzen 142
Alkoholhalluzinose 153
Alkoholismus 152–154
– akuter 152
– chronischer 153
– Demenz 114
– Hirninfarkt 34
– Kleinhirnrindenatrophie 153
– Krampfanfälle, zerebrale 49
– Myelinolyse 153
– Polyneuropathie 154
– Tabak-Alkohol-Amblyopie 153
– Wernicke-Korsakow-Syndrom 153

Allgemeinerkrankungen, ZNS-Beteiligung 147–157
allgemeinneurologische Syndrome 15–30
Allodynie 133
– Nervenläsion, periphere 142
– Thalamusschmerz 143
Alpträume, Schlaflähmung 129
ALS s. Lateralsklerose, amyotrophe
Altersschwerhörigkeit 27
Aluminiumretention, Enzephalopathie 151
Alzheimer-Krankheit 112
Amaurose, Enzephalopathie, nephrogene 152
Amaurosis fugax, A.-carotis-interna-Verschluß 35
amblyopische Reaktion 25
Ameisenlaufen 16
– Polyneuropathie 176
Amimie 21
– Parkinson-Krankheit 104
γ-Aminobuttersäure (GABA) 19
Amitriptylin 142
– Gesichtsschmerzen, atypische 141
– Spannungskopfschmerz 140
– Thalamusschmerz 144
Amnesie
– Absencen 53
– Alkoholintoleranz 153
– Commotio cerebri 118
– vertebrobasiläre Insuffizienz 36
Amphetamine, Überdosierung 157
β-Amyloid, Alzheimer-Krankheit 112
amyotrophe Lateralsklerose s. amyotrophe Lateralsklerose unter Lateralsklerose
Amyotrophie, Ataxie, zerebelläre, autosomal-dominante 111
Anämie, hämolytische, Wilson-Syndrom 150
Anaesthesia dolorosa 133
Anästhesie 16
– Meralgia paraesthetica 173
Analgesie 16
– Morphin 133
Analgetika
– Bandscheibenvorfall, zervikaler 161
– Kopfschmerzen, induzierte 140
– Migräne 139
– morphin-artige, Schmerztherapie 135
Analreflex 3
Analsphinkter, EMG-Untersuchungen 6

Anenzephalus 192
Aneurysma/Aneurysmen
– s. a. Hirngefäßaneurysma
– arteriovenöses 1
– basales, Okulomotoriuslähmung 26
– Circulus arteriosus Willisii 41
– dissezierendes, Intimaeinrisse 33
– mykotisches 41
– – Hirnblutung 40
– traumatisches, Ruptur 41
– Trigeminusneuralgie 140
Anfall/Anfälle
– adversive 57
– Akuttherapie 59
– Antikonvulsiva 60
– atonische 51
– autonome (vegetative) 57
– Beruf 61
– Clonazepam 60
– Differentialdiagnosen, häufige 59
– EEG 9
– Fahrerlaubnis 61
– fokale 51, 56–58
– – Ätiologie 57–58
– – Carbamazepin 60
– – einfache 51, **56–58**
– – Generalisierung, sekundäre 51
– – komplexe 51, **58**
– – – Aura 58
– – Sonderformen 58
– generalisierte 51–56
– – Temporallappentumoren 63
– idiopathische 50
– – Prognose 61
– ipsiversive 57
– klonische 50
– komplex-fokale, Temporallappentumoren 63
– kryptogene 50
– Langzeittherapie 60
– limbische 58
– motorische 56, 58
– – ohne Ausbreitung der Symptomatik 56
– – mit Ausbreitung der Symptomatik 57
– myoklonisch-astatische 53
– – Clobazam 60
– myoklonische 50
– myoklonisch-impulsive 53, 56
– – Prognose 61
– Operation 60
– Phenytoin 60
– primär generalisierte 50
– – kleiner 53
– – Valproinsäure 60
– Prognose 60–61
– psychische Veränderungen 59
– psychogene 127
– psychogene (hysterische) 59
– sensible 57
– sensorische 57
– sozialmedizinische Aspekte 61
– symptomatische 50, 59
– tetanische 128
– Therapie 60

Anfall/Anfälle
– tonische 50
– tonisch-klonische 51
– – Aphasie-Epilepsie-Syndrom 58
– – generalisierte **52–53**
– traumatische, Hirntrauma 122
– zerebrale 49–62
– – s. a. Krampfanfälle, zerebrale
– – Myoklonie 21
– – Partietallappentumoren 64
anfallsartige Erkrankungen, nicht-epileptische 127–132
Anfallsleiden s. Anfall/Anfälle
Angiographie
– Epilepsie 51
– Hirn-/Sinusvenenthrombose 44
– Hirngefäßaneurysma 43
– Hirngefäße 12
– – Hirntod 123
– Hirninfarkt 37
– Hirntumoren 64
– Meningeome 70
– Rückenmarkinfarkt 46
– Tumoren, spinale 74
Angiomatosis cerebrocutanea 191
Angiome
– arteriovenöse 45
– – spinale 47
– kavernöse 45
– venöse 45
Angiopathie, kongophile, Alzheimer-Krankheit 112
Angioplastie, transluminale, perkutane (PTA), Hirninfarkt 39
Anisokorie 1
Anonyme Alkoholiker 154
Anosmie, HSV-Enzephalitis 83
Anosognosie 29
anticholinerges Syndrom, Diphenhydraminüberdosierung 156
Anticholinergika
– Entzugspsychose 106
– Parkinson-Krankheit 105
Antidepressiva, trizyklische
– Costen-Syndrom 141
– Gesichtsschmerzen, atypische 141
– Schmerztherapie 136
– Überdosierung 156
Antiepileptika, Enzephalitis 83
Antihistaminika, Kopfschmerzen, analgetika-induzierte 140
Antikoagulation, Hirninfarkt 38
Antikonvulsiva
– Anfallsleiden 60
– Hirnvenenthrombose 44
– Krampfanfälle, zerebrale 50
– Sinusvenenthrombose 44
Antiphlogistika
– Bandscheibenvorfall, zervikaler 161
– Nervenläsionen, periphere 166
Antiphospholipidantikörper 34
Antipyretika, Schmerztherapie 135
Antirheumatika, nichtsteroidale, Reflexdystrophie, sympathische 143

Antithrombin-III-Mangel 34
– Hirnvenenthrombose 43
α_1-Antitrypsinmangel, Enzephalopathie, hepatische 150
Antivertiginosa, Neuritis vestibularis 130
Antriebsarmut/-hemmung
– Alzheimer-Krankheit 112
– Hirntrauma 122
Anulus fibrosus 159
Aortenaneurysma, Rückenmarkinfarkt 46
Aortenisthmusstenose, Rückenmarkinfarkt 46
Aortographie, Rückenmarkinfarkt 46
apallisches Syndrom 22
– Panenzephalitis, sklerosierende, subakute 94
Apathie
– Enzephalopathie, hepatische 151
– Spinalerkrankung, funikuläre 148
– Whipple-Syndrom 149
Aphasie 28, 35
– A.-cerebri-media-Verschluß 35
– amnestische 28
– – Partietallappentumoren 64
– – Temporallappentumoren 63
– Apraxie 29
– Contusio cerebri 119
– Enzephalitis 82
– expressive 28
– globale 28
– Hämatom, intrazerebrales 122
– HSV-Enzephalitis 83
– Jakob-Creutzfeldt-Krankheit 93
– Leukenzephalopathie, multifokale, progressive 93
– motorische 28
– Pick-Krankheit 113
– rezeptive 28
– sensorische 28
Aphasie-Epilepsie-Syndrom 58
Aphonie 2
Apnoe, zentrale, Grand-mal-Anfall 52
Apoplex s. Schlaganfall
Apraxie 28–29
– A.-cerebri-anterior-Verschluß 35
– A.-cerebri-media-Verschluß 35
– Aphasie 29
– ideatorische 29
– ideomotorische 28
– konstruktive 29
– Partietallappentumoren 64
Aquäduktsyndrom, oberes, Nystagmus 27
Arachnoidalzyste 64
Archizerebellum 21
Area 17 nach Brodmann 24
Areflexie 178
Armbewegung 4
Armnervenlähmung/-parese 18
– Prüfung 173
Armplexus... s. a. Plexus brachialis
Armplexuslähmung, Differentialdiagnose 165

Register

Armplexusneuritis 164
Arnold-Chiari-Fehlbildung 190
Arsenmelanose 155
Arsenvergiftung 155
Arteria(-ae)
– basilaris, Verschluß 35
– carotis communis, Pulskurve 13
– – externa, Pulskurve 13
– – interna, Pulskurve 13
– – Verschluß 35
– cerebri anterior, Verschluß 35
– – media, Verschluß 35
– – posterior, Verschluß 35
– chorioidea anterior, Verschluß 35
– temporalis, Biopsie 186
– vertebralis Verschluß 35
Arteria-subclavia-Verschluß 36
arterielle Verschlußkrankheit
– Differentialdiagnose 143
– Hirninfarkt 34
Arterienbiopsie 13
Arteriitis temporalis 33, 142, 186
– Arterienbiopsie 13
– Differentialdiagnose 43
Arteriolosklerose 33
Arteriosklerose 33
– Hirngefäßaneurysmen 41
– Rückenmarkinfarkt 46
arteriovenöse Angiome 45
– spinale 47
Arthritis
– Lyme-Borreliose 89
– rheumatoide 33
Arthrosen 137
– Derivation 137
Aspirationspneumonie, Bulbärparalyse, progressive 109
ASS s. Acetylsalicylsäure
Asterixis
– Dialyseenzephalopathie-Syndrom 152
– Enzephalopathie, hepatische 151
Astrozytome 63, **65–67**, 74
– fibrilläre 66
– Klinik 65
– Neurofibromatose 191
– Prognose 67
– Stirnhirnsyndrom 65
– Therapie 65
Ataxie 21
– Akustikusneurinom 69
– Antidepressiva, trizyklische, Überdosierung 156
– Basilarismigräne 139
– Benzodiazepin-/Carbamazepinüberdosierung 156
– Enzephalopathie, hepatische 151
– Hirnstammtumoren 64
– Horner-Syndrom 18
– Multiple Sklerose 98
– Myopathie 184
– Romberg-Versuch 4
– Schlafkrankheit 91
– sensible, Friedreich-Ataxie 111
– – Multiple Sklerose 98
– – Neurolues 90

Ataxie
– – Spinalerkrankung, funikuläre 148
– spinale 18, 21
– vertebrobasiläre Insuffizienz 36
– zerebelläre 5, 21
– – autosomal-dominante 111
– – Friedreich-Ataxie 111, 148
– – idiopathische 111
– – Phenytoinüberdosierung 156
– – Quecksilbervergiftung 154
– – Rausch, einfacher 153
– zerebrale, angeborene 190
Atemdepression
– Antidepressiva, trizyklische 156
– Bcnzodiazepine 156
Atemlähmung 187
– Barbiturate 156
– Blausäurevergiftung 155
– Poliomyelitis 88
– Tetanus 92
Athetose 108
– Mumps 87
Athétose double 108
Atrophie, spino-ponto-zerebellär s. spino-ponto-zerebelläre Atrophie
Attacken-Schwankschwindel, phobischer 131
Aufwach-Grand-mal-Anfallsleiden 52
Augenbewegungen
– horizontale 25
– rasche, konjugierte 25
– vertikale 25
Augenbewegungsstörungen
– Hirntrauma 122
– Jakob-Creutzfeldt-Krankheit 93
Augenhintergrund, Untersuchung 1
Augenmotorik, Störungen 25–26
Augenmuskelkerne 25
Augenmuskellähmungen/-paresen
– Ataxie, zerebelläre, autosomaldominante 111
– Migräne 139
– Multiple Sklerose 98
– Neurolues 90
– Polyneuropathie, diabetische 177
– Zoster ophthalmicus 84
Augenmuskelschwäche, Myopathie 184
Augensymptome, Bewußtlose 6
Ausfallsymptome, Porphyrie, intermittierende, akute 149
autogenes Training
– Schmerzen 138
– Spannungskopfschmerz 140
automatisches Wachhalten, Narkolepsie 129
Automatismen
– Anfälle, fokale, komplexe 58
– orale 53
– spinale 16
autonome Störungen 178
Autoregulation, Durchblutung, zerebrale 34
autosomal-dominante zerebelläre Ataxie (ADCA) 111

Axillarislähmung 169
axonale Degeneration, Polyneuropathie, hereditäre 178
Axonopathie 175
Axonotmesis 166
Axonschädigung, Vitamin-B_{12}-Mangel 148

B
Babinski-Reflex 3
– Grand-mal-Anfall 52
– Multiple Sklerose 98
– Spinalerkrankung, funikuläre 148
Baclofen
– Gesichtsschmerzen, atypische 141
– Trigeminusneuralgie 141
Ballismus 108
Ballismus 108
uralgBandscheibendegeneration 159
– chronische 160–161
Bandscheibenprolaps/-protrusion s. Bandscheibenvorfall
Bandscheibenvorfall 159
– lateraler 159
– lumbaler 161–164
– – Differentialdiagnose 163
– – lateraler 161
– – Lumbalisation 161
– – mediolateraler 161
– – medioposteriorer 161
– – Sakralisation 161
– – Spondylolisthesis 161
– – Spondylolyse 161
– zervikaler 160–161
– – Analgetika 161
– – Antiphlogistika 161
– – Diazepam 161
– – Halskrawatte 161
– – Krankengymnastik 161
– – Kryotherapie 161
– – medioposteriorer 160
– – Muskelrelaxation 161
– – Paresen 160
– – posterolateraler 160
– – Sensibilitätsstörungen 160
Bannwarth-Syndrom, Polyneuropathie 175
Barany-Zeigeversuch 5
Barbiturate
– Kopfschmerzen, analgetikainduzierte 140
– Überdosierung 156
Basalganglienerkrankungen 103
Basilarismigräne 139
Basilaristhrombose 39
basiläre Impression 190
Bauchdeckenreflex 3
– Multiple Sklerose 98
Bechterew-Krankheit, Spondylarthritis, ankylosierende 163
Beckenfraktur, Ischiadicuslähmung 175
Becker-Kiener-Muskeldystrophie 182
Begleitschielen 25

Behçet-Syndrom 33, 100
Beine, spastische Diplegie 189
Beinparese 18
Benzodiazepine
- Krampfanfälle, zerebrale 50
- Spannungskopfschmerz 140
- Überdosierung 156
Berührungsempfinden 5
Beschäftigungslähmung 169
Beugesynergien, Paraparese 16
Beweglichkeit, Kopf 1
Bewegungsstörungen 4
- Definition 20
- dystonische, Athetose 108
- extrapyramidale 190
- - Panenzephalitis, sklerosierende, subakute 94
- - Wilson-Syndrom 150
- hyperkinetisch-hypotone, Huntington-Krankheit 106
- Pathophysiologie 20
- zerebelläre, Wilson-Syndrom 150
- zerebrale 189–190
Bewußtlosigkeit/Bewußtseinseintrübung
- Basilarismigräne 139
- Commotio cerebri 118
- Contusio cerebri 119
- Dopa-Entzugssyndrom 105
- Enzephalitis 82
- Hämatom, epidurales 120
- - subdurales 121
- Herdenzephalitis 94
- Hirn-/Sinusvenenthrombose 44
- Hirnstammreflexe 22
- Hirntod 123
- Meningitis, tuberkulöse 80
- Opiatüberdosierung 157
- Subarachnoidalblutung 42
- Synkope 127
- Untersuchung 6
- Valproinsäureüberdosierung 157
Bewußtseinsstörungen
- A.-cerebri-posterior-Verschluß 35
- Alkoholdelir 153
- Blausäurevergiftung 155
- Commotio cerebri 118
- Hirndruck, erhöhter 22
- Hirnstammtumoren 64
- Mumps 87
- Phenytoinüberdosierung 156
- Rausch, einfacher 153
- Spinalerkrankung, funikuläre 148
- Toxoplasmose 92
- vertebrobasiläre Insuffizienz 36
Bewußtseinstrübung s. Bewußtlosigkeit/Bewußtseinseintrübung
Bielschowsky-Phänomen 2, 26
Bielschowsky-Test 2
Bing-Horton-Kopfschmerz/-Syndrom 139
- Differentialdiagnose 43
Binswanger-Syndrom 33, 113
Biopsie 13
- A. temporalis 186
Bittermandelgeruch, Blausäurevergiftung 155

Bizepssehnenreflex 3
- Nervenwurzelsyndrom, zervikales 160
- Plexuslähmung, obere 164
Blasenatonie, Diphenhydraminüberdosierung 156
Blasenautonomie 124
Blasenstörungen
- Angiome, arteriovenöse, spinale 47
- Kaudasyndrom 162
- Multiple Sklerose 98
- Muskelatrophie, spinale 108
- Querschnittssyndrome 124
- Spinalis-anterior-Syndrom 46
Blasentonisierung, Tetanie 128
Blasenzentrum, kortikales, Hydrozephalus 191
Blausäurevergiftung 155
Bleikolorit/Bleisaum 154
Bleivergiftung 154
Blepharospasmus, Dystonie 107
Blicklähmung s. Blickparesen
Blickmotorik, Störungen 25–26
Blickparesen
- horizontale 26
- - Myelinolyse 153
- olivopontozerebelläre Atrophie 105
- Parkinson-Krankheit 103
- vertebrobasiläre Insuffizienz 36
- vertikale 26
- - Pinealistumoren 68
Blickrichtungsnystagmus 21–22
- Kleinhirninfarkt 36
- seitendifferenter, unerschöpflicher 27
- vertebrobasiläre Insuffizienz 36
Blindheit
- s. a. Erblindung
- Keilbeinmeningeom 69
- kortikale, A.-cerebri-posterior-Verschluß 35
Blinkreflex 8
- Fazialisparese 168
- Multiple Sklerose 98
Blinzelanfälle, Lennox-Gastaut-Syndrom 53
Blitz(-Nick-Salaam)-Krämpfe 53
- ACTH 60
- Kortikosteriode 60
- tuberöse Sklerose 191
Blockierungen, Halswirbelsäule 161
Blutegel, Schmerztherapie 137
Blutgerinnungsstörungen s. Gerinnungsstörungen
Blut-Liquor-Schranke 10–11
Blutmangelsynkope 127
Blutungen
- intrakranielle, Commotio cerebri 119
- - Dezerebration 123
- - Differentialdiagnose 114
- - Hirndruckerhöhung 123
- - Krampfanfälle, zerebrale 49
- intraspinale 46
- intrazerebrale, Differentialdiagnose 37

Blutungen
- - HIV-Infektion 89
- - Kopfschmerzen 142
- - Plexuspapillom 68
- - posttraumatische, Commotio cerebri 119
- spinale 46
Blutwerte, Bulbärparalyse, progressive 109
BNS-Anfälle s. Blitz(-Nick-Salaam)-Krämpfe
Boeck-Syndrom
- Differentialdiagnose 80
- Meningitis 77
Bogengang, Untererregbarkeit, Neuritis vestibularis 130
Bornholmer-Krankheit, Myopathie 185
Borrelieninfektion 89
- Myositis, fokale 185
Botulinumtoxin, Dystonie 107
Bourneville-Syndrom, Blitz-Nick-Salaam-Krämpfe 53
Brachioradialisreflex 3
Brachyzephalus 190
Bradykinin
- Schmerzen 133
- - tumorbedingte 144
Bradyphrenie 104
- Parkinson-Krankheit 103
Breitschädel 190
Brennen 16
Brillenhämatom, Schädelbasisfraktur 117
Broca-Aphasie 28
Bromocriptin
- Hypophysentumoren 71
- Parkinson-Krankheit 105
Bronchialkarzinom
- Hirnmetastasen 72
- Rückenmarktumoren, extramedulläre 74
Brown-Séquard-Syndrom 29–30, 46
- Herpes zoster 84
Brudzinski-Zeichen 5
- Meningitis, eitrige 79
- - lymphozytäre, akute 77
- Meninigitis 6
- Subarachnoidalblutung 42
Brückeninfarkt 36
Budd-Chiari-Syndrom, Enzephalopathie, hepatische 150
Bulbär(hirn)syndrome 22
Bulbärparalyse, progressive 109, 168
- Blutwerte 109
- Muskelbiopsie 109
Buprenorphin, Schmerztherapie 135
burning feet
- Polyneuropathie 176
- Thalliumvergiftung 155
Butyrophenon, Huntington-Krankheit 107

C

Caisson-Krankheit 33
Calcitonin s. Kalzitonin

Canalolithiasis, Lagerungsschwindel 130
Candida 81
Cannabis, Überdosierung 157
Capsula interna, Sensibilitätsstörungen 18
Carbamazepin 142
- Gesichtsschmerzen, atypische 141
- Schmerztherapie 136
- Stumpfschmerzen, nozizeptive 144
- Trigeminusneuralgie 141
- Überdosierung 156
Cataracta myotonica 182
Cavernosussyndrom, Hirngefäßaneurysma 42
CCT (craniale Computertomographie) 11
- Enzephalitis 82
- Epilepsie 51
- Hirn-/Sinusvenenthrombose 44
- Hirntumoren 64
- HSV-Enzephalitis 83
- Meningeome 70
- Tumoren, spinale 74
cerebrovascular accident s. Schlaganfall
C-Fasern, Schmerzen 133
Charcot-Trias 21–22
- Friedreich-Ataxie 111
- Multiple Sklerose 98
Chemotherapie
- Hirntumoren 65
- Medulloblastom 68
Chiasma opticum 24
- Schädigung, Gesichtsfeldausfälle 24
Cholesteatom, Fazialisparese 166
Cholinesterasehemmer, Myasthenia gravis 187
Chordotomie, Tumorschmerzen 145
Chorea
- gravidarum 106
- hereditäre, Hyperkinese 106
- Huntington 106
- minor 106
- Sydenham 106
Choriomeningitis 77
Chorioretinitis, Toxoplasmose 92
Churg-Strauss-Syndrom 33
Chvostek-Zeichen, Tetanie 128
Circulus arteriosus Willisii, Aneurysmen 41
Claudicatio intermittens
- caudae equinae 46
- spinalis 46, 163
Clomethiazol, Alkoholdelir 153
Clomipramin 142
- Gesichtsschmerzen, atypische 141
- Thalamusschmerz 144
Clonazepam 142
Clonidin, Schmerztherapie 136
Clostridium tetani 92
cluster-headache s. Cluster-Kopfschmerz

Cluster-Kopfschmerz 139
- Differentialdiagnose 43
- Kalziumantagonisten 139
- Lithium 139
- Steroide 139
CMV-Infektion s. Zytomegalie-Infektion
Cocain, Überdosierung 157
Coccidioides immitis 81
Codein
- Kopfschmerzen, analgetika-induzierte 140
- Schmerztherapie 135
Cogan-Syndrom 33
Coma s. Koma
common migraine 138
Commotio
- cerebri 118
- - Kopfschmerzen 142
- spinalis 124
complete stroke 31
complicated migraine 139
Compressio spinalis 124
Computertomographie
- s. CT
- craniale s. :CCT
- - s. CCT
Conn-Syndrom, Myopathie 185
Contre-Coup, Contusio cerebri 119
Contusio
- cerebri 119
- - Contre-Coup 119
- - Coup 119
- spinalis 124
Conus medullaris, Läsion 30
Corpus geniculatum laterale 24
Costen-Syndrom 141
- Antidepressiva, trizyklische 141
- Tranquilizer 141
Coup, Contusio cerebri 119
craniale Computertomographie s. CCT
Cremasterreflex 3
Cryptococcus neoformans 81
CT (Computertomographie) 11
- Diskographie 11
- Wirbelsäule 11
Cupulolithiasis, Lagerungsschwindel 130
Curschmann-Steinert-Myotonie 182
Cushing-Antwort, Hirndruck, erhöhter 22
Cyclohexylpentamethylentetrazol, Krampfanfälle, zerebrale 50
Cytochrom-c-Oxidase-Mangel, Myopathie 184

D

Dämmerattacken 58
Dämmerzustand, postparoxysmaler 59
Dandy-Walker-Syndrom 190
Darmspasmen, Tetanie 128
Darmstörung, Muskelatrophie, spinale 108
Darmtonus, Opiatüberdosierung 157

Dauerkontraktionen, Stiff-man-Syndrom 183
DCA (idiopathische zerebelläre Ataxie) 111
Deafferenzierungsschmerz 19, 145
Decarboxylasehemmer
- Dystonie 107
- Parkinson-Krankheit 105
degenerative Erkrankungen, ZNS 103–115
Déjà-vu-Erlebnis, Grand-mal-Anfall 51–52
Déjerine-Klumpke-Lähmung 164
Dekompression nach Janetta-Gardner, Trigeminusneuralgie 141
Dekompressionskrankheit 33
delirantes Syndrom
- Amphetaminüberdosierung 157
- Antidepressiva, trizyklische, Überdosierung 156
- Bleivergiftung 154
- Demenz, vaskuläre 113
- Enzephalopathie, nephrogene 152
- Quecksilbervergiftung 154
Delirium tremens 153
Delpech-Lichtblau-Eiweißquotient, Liquor 10
Demenz 112–114
- Alkoholabusus 114
- Ataxie, zerebelläre, autosomal-dominante 111
- Differentialdiagnose 114
- Elektrolytstörungen 114
- Endokrinopathien 114
- Huntington-Krankheit 106
- Hydrozephalus 191
- Hypoxie 114
- Kohlenmonoxidvergiftung 155
- Leukenzephalopathie, multifokale, progressive 93
- Myopathie 184
- Panenzephalitis, sklerosierende, subakute 94
- Parkinson-Krankheit 103
- präsenile, Jakob-Creutzfeldt-Krankheit 93
- progressive, Whipple-Syndrom 149
- Psychopharmakaüberdosierung 114
- senile vom Alzheimer-Typ 112
- Stoffwechselstörungen 114
- vaskuläre 113
- Vaskulopathien 114
- Vergiftungen 114
- Vitaminmangel 114
- Wilson-Syndrom 150
Demyelinisierung 8, 179
- Demenz, vaskuläre 113
- Multiple Sklerose 97
- Polyneuropathie, hereditäre 178
Dendritenschwund, Alzheimer-Krankheit 112
Denkstörungen, Rausch, einfacher 153
Deprenyl, Parkinson-Krankheit 105

Depression
- Parkinson-Krankheit 103
- Quecksilbervergiftung 154
- Rückenschmerzen, psychogene 163

Deprivation, Schmerztherapie 137
Dermatitis atrophicans chronica progressiva, Lyme-Borreliose 89
Dermatome 4, **5**
Dermatomyositis 185–186
- paraneoplastisches Syndrom 185

Dermographismus 6
Dermoide 64
Dermoidzyste 63
Desorientiertheit
- Alkoholdelir 153
- Enzephalopathie, hepatische 151
- HSV-Enzephalitis 83
- Leukenzephalopathie, multifokale, progressive 93

Déviation conjugée, A.-cerebri-media-Verschluß 35
Dezerebration 22, 123
- Blutungen, intrakranielle 123
- Panenzephalitis, sklerosierende, subakute 94
- traumatische 123

Diabetes insipidus
- Kraniopharyngeom 71
- Pinealistumoren 68

Diabetes mellitus
- Hirninfarkt 34
- Hypophysenadenom 70
- Polyneuropathie 176–177

Diadochokinese 4, **5**
Dialyse
- Kopfschmerzen 142
- Niereninsuffzienz 151

Dialysedysäquilibrium-Syndrom 152
- Niereninsuffzienz 151

Dialyseenzephalopathie-Syndrom 151–152
Diazepam, Bandscheibenvorfall, zervikaler 161
dienzephales Syndrom 22
Diphenhydramin, Überdosierung 156
Diplopie, Hirn-/Sinusvenenthrombose 44
Discus intervertebralis 159
Diskriminationsvermögen 5
Diskushernie/-prolaps 159
Dissekate 33
Dissektion, traumatische, Hirntrauma 122
dissociation albuminocytologique, Landry-Guillain-Barré-Syndrom 178
Dolichozephalus 190
L-Dopa
- Dystonie 107
- Parkinson-Krankheit 105

L-Dopa-Test, probatorischer, Parkinson-Krankheit 104
Dopa-Entzugssyndrom, malignes 105

Dopamin
- Enzephalopathie, hepatische 150–151
- Schmerzen 133

dopaminerge Substanzen, Absetzen, plötzliches 105
Dopaminrezeptorantagonisten, Huntington-Krankheit 107
Dopaminrezeptoren 106
Doppelbilder 1–2, 26, 147
- Basilarismigräne 139
- Enzephalopathie, nephrogene 152
- horizontale 26
- Myasthenia gravis 187
- vertebrobasiläre Insuffizienz 36
- vertikale 2

Doppler-Sonographie 12–13
- Hirninfarkt 37
- Normalbefunde 13
- transkranielle 12
- – Subarachnoidalblutung 43

Downbeat-Nystagmus 27
- vertebrobasiläre Insuffizienz 36

Drehschwindel 26, 59, 130
- Menière-Syndrom 131
- Neuritis, vestibularis 130
- Zoster oticus 84

Drogenüberdosierungen 155–157
drop attacks 127
- vertebrobasiläre Insuffizienz 36

Druckschmerzhaftigkeit, Kopf 1
Duchenne-(Aran-)Muskeldystrophie 109, 182
Duplex-Sonographie 12–13
- Hirninfarkt 37

Durchblutung, zerebrale 34–35
Durchblutungsstörungen, Hirnkreislauf, vorderer 31
Dysästhesie 16
- Karpaltunnelsyndrom 172
- Polyneuropathie, nephrogene 152

Dysarthrie
- A.-chorioidea-anterior-Verschluß 35
- Dialyseenzephalopathie-Syndrom 152
- Jakob-Creutzfeldt-Krankheit 93
- Kleinhirninfarkt 36
- Lateralsklerose, amyotrophe 110
- Leukenzephalopathie, multifokale, progressive 93
- Neurolues 90
- Rausch, einfacher 153
- vertebrobasiläre Insuffizienz 36
- Wilson-Syndrom 150

Dysarthrophonie 28
Dysdiadochokinese 22
- Multiple Sklerose 98
- vertebrobasiläre Insuffizienz 36

Dysmetrie 22
dysontogenetischer Tumor 71
Dysphagie
- Lateralsklerose, amyotrophe 110
- Polymyositis 186
- Wilson-Syndrom 150

Dyspnoe, Myasthenia gravis 187

Dyssynergie 22
Dystonie 21, 107–108
- Botulinumtoxin 107
- chirurgische Intervention 108
- Decarboxylasehemmer 107
- Differentialdiagnose 107
- L-Dopa 107
- medikamenteninduzierte 107
- Myopathie 184
- Subthalamotomie 108
- symptomatische 107
- Thalamotomie 108
- Therapie, medikamentöse 107

Dystrophia myotonica Curschmann-Steinert 182

E
EBW-Meningoenzephalitis 85
Echolalie, Alzheimer-Krankheit 112
EEG (Elektroenzephalographie) 8
- Enzephalitis 82
- Epilepsie 51
- Grand-mal-Anfall 53
- Hirn-/Sinusvenenthrombose 44
- Hirntumoren 64
- HSV-Enzephalitis 83

Eigenreflexe
- Grand-mal-Anfall 52
- Muskelatrophie, spinale 108
- Neurolues 90
- Schock, spinaler 124
- Tetanie 128

Einbeinhüpfen 4
Einklemmungssyndrome, Hämatom, epidurales 120
Einkoten, Grand-mal-Anfall 52
Einnässen, Grand-mal-Anfall 52
Eiweiß, Liquor 10
Eklampsie, Differentialdiagnose 44
Elektroenzephalographie s. EEG
Elektrolytstörungen, Demenz 114
Elektromyographie s. EMG
Elektronystagmographie s. ENG
Elektrophysiologie 6–9
- Tumoren, spinale 74

Embolie 33
- arterioarterielle 33
- kardiogene 33
- paradoxe 33

Embryopathie, alkoholtoxische 152
EMG (Elektromyographie) 6–7
- Analsphinkter 6

Empfindungsstörungen, dissoziierte, Syringobulbie 192
Empyem, subdurales 95
Enanthem, Masern 86
Encephalitis
- s. a. Enzephalitis
- lethargica, epidemische 105
- pontis et cerebelli 100

Encephalomyelitis disseminata 8, 97–101
- s. a. Multiple Sklerose
- Differentialdiagnose 110, 148
- Nackenbeugezeichen 6
- Narkolepsie 129
- Nystagmus 27

Encephalomyelitis disseminata
- Schwindel 130
- Trigeminusneuralgie 140

Endokrinopathien, Demenz 114
Endstellungsnystagmus, erschöpflicher, seitengleicher, feiner 26
Endstrominfarkt 33
ENG s. Elektronystagmographie
ENG (Elektronystagmographie) 8
Enkephaline, Schmerztherapie 135
Enophthalmus, Horner-Syndrom 1
Enthemmung, Alzheimer-Krankheit 112
Enthesopathien 163
Entmarkungsprozeß, Vitamin-B_{12}-Mangel 148
Entzugspsychose, Anticholinergika 106
Enzephalitis 81–83
- s. a. Encephalitis
- s. a. Herdenzephalitis
- s. a. Hirnstamm-Enzephalitis
- s. a. HSV-Enzephalitis
- s. a. Kryptokokkenenzephalitis
- s. a. Virusenzephalitis
- s. a. Zytomegalie-Enzephalitis
- Antiepileptika 83
- Ballismus 108
- CMV-Infektion 85
- Diagnose 82
- Differentialdiagnose 44, 82
- EEG 9
- Erregerbefall, direkter 81
- Fleckfieber 89
- Grand-mal-Status 52
- Hirndruck 82
- Hirnödem 82
- Hyperkinese 106
- Impfungen 81
- Komplikationen 82
- Krampfanfälle, zerebrale 49
- Masern/Mumps 87
- Myoklonie 21
- Narkolepsie 129
- Parkinson-Krankheit 103
- Pathogenese 81
- post-/parainfektiöse 81
- postnatale, Blitz-Nick-Salaam-Anfälle 53
- psychische Veränderungen 82
- Schwindel 130
- Therapie 82–83
- Toxoplasmose 92
- virale 81
- – Dystonie 107

Enzephalomyelitis 81
- Lyme-Borreliose 89
- parainfektiöse 100

Enzephalopathie
- Aluminiumretention 151
- arteriosklerotische, subkortikale (SAE) 33, 113
- Blitz-Nick-Salaam-Anfälle 53
- hepatische 150–151
- hypertensive 37
- metabolisch-hepatische, Myopathie 184

Enzephalopathie
- mikrovaskuläre 113
- nephrogene, Nierenversagen, akutes 152
- Niereninsuffzienz 151
- Nierenversagen, chronisches 152

Ependymom 63, **67**, 74
ephaptische Phänomene 142
Epidermoid 64
Epidermoidzyste 63
Epiduralanästhesie, Schmerztherapie 137
Epiglottisparese 3
Epikanthus, Alkoholembryopathie 189
Epikonussyndrom 30
Epilepsia partialis continua 57
Epilepsie 49–62
- Anamnese 51
- Diagnostik 51
- Fremdanamnese 51
- idiopathische 49
- Klassifikation 50
- latente 49

Erb-Devic-Krankheit 100
Erb-Duchenne-Lähmung 164
Erblindung
- s. a. Blindheit
- monokuläre, Migräne 139

Erb-Muskeldystrophie 183
Erbrechen
- Cannabisüberdosierung 157
- Cluster-Kopfschmerz 139
- Commotio cerebri 118
- Dialysedysäquilibrium-Syndrom 152
- Halluzinogene 157
- Hirn-/Sinusvenenthrombose 44
- Hirndruck, erhöhter 22
- Migräne 138
- Neuritis, vestibularis 130
- Phenytoinüberdosierung 156
- Porphyrie, intermittierende, akute 149
- Quecksilbervergiftung 154
- Subarachnoidalblutung 42
- Thalliumvergiftung 155
- Valproinsäureüberdosierung 157
- Zoster oticus 84

Ergotamin
- Kopfschmerzen, analgetika-induzierte 140
- Migräne 139

Erleben, wahnhaftes, Alkoholdelir 153
Ermüdbarkeit 187
Erwachen, dissoziiertes 129
Erythema
- s. a. Gesichtserythem
- chronicum migrans, Lyme-Borreliose 89
- nodosum, Behçet-Syndrom 100

Eulenberg-Paramyotonie 182
evozierte Potentiale 9
- akustische s. AEP
- motorische s. MEP

Erythema
- somatosensible s. SEP
- visuelle s. VEP

Exanthem
- bläschenförmiges, Herpesenzephalitis 83
- makulopapulöses, Fleckfieber 89
- – Toxoplasmose 92
- papulovesikuläres, Herpes zoster 84

Exazerbation, Hypophysenadenom 71
Exophthalmus
- Keilbeinmeningeom 69
- pulsierender, Hirntrauma 122

extradurale Tumoren 74
extrapyramidale Erkrankungen 103–106
extrapyramidal-motorische Störungen 21, 64
- Ataxie, zerebelläre, autosomal-dominante 111
- – idiopathische 111

extrapyramidal-motorisches System 19–20
- Transmitter 19

F

Facetten-Syndrom 161
Facies myopathica 183
- Myasthenia gravis 187

Fallhand
- Bleivergiftung 154
- Porphyrie, intermittierende, akute 149

Faltenzunge, Melkersson-Rosenthal-Syndrom 167
Falxmeningeom 69
Fasciculus
- cuneatus 29
- gracilis 29

Faszikulationen
- Lateralsklerose, amyotrophe 110
- Muskelatrophie, spinale 108
- Muskeldystrophie, progressive 181
- Myasthenia gravis 187
- Polyneuropathie, hereditäre 178
- Syringomyelie 192

Faszikulieren, irreguläres, Multiple Sklerose 98
Fazialiskontraktur 168
Fazialislähmungen/-paresen 2
- Akustikusneurinom 69
- Blinkreflex 168
- idiopathische 168
- – Magnetstimulation, transkranielle 168
- inkomplette 168
- Lyme-Borreliose 89
- Meningeom 69
- Nervenerregbarkeitstest 168
- nukleäre 18
- Orbicularis-oculi-Reflex 168
- periphere 26, 166–168
- rezidivierende, Melkersson-Rosenthal-Syndrom 167

Fazialislähmungen/-paresen
– Speichel-/Tränensekretion 2
– zentrale, einseitige 168
Fazialisspasmus, Akustikusneurinom 69
Fechterstellung, Versivanfälle 57
Fehlbildungen
– Rückenmark 192
– ZNS 189–192
Fehlbildungstumoren 63
Feinmotorik 3
Felsenbeinfraktur, Fazialisparese 166
Femoralislähmung 174
Fentanyl, Schmerztherapie 135
Fersengang, Peroneuslähmung 175
Fettembolie 33
Fettsucht, Kraniopharyngeom 71
Fibrome, subunguale, tuberöse Sklerose 191
fibromuskuläre Dysplasie 33
Fieberbläschen, Herpesenzephalitis 83
Fieberkrämpfe 49
– Gelegenheitsanfälle 59
Fingerbeugereflex 3
Finger-Finger-/Finger-Nase-Versuch 5
Fingerspitzengefühl, Karpaltunnelsyndrom 172
flapping tremor, Enzephalopathie, hepatische 151
Flaschenzeichen, Medianuslähmung, distale 171
Flattertremor, Enzephalopathie, hepatische 151
Fleckfieber 89
Flimmerskotome
– s. a. Skotome
– Migräne 59, 138
Flocculus 21
Floppy-infant-Syndrom, Myopathie 184
follikelstimulierendes Hormon (FSH) 70
Folsäuremangel
– Polyneuropathie 175
– Spinalerkrankung, funikuläre 148
foot-wave s. F-Welle
Fremdkörpermeningitis 78
Fremdreflexe 3
– Grand-mal-Anfall 52
– Lähmung, periphere/zentrale 15
– Schock, spinaler 124
– Spinalparalyse, spastische 109
Frenzel-Brille 1–2
– Nystagmus 26
Friedmann-Syndrom 53
Friedreich-Ataxie 111, 148
Frontallappen, Meningeom 69
Frühanfälle, Hirntrauma 122
Frühsommermeningoenzephalitis 85–86
– Leukenzephalitis 86
– Meningitis 77
– Neuritis 86

FSH (follikelstimulierendes Hormon) 70
FTA-ABS-Test 90
Fundusblutungen, Subarachnoidalblutung 42
funikuläre Spinalerkrankung 148–149
Fußklonus 3
Fußsenkerparesen, Kaudasyndrom 162
F-Welle 8

G
GABA (γ-Aminobuttersäure) 19
Gamma-knife, Hirntumoren 65
Gangataxie 21
– Kleinhirninfarkt 36
Gangbild 4
Ganglion
– cervicale superius 2
– geniculi, Zoster oticus 84
– Schmerzblockade 137
– stellatum 83
– trigeminale (Gasseri), Herpesenzephalitis 83
– – Thermokoagulation nach Sweet 141
Gangstörungen
– Hydrozephalus 191
– Jakob-Creutzfeldt-Krankheit 93
Gangunsicherheit 4
Gaumen, Sensibilität 2
Gaumensegel, Lähmung 2
GCS (Glasgow-Koma-Skala) 118
Gedächtnisstörungen
– A.-cerebri-posterior-Verschluß 35
– Enzephalopathie, hepatische 151
– Hämatom, subdurales 121
– Wilson-Syndrom 150
Gefäßerkrankungen, zerebrale, Grand-mal-Status 52
Gefäßfehlbildungen 63
– Hirnblutung 40
– spinale 45–47
– – Differentialdiagnose 110
– zerebrale 44–45
– – Krampfanfälle 49
Gefäßgeräusch(e)
– Kopf 1
– pulssynchrones, Hirntrauma 122
Gefäßkomplikationen, Hirntrauma 122
Gefäßtumoren 63
Gefühlsstörungen, Hämatom, subdurales 121
Gehirn s. Hirn
Gelegenheitsanfälle 49, 59
Gerinnungsstörungen 34
– Hirnblutung 40
– Hirnvenenthrombose 43
– Liquorpunktion 9
Geruchsstörungen, psychogene 1
Geschmack, Überprüfung 2
Geschmacksprüfung 2
Geschmacksstörungen
– Fazialisparese 167
– Zoster oticus 84

Gesichtserythem
– s. a. Erythema
– Dermatomyositis 186
Gesichtsfeld, Untersuchung 1
Gesichtsfeldausfälle 24
– Chiasma opticum, Schädigung 24
– einseitige 24
– Hirngefäßaneurysma 42
– HSV-Enzephalitis 83
– Kraniopharyngeom 71
– Migräne 139
– vertebrobasiläre Insuffizienz 36
Gesichtsfeldeinschränkungen, Enzephalopathie, nephrogene 152
Gesichtsschädel, Frakturen 117
Gesichtsschmerzen 138–142
– atypische 141
– Costen-Syndrom 141
– Differentialdiagnose 141
– dumpfe 141
Gesichtsschwellungen, Melkersson-Rosenthal-Syndrom 167
Gesichtssensibilität, Hirntrauma 122
Gestik, Alzheimer-Krankheit 112
GH (growth hormone) 70
Gingivostomatitis, Herpesenzephalitis 83
Glasgow-Koma-Skala (GCS) 118
– Schädel-Hirn-Trauma 118
Glaskörperblutungen, Subarachnoidalblutung 42
Glaukom, akutes 24
Glaukomanfall
– Differentialdiagnose 43
– Kopfschmerzen 142
Gleichgewichtsstörungen
– Attacken-Schwankschwindel, phobischer 131
– Rausch, einfacher 153
Gliedergürteldystrophie, Muskeldystrophie 182
Gliederschmerzen 88
– Fleckfieber 89
Glioblastome 63, **65–67**
– Klinik 65
– Prognose 67
– Radikaloperation 65
– Stirnhirnsyndrom 65
– Therapie 65
– Verlauf 66
Gliome, Anfälle, fokale 58
Glossopharyngeusneuralgie 142
Glottisparese 3
Glukokortikoide, Schmerztherapie 136
Glutamat 19
Gluthethimid, Krampfanfälle, zerebrale 50
Gluteuslähmungen 174
Glykogenose, Typ II/Typ V, Myopathie 184
Gordon-Reflex 3
Gowers-Zeichen, Muskeldystrophie, Typ Duchenne 183
Grand-mal-Anfall 52–53
– mit Aura 52

Grand-mal-Anfall
- Carbamazepin 60
- Déjà-vu-Erlebnis 52
- depressiver 52
- Diagnostik 53
- diffuser 52
- EEG 53–55
- Klinik 52
- primär generalisierter, Prognose 61
- Sensationen, optische 52

Grand-mal-Status 52
Granulomatose 33
- lymphomatoide Liebow-Carringtom 33

Granulome, tuberkulöse 80
Graphästhesie 5
Greifreflexe, Hirndruck, erhöhter 22
Grenzstrang, lumbaler, Probeinjektion/Punktion 137
Grenzzoneninfarkt 33
Grimassieren, Enzephalopathie, hepatische 151
Grippe, Kopfschmerzen 142
growth hormone (GH) 70
Gürtelrose 84–85, 159
- s. a. Zoster

Gullain-Barré-Syndrom, HIV-Infektion 88
Gyrus
- postcentralis, Sensibilitätsstörungen 18
- praecentralis 17

H

Haarwuchs, vermehrter, Reflexdystrophie, sympathische 143
Habituation, Reflexe 3
Hämangioblastom 63, **72**
- Kleinhirnhemisphären 72

Hämangiom, retroorbitales 1
Hämatokrit, Hirninfarkt 34
Hämatom
- epidurales 120
- – Nervenwurzelkompression 159
- intrakranielles, Massenverschiebung 120
- – traumatisches 119–122
- intrazerebrales 39
- – traumatisches 121–122
- subdurales 120–121
- – akutes 121
- – chronisches 121
- – Differentialdiagnose 41
- – raumforderndes 121

Hämatomyelie 46
Hämochromatose, Enzephalopathie, hepatische 150
Hämodialyse s. Dialyse
Hämodilution, Hirninfarkt 39
hämorrhagische Diathese, Hirnblutung 40
HAES-Infusion, Menière-Syndrom 131
Halbseitenkrämpfe 57
- Rolando-Epilepsie 58

Halbseitenlähmung 7
-paresen
- Hemiathetose 108
- HSV-Enzephalitis 83

Halbseitenschmerz 19
Halluzinationen
- alkoholische 153
- Amphetaminüberdosierung 157
- Contusio cerebri 119
- Halluzinogene 157
- hypnagoge 129
- optische, Alkoholdelir 153
- Phenytoinüberdosierung 156

Halluzinogene, Überdosierung 157
Haloperidol, Thalamusschmerz 144
Halskrawatte, Bandscheibenvorfall, zervikaler 161
Halsrippensyndrom 164–165
Halssympathikus, Untersuchung 1
Halswirbelsäule
- Blockierungen 161
- Schleudertrauma 124

Haltungskoordination, Störung 4
Harnblase s. Blasen...
Harnverhalt, Parkinson-Krankheit 104
Haut
- braune, Reflexdystrophie, sympathische 143
- Versorgungsgebiete, sensible 4

Hauterscheinungen, Dermatomyositis 186
Hautfibrome, Hypophysenadenom 70
Head-Zonen 19
Heiserkeit 2
- Myasthenia gravis 187

Hemianopsie
- binasale 24
- bitemporale 24
- Hämatom, intrazerebrales 122
- heteronyme 24
- – Anosognosie 29
- homonyme 24–25, 64
- – A.-cerebri-media-Verschluß 35
- – A.-cerebri-posterior-Verschluß 35
- – A.-chorioidea-anterior-Verschluß 35
- – Temporallappentumoren 63
- – Thalamussyndrom 19
- – vertebrobasiläre Insuffizienz 36

Hemiataxie, Thalamussyndrom 19
Hemiathetose 108
Hemiballismus 21, 108
Hemihypästhesie
- A.-cerebri-media-Verschluß 35
- A.-chorioidea-anterior-Verschluß 35
- vertebrobasiläre Insuffizienz 36

Hemikranie, paroxysmale, chronische 139
Hemiparese 16
- Anosognosie 29
- armbetonte, A.-cerebri-media-Verschluß 35
- Hämatom, intrazerebrales 122
- – subdurales 121

Hemiparese
- Hirnstammtumoren 64
- initiale, vertebrobasiläre Insuffizienz 36
- kontralaterale, A.-carotis-interna-Verschluß 35
- – – Hämatom, epidurales 120
- – – Sturge-Weber-Syndrom 191
- motorische, A.-chorioidea-anterior-Verschluß 35
- Partietallappentumoren 64
- Porphyrie, intermittierende, akute 149
- spastische 16, 80
- temporäre, Thalamussyndrom 19
- vertebrobasiläre Insuffizienz 36

Hemiplegia cruciata 18
Hemiplegie, infantile 189
Hemisphären, Spezialisierung 28
hepatolentikuläre Degeneration 105, 150
- Parkinson-Krankheit 103

Hepatomegalie, Mononukleose, infektiöse 85
Herdanfälle 56–58
Herdenzephalitis
- s. a. Enzephalitis
- metastatische 94–95

Herdsymptome
- Hämatom, subdurales 121
- Meningitis, lymphozytäre, akute 77
- Toxoplasmose 92
- zerebrale, Contusio cerebri 119

Herpes labialis, Herpesenzephalitis 83
Herpes zoster s. Zoster
Herpes-simplex-Enzephalitis s. HSV-Enzephalitis
Herzinfarkt, Hirninfarkt 34
Heterophorie 25
Heterotopie 190
Hexenschuß 161
Hinterstrangbahnen 18, 29
Hinterstrangschädigung
- Myelopathie, zervikale 161
- Spinalerkrankung, funikuläre 148

Hinterwurzel, Sensibilitätsstörungen 17
von-Hippel-Lindau-Krankheit 72, 191
Hirnabszeß 64, 94
- akuter 94
- chronischer 94
- Differentialdiagnose 72, 114
- hämatogene Streuung 94
- Inokulation, direkte 94
- Meningitis, eitrige 78
- Übergreifen, direktes 94

Hirnbasis, Gefäße 41
Hirnbiopsie 13
- HSV-Enzephalitis 83

Hirnblutung 39–41, 64
- Diagnostik 40
- Differentialdiagnose 41
- Erkrankungen, ursächliche 40
- Hirndruck 40

Hirnblutung
- Hirnverlagerung 40
- Klinik 40
- Liquorabflußstörungen 40
- Ödem, perifokales 39
- Prognose 40
- Risikofaktoren 40
- Therapie 41
- Verlauf 40

Hirndruck(steigerung bzw. -erhöhung) 22
- Blutungen, intrakranielle 123
- Differentialdiagnose 114
- Enzephalitis 82
- erhöhter 22–24
- Hämatom, intrazerebrales 122
- – subdurales 121
- Hirn-/Sinusvenenthrombose 44
- Hirnabszeß 94
- Hirnblutung 40
- Hirntumoren 63
- Kopfschmerzen 142
- Kraniopharyngeom 71
- Medulloblastom 68
- Meningitis 79
- Pinealistumoren 68
- Toxoplasmose 92

Hirndurchblutung, Pathobiochemie/Pathophysiologie 34
Hirnfehlbildungen 189
Hirngefäßaneurysma 41–43
- s. a. Aneurysma/Aneurysmen
- Differentialdiagnose 43
- Klinik 42
- Therapie 43

Hirngefäße
- Angiographie 12
- – Hirntod 123

Hirninfarkt
- Acetylsalicylsäure 38
- Akuttherapie 38–39
- Angioplastie, transluminale, perkutane 39
- Antikoagulation 38
- Differentialdiagnose 37, 41, 44
- Entstehung 35
- Hämodilution 39
- hämodynamischer 33
- Hyperkinese 106
- ischämischer 31
- – Hemiathetose 108
- Klinik 35
- Kollateralen 34
- lakunärer 33, 36–37
- progredienter 31
- Prophylaxe 38
- Rehabilitation 39
- Risikofaktoren 34
- r-tPA 39
- Therapie 37–39
- Vollheparinisierung 39
- zerebraler 31

Hirnkreislauf, vorderer, Durchblutungsstörungen 31
Hirnmetastasen 72–73
- Anfälle, fokale 58
- Differentialdiagnose 72

Hirnnerven, Untersuchung 1–3
Hirnnervenausfälle, olivopontozerebelläre Atrophie 105
Hirnnervenlähmung, Meningitis, tuberkulöse 80
Hirnnervenlähmungen, Enzephalitis 82
Hirnnervenläsionen
- Polyneuropathie, diabetische 177
- Schädelbasisfraktur 117

Hirnnervenpolyneuropathie 176
Hirnnervensymptome, Whipple-Syndrom 149
Hirnödem 22–24
- Contusio cerebri 119
- Enzephalitis 82
- HSV-Enzephalitis 83
- Krampfanfälle, zerebrale 50
- Meningeome 69
- Meningitis 79
- Reye-Johnson-Syndrom 151
- vasogenes 24
- – Osmodiuretika 43
- zytotoxisches 24
- – Glycerollösung 39

Hirnquetschung 119
Hirnrinde, Ischämietoleranz 34
Hirnrindenatrophie, Alzheimer-Krankheit 112
Hirnschädigung
- anfallsbedingte, Pathogenese 51
- Krampfanfälle, zerebrale 49

Hirnschädigungen, intrauterin erworbene 189
Hirnstamm
- Hirntumoren 64
- Ischämietoleranz 34
- Sensibilitätsstörungen 18

Hirnstammeinklemmung, Liquorpunktion 9
Hirnstamm-Enzephalitis 82
- s. a. Enzephalitis
Hirnstammkontusion 123
Hirnstammreflexe 22–23
- Bewußtlose 6
- Bewußtlosigkeit 22
- Fehlen 22
- Hirntod 123

Hirnstammsyndrome 22
- Pinealistumoren 68

Hirntod
- dissoziierter 123
- – Ischämie, zerebrale 123
- EEG 9
- Hirngefäße, Angiographie 123
- Kriterien, klinische 123
- Null-Linien-EEG 123

Hirntrauma
- Begutachtung 123
- Dissektion, traumatische 122
- Horner-Syndrom 122
- Komplikationen 122–123

Hirntumoren
- Anfälle, fokale 58
- Angiographie 64
- Chemotherapie 65
- Diagnostik 64

Hirntumoren
- Differentialdiagnose 64, 82
- Einteilung 73
- Epidemiologie 63
- extramedulläre 73
- Gamma-knife 65
- Grading 64
- Grand-mal-Status 52
- Hirndruckzeichen 63
- Hirnstamm 64
- Höhenlokalisation 73
- intramedulläre 73
- Kleinhirn 64
- Krampfanfälle, zerebrale 49
- Okzipitallappen 64
- Operation 65
- Parietallappen 64
- Querschnittssymptomatik 73
- Shunt-Operation 65
- Stammganglien 64
- Steroide 65
- Stirnhirn 63
- Strahlentherapie 65
- Symptomatik, neurologische 63
- Temporallappen 63
- Therapie 65
- Tumorlokalisation 63
- Überlebenszeit 64

Hirnvenenthrombose 43–44
- blande 43
Hirnverlagerung, Hirnblutung 40
Hirsutismus, Hypophysenadenom 70
HIV-Enzephalopathie 189
HIV-Infektion 88–99, 110
- Differentialdiagnose 110
- Enzephalitis 88
- Infektionen, opportunistische 89
- konnatale 189
- Meningitis 77
- – lymphozytäre 88

Höhenlokalisation, Hirntumoren 73
Hörminderung, Zoster oticus 84
Hörprüfung, orientierende 2
Hörstörungen 27
- Basilarismigräne 139
- Hirngefäßaneurysma 42
- vertebrobasiläre Insuffizienz 36

Hoffmann-Tinel-Zeichen, Karpaltunnelsyndrom 172
Hohlfußbildung, Friedreich-Ataxie 148
Horner-Syndrom 1, 18
- Enophthalmus 1
- Hirntrauma 122
- Kokain-Augentropfen 2
- Miosis 1
- nach Plexusblockade 137
- prä-/postganglionäres 2
- Ptosis 1–2
- Syringomyelie 192
- vertebrobasiläre Insuffizienz 36

Horton-Syndrom 33, 142, 186
- Arterienbiopsie 13

Howship-Romberg-Phänomen, Obturatoriuslähmung 174
H-Reflex 8

HSV-Enzephalitis 83
– s. a. Enzephalitis
Hüftgelenksluxation, Ischiadicuslähmung 175
Hunter-Glossitis, Spinalerkrankung, funikuläre 148
Huntington-Krankheit 106–107
– Butyrophenon 107
– Differentialdiagnose 114
– Dopaminrezeptorantagonisten 107
– Dystonie 107
– Tiaprid 107
HWS-Schleudertrauma, Nervenwurzelkompression 159
Hydrocephalus
– s. a. Hydrozephalus
– communicans 105, 190
– – internus 190
– – Subarachnoidalblutung 42
– e vacuo 190
– externus 190
– mal-/aresorptivus 105, 190
– occlusivus internus 190
– occlusus, Ependymom 67
– – Meningitis, tuberkulöse 80
Hydromyelie 192
Hydrops, endolymphatischer 131
Hydrozephalus 190–191
– s. a. Hydrocephalus
– s. a. Okklusionshydrozephalus
– Plexuspapillom 68
Hyperpathie 133
Hygrom, subdurales 121
Hypästhesie 16, 18, 133
– Bandscheibenvorfall 159
– Karpaltunnelsyndrom 172
– Kaudasyndrom 162
– Meralgia paraesthetica 173
Hypakusis, Akustikusneurinom 68
Hypalgesie 16, 133
– Bandscheibenvorfall 159
Hyperabduktionssyndrom 165
Hyperästhesie 16, 133
Hyperakusis
– ipsilaterale, Fazialisparese 167
– M.-stapedius-Lähmung 2
Hyperalgesie 16, 133
– Karpaltunnelsyndrom 172
Hyperbilirubinämie, Mononukleose, infektiöse 85
Hypercholesterinämie, Hirninfarkt 34, 37
Hyperexzitabilität, Alkoholembryopathie 189
Hyperhidrose, Hypophysenadenom 70
Hyperinsulinismus, Myopathie 185
Hyperkaliämie, Lähmungen, episodische 184
Hyperkeratosen
– Arsenvergiftung 155
– Reflexdystrophie, sympathische 143
Hyperkinese
– athetotische 21
– – Wilson-Syndrom 150

Hyperkinese
– ballistische 20–21
– – Panenzephalitis, sklerosierende, subakute 94
– choreatische 20, 106
– – Differentialdiagnose 106–107
– – Jakob-Creutzfeldt-Krankheit 93
– – Panenzephalitis, sklerosierende, subakute 94
– – Wilson-Syndrom 150
– dystonische, Wilson-Syndrom 150
– extrapyramidale, Fleckfieber 89
– Huntington-Krankheit 106
– Mumps 87
Hyperkortisolismus, Myopathie 185
Hyperlipidämie, Hirninfarkt 34, 37
Hypernephrom
– Hirnmetastasen 72
– Rückenmarktumoren, extramedulläre 74
Hyperparathyreoidismus, primärer, Myopathie 185
Hyperpathie 16
– Nervenläsion, periphere 142
– Porphyrie, intermittierende, akute 149
– Thalamusschmerz 143
– Thalamussyndrom 19
– Thalliumvergiftung 155
Hypersomnie 129
Hyperthermie
– Dopa-Entzugssyndrom 105
– Gelegenheitsanfälle 59
– Krampfanfälle, zerebrale 50
Hyperthyreose, Myopathie 185
Hypertonie
– arterielle 33
– Hirninfarkt 34
– Kopfschmerzen 142
Hyperurikämie, Hirninfarkt 34
Hyperventilation, Tetanie 128
Hyperviskosität 34
Hypogenitalismus, Kraniopharyngeom 71
Hypoglossuslähmung/-parese
– isolierter 168
– nukleäre 168
– periphere 168
– supranukleäre 168
– Zoster oticus 3, 18, 84
Hypoglykämie 37
– Gelegenheitsanfälle 59
– Kopfschmerzen 142
– Krampfanfälle, zerebrale 50
Hypogonadismus, sekundärer, Hypophysenadenom 70–71
Hypokaliämie, Lähmungen, episodische 183
Hypokalzämie, Tetanie 128
Hypokinese 21
– Parkinson-Krankheit 104
Hypomimie 21
– Parkinson-Krankheit 104
Hypophysenadenom 63, 70–71
– ACTH-produzierendes 71
– GH-produzierendes 70

Hypophysenadenom
– hormoninaktives, raumforderndes 71
– prolaktin-produzierendes 71
– TSH-produzierendes 71
Hypophysentumoren 63
– Bromocriptin 71
– Operation, transkranielle/transsphenoidale 71
Hypophysenvorderlappeninsuffizienz, Kraniopharyngeom 71
Hypopyoniritis, Behçet-Syndrom 100
Hyporeflexie 147
Hypotension, orthostatische, primäre 104
Hypothermie, Barbituratüberdosierung 156
Hypothyreose 185
– Kraniopharyngeom 71
– sekundäre, Hypophysenadenom 71
Hypotonie 21
– Benzodiazepinüberdosierung 156
Hypoxie
– Demenz 114
– Krampfanfälle, zerebrale 50
– Parkinson-Krankheit 103
– perinatale, Krampfanfälle, zerebrale 49

I

Ibuprofen, Schmerztherapie 136
idiopathische zerebelläre Ataxie (DCA) 111
Imitationsversuch 5
Immunsupprimierte, Toxoplasmose 92
Immunvaskulitis 100
Impressionsfraktur, Schädel 117
Impulse, propriozeptive 18
Impulsiv-Petit-mal 56
Infarkt s. Hirninfarkt
Inkontinenz, Hydrozephalus 191
Innenohrschwerhörigkeit
– Ménière-Syndrom 131
– Schallempfindungsstörung 2
Innervationsgebiete, Nerven, periphere 4
Insult, ischämischer s. ischämischer Insult
Intentionstremor 21
– Kleinhirninfarkt 36
– Quecksilbervergiftung 154
Intimaeinrisse, Aneurysma, dissezierendes 33
Intoxikationen s. Vergiftungen
intradurale Tumoren 74
intramedulläre Tumoren 74
Intrinsic-Factor-Mangel 148
Irishamartom, Neurofibromatose 191
Iritis, Zoster ophthalmicus 84
Ischämie
– Gelegenheitsanfälle 59
– Rückenmark 46
– zerebrale 31
– – Hirntod, dissoziierter 123

ischämische Läsionen, Parkinson-Syndrom 105
ischämischer Insult 31
– Kopfschmerzen 142
Ischiadikuslähmung 175
Ixodes 85

J
Jackson-Anfall 51, **57**
– Intervall-EEG 57
– Sensibilitätsstörungen, kontralaterale 18
– sensibler 51, 57
– – Meningeom 69
– – Parietallappentumoren 64
Jackson-Syndrom 18
Jakob-Creutzfeldt-Krankheit 93
– s. a. Rinderwahnsinn
Janz-Syndrom 56
Jargon-Paraphasien 28
Jendrassik-Handgriff 3

K
Kältehyperpathie, Neurolues 90
Kälteparästhesien, Polyneuropathie 176
Kahnschädel 190
Kalottenfraktur 117
Kalzitonin
– Kausalgie 142
– Reflexdystrophie, sympathische 143
– Schmerztherapie 136
– Stumpfschmerzen, nozizeptive 144
Kalziumantagonisten
– Cluster-Kopfschmerz 139
– Migräne 139
Kaposi-Sarkom 189
Karnitinmangel, Myopathie 184
Karotisdissektion, Kopfschmerzen 142
Karotisstenose 1
Karpaltunnelsyndrom 171–172
– Hoffmann-Tinel-Zeichen 172
– Hypophysenadenom 70
– Medianuslähmung, distale 170
– Phalen-Test 172
Karpopedalspasmen, Tetanie 128
Kataplexie 59, 129
Katarakt s. Cataracta
Kaudasyndrom 124, 162
– komplettes 30
– Operationsindikation 164
Kausalgie 19, 142
– Kalzitonin 142
– Polyneuropathie 176
– Sympathikusblockade 142
Kayser-Fleischer-Kornealring 105, 150
Keilbeinmeningeom 69–70
Keratitis
– dendritiea, Herpesenzephalitis 83
– Zoster ophthalmicus 84
Kernig-Zeichen 5
– Meningitis, eitrige 79
– – lymphozytäre, akute 77
– Subarachnoidalblutung 42

Kieferaffektionen, Druckschmerzhaftigkeit 1
Kieferklemme, Tetanus 92
kissing disease 85
Klappmesserphänomen, Spastik 16
Kleinhirnabszeß 95
Kleinhirnbrückenwinkelmeningeom 70
Kleinhirnbrückenwinkeltumor 8
– Fazialisparese 166
Kleinhirnhemisphären, Hämangioblastom 72
Kleinhirninfarkt 36
Kleinhirnrindenatrophie, Alkoholismus 153
Kleinhirnschädigungen, Phenytoinüberdosierung 156
Kleinhirnsymptome 21–22
– Pinealistumoren 68
Kleinhirntumoren 64
klinische Untersuchung 1
Klippel-Feil-Syndrom 190
Kloni
– hemifaziale, Rolando-Epilepsie 58
– Reflexe, gesteigerte 3
Klopfschmerz, diffuser 1
Knie-Hacken-Versuch 5
Knochenleitung 2
Knochenschmerzen, tumorbedingte 144
Knochenszintigraphie, Tumoren, spinale 74
Kodein s. Codein
Koenen-Tumoren, tuberöse Sklerose 191
Körper, Inspektion 3–4
Koffein, Kopfschmerzen, analgetika-induzierte 140
Kohlenmonoxidvergiftung 155
– Parkinson-Krankheit 103
Kojewnikoff-Epilepsie 57
Kokain-Augentropfen, Horner-Syndrom, präganglionäres 2
Kollateralen, Durchblutung, zerebrale 34
Koma 6
– Barbiturat-/Benzodiazepinüberdosierung 156
– Dopa-Entzugssyndrom 105
– Enzephalopathie, hepatische 151
– – nephrogene 152
– HSV-Enzephalitis 83
– Malaria tropica 91
– Meningitis, tuberkulöse 80
– Opiatüberdosierung 157
– Phenytoinüberdosierung 156
– Rausch, einfacher 153
– Reye-Johnson-Syndrom 151
– Subarachnoidalblutung 42
– Valproinsäureüberdosierung 157
– Whipple-Syndrom 149
Kompartmentsyndrom, Differentialdiagnose 143
Kompressionsfrakturen, Wirbelbogen 123

Kompressionssyndrome, Plexuslähmung, untere 164
konjunktivale Injektion, Cluster-Kopfschmerz 139
Konjunktivitis, Zoster ophthalmicus 84
Kontrakturen
– Muskeldystrophie, Typ Duchenne 183
– spastische, Spinalparalyse 109
Kontrastmitteluntersuchungen 12
Kontrazeptiva, hormonelle, Hirninfarkt 34
Konussyndrom 124
Konversionssymptom, Rückenschmerzen, psychogene 163
Konvexitätsmeningeom 69
Konzentrationsstörungen
– Demenz, vaskuläre 113
– Enzephalopathie, nephrogene 152
– Quecksilbervergiftung 154
– Spinalerkrankung, funikuläre 148
Koordination, Untersuchung 4–5
Koordinationsstörungen
– Malaria tropica 91
– Whipple-Syndrom 149
Koordinationstests 4–5
Kopf, Untersuchung 1
Kopffehlhaltungen, Spannungskopfschmerz 140
Kopfschmerzen 78, 138–142
– Aderlaß 137
– Akupunktur 137
– Akustikusneurinom 69
– analgetika-induzierte 140
– Angiome, arteriovenöse 45
– Arteriitis temporalis 186
– Blausäurevergiftung 155
– Bleivergiftung 154
– Carbamazepinüberdosierung 156
– Dialysedysäquilibrium-Syndrom 152
– Differentialdiagnose 141
– Enzephalopathie, nephrogene 152
– Erkrankungen, entzündliche 142
– Fleckfieber 89
– Hämatom, intrazerebrales 122
– – subdurales 121
– Herdenzephalitis 94
– Hirnabszeß 94
– Hirndruck, erhöhter 22
– Hirngefäßaneurysma 42
– HWS-Trauma 124
– Meningitis, eitrige 79
– – lymphozytäre, akute 77
– – tuberkulöse 80
– Migräne 138
– okzipitale, Basilarismigräne 139
– postpunktionelle 141
– psychogene 142
– Quecksilbervergiftung 154
– Subarachnoidalblutung 42
– Toxoplasmose 92
– Ursachen, zerebrovaskuläre 142
– vasomotorische 140
– vertebrobasiläre Insuffizienz 35

Kopfschütteln, horizontales/vertikales 21
Kopfschwarte, Verletzungen 117
Koplik-Flecken, Masern 86
Kornealreflex 2, 23
- Enzephalopathie, hepatische 151
- Hirntod 123
- Syringobulbie 192
koronare Herzkrankheit (KHK), Hirninfarkt 34
Korsakow-Psychose(-Syndrom) 153
- Contusio cerebri 119
Kortex, Sensibilitätsstörungen 18
Kostoklavikularsyndrom 165
Krämpfe s. a. Krampfanfälle
Kraft 3
Kraftgrade 3–4
- Definition 4
Krallenhand 109
- Ulnarisparese, distale 172–173
Krampfanfälle
- s. a. Anfallsleiden, zerebrale
- klonische, Tollwut 87
- Lupus erythematodes 100
- Myopathie 185
- Polyneuropathie 176
- Tollwut 87
- tonische, schmerzhafte, Tetanie 128
- tonisch-klonische 127
- Whipple-Syndrom 149
- zerebrale 59, 127, 190
- – Ätiologie 49
- – Alkalose 50
- – Alkoholdelir 153
- – Angiome, arteriovenöse 45
- – Antidepressiva, trizyklische, Überdosierung 156
- – Antikonvulsiva 50
- – Arsenvergiftung 155
- – Benzodiazepine 50
- – Blausäurevergiftung 155
- – Bleivergiftung 154
- – Contusio cerebri 119
- – Cyclohexylpentamethylentetrazol 50
- – Dialysedysäquilibrium-Syndrom 152
- – Diphenhydraminüberdosierung 156
- – Einteilung 50
- – Enzephalitis 82
- – Epidemiologie 49
- – Glutethimid 50
- – Hämatom, epidurales 120
- – intrazerebrales 122
- – Herdenzephalitis 94
- – Hirn-/Sinusvenenthrombose 44
- – Hirnabszeß 94
- – Hirnödem 50
- – HSV-Enzephalitis 83
- – Hyperthermie 50
- – Hypoglykämie 50
- – Hypoxie 50
- – Leukenzephalopathie, multifokale, progressive 93
- – Malaria tropica 91

Krampfanfälle
- – Meningeom 69
- – Meningitis, eitrige 79
- – lymphozytäre, akute 77
- – tuberkulöse 80
- – Mumps 87
- – Neurolues 90
- – Oligodendrogliome 67
- – Panenzephalitis, sklerosierende, subakute 94
- – Pathogenese 49–50
- – Pentetrazol 49
- – Porphyrie, intermittierende, akute 149
- – Reye-Johnson-Syndrom 151
- – Schlafkrankheit 91
- – Subarachnoidalblutung 42
- – Thalliumvergiftung 155
- – Toxoplasmose 92
- – tuberöse Sklerose 191
- – Ursachen 49
Kraniopharyngeom 63, 71–72
Kraniostenosen 190
Krankengymnastik
- Bandscheibenvorfall, zervikaler 161
- Reflexdystrophie, sympathische 143
Kreatinphosphokinase, Muskeldystrophie, progressive 181
Kreuzschmerzen
- s. a. Rückenschmerzen
- Bandscheibenvorfall, lumbaler 161
- Claudicatio spinalis 163
Kribbeln 16
- Polyneuropathie 176
Kryotherapie
- Bandscheibenvorfall, zervikaler 161
- Schmerzen 136
Kryptokokkenenzephalitis
- s. a. Enzephalitis
- HIV-Infektion 89
Kugelberg-Welander-Muskelatrophie 108
Kupferstoffwechselstörungen 150

L
Lähmungen s. a. Paresen
Lähmung(en)
- Bandscheibenvorfall, lumbaler 162
- bulbäre, Fleckfieber 89
- – Lateralsklerose, amyotrophe 110
- Contusio cerebri 119
- episodische, hereditäre 183–184
- hyperkaliämische, episodische 184
- hypokaliämische, episodische 183
- Migräne 139
- muskuläre, Muskeldystrophie, progressive 181
- myoplegische 187
- normokaliämische, episodische 184

Lähmung(en)
- periphere 15–16
- – Fremdreflexe 15
- – Lateralsklerose, amyotrophe 110
- – Muskelatrophie 15
- – spinale 108
- – Muskeleigenreflexe 15
- – Reflexe, pathologische 15
- Poliomyelitis 88
- Polyneuropathie 176
- schlaffe, Kaudasyndrom 162
- Polyneuropathie 176
- Schlafkrankheit 91
- spastische 16
- – Athetose 108
- supranukleäre, Differentialdiagnose 114
- – progressive 104
- zentrale 15–16
- – Fremdreflexe 15
- – Lateralsklerose, amyotrophe 110
- – Muskelatrophie 15
- – Muskeleigenreflexe 15
- – Reflexe, pathologische 15
Lähmungsschielen 25
Lageempfinden 16
Lagenystagmus, zentraler 27
Lagerungsnystagmus 27
Lagerungsschwindel, paroxysmaler, benigner 129–130
Lagerungstraining, Lagerungsschwindel, paroxysmaler 130
Lagesinn 5
Lagewahrnehmung
- Polyneuropathie, alkoholische 177
- – diabetische 177
- Spinalerkrankung, funikuläre 148
Lambert-Eaton-Syndrom 147
- Differentialdiagnose 187
Laminektomie, Claudicatio spinalis 163
Landau-Kleffner-Syndrom 58
Landry-Guillain-Barré-Syndrom 175, 177–178
- dissociation albuminocytologique 178
Landry-Paralyse 178
Langschädel 190
Laryngospasmus, Tetanie 128
Lasègue-Zeichen 5
- Meningitis 5
- – eitrige 79
- – lymphozytäre, akute 77
- Nervenwurzelsyndrom, lumbales 162
- umgekehrtes, positives 5
- Wurzelirritation 5
Lateralsklerose
- amyotrophe 100, 110–111
- – Bulbärparalyse, progressive 109
- – Quecksilbervergiftung 154
- – primäre 110
Leberinsuffizienz 150–151
- Enzephalopathie, hepatische 150

Leberzirrhose
- biliäre, Enzephalopathie, hepatische 150
- Wernicke-Korsakow-Syndrom 153
- Wilson-Syndrom 150
Leistungsschwäche
- Hirntrauma 122
- Quecksilbervergiftung 154
Leitungsbahnen, sensible 18
Lemniscus medialis 18
Lennox-Gastaut-Syndrom 53
Leptospirose 78
Leukenzephalitis 81
- Frühsommermeningoenzephalitis 86
- multifokale 97
- postvakzinale 100
Leukenzephalopathie, multifokale, progressive 93
- HIV-Infektion 89
Leukotriene, Schmerzen 133
Levomethadon, Schmerztherapie 135
Leyden-Moebius-Muskeldystrophie 183
LH (luteotropes Hormon) 70
Lhermitte-Zeichen 6, 98
Lichtempfindlichkeit
- Cluster-Kopfschmerz 139
- Meningitis, eitrige 79
Lider 2
Lidkrampf, Tetanie 128
Lidmyklonien 53
Lidschwellung, Cluster-Kopfschmerz 139
Linearfraktur 117
Lingua plicata, Melkersson-Rosenthal-Syndrom 167
Lippenschwellungen, Melkersson-Rosenthal-Syndrom 167
Liquor 9–11
- Delpech-Lichtblau-Eiweißquotient 10
- Eiweiß 10
- Glukosekonzentration 10
- Laktat 10
- Normwerte 10
- oligoklonale Banden 10
- Zellzahl 10
Liquorabflußstörungen, Hirnblutung 40
Liquorbefunde
- Blutgerinnungsstörungen 9
- Blutungen, spinale 46
- entzündliche Prozesse 10
- Enzephalitis 82
- Hirn-/Sinusvenenthrombose 44
- HSV-Enzephalitis 83
- Meningeosis carcinomatosa 64
- - leucaemica 64
- Meningitis, bakterielle 79
- - eitrige 78, 80
- - lymphozyläre 80
- - lymphozytäre, akute 78
- - tuberkulöse 80
- Multiple Sklerose 98

Liquorbefunde
- Panenzephalitis, sklerosierende, subakute 94
- postpunktionelles Syndrom 10
- Sinusthrombose, septische 44
- Subarachnoidalblutung 10, 42
Liquorfistel, Schädelbasisfraktur 117
Liquorpapillom, Plexuspapillom 68
Liquorpunktion
- Hirndruck, erhöhter 9
- Hirnstammeinklemmung 9
- Indikationen 9
- Kontraindikationen 9–11
- malignes Geschehen 10
- Markumarisierung 9
- Technik 10
- Tumoren, spinale 74
- Vollheparinisierung 9
Liquorrhö, Schädelbasisfraktur 117
Liquor-Serum-Quotientenschema nach Reiber und Felgenhauer 10
Liquorszintigraphie 12
Lisch-Knötchen, Neurofibromatose 191
Lissenzephalie 190
Lithium, Cluster-Kopfschmerz 139
Little-Erkrankung 189
Lobus flocculonodularis 21
Locked-in-Syndrom 22
- Myelinolyse 153
- vertebrobasiläre Insuffizienz 36
Loge de Guyon 172–173
Logoklonie, Alzheimer-Krankheit 112
Lokalanästhesie, Schmerztherapie 136–137
Lokalisationsempfinden/-sinn 5, 18
Lues
- cerebrospinalis 110
- Differentialdiagnose 110
Luft, intrazerebrale, Schädelbasisfraktur 117
Luftembolie 33
Luftleitung 2
Lumbago/Lumbalgie 137, 161
Lumbalisation, Bandscheibenvorfall, lumbaler 161
Lupus erythematodes 33
- Krampfanfälle 100
- systemischer, Hyperkinese 106
- Vaskulopathie 175
Lupusantikoagulans 34
Lust-Zeichen, Tetanie 128
luteotropes Hormon (LH) 70
Luxationsfrakturen, Wirbelbogen 123
Lyme-Borreliose 89–90, 110, 163
- Fazialisparese 166
- Meningoradikuloneuritis, lymphozytäre 175
- Polyneuropathie 175
Lymphadenopathie 89
- Toxoplasmose 92
Lymphome, maligne, Hirnmetastasen 72

M
Magnetresonanztomographie (MRT) 11
- Enzephalitis 82
- Epilepsie 51
- Hirn-/Sinusvenenthrombose 44
- Hirntumoren 64
- HSV-Enzephalitis 83
- Multiple Sklerose 99
- Tumoren, spinale 74
Magnetstimulation, transkranielle, Fazialisparese, idiopathische 168
Makroadenome, Hypophyse 70
Makroangiopathie 31, 33
Makrographie 22
- Multiple Sklerose 98
Makrophagenakkumulation, T-Zell-vermittelte, Multiple Sklerose 97
Malabsorption
- Polyneuropathie 175
- Vitamin-B_{12}-Mangel 148
Malaria tropica 90–91
Malignomschmerzen 144–145
Malum perforans pedis, Neurolues 90
Mammakarzinom
- Hirnmetastasen 72
- Rückenmarktumoren, extramedulläre 74
Manganpneumonie 154
Manganvergiftung 154–155
- Parkinson-Krankheit 103
Mangeldurchblutung, Synkope 127
Mangelernährung, Polyneuropathie 175
Mantelkantensyndrom, Meningeom 69
march of convulsion 57
Markscheiden, Läsionen, NLG 8
Markscheidenzerfall
- Porphyrie, intermittierende, akute 149
- Vitamin-B_{12}-Mangel 148
Markumarisierung, Liquorpunktion 9
Masern 86–87
- Meningitis 77
- Meningoenzephalitis 86–87
- Panenzephalitis, sklerosierende, subakute 93
Masernexanthem 87
Massenblutung 39–40
Massenverschiebung, Hämatome, intrakranielle 120
Masseter-Eigenreflex 2
Mastdarmstörung
- Angiome, arteriovenöse, spinale 47
- Kaudasyndrom 162
- Multiple Sklerose 98
- Querschnittssyndrome 124
- Spinalis-anterior-Syndrom 46
Mastoiditis
- Fazialisparese 166
- Meningitis, eitrige 78
- Sinusthrombose, septische 44
McArdle-Syndrom, Myopathie 184

Medianuslähmung 170–172
– distale 170
– proximale 170–171
– Prüfung 173
Medikamentenüberdosierungen 155–157
Medulla oblongata 18
– Infarkt 36
Medulloblastom 63, **68**
– Differentialdiagnose 67
Mees-Bänder, Thalliumvergiftung 155
MEG, Epilepsie 51
Megaenzephalie 190
Melanom, malignes, Hirnmetastasen 72
Melkersson-Rosenthal-Syndrom 167
Ménière-Syndrom 59, 130–131
– HAES-Infusion 131
– Saccotomie 131
Meningeom en plaque 69
Meningeom(e) 63, **69–70**
– Anfälle, fokale 58
– Rückenmarkstumoren, maligne 74
– Tumoren, intramedulläre 74
Meningeosis
– carcinomatosa 80, **81**
– – Liquorpunktion 64
– – Nervenwurzelkompression 159
– – Trigeminusneuralgie 140
– Differentialdiagnose 80
– leucaemica 80, **81**
– – Liquorpunktion 64
Meningismus 1
– Hirnabszeß 94
– Meningitis, eitrige 79
– – lymphozytäre, akute 77
– Subarachnoidalblutung 42
– Toxoplasmose 92
Meningitis 33, 77–81
– s. a. Virusmeningitis
– aseptische 78
– bakterielle 77, **78–79**
– – Erreger 78–79
– basale, Okulomotoriuslähmung 26
– Brudzinski-Zeichen 6
– chronische 77
– Differentialdiagnose 43–44
– Druckschmerzhaftigkeit 1
– eitrige, akute 77, **78–79**
– – Liquorbefunde 78, 80
– Fazialisparese 166
– frühluetische 90
– granulomatöse, Neurolues 90
– Hirndruck 79
– Hirnödem 79
– Hydrozephalus 190
– Klopfschmerz, diffuser 1
– Kopfschmerzen 142
– Krampfanfälle, zerebrale 49
– Lasègue-Zeichen 5
– lymphozytäre 88
– – akute 77–78
– – HIV-Infektion 88

Meningitis
– – Liquorbefunde 78, 80
– mykotische 81
– Poliomyelitis 88
– Sinusthrombose, septische 44
– sympathische 78
– tuberkulöse 79–81
– – Therapie 81
Meningoenzephalitis
– Differentialdiagnose 41, 43
– EEG 77
– Herpes zoster 84–85
– bei Infektionskrankheiten 84–91
– Lyme-Borreliose 89
– Masern 86–87
– Mononukleose, infektiöse 85
– Mumps 87
– Schlafkrankheit 91
– Tollwut 87
– Toxoplasmose 92
– tuberculosa 33
Meningo(myelo)radikuloneuritis 110
– lymphozytäre, Lyme-Borreliose 175
Meningozele 192
MEP (motorisch evozierte Potentiale) 8
– Multiple Sklerose 98
Meralgia paraesthetica 173
Merkfähigkeitsstörungen
– Alzheimer-Krankheit 112
– Demenz, vaskuläre 113
– Enzephalopathie, nephrogene 152
– Hydrozephalus 191
mesenzephales Syndrom 22
metabolische Erkrankungen, EEG 9
Metallvergiftungen 154–155
Metamizol, Schmerztherapie 135
Metastasen 63
– s. a. unter den einzelnen Organmetastasen
– Hirnblutung 40
Migräne 33, 59, 138–139
– Akupunktur 137
– Akuttherapie 139
– Analgetika 139
– ohne Aura 138
– β-Blocker 139
– Differentialdiagnose 43
– einfache 138
– Ergotamintartrat 139
– Flimmerskotom 59
– fokale 139
– Hirninfarkt 34
– Kalziumantagonisten 139
– klassische 138
– ophthalmische 139
– ophthalmoplegische 139
– – Differentialdiagnose 43
– retinale 139
– Serotoninantagonisten 139
– Sumatriptan 139
migraine accompagnée 33, 139
Mikroadenome, Hypophyse 70
Mikroaneurysma 1

Mikroangiopathie 31, 33
Mikroenzephalie 190
Mikrographie 21
Mikrogyrie 190
Mikroinfarkte 33
Mikropolygyrie 190
Millard-Gubler-Syndrom 18, 36
Miller-Fisher-Syndrom 176, 178
Mimik, Alzheimer-Krankheit 112
mimische Muskulatur 2
– Lähmung, schlaffe, Fazialisparese 167
Minderwuchs, Kraniopharyngeom 71
minor illness 88
Minor-Schweißversuch 6
Miosis 1
– Absencen 53
– Cluster-Kopfschmerz 139
– Horner-Syndrom 1
– Opiatüberdosierung 157
Mißempfindungen s. Parästhesien
Mittelgesichtsfrakturen, Schädelbasisfraktur 117
Mittelhirnschädigungen, Nystagmus 27
Mittelhirnsyndrome 22
Mollaret-Meningitis 78
Monokelhämatom, Schädelbasisfraktur 117
Monoklonien, Thalliumvergiftung 155
Mononeuritis multiplex, HIV-Infektion 88
Mononukleose, infektiöse 85
– Meningitis 77
Monoparese
– ipsilaterale, A.-carotis-interna-Verschluß 35
– kontralaterale, A.-cerebri-anterior-Verschluß 35
– – A.-cerebri-media-Verschluß 35
– kortikale 16
– Meningeom 69
Morbilli-Virus 86
Morbus s. unter den Eigennamen bzw. Eponymen
Morgensteifigkeit, Polymyalgia rheumatica 186
Morphin
– Analgesie 133
– Applikation, intrathekale, Tumorschmerzen 145
Morton-Metatarsalgie 174
Moschkowitz-Purpura 33
Motorik, Untersuchung 3–4
motorisch evozierte Potentiale s. MEP
motorische Ausfälle
– Bandscheibenvorfall 159
– Hämatom, subdurales 121
motorische Reizerscheinungen
– Polyneuropathie 176
– – diabetische 177
Moya-Moya-Syndrom 33
MRT s. Magnetresonanztomographie
Multiinfarktdemenz 113

Multiple Sklerose 97–101, 129
– s. a. Encephalomyelitis disseminata
– Augenmuskelparesen 98
– Blasenstörung 98
– Blasentraining 100
– Demyelinisierung 97
– Differentialdiagnose 100, 110
– Hirnstammsymptome 98
– Immunsuppressiva 100
– β-Interferon 100
– Kleinhirnsymptome 98
– Kortikosteroide 100
– Liquorpunktion 98
– Makrophagenakkumulation, T-Zell-vermittelte 97
– Mastdarmstörung 98
– mögliche 100
– Morbidität 97
– MRT-Bilder 99
– Paresen, zentrale 98
– Plaques 97
– psychische Veränderungen 98
– Pyramidenbahnzeichen 98
– Retrobulbärneuritis 98
– Schwindel 130
– Sensibilitätsstörungen 98
– sichere 98
– Sonderformen 100
– Spastik 98
– Verlauf 97
– wahrscheinliche 100
Mumps 87
– Meningitis 77, 87
– Meningoenzephalitis 87
Musculus(-i)
– levator palpebrae, Lähmung 25
– orbicularis oculi, Lähmung 2
Muskelatrophie
– distale, Friedreich-Ataxie 111
– Lähmung, periphere/zentrale 15
– Muskeldystrophie, progressive 181
– myogene 6–7
– neurogene 6, **7**
– spinale 108–109
– – des Erwachsenenalters 109
– – infantile, Werdnig-Hoffmann 108
– – juvenile, Kugelberg-Welander 108
– Typ Duchenne-Aran 109
– Typ Vulpian-Bernhard 109
Muskelbiopsie 13
– Bulbärparalyse, progressive 109
– Muskeldystrophie, progressive 181
Muskeldystrophie
– Dystrophia myotonica Curschmann-Steinert 182
– Gliedergürteldystrophie 182
– humeraler Typ 182
– Myasthenia gravis 187
– progressive 181
– – Muskelbiopsie 181
– – Serum-CPK 181
– – Verlaufsformen 182

Muskeldystrophie
– Typ Becker-Kiener 182
– Typ Duchenne 182
– Typ Erb 183
– Typ Leyden-Moebius 183
Muskeleigenreflexe 3
– Lähmung, periphere/zentrale 15
– Lateralsklerose, amyotrophe 110
– Muskeldystrophie, progressive 181
– Myasthenia gravis 187
– Polyneuropathie 177
– – alkoholische 177
– Spinalerkrankung, funikuläre 148
– Spinalparalyse, spastische 109
Muskelhartspann
– Muskulatur, paravertebrale 163
– Schröpfverfahren 137
– Spannungskopfschmerz 140
Muskelhypotonie, Alkoholembryopathie 189
Muskelkrämpfe
– Dialysedysäquilibrium-Syndrom 152
– Polyneuropathie, diabetische 177
– – hereditäre 178
– Stiff-man-Syndrom 183
Muskelrelaxanzien
– Bandscheibenvorfall, zervikaler 161
– Schmerztherapie 136, 138
Muskelschmerzen
– Polymyositis 186
– Toxoplasmose 92
Muskelschwäche 147
– Muskeldystrophie, Typ Duchenne 183
– Polymyalgia rheumatica 186
– Polymyositis 186
– proximale, Myopathie 185
– Whipple-Syndrom 149
Muskelspasmen s. Muskelkrämpfe
Muskelsteife 182
Muskeltonus 3
Muskulokutaneuslähmung 169
Myalgic
– Leptospirose 78
– Mononukleose, infektiöse 85
– Myopathie 185
– Poliomyelitis 88
Myasthenia gravis 186–187
myasthenische Krise 187
myasthenisches Syndrom
– kongenitales 187
– paraneoplastische 147
Mycobacterium
– bovis 80
– tuberculosis 80
Mydriasis 1, 6
– Absencen 53
– Anfälle, fokale, komplexe 58
– Antidepressiva, trizyklische, Überdosierung 156
– Diphenhydraminüberdosierung 156
– Hämatom, subdurales 121
– Halluzinogene 157

Mydriasis
– ipsilaterale, Hämatom, epidurales 120
– Kokain-Augentropfen 2
Myelinolyse, zentrale, pontine 153
Myelinopathie 175
Myelitis
– Behçet-Syndrom 100
– Lyme-Borreliose 89
Myelo-CT 12
Myelographie 12
– Medulloblastom 68
– Tumoren, spinale 74
Myelomeningo(zysto)zele 192
Myelopathie
– chronisch-progrediente, 46
– chronisch-zervikale 161
– – Differentialdiagnose 110
– HIV-Infektion 88
– ischämische, Angiome, arteriovenöse, spinale 47
– Spinalis-anterior-Syndrom 46
Mykosen, Meningitis 77
Myogelose, Schröpfverfahren 137
Myoklonie(n) 21
– Ataxie, zerebelläre, autosomal-dominante 111
– Dialyseenzephalopathie-Syndrom 152
– Differentialdiagnose 107
– Enzephalitis 82
– Enzephalopathie, nephrogene 152
– Fleckfieber 89
– Impulsiv-Petit-mal 56
– Jakob-Creutzfeldt-Krankheit 93
– Mumps 87
– Myopathie 184
– Panenzephalitis, sklerosierende, subakute 94
– rhythmische 53
– Rolando-Epilepsie 58
– Whipple-Syndrom 149
Myokymie, hemifaziale, Multiple Sklerose 98
Myopathie 181–188
– endokrine 184–185
– entzündliche 185–186
– hyper-/hypothyreote 185
– metabolische 184
– paraneoplastische 147
Myositis 185
Myotendinosen, Schröpfverfahren 137
Myotonia congenita Thomsen 182
Myotonie, hereditäre 181–183

N
Nachtschlaf, gestörter, Narkolepsie 129
Nackenbeugezeichen nach Lhermitte 6
– Multiple Sklerose 6, 98
Nackenschmerzen, vertebrobasiläre Insuffizienz 36
Nackensteife s. Meningismus

Naevi flammei 191
Nagelwachstumsstörung, Reflexdystrophie, sympathische 143
Narkolepsie 59, 129
Narkosezwischenfall, Parkinson-Krankheit 103
narzißtische Kränkung, Rückenschmerzen, psychogene 163
Nasennebenhöhlen
- Entzündungen, Differentialdiagnose 43
- - Druckschmerzhaftigkeit 1
- Röntgenuntersuchung 11
Nasensekretion, Cluster-Kopfschmerz 139
Nativ-Röntgenaufnahmen
- Hämatom, epidurales 120
- Tumoren, spinale 74
Neologismen, Alzheimer-Krankheit 112
Neoplasien
- s. a. unter Malignom... bzw. Tumoren
- Krampfanfälle, zerebrale 49
Neozerebellum 21
Nerven
- s. a. Nervus(-i)
- periphere, Innervationsgebiete 4
- - Sensibilitätsstörungen 16
Nervenaustrittspunkte, druckschmerzhafte, Hirndruck, erhöhter 22
Nervenbiopsie 13
Nervenblockade, Schmerztherapie 136
Nervendehnungszeichen 5
- Meningitis, eitrige 79
Nervenerregbarkeitstest, Fazialisparese 168
Nervenläsionen
- s. unter den einzelnen Eigennamen
- periphere 165-175
- - Allodynie 142
- - Antiphlogistika 166
- - Differentialdiagnose 160
- - Hyperpathie 142
- - Neuropathie 166
- - Reflexdystrophie, sympathische 142
- - Schmerzen 142
- - Therapie 166
- - Trigeminusneuralgie 140
Nervenleitgeschwindigkeit (NLG) 7
Nervenschädigung, axonale 8
Nervenscheiden, Tumoren 63
Nervenstimulation, transkutane (TENS), Schmerztherapie 138
Nervensystem
- autonomes, Durchblutung, zerebrale 34
- peripheres, Erkrankungen 159-179
Nervenwurzelsyndrome
- lumbale 162
- radikuläre 159
- zervikale 160

Nervus(-i)
- abducens, Untersuchung 1
- accessorius 168
- - Untersuchung 3
- axillaris 169
- cutaneus femoris lateralis 173-174
- dorsalis scapulae 169
- facialis 166-168
- - Innervationsgebiete 167
- - Untersuchung 2
- femoralis 174
- glossopharyngeus, Untersuchung 2
- gluteus inferior/superior 174
- hypoglossus 168
- - Untersuchung 3
- intermedius, Untersuchung 2
- ischiadicus 175
- medianus 170-171
- musculocutaneus 169
- obturatorius 174
- oculomotorius 22
- - Untersuchung 1
- olfactorius, Untersuchung 1
- opticus 24
- - Untersuchung 1
- pectoralis lateralis 169
- - medialis 169
- peroneus 174-175
- radialis 169-170
- saphenus 174
- suprascapularis 169
- thoracicus longus 169
- thoracodorsalis 169
- tibialis 174
- trigeminus, Untersuchung 2
- trochlearis, Untersuchung 1
- ulnaris 172-173
- vagus, Untersuchung 2
- vestibularis, Untersuchung 2
- vestibulocochlearis, Untersuchung 2
Nervus(-i). subscapulares 169
Nesteln, Enzephalopathie, hepatische 151
Netzhautdegeneration, Ataxie, zerebelläre, autosomal-dominante 111
Neuralgie, Herpes zoster 84
Neurapraxie 166
neurasthenisches Syndrom, Enzephalopathie, nephrogene 152
Neurinom 63, **68-69**
- Rückenmarkstumoren, maligne 74
Neuritis
- Frühsommermeningoenzephalitis 86
- nervi optici, Zoster ophthalmicus 84
- vestibularis 130
neurochirurgische Therapie, Tumorschmerzen 144
Neurofibromatose 191
- Rückenmarkstumoren, maligne 74

Neurofibrome 191
neurokutane Syndrome 191
Neuroleptika
- Schmerztherapie 136
- Überdosierung 156
neurologische Defizite
- Angiome, arteriovenöse 45
- Arteriitis temporalis 186
- fokale, Enzephalitis 82
neurologische Diagnostik 1-13
neurologische Symptome
- Quecksilbervergiftung 154
- Wilson-Syndrom 150
Neurolues 90
Neurolyse, Schmerztherapie 136
Neurome
- tastbare 142
- traumatische, Trigeminusneuralgie 140
neuromuskuläre Übererregbarkeit 128
Neuromyelitis optica 100
Neurone
- dopaminhaltige 103
- GABAerge, inhibitorische 106
- thalamokortikale 103
neuroophthalmologische Syndrome 24-26
neurootologische Syndrome 26-27
Neuropathie
- HIV-Infektion 88
- motorisch-sensible, hereditäre 175, 178
- Nervenläsionen, periphere 166
neuropathische Schmerzen, tumorbedingte 144
neuropsychologische Syndrome 27-29
- Hirntrauma 122
- Porphyrie, intermittierende, akute 149
neuroradiologische Untersuchung 11
Neurotmesis 166
Nickanfall 53
- Lennox-Gastaut-Syndrom 53
Nierenfunktionsstörungen, Wilson-Syndrom 150
Niereninsuffizienz 151-152
Nierenversagen, akutes 151
- Enzephalopathie 152
Ninhydrintest 6
Nitrate, Kopfschmerzen 142
NLG s. Nervenleitgeschwindigkeit
Nodulus 21
Noradrenalin, Schmerzen 133
Norepinephrin, Enzephalopathie, hepatische 151
Nucleus
- cuneatus 18
- gracilis 18
- pulposus 159
nukleäre Atrophien 108
Null-Linien-EEG, Hirntod 123
Nystagmus 1-2, 21-22, 26
- Akustikusneurinom 68
- angeborener 26

Nystagmus
- Benzodiazepinüberdosierung 156
- Commotio cerebri 118
- dissoziierter 27
- Frenzel-Brille 26
- horizontaler, Syringobulbie 192
- Horner-Syndrom 18
- lageabhängiger, Kleinhirninfarkt 36
- optokinetischer 26
- paretischer 27
- pathologischer 26–27
- periodisch alternierender 27
- physiologischer 26
- retractorius 27
- rotierender, Lagerungsschwindel, paroxysmaler 130
- vestibulärer 26
- – vertebrobasiläre Insuffizienz 36
- Wilson-Syndrom 150

O
Oberflächensensibilität
- Polyneuropathie, diabetische 177
- – hereditäre 178
Oberlid, herabhängendes 2
Oberlippenfurunkel, Sinusthrombose, septische 44
Obstipation, Parkinson-Krankheit 104
Obturatoriuslähmung 174
Ödem
- perifokales, Hirnblutung 39
- posttraumatisches 142
Ohr, Druckgefühl, Menière-Syndrom 131
Ohrmuschel, Sensibilität, Prüfung 2
Okklusionshydrozephalus 190
- s. a. Hydrozephalus
- Ependymom 67
- Hirnstammtumoren 64
- Medulloblastom 68
- Meningitis, tuberkulöse 80
okulokardialer Reflex 23
Okulomotoriuslähmung 25–26
- Hämatom, epidurales 120
- Hirngefäßaneurysma 42
- komplette 25
- Meningitis, tuberkulöse 80
- Migräne 139
Okulomotoriusläsion 18
okulozephaler Reflex 23
Okzipitalisneuralgie 142
Okzipitallappen
- Hirntumoren 64
- Meningeom 69
Olfaktoriusmeningeom 69
- Optikusatrophie 63
Olfaktoriusrinne, Meningeome 69
Oligodendrogliome 63, **67**
oligoklonale Banden, Liquor 10
olivopontozerebelläre Atrophie 104–105
Oophoritis, Mumps 87
Operation, Hypophysentumoren 71
Ophthalmoplegia externa/interna 25

Ophthalmoplegie, internukleäre, Multiple Sklerose 98
Ophthalmoplegie, internukleäre 26
- Nystagmus 27
- vertebrobasiläre Insuffizienz 36
- Whipple-Syndrom 149
Opiate, Überdosierung 157
Opioid-Analgetika, Schmerztherapie 135
Opioide
- endogene 133
- Schmerztherapie 133, 135
- Stumpfschmerzen, nozizeptive 144
Opioidrezeptoren, Schmerztherapie 135
Opisthotonus
- Subarachnoidalblutung 42
- Tetanus 92
Oppenheim-Reflex 3
Optikusatrophie
- Friedreich-Ataxie 111
- Keilbeinmeningeom 69
- Neurolues 90
- Olfaktoriusmeningeom 63
- olivopont-zerebelläre Atrophie 105
Optikusgliome, Neurofibromatose 191
optische Sensationen, Grand-mal-Anfall 52
Orbicularis-oculi-Reflex 8, 23
- Fazialisparese 168
Orbitopathie, endokrine 185
Orchitis, Mumps 87
Orientierungsstörungen, Alzheimer-Krankheit 112
Orthostase 6
orthostatische Beschwerden, Parkinson-Krankheit 104
Osmodiuretika, Hirnödem, vasogenes 43
Osteochondrose, Bandscheibenvorfall 159
Osteophyten
- Bandscheibendegeneration 161
- Bandscheibenvorfall 159
Otitis media
- Fazialisparese 166
- Masern 87
- Meningitis, eitrige 78
- Sinusthrombose, septische 44
Otol(iquor)rhö, Schädelbasisfraktur 117
Otolithenpfropf, Lagerungsschwindel 130

P
Pachygyrie 190
Pachymikrogyrie 189
Pallästhesie 5
palmare Fibrose, Reflexdystrophie, sympathische (SRD) 143
Panarteriitis nodosa 33
- Vaskulopathie 175
Panenzephalitis, sklerosierende, subakute 93–94
- Masern 87

Pankreatitis, Mumps 87
Paraballismus 108
Paracetamol
- Kopfschmerzen, analgetika-induzierte 140
- Schmerztherapie 135
Parästhesien 5, 16–18, 147
- Angiome, arteriovenöse, spinale 47
- Bandscheibenvorfall, lumbaler 162
- Claudicatio spinalis 163
- Halluzinogene 157
- Karpaltunnelsyndrom 172
- Meralgia paraesthetica 173
- Neurolues 90
- Polyneuropathie 176
- – hereditäre 178
- – nephrogene 152
- Quecksilbervergiftung 154
- Spinalerkrankung, funikuläre 148
- Tarsaltunnelsyndrom 174
- Thalliumvergiftung 155
Paragrammatismus 28
Paralyse 15
- Polyneuropathie, diabetische 177
- progressive, Neurolues 90
Paramyotonia congenita Eulenberg 182
paraneoplastische Syndrome 147
- Dermatomyositis 185
- Polyneuropathie 175
Paraparesen 16
- Angiome, arteriovenöse, spinale 47
- Basilarismigräne 139
- Beugesynergien 16
- Differentialdiagnose 109
- spastische, Myelopathie, zervikale 161
- – Syringomyelie 192
- Spinalis-anterior-Syndrom 46
- Strecksynergien 16
Paraphasien 28
Paraplegie
- spastische 46
- Spinalis-anterior-Syndrom 46
Parapraxie 28
Paraspastik
- Lateralsklerose, amyotrophe 110
- Spinalparalyse, spastische 109
Paresen 15
- s. a. Lähmungen
- Bandscheibenvorfall, zervikaler 160
- Enzephalitis 82
- Frühsommermeningoenzephalitis 85
- Jakob-Creutzfeldt-Krankheit 93
- Keilbeinmeningeom 69
- kortikale 16
- Meningeom 69
- Meningitis, eitrige 79
- – lymphozytäre, akute 77
- Polyneuropathie, diabetische 177
- Porphyrie, intermittierende, akute 149

Paresen
- Querschnittssyndrome 124
- schlaffe, Bandscheibenvorfall 159
- – Syringobulbie 192
- Schulteramyotrophie, neuralgische 164
- spastische, Spinalerkrankung, funikuläre 148
- – tuberöse Sklerose 191
- Tarsaltunnelsyndrom 174
- Thalliumvergiftung 155
- vertebrobasiläre Insuffizienz 36
- zentrale, Hirn-/Sinusvenenthrombose 44
- – Multiple Sklerose 98
Parietallappen, Meningeom 69
Parinaud-Syndrom 26
- Pinealistumoren 68
Parkinson plus 103
- Differentialdiagnose 114
Parkinson-Syndrom 64, 103
- akinetisches 113
- akinetisch-rigides, Wilson-Syndrom 150
- Anticholinergika 105
- Bromocriptin 105
- Decarboxylasehemmer 105
- Deprenyl 105
- Diagnose 104
- Differentialdiagnose 104, 114
- L-Dopa 105
- L-Dopa-Test, probatorischer 104
- Dystonie 107
- Extremitäten, Schmerzen 103
- Hyperkinese 20
- ischämische Läsionen 105
- Kohlenmonoxidvergiftung 155
- Manganvergiftung 154
- medikamentös induzierte 105
- Neuroleptikaüberdosierung 156
- postenzephalitisches 105
- Prävalenz 103
- Subthalamotomie, stereotaktische 106
- Therapie 105
- – operative 106
- Tremor 21
Parkbanklähmung 166
Parotistumor, Fazialisparese 166
Parotitis, Enzephalitis 82
Partitallappen, Hirntumoren 64
Patellarklonus 3
Patellarsehnenreflex 3
- Nervenwurzelsyndrom, lumbales 162
Pentazocin, Schmerztherapie 135
Pentetrazol, Krampfanfälle, zerebrale 49
Penumbra 35
- Hyperglykämie 37
Periarthritis humeroscapularis 137
Periostschmerzen, tumorbedingte 144
Peroneuslähmung 174–175
- Bandsystem, fibulotalares, Ruptur 166
- Einschlafen des Beins 166

Perseveration, Alzheimer-Krankheit 112
Persönlichkeitsentdifferenzierung, Hirntrauma 122
PET (Positronen-Emissions-Tomographie) 11
- Epilepsie 51
Pethidin, Schmerztherapie 135
Petit-mal-Absence, EEG 56
Pfötchenstellung, Tetanie 128
Phänomen der Krokodilstränen 168
Phakomatosen 191
- Krampfanfälle, zerebrale 49
Phalen-Test, Karpaltunnelsyndrom 172
Phantomschmerzen 19, 144
Pharyngitis, Mononukleose, infektiöse 85
Phenytoin
- Trigeminusneuralgie 141
- Überdosierung 156
Phlegmone, Differentialdiagnose 143
Phrenikusparese nach Plexusblockade 137
physikalische Therapie
- Reflexdystrophie, sympathische 143
- Schmerzen 137–138
- Spannungskopfschmerz 140
Pick-Krankheit 112–113
Pickwick-Syndrom 129
Pick-Zellen 113
Pigmentanomalien
- Arsenvergiftung 155
- Dermatomyositis 186
- tuberöse Sklerose 191
Pillendrehen 21
Pilzmeningitis 81
- Differentialdiagnose 80
Pinealistumoren 63, **68**
- Shunt, ventrikuloatrialer 68
Pinealoblastom 63, 68
Pinealozytom 63, 68
Plaques
- Alzheimer-Krankheit 112
- Multiple Sklerose 97
Plasmodium falciparum 91
Plasmozytom 84
Plegie 15
Plexus
- brachialis 164–165
- – s. a. Armplexus
- lumbalis, Sensibilitätsstörungen 165
- lumbosacralis 165
- sacralis, Sensibilitätsstörungen 165
- Sensibilitätsstörungen 17
Plexusblockade, Schmerztherapie 137
Plexus-coeliacus-Blockade, Schmerztherapie 137
Plexuserkrankungen 164–165
Plexuslähmungen 164
- Differentialdiagnose 160
- mittlere 164

Plexuslähmungen
- obere 164
- – Differentialdiagnose 165
- untere 164
- – Kompressionssyndrom 164
Plexuspapillom 63, 67–68
- Blutungen 68
- Differentialdiagnose 67
- gutartiges 67
- Hydrozephalus 68
- Liquorpapillom 68
- malignes 67
PNP s. Polyneuropathie
Poliomyelitis 87–88
- Meningitis 88
Polymyalgia rheumatica 33, 186
- Arterienbiopsie 13
- Arteriitis temporalis 142
Polymyositis 185–186
Polyneuritis 175
- cranialis 176, 178
Polyneuropathie 175–179
- alkoholische 154, 177
- Arsenvergiftung 155
- Blausäurevergiftung 155
- Bleivergiftung 154
- diabetische 176–177
- Diagnostik 176
- hereditäre 178
- motorische, chronische, Differentialdiagnose 110
- nephrogene 152
- Niereninsuffizienz 151
- paraneoplastische 147, 176
- Porphyrie, intermittierende, akute 149
- Spinalerkrankung, funikuläre 148
- Thalliumvergiftung 155
- Vitamin-B$_1$-Mangel 177
Polyradikuloneuritis 175
- Bannwarth, Lyme-Borreliose 89
Polyzythämie, Hyperviskosität 34
Pompe-Krankheit, Myopathie 184
pontines Syndrom 22
Porphyrie
- alkoholtoxische 152
- hepatische, akute 149
- intermittierende, akute 149
Positronen-Emissions-Tomographie s. PET
Postdiskektomie-Syndrom, Derivation 137
postkommotionelles Syndrom 118
Postpoliosyndrom 88
postpunktionelles Syndrom, Liquorpunktion 10
postthrombotisches Syndrom 137
Potentiale, somatosensibel evozierte s. SSEP
Presbyakusis 27
Prickeln, Polyneuropathie 176
PRIND (prolongiertes reversibles ischämisches neurologisches Defizit) 31
Pringle-Bourneville-Syndrom 191
Prion 93
Prion-ähnliches Protein 93

Prionenerkrankungen, Parkinson-Krankheit 103
PRL (Prolaktin) 70
Probeinjektion, Grenzstrang, lumbaler 137
progressive stroke 31
Projektionsschmerz 19
Prolaktin (PRL) 70
Prolaktinom 71
prolongiertes reversibles ischämisches neurologisches Defizit (PRIND) 31
Pronationsstellung 4
Propionsäure-Derivate, Schmerztherapie 136
Prostaglandine
– Schmerzen 133
– – tumorbedingte 144
Prostatakarzinom, Rückenmarktumoren, extramedulläre 74
Protein-S/C-Mangel 34
Prozeßepilepsie 50
Pseudobulbärparalyse 168
Pseudostrabismus 25
Pseudotumor cerebri 65
psychische Dauerfolgen, Hirntraumen 122
psychische Störungen
– Anfallsleiden 59
– Cannabisüberdosierung 157
– Enzephalopathie, hepatische 151
– Frühsommermeningoenzephalitis 85
– Multiple Sklerose 98
– Spinalerkrankung, funikuläre 148
– Wilson-Syndrom 150
psychischer (psychiatrischer) Befund 6
psychogener Anfall 127
psychologische Verfahren, Schmerztherapie 138
psychomotorische Störungen, Enzephalopathie, hepatische 151
Psychopharmaka
– Thalamusschmerz 144
– Überdosierung, Demenz 114
psychophysiologische Verfahren, Schmerzen 138
Psychosen
– Differentialdiagnose 82
– Enzephalitis 82
– exogene, Herdenzephalitis 94
– – Porphyrie, intermittierende, akute 149
– – Spinalerkrankung, funikuläre 148
– – Thalliumvergiftung 155
– – traumatische, Contusio cerebri 119
Psychostimulanzien, Narkolepsie 129
psychotische Episoden, Halluzinogene 157
PTA (perkutane transluminale Angioplastie), Hirninfarkt 39
Ptosis 2, 25, 147
– Alkoholembryopathie 189

Ptosis
– Dystrophia myotonica Curschmann-Steinert 182
– Horner-Syndrom 1–2
– Myasthenia gravis 187
Pubertas praecox, Pinealistumoren 68
Pulskurve
– A. carotis communis 13
– Karotiden 13
Pupillenanomalien
– Neurolues 90
– Polyneuropathie, diabetische 177
Pupillenerweiterung s. Mydriasis
Pupillengröße 1
Pupillenmotorik, Störungen 25
Pupillenreaktion 2
Pupillenreflex 23
Pupillenstarre
– absolute 25
– amaurotische 25
– Grand-mal-Anfall 52
– Keilbeinmeningeom 69
– reflektorische 25
Pupillotonie 25
Purpura, thrombotische, thrombozytopenische (Moschkowitz) 33
Pyknolepsie 53
– Prognose 61
Pyramidenbahn, Verlauf 17
Pyramidenbahnschädigung
– s. a. Lähmung, zentrale
– Myelinolyse 153
– Spinalerkrankung, funikuläre 148
Pyramidenbahnzeichen
– Antidepressiva, trizyklische, Überdosierung 156
– Diphenhydraminüberdosierung 156
– Friedreich-Ataxie 111
– Multiple Sklerose 98
– Opiatüberdosierung 157
– Parkinson-Krankheit 103
– Pinealistumoren 68
– Spinalparalyse, spastische 109
– Syringomyelie 192
– Trömner-Reflex 3
Pyramidenseitenstrang 29
Pyramidenvorderstrang 29
Pyrazolonderivate
– Kopfschmerzen, analgetika-induzierte 140
– Schmerztherapie 135

Q
Quadrantenausfall 25
Quadrantenschmerz 19
Quecksilbervergiftung 154
Querschnittslähmung
– akute 73
– komplette 124
Querschnittsmyelitis, Herpes zoster 84
Querschnittssyndrom 29–30, 124
– Angiome, arteriovenöse, spinale 47
– Hirntumoren 73

Querschnittssyndrom
– thorakales 30
– zervikales 30

R
Radialislähmung 169–170
– Humerusschaftfraktur 166
– mittlere 169–170
– – Fallhand 170
– obere 169–170
– Prüfung 173
– untere 169
Radiatio-optica-Läsion 24
radikuläre Syndrome 159–164
– Nervenwurzelkompression 159
– spondylogene 159
Radiusperiostreflex 3
Rathke-Tasche 71
Rauchen, Hirninfarkt 34
Rausch
– einfacher 152–153
– komplizierter 152–153
– pathologischer 153
Raynaud-Phänomen
– Dermatomyositis 185
– Polymyositis 185
Reboundphänomen 22
von Recklinghausen Krankheit 191
– Rückenmarkstumoren, maligne 74
recurring utterances 28
Reflexabschwächung
– Bandscheibenvorfall 159
– Enzephalopathie, nephrogene 152
Reflexantwort, Ermüdung 3
Reflexblase 124
Reflexdystrophie, sympathische (SRD) 19, 142–143
– Gesichtsschmerzen, atypische 141
– Nervenläsion 141
– periphere 142
Reflex(e) 3
– s. a. unter den einzelnen Reflexen
– Bandscheibenvorfall, lumbaler 162
– Barbituratüberdosierung 156
– Benzodiazepinüberdosierung 156
– Bewußtlose 6
– Diphenhydraminüberdosierung 156
– Fremdreflexe 3
– gesteigerte, Kloni 3
– Habituation 3
– Halluzinogene 157
– Korneareflex 2
– Masseter-Eigenreflex 2
– Muskeleigenreflexe 3
– okulokardialer 23
– okulozephaler 23
– Opiatüberdosierung 157
– pathologische 3
– – Lähmung, periphere 15
– – zentrale 15
– – Lateralsklerose, amyotrophe 110

Register

Reflex(e)
- spinale, Tetanie 128
- spinoziliarer 23
- Trömner-Reflex 3
- Untersuchungen, elektrophysiologische 8
- vestibulookulärer 8, 23
- Würgereflex 2
Reflexsteigerung, Enzephalopathie, nephrogene 152
Regio calcarina 24
Regionalanästhesie, Schmerztherapie 137
Rehabilitation, Hirninfarkt 39
Reizmeningitis 78
Reizsymptome
- peripher-neurologische, Porphyrie, intermittierende, akute 149
- Polyneuropathie 176
- vestibuläre, Akustikusneurinom 68
Rekurrensparese 2
- nach Plexusblockade 137
Renshaw-Hemmung, rekurrente, Tetanus 92
Residualepilepsie 49, **50**
Retrobulbärneuritis, Multiple Sklerose 98
retrokochleäre Schäden 27
Reye-Johnson-Syndrom 151
Reye-Syndrom, Enzephalopathie, hepatische 150
β-Rezeptorenblocker, Migräne 139
Rezeptorschmerz 18
Rezidivblutung, subarachnoidale 42
Rhabdomyome, tuberöse Sklerose 191
Rhachischisis 192
Rhese-Aufnahme 11
Rhino(liquor)rhö
- Meningitis, eitrige 78
- Schädelbasisfraktur 117
Rickettsia prowazekii 89
Riesenpotentiale, Lateralsklerose, amyotrophe 110
Riesenzellarteriitis 33, 142
Rigor 21
- Dopa-Entzugssyndrom 105
- Enzephalopathie, hepatische 151
- Jakob-Creutzfeldt-Krankheit 93
- Parkinson-Krankheit 104
- Zahnradphänomen 21
Rinderwahnsinn 93
- s. a. Jakob-Creutzfeldt-Krankheit
Rinne-Versuch 2, 27
Risus sardonicus, Tetanus 92
Robertson-Phänomen
- Neurolues 90
- Pupillenstarre, reflektorische 25
Röntgenuntersuchung
- Aufnahme nach Rhese 11
- - nach Schüller 11
- - nach Stenvers 11
- - Akustikusneurinom 69
- Hirntumoren 64
- Nasennebenhöhlen 11
- Schädel 11

Röntgenuntersuchung
- Wirbelsäule 11
Rötelnembryopathie 189
Rolando-Epilepsie 58
Romberg-Versuch 4, 21
Rückenmark
- Bahnen, auf- und absteigende 29
- - Funktionen 30
- Fehlbildungen 192
- Hinterstränge, Sensibilitätsstörungen 17
- Ischämien 46
Rückenmarksarterien 45
Rückenmarkstumoren 100
- extramedulläre, Differentialdiagnose 110
Rückenmarksverletzungen 123–124
Rückenschmerzen 178
- s. a. Kreuzschmerzen
- Akupunktur 137
- psychogene 163
- Stiff-man-Syndrom 183
Rückstoß-Phänomen 5
Ruhetremor 21
Rumpfataxie 21
Rundschädel 190

S
SAB s. Subarachnoidalblutung
Saccotomie, Menière-Syndrom 131
SAE (subkortikale arteriosklerotische Enzephalopathie) 33, 113
Sakralisation, Bandscheibenvorfall, lumbaler 161
Sakroileitis 163
Salaam-Anfall s. Blitz(-Nick-Salaam)-Krämpfe
Salbengesicht, Parkinson-Krankheit 104
Sanduhrgeschwulst, Rückenmarkstumoren, maligne 74
Saphenuslähmung 174
Sarkoidose
- Differentialdiagnose 80
- Meningitis 77
Schädel
- Impressionsfraktur 117
- Röntgenuntersuchung 11
Schädelbasisfraktur 117
- Fazialisparese 166
- Hirntrauma 122
- Meningitis, eitrige 78
Schädelbasistumor, Okulomotoriuslähmung 26
Schädel-Hirn-Trauma 117
- Anfälle, fokale 58
- Differentialdiagnose 114
- Dystonie 107
- Gelegenheitsanfälle 59
- Glasgow-Koma-Skala (GCS) 118
- Grand-mal-Status 52
- Krampfanfälle, zerebrale 49
- Meningitis, eitrige 78
- offenes 117
Schädelprellung 117
- Kopfschmerzen 142

Schädelverletzungen 117
Schalleitungsstörungen 27
Schallempfindungsstörung 27
- Innenohrschwerhörigkeit 2
Schaukelnystagmus 27
Schellong-Test 6
Schielen 25
- s. a. Strabismus
Schilling-Test, Spinalerkrankung, funikuläre 100
Schirmer-Test 2
Schlafapnoe-Syndrom 129
Schlafbedürfnis, abnorm starkes 129
Schlaf-Grand-mal 52
- Carbamazepin 60
Schlafkrankheit 90–91
Schlaflähmungen 129
- Alpträume 129
Schlafstörungen
- Enzephalopathie, hepatische 151
- - nephrogene 152
- Thalliumvergiftung 155
Schlaganfall 31
- Angiome, arteriovenöse 45
- Differentialdiagnose 82
Schleudertrauma, Halswirbelsäule 124
Schluckauf s. Singultus
Schluckstörungen 147
- Ataxie, zerebelläre, idiopathische 111
- Bulbärparalyse, progressive 109
- Diphenhydraminüberdosierung 156
- Hypoglossusparese 168
- Myasthenia gravis 187
Schmerzempfindungen 5, 16, 18
- Bahnensysteme 134
- Polyneuropathie, diabetische 177
Schmerzen 5
- s. a. Tumorschmerzen
- Aδ-Fasern 133
- Afferenzen, nozizeptive 133
- akute 133
- Anamnese 135
- autogenes Training 138
- Bandscheibenvorfall 159
- Bradykinine 133
- brennende, Meralgia paraesthetica 173
- - Syringomyelie 192
- C-Fasern 133
- chronische 133
- Definitionen 133
- Diagnose 135
- Dopamin 133
- Karpaltunnelsyndrom 172
- Leukotriene 133
- Muskelrelaxation, progressive 138
- Nervenläsion, periphere 142
- neuralgische 19
- Noradrenalin 133
- Opioide 133
- Pathophysiologie 133–134
- Physiologie 133–134
- Polymyalgia rheumatica 186

Schmerzen
- Polyneuropathie 176
- – hereditäre 178
- Porphyrie, intermittierende, akute 149
- Prostaglandine 133
- psychophysiologische Verfahren 138
- radikuläre, Angiome, arteriovenöse, spinale 47
- – Bandscheibenvorfall, lumbaler 162
- – Spinalis-anterior-Syndrom 46
- Serotonin 133
- Skala, verbale 135
- SSEP 135
- Untersuchung, körperliche 135
- vegetative 19
- Verhaltenstherapie 138
- vertebrobasiläre Insuffizienz 35
- zentrale 143–144
Schmerzformen 18–19
Schmerzhemmung 133
Schmerzreaktion, Hirntod 123
Schmerzreize, Bewußtlose 6
Schmerzsyndrome 133–145
- ausgewählte 142–145
- zentrale 19
Schmerztherapie 135–138
- Acetylsalicylsäure 135
- adjuvante 136
- Akupunktur 137
- Analgetika 135
- Antidepressiva, trizyklische 136
- Blutegel 137
- Buprenorphin 135
- Carbamazepin 136
- Clonidin 136
- Codein 135
- diaphoretische 137
- Enkephaline 135
- Epiduralanästhesie 137
- Fentanyl 135
- Ganglion-stellatum-Blockade 137
- Glukokortikoide 136
- Ibuprofen 136
- Kalzitonin 136
- Kryoanalgesie 136
- Levomethadon 135
- Lokalanästhesie 136–137
- medikamentöse 135–136
- Metamizol 135
- Muskelrelaxanzien, zentrale 136
- Nervenblockade 136
- Nervenstimulation, transkutane 138
- Neuroleptika 136
- Neurolyse 136
- Opioid-Analgetika 135
- Opioide 135
- Opioidrezeptoren 135
- Paracetamol 135
- Pentazocin 135
- Pethidin 135
- physikalische Verfahren 137
- Physiotherapie 138
- Plexusblockaden 137

Schmerztherapie
- Propionsäure-Derivate 136
- psychologische Verfahren 138
- Pyrazol-Derivate 135
- Regionalanästhesie 137
- Schmerztherapeutika, adjuvante 136
- Somatostatin 136
- Spinalanästhesie 137
- Sympathikusblockade 137
- Tramadol 135
- Tranquilizer 136
- Triggerpunktinfiltration 136
Schmetterlingsgliom 65
Schock, spinaler 124
Schriftproben 5
Schröpfverfahren 137
Schüller-Aufnahme 11
Schulteramyotrophie, neuralgische 164
Schulteramyotrophie, neuralgische
- Kortikoide 165
- Neuropathie 176
Schulterblatt, herabhängendes, Akzessoriuslähmung 168
Schwangerschaftschorea 106
Schwangerschaftsfettleber, Enzephalopathie, hepatische 150
Schwankschwindel 26
Schwannome 68
Schwarzwerden vor den Augen s. Synkope
Schwefelwasserstoffvergiftung 155
Schweißsekretion, Syringomyelie 192
Schwerhörigkeit
- einseitige, Akustikusneurinom 68
- Schädelbasisfraktur 117
Schwerpunktpolyneuropathie 176
Schwindel 26, 129
- Basilarismigräne 139
- Carbamazepinüberdosierung 156
- Commotio cerebri 118
- extravestibulärer 26
- Hirngefäßaneurysma 42
- Kleinhirninfarkt 36
- peripher-vestibulärer 129
- Phenytoinüberdosierung 156
- phobischer 131
- Rausch, einfacher 153
- systematischer 26
- unsystematischer 26
- Valproinsäureüberdosierung 157
- vertebrobasiläre Insuffizienz 35–36
- vestibulärer 26
- zentral-vestibulärer 130
Schwitzen
- abnormes 6
- thermoregulatorisches 104
Schwurhand 171
Seborrhö, Parkinson-Krankheit 104
See-saw-Nystagmus 27
Sehbahn 24
Sehnervenkreuzung, Schädigung 25
Sehschärfe, Untersuchung 1

Sehschärfenminderung
- Leukenzephalopathie, multifokale, progressive 93
- plötzliche 24
Sehstörungen
- Diphenhydraminüberdosierung 156
- Hirntrauma 122
- Malaria tropica 91
- Myopathie 184
Seiltänzergang 4
Sensibilität
- epikritische 16
- protopathische 16, 18
- Untersuchung 2, 5–6
Sensibilitätsstörungen 16–18
- A.-cerebri-posterior-Verschluß 35
- Ausprägungen 16
- Bandscheibenvorfall 159
- – zervikaler 160
- Capsula interna 18
- Contusio cerebri 119
- dissoziierte 18, 30
- – Spinalis-anterior-Syndrom 46
- epikritische 17
- Gyrus postcentralis 18
- halbseitige, Migräne 139
- Hinterwurzel 17
- Hirnstamm 18
- Höhenlokalisation 16–18
- Karpaltunnelsyndrom 172
- Keilbeinmeningeom 69
- kontralaterale, Jackson-Anfälle 18
- Kortex 18
- Medianuslähmung, distale 170
- Multiple Sklerose 98
- Muskelatrophie, spinale 108
- Nerven, periphere 16
- Partietallappentumoren 64
- Peroneuslähmung 175
- Plexus 17
- – lumbalis 165
- – sacralis 165
- Polyneuropathie 176
- – diabetische 177
- Radialislähmung, untere 169
- Rückenmark, Hinterstränge 17
- Schlafkrankheit 91
- Syringomyelie 192
- Thalamus 18
- Tractus spinothalamicus 18
- Whipple-Syndrom 149
sensible Versorgungsgebiete, Haut 4
Sequestrierung, Nucleus pulposus 159
Serotonin
- Enzephalopathie, hepatische 151
- Migräne 138
- Schmerzen 133
Serotoninantagonisten, Migräne 139
Serum-CPK, Muskeldystrophie, progressive 181
Serumfibrinogen, Hirninfarkt 34
sharp-waves, Elektroenzephalographie 8

Shunt-Operation
- Hirntumoren 65
- Medulloblastom 68
- ventrikuloatrialer, Pinealistumoren 68

Shy-Drager-Syndrom 104

Sichelzellanämie, Hyperviskosität 34

Single-Photon-Emissions-Computertomographie s. SPECT

Singultus
- Hirndruck, erhöhter 22
- Horner-Syndrom 18

Sinusitis, Meningitis, eitrige 78

Sinusvenenthrombose 37, 43–44
- Antikonvulsiva 44
- blande 43
- Differentialdiagnose 43–44, 82
- Kopfschmerzen 142
- septische 43–44
- Therapie 44
- Vollheparinisierung 44

SISI-(short-increment-sensitivity-index)Test 27

Skala, verbale, Schmerzen 135

Skalenussyndrom 164–165

Skaphozephalus 190

Sklerodermie, systemische 33

Sklerose
- konzentrische 100
- tuberöse, Krampfanfälle, zerebrale 49

Skoliose, Friedreich-Ataxie 111

Skotome
- s. a. Flimmerskotome
- Migräne 139

Slow-Viruserkrankungen, Parkinson-Krankheit 103

slow-waves, Elektroenzephalographie 8

Sneddon-Syndrom 33

somatosensibel evozierte Potentiale s. SSEP

Somatostatin, Schmerztherapie 136

Somnolenz 6
- Enzephalopathie, hepatische 151

Sonnenstich, Gelegenheitsanfälle 59

Sopor 6

Spätanfälle, Hirntrauma 122

Spätdyskinesien, Thalamusschmerz 144

Spätepilepsie 49

Spannungskopfschmerz 140

Spasmen, Tollwut 87

Spasmolytika, Kopfschmerzen, analgetika-induzierte 140

Spastik
- Klappmesserphänomen 16
- Multiple Sklerose 98

spastische Diplegie, Beine 189

SPECT (Single-Photon-Emissions-Computertomographie) 11
- Epilepsie 51
- Hirntumoren 64

Speichelfluß
- Fazialisparese 2, 167

Speichelfluß
- Grand-mal-Anfall 52
- Parkinson-Krankheit 104
- Thalliumvergiftung 155

Spina bifida 192

Spinalanästhesie, Schmerztherapie 137

spinale Syndrome 29–30

spinale Tumoren 72–74

Spinalerkrankung, funikuläre 100, 148–149
- Folsäuremangel 148
- Schilling-Test 100
- Vitamin-B$_{12}$-Mangel 100, 148

Spinalganglien, Herpes zoster 84

Spinalis-anterior-Syndrom 46

Spinalparalyse, spastische 109–110

spino-ponto-zerebelläre Atrophie 108–111

Spinozerebellum 21

spinoziliarer Reflex 23

Spirochäten 89

Spitzmund, Tetanie 128

Splenomegalie, Mononukleose, infektiöse 85

Spondylarthritis, ankylosierende, Bechterew-Krankheit 163

Spondylitis, thorakolumbale 163

Spondylolisthesis, Bandscheibenvorfall, lumbaler 161

Spondylolyse, Bandscheibenvorfall, lumbaler 161

Spondylose
- Bandscheibendegeneration 161
- Bandscheibenvorfall 159
- Deprivation 137

sponginöse Dystrophie, Vitamin-B$_{12}$-Mangel 148

Spontanatmung, Hirntod 123

Spontannystagmus
- horizontaler 26
- – Menière-Syndrom 131
- – Neuritis vestibularis 130
- rotierender 27
- vertikaler 27
- vestibulärer 26

Sprachantriebsstörung, A.-cerebri-anterior-Verschluß 35

Sprachautomatismen 28

Sprachdominanz, Hemisphären 28

Sprache
- skandierende 21–22
- – Dystrophia myotonica Curschmann-Steinert 182
- – Wilson-Syndrom 150

Sprachproben 5

Sprachstörungen
- Benzodiazepinüberdosierung 156
- Diphenhydraminüberdosierung 156
- Hämatom, subdurales 121
- Hypoglossusparese 168
- Migräne 139
- Pick-Krankheit 113
- zentrale 28

Sprachverständnisstörung 28

Sprechstörungen
- artikulatorische, Enzephalopathie, hepatische 151
- Bulbärparalyse, progressive 109
- Horner-Syndrom 18
- Rolando-Epilepsie 58

SRD s. Reflexdystrophie, sympathische

SSEP (somatosensibel evozierte Potentiale) 135
- Multiple Sklerose 98
- Schmerzen 135

SSP 9, 135

SSPE s. Panenzephalitis, subakute, sklerosierende

Stammganglien 20
- Hirntumoren 64

Standataxie 21
- Kleinhirninfarkt 36

Standbild 4

Standunsicherheit 5

Status psychomotoricus 58

Stauungspapille, Hirndruck, erhöhter 22

Steele-Richardson-Olszewski-Syndrom 104
- Differentialdiagnose 104, 114

Steifheit, Myopathie 185

Stenvers-Aufnahme 11
- Akustikusneurinom 69

Steppergang, Peroneuslähmung 175

Steroide
- Cluster-Kopfschmerz 139
- Hirntumoren 65
- Reflexdystrophie, sympathische 143

Stiff-man-Syndrom 182–183

Stirnhirnsyndrom 65, 69

Stirnhirntumoren 63

Stirnkopfschmerzen, Kraniopharyngeom 71

Stoffwechselstörungen
- Demenz 114
- Krampfanfälle, zerebrale 49
- mitochondriale 184

Strabismus
- s. a. Schielen
- concomitans 25
- paralyticus 25

Strahlentherapie, Hirntumoren 65

Streckkrämpfe, Tetanus 92

Strecksynergien, Paraparese 16

Streß, Herpesenzephalitis 83

striato-pallido-thalamische Schleife 107

stroke s. Schlaganfall

Stuhlabgang, Krampfanfall, zerebraler 127

Stumpfschmerzen 144

Stupor
- Benzodiazepinüberdosierung 156
- Reye-Johnson-Syndrom 151

Sturge-Weber-Syndrom 191

Sturz, einfacher 127

Sturzanfall, Lennox-Gastaut-Syndrom 53

Subarachnoidalblutung 41–43
- Aneurysmaruptur 41
- Angiome, arteriovenöse 45
- Differentialdiagnose 41, 43, 79
- Gradeinteilung 42
- Hydrocephalus communicans 42
- Hydrozephalus 190
- Klinik 42
- Komplikationen 42, 79
- Kopfschmerzen 142
- Liquorpunktion 10, 42
- Rezidivblutung 42
- spinale 46
- Therapie 43
- Vasospasmen 42
Subclavian-steal-Syndrom 36
subkortikale arteriosklerotische Enzephalopathie (SAE) 33
Subthalamotomie, Dystonie 108
Sudeck-Dystrophie 142
Suffusionen, retroaurikuläre, Schädelbasisfraktur 117
Sulcus-Ulnaris-Syndrom 173
Sumatriptan, Migräne 139
Supinationsstellung 4
Supinatorsyndrom 169–170
Sweet-Thermokoagulation, Ganglion Gasseri 141
Sympathikolytika, Reflexdystrophie, sympathische 143
Sympathikusblockade
- Kausalgie 142
- Reflexdystrophie, sympathische 143
- Schmerztherapie 137
Syndrom
- des engen Spinalkanals 163
- des Ulnartunnels 173
Synkope 26, 59, 127–128
- Differentialdiagnose 127
- kardiogene 127
- pressorisch-reflektorische 127
- reflektorische 127
Syringobulbie 192
Syringomyelie 30, 192
- Herpes zoster 84
Systemdegeneration, ZNS 108
Systemdegenerationen 104
- ZNS 109–111

T
Tabak-Alkohol-Amblyopie 153
Tabes dorsalis 90
Tachykardie, Grand-mal-Anfall 52
Taenia solium, Myopathie 185
Tagesschläfrigkeit, Narkolepsie 129
Takayasu-Syndrom 33
Tarsaltunnelsyndrom 174
Tastempfindung 16, 18
Tastsinn 16, 18
Taubheit, Ataxie, zerebelläre, autosomal-dominante 111
Taucherkrankheit 33
Teilnahmslosigkeit, Hirntrauma 122
Teleangiektasien
- Dermatomyositis 186
- kapilläre 45

Temperaturempfindung 5, 16, 18
- Polyneuropathie, diabetische 177
Temporallappen
- Hirntumoren 63
- Meningeom 69
Temporallappenanfälle 58
TENS (transkutane Nervenstimulation) 138
- Stumpfschmerzen, nozizeptive 144
Tensilontest, Myasthenia gravis 187
tension headache 140
Territorialinfarkt 33
- Demenz, vaskuläre 113
- Meningitis, tuberkulöse 80
Tetanie 59, 128
- Chvostek-Zeichen 128
- Gruppen 128
- Hyperventilation 128
- hypokalzämische 59, 128
- Lust-Zeichen 128
- manifeste 128
- normokalzämische 128
- Trousseau-Zeichen 128
Tetanospasmin 92
Tetanus 92
Tetraparese 16
- Hirnstammtumoren 64
- Kraniopharyngeom 71
- Myelinolyse 153
- vertebrobasiläre Insuffizienz 36
Tetraplegie
- Spinalis-anterior-Syndrom 46
- vertebrobasiläre Insuffizienz 36
Thalamotomie, Dystonie 108
Thalamus, Sensibilitätsstörungen 18
Thalamushand 19
Thalamusinfarkt 36
Thalamusschmerz 19, 143–144
Thalamussyndrom 19
Thalliumvergiftung 155
Thenaratrophie 109
- Medianuslähmung, distale 171
Thermästhesie 16
Thermhypästhesie 16
Thermhyperästhesie 16
Thermokoagulation nach Sweet, Ganglion Gasseri 141
Thiamin-Mangel, Wernicke-Korsakow-Syndrom 153
Thomsen-Myotonie 182
Thrombangitis obliterans 33
Thrombose, Hirnvenen 43
Thrombozytenfunktionsstörung, Hirninfarkt 34
Thymektomie, Myasthenia gravis 187
Thymom, Myasthenia gravis 187
Thymushyperplasie, Myasthenia gravis 187
thyreoideastimulierendes Hormon (TSH) 70
Thyreotoxikose, Myopathie 185
TIA (transitorische ischämische Attacke) 31
Tiaprid, Huntington-Krankheit 107
Tibialislähmung 174

Tibialis-posterior-Reflex 3, 174
- Nervenwurzelsyndrom, lumbales 162
Tic 21
- Differentialdiagnose 107
- douloureux 141
Tic douloureux 140
Tiefensensibilität 16
- Ausfall 18
- Polyneuropathie, hereditäre 178
- Thalamussyndrom 19
Tinnitus 59
- Akustikusneurinom 68
- Basilarismigräne 139
- Hirngefäßaneurysma 4e
- Menière-Syndrom 131
- vertebrobasiläre Insuffizienz 36
- Zoster oticus 84
Todd-Lähmung 56
Tollwut 87
Tolosa-Hunt-Syndrom 43
Tonsillitis, Mononukleose, infektiöse 85
Tonusverlust, affektiver 129
Torsionsdystonie 107
Torticollis spasmodicus (spasticus) 107
Toxoplasma gondii 91
Toxoplasmenenzephalitis, HIV-Infektion 89
Toxoplasmose 91–92
- Differentialdiagnose 72
- Myositis, fokale 185
TPHA-Test 90
Trachealreflex, Hirntod 123
Tractus
- corticonuclearis 17
- corticospinalis (pyramidalis) 17
- - anterior 29
- - lateralis 29
- opticus 24
- spinocerebellaris dorsalis 29
- - ventralis 29
- spinothalamicus 18
- - lateralis 29
- - Sensibilitätsstörungen 18
- - ventralis (anterior) 29
Tractus-opticus-Läsion 24
Tränensekretion
- Cluster-Kopfschmerz 139
- Fazialisparese 2, 167
Tramadol, Schmerztherapie 135
Tranquilizer
- Costen-Syndrom 141
- Schmerztherapie 136
transient global amnesia, vertebrobasiläre Insuffizienz 36
transitorische ischämische Attacke (TIA) 31
Transmitter, extrapyramidal-motorisches System 19
Tremor 21
- Amphetaminüberdosierung 157
- Carbamazepinüberdosierung 156
- Dialyseenzephalopathie-Syndrom 152
- Enzephalopathie, nephrogene 152

Tremor
- essentieller 105
- Halluzinogene 157
- Parkinson-Syndrom 21, 104
Trendelenburg-Zeichen, Gluteuslähmungen 174
Trichinella spiralis, Myopathie 185
Trigeminusausfälle, Akustikusneurinom 69
Trigeminusneuralgie 140–141
- Dekompression nach Janetta/Gardner 141
- Druckschmerzhaftigkeit 1
- Ganglion Gasseri, Thermokoagulation nach Sweet 141
Triggerpunkte, myofasziale, Schmerztherapie 136
Triggerpunktinfiltration, Schmerztherapie 136
α-Trinker 152
Trismus, Tetanus 92
Trizepssehnenreflex 3
- Nervenwurzelsyndrom, zervikales 160
- Plexuslähmung, mittlere/untere 164
Trochlearislähmung/-paresen 2, 26
Trömner-Reflex 3
- Nervenwurzelsyndrom, zervikales 160
- Plexuslähmung, untere 164
trophische Störungen
- Polyneuropathie, hereditäre 178
- Syringomyelie 192
tropische Erkrankungen 90–91
Trousseau-Zeichen, Tetanie 128
Trypanosoma
- brucei rhodesiense 91
- gambiense 91
Trypanosomiasis 91
TSH (thyreoideastimulierendes Hormon) 70
Tuberculum sellae, Meningeome 70
Tuberkulose 77
- Meningitis 77, **79–81**
tuberöse Sklerose 191
Tumoren
- extramedulläre 74
- infratentorielle 130
- intradurale 74
- intramedulläre 74
- Nervenscheide 63
- neuroepitheliale 63
- Schwindel 130
- spinale 72–74
- – Prognose 74
- – Therapie 74
- zerebrale 63–72
- – Differentialdiagnose 114
Tumorlokalisation, Hirntumoren 63
Tumorschmerzen 144
- s. a. Schmerzen
- Chordotomie 145
- Morphingabe, intrathekale 145
- neurochirurgische Therapie 144
- WHO-Stufenschema 136

Turmschädel 190
Turrizephalus 190

U
Überempfindlichkeitsreaktion, Migräne 138
Übertragungsschmerz 19
Übungsbehandlung, Neuritis, vestibularis 130
Ulnarislähmung/-parese 172–173
- Froment-Zeichen 173
Unterberger-Tretversuch 4
Untersuchung
- Bewußtlose 6
- internistische, orientierende 6
- klinische 1
- Kopf 1
- neuropsychologische 6
Urinabgang, Krampfanfall, zerebraler 127

V
Valproinsäure, Überdosierung 157
Varicella-Zoster-Virus 84
Vaskulitis 33
- Krampfanfälle, zerebrale 49
- medikamenteninduzierte 33
- nicht-klassifizierte 33
- Rückenmarkinfarkt 46
Vaskulopathie 175
- Demenz 114
Vasospasmen
- Prophylaxe 43
- Subarachnoidalblutung 42
vegetative Störungen 147
- Anfälle, fokale, komplexe 58
- Commotio cerebri 118
- Contusio cerebri 119
- Hämatom, intrazerebrales 122
- Parkinson-Krankheit 104
- Polyneuropathie 176
- – diabetische 177
- Porphyrie, intermittierende, akute 149
- Spinalerkrankung, funikuläre 148
- Untersuchung 6
Venenthrombose, tiefe, Differentialdiagnose 143
Ventrikulographie 12
VEP (visuell evozierte Potentiale) 9
- Multiple Sklerose 98
Vergiftungen 104
- Demenz 114
- Erstickungsgase 154–155
- Metalle 154–155
- ZNS-Beteiligung 147–157
Vergistungen
- Differentialdiagnose 82
- EEG 9
- Schwindel 130
Verhaltensstörungen
- Jakob-Creutzfeldt-Krankheit 93
- Panenzephalitis, sklerosierende, subakute 94
Verhaltenstherapie, Schmerzen 138
Verkalkungen, intrakranielle, tuberöse Sklerose 191

Verschlußhydrozephalus s. Okklusionshydrozephalus
Versivanfälle 57
vertebrobasiläre Insuffizienz 35
- progrediente 36
Verwirrtheit
- Arsenvergiftung 155
- Demenz, vaskuläre 113
- Enzephalopathie, hepatische 151
- Leukenzephalopathie, multifokale, progressive 93
- Malaria tropica 91
- Toxoplasmose 92
- vertebrobasiläre Insuffizienz 36
vestibuläre Symptome, Commotio cerebri 118
Vestibularisausfall 8
vestibulookulärer Reflex 23
Vibrationsempfinden 5, 16, 147
- Polyneuropathie, alkoholische 177
- – diabetische 177
- Spinalerkrankung, funikuläre 148
Vibrationsstimmgabel 5
Vigilanzstörung, Hirn-/Sinusvenenthrombose 44
Virusenzephalitis
- s. a. Virusenzephalitis
- akute 105
- therapierbare 83
Viruserkrankungen, langsame 93–94
Virusmeningitis 77
- s. a. Meningitis
visuell evozierte Potentiale s. VEP
Visus, Untersuchung 1
Visusausfall, monokulärer, Hirngefäßaneurysma 42
Visusminderung 24
- Subarachnoidalblutung 42
Viszeromegalie, Hypophysenadenom 70
Vitamin-B_1-Mangel, Wernicke-Korsakow-Syndrom 153
Vitamin-B_{12}-Mangel 148
- Polyneuropathie 175
- Spinalerkrankung, funikuläre 100, 148
Vitaminmangel, Demenz 114
Vokalisationshemmung, Rolando-Epilepsie 58
Vollheparinisierung
- Hirninfarkt 39
- Hirnvenenthrombose 44
- Liquorpunktion 9
- Sinusvenenthrombose 44
Vorderhornzellen, motorische
- Degeneration 108
- – Lateralsklerose, amyotrophe 110
Vulpian-Berhard-Muskeldystrophie 109

W
Wadenhypertrophie, Muskeldystrophie, Typ Becker-Kiener 183
Wadenkrämpfe, Polyneuropathie, alkoholische 177

Wärmeparästhesien, Polyneuropathie 176
Wahnvorstellungen, Kohlenmonoxidvergiftung 155
Wallenberg-Syndrom 18, 36
Watschelgang
- Gluteuslähmungen 174
- Muskeldystrophie, Typ Duchenne 183
- Myasthenia gravis 187
- Porphyrie, intermittierende, akute 149
Weber-Syndrom 18, 36
- Pinealistumoren 68
Weber-Versuch 2, 27
Weichteilschmerzen, tumorbedingte 144
Weil-Krankheit 78
α-Wellen, EEG 8
Werdnig-Hoffmann-Muskelatrophie 108
Wernicke-Aphasie 28
- Temporallappentumoren 63
Wernicke-Enzephalopathie 153
- Differentialdiagnose 98
Wernicke-Korsakow-Syndrom 153
Wesensänderung, Hirntrauma 122
West-Syndrom 53
Whipple-Syndrom 149
Willkürmotorik, Koordination 19
Wilson-Syndrom 105, 150
- Enzephalopathie, hepatische 150
- Parkinson-Krankheit 103
Windpocken, Herpes zoster 84
Winiwarter-Syndrom 33
Wirbelbogenfrakturen 123
Wirbelsäule
- Computertomographie 11
- Fehlbildungen, angeborene 192
- Röntgenuntersuchung 11

Wirbelsäulenveränderungen, Friedreich-Ataxie 148
Wirbelsäulenverletzungen 123–124
Wortfindung, Alzheimer-Krankheit 112
Wortneuschöpfungen, Alzheimer-Krankheit 112
Würgereflex 23
- N. glossopharyngeus/N. vagus 2
Wundschmerzen, postoperative 144
Wurzelausriß, zervikaler 165
Wurzelirritationen 159
- Lasègue-Zeichen 5
Wurzelkompression
- lumbale 161–164
- zervikale 160–161
Wurzelneurinom, Nervenwurzelkompression 159

Z
Zahnradphänomen
- Parkinson-Krankheit 104
- Rigor 21
Zecken 85
Zecken-Enzephalitis-Virus 85
Zeigeversuche 5
Zellzahl, Liquor 10
zentromedulläres Syndrom 30
Zephalgien s. Kopfschmerzen
zerebelläre Degeneration, paraneoplastische 147
zerebelläre Störungen 21
- Akustikusneurinom 69
zerebrale Symptome, Porphyrie, intermittierende, akute 149
zerebrale Tumoren 63–72
zerebrale Zirkulationsstörungen s. Zirkulationsstörungen, zerebrale
Zerebralparesen, infantile 189–190
Zerebralsklerose 41

zerebrovaskuläre Erkrankungen 31, 33–47
- Krampfanfälle, zerebrale 49
- Neurolues 90
Zirkulationsstörungen, spinale 45–47
Zirkulationsstörungen, zerebrale 31
ZNS-Erkrankungen
- Allgemeinerkrankungen 147–157
- degenerative 103–115
- entzündliche 77–96
- metabolische, Dystonie 107
- Systemdegeneration 108–111
- traumatische 117–126
- Vergiftungen 147–157
ZNS-Fehlbildungen 189–192
ZNS-Lymphom, HIV-Infektion 89
Zoster 84–85, 159
- s. a. Gürtelrose
- lumbosakraler 84
- Meningoenzephalitis 84–85
- ophthalmicus 84
- oticus 84
  — Fazialisparese 166
- thorakaler 84, 159
- zervikaler 84
Zosterenzephalitis 84
Zostermeningitis 84
Zostermyelitis 84
Zosterneuralgie 84
Zungenbiß
- Grand-mal-Anfall 52
- Krampfanfall, zerebraler 127
Zungen-Kiefer-Reflex 23
Zweipunktdiskrimination 5
Zystizerkose, Differentialdiagnose 72
Zytomegalie-Enzephalitis 85
- s. a. Enzephalitis
- HIV-Infektion 89
- Zytomegalie-Infektion 85, 189

Classen/Diehl/Kochsiek
Innere Medizin

Der Bestseller jetzt in der 3. Auflage!

Bereits seit seinem Erscheinen ist dieses Lehrbuch der Inneren Medizin eine Klasse für sich. Nach dem großen Erfolg der ersten beiden Auflagen zeichnet sich die dritte, völlig neu bearbeitete Auflage nochmals durch weitere Verbesserungen aus. Alle Kapitel sind auf den neuesten Stand gebracht, wobei besonderes Augenmerk auf die Aktualität der Kapitel „Endokrinologie", „Infektiologie", „Immunologie" und „AIDS" gerichtet wurde. In den Abbildungen erhöhen Verweispfeile das Verständnis, die Bildunterschriften sind ausführlicher, Röntgenbilder sind jetzt größer dargestellt. Zahlreiche Kasuistiken stellen den Bezug zur Klinik her, viele Praxisfragen am Ende der Kapitel helfen, das Wissen zu überprüfen. Geblieben ist die bewährte Didaktik: Der einheitliche Aufbau der Kapitel erleichtert das Lernen, die wichtigsten Abschnitte sind farbig unterlegt.

„...ein Buch..., das Maßstäbe setzt."
Med-Info, Bonn, SS 95

M. Classen/V. Diehl/K. Kochsiek (Hrsg.)
Innere Medizin

3., neubearbeitete Auflage 1994.
1632 Seiten, 760 überwiegend vierfarbige Abbildungen, 590 Tabellen, über 200 Kasuistiken sowie 192 Praxisfragen zur Vorbereitung auf die mündliche Prüfung. Kunststoffeinband. ISBN 3-541-11673-0

Urban & Schwarzenberg
Verlag für Medizin – München · Wien · Baltimore

Rössler/Rüther
Orthopädie

Die Neuauflage des kompakten Klassikers

Dieses Lehrbuch gibt einen leicht verständlichen Überblick über den Arbeitsbereich der heutigen Orthopädie und enthält das gesamte Grundwissen des Fachs. Dabei wird besonders auf die pathologischen und klinischen Zusammenhänge eingegangen. Die 17. Auflage wurde dem neuesten Wissensstand entsprechend inhaltlich bearbeitet und präsentiert sich in moderner Gestaltung: Patientenbilder, Abbildungen von klinischen Untersuchungsmethoden, farbige Schemazeichnungen und ein didaktisch gut aufbereiteter Text erleichtern das Verständnis. Neu sind auch die Zusammenfassungen am Ende der Kapitel. Die stichwortartigen Übersichten sind hervorragende Lernhilfen, die insbesondere kurz vor der Prüfung wertvolle Dienste leisten. So ist dieses Buch nicht nur ein Lehrbuch für Studenten, sondern auch ein wichtiges Nachschlagewerk für angehende Orthopäden, Allgemeinmediziner und Ärzte anderer Fachrichtungen, zu deren Arbeitsbereich orthopädische Fragestellungen gehören.

H. Rössler/W. Rüther
Orthopädie

17., neubearbeitete Auflage 1996.
Ca. 450 Seiten, ca. 360 zum Teil vierfarbige Abbildungen.
ISBN 3-541-02217-5

Urban & Schwarzenberg
Verlag für Medizin — München · Wien · Baltimore